Probleemgeoriënteerd denken in de geriatrie

prof.dr. M.G.M. Olde Rikkert, dr. M.B. van Iersel, prof.dr. J. Flamaing, prof.dr. M. Petrovic, prof.dr. J.M.G.A. Schols en prof.dr. W.H.M. Hoefnagels, redactie

Probleemgeoriënteerd denken in de geriatrie

Een praktijkboek voor de opleiding en de kliniek

Tweede, herziene druk

De Tijdstroom, Utrecht

© De Tijdstroom uitgeverij, 2012. De auteursrechten berusten bij de auteurs der afzonderlijke bijdragen.
Omslagontwerp: Cees Brake, Enschede

Eerste druk: augustus 2008.
Tweede, herziene druk: april 2012.
Tweede, herziene druk, tweede oplage: juli 2015.

Uitgegeven door De Tijdstroom uitgeverij bv, Postbus 775, 3500 AT Utrecht.
E-mail: info@tijdstroom.nl.
Website: www.tijdstroom.nl.

Aan de totstandkoming van deze uitgave is de uiterste zorg besteed. Voor informatie die nochtans onvolledig of onjuist is opgenomen, aanvaarden auteur(s), redactie en uitgever geen aansprakelijkheid. Voor eventuele verbeteringen van de opgenomen gegevens houden zij zich gaarne aanbevolen.

Waar dit mogelijk was is aan auteursrechtelijke verplichtingen voldaan. Wij verzoeken eenieder die meent aanspraken te kunnen ontlenen aan in dit boek opgenomen teksten en afbeeldingen, zich in verbinding te stellen met de uitgever.

Alle rechten voorbehouden. Niets uit deze uitgave mag worden verveelvoudigd, opgeslagen in een geautomatiseerd gegevensbestand of openbaar gemaakt in enige vorm of op enige wijze, hetzij elektronisch, mechanisch, door fotokopieën, opnamen of enige andere manier, zonder voorafgaande schriftelijke toestemming van de uitgever.
Voor zover het maken van kopieën uit deze uitgave is toegestaan op grond van artikel 16b Auteurswet 1912 juncto het Besluit van 20 juni 1974, Stbl. 351, zoals gewijzigd bij het Besluit van 23 augustus 1985, Stbl. 471, en artikel 17 Auteurswet 1912, dient men de daarvoor wettelijk verschuldigde vergoedingen te voldoen aan de Stichting Reprorecht, Postbus 3051, 2130 KB Hoofddorp.
Voor het overnemen van gedeelten uit deze uitgave in bloemlezingen, readers en andere compilatiewerken (artikel 16 Auteurswet 1912) dient men zich tot de uitgever te wenden.

ISBN 978 90 5898 210 0
NUR 876

Inhoud

	Ten geleide	9
	Voorwoord vanuit geriatrisch perspectief Gaston Verdonk	11
	Voorwoord vanuit onderwijskundig perspectief Lambert Schuwirth	13
	Inleidend essay: all-in voor de oudere Elza Zijlstra	15
	Inleidend essay: keukenkastjes Lotje Vernooij	19
1	**De geriatrische patiënt** Willibrord Hoefnagels en Marcel Olde Rikkert	21
2	**De delirante patiënt** Marcel Olde Rikkert, Elke Detroyer en Koen Milisen	41
3	**De gevallen patiënt** Yvonne Schoon, Jacques Neyens en Steven Boonen	59
4	**De verwaarloosde oudere** Marcel Olde Rikkert en Willibrord Hoefnagels	77
5	**De patiënt met gewichtverlies** Evelien Pijpers, Lisette de Groot en Jos Schols	93
6	**De patiënt met functieverlies** Gertie Golüke-Willemse en Huub Maas	113
7	**De vermoeide patiënt met chronisch hartfalen** Lia Middeljans-Tijssen en Mark van der Wel	125
8	**De patiënt met bloedarmoede** Etienne Joosten	141
9	**De patiënt met plasproblemen** Anja Velghe en Jean Pierre Bayens	157
10	**De tandeloze patiënt** Cees de Baat en Marcel Olde Rikkert	171

11	**De duizelige patiënt** *Willibrord Hoefnagels en Marcel Olde Rikkert*	187
12	**De patiënt met een wegraking** *Nathalie van der Velde en Tischa J.M. van der Cammen*	205
13	**De patiënt met vermindering van spierkracht** *Ivan Bautmans en Tony Mets*	221
14	**De vergeetachtige patiënt** *Marcel Olde Rikkert, Roy Kessels, Raymond Koopmans en Myrra Vernooij-Dassen*	233
15	**De agressieve of geagiteerde patiënt met dementie** *Frans Verhey en Marjolein de Vugt*	255
16	**De patiënt met gedragsverandering** *Joost Sanders, Dora van Zonneveld en Yolande Pijnenburg*	269
17	**De problematische familie** *Luc Van de Ven*	287
18	**De sombere patiënt** *Marianne van Iersel, Marcel Olde Rikkert en Filip Bouckaert*	301
19	**De angstige patiënt** *Martin Smalbrugge en Aartjan Beekman*	317
20	**De moeilijke somatiserende patiënt** *Carolien Benraad, Peter Hilderink en Dorine van Driel*	333
21	**De patiënt met bijwerkingen door medicatie** *Mirko Petrovic en Annemie Somers*	349
22	**De patiënt met te veel medicatie** *Paul Jansen en Rob van Marum*	365
23	**De patiënt met beperkte therapietrouw** *Jacobus R.B.J. Brouwers en Cornelis van der Hooft*	379
24	**De patiënt met chronische pijn** *Nele Van Den Noortgate, Sandra Zwakhalen en Eddy Dejaeger*	393
25	**De oudere patiënt in de palliatieve fase** *Stans Verhagen, Jeroen Fokke en Kris Vissers*	411

26 De oudere patiënt met behandeldilemma's 429
Cees Hertogh en Jenny van der Steen

27 De wilsonbekwame patiënt 447
Astrid Vellinga, Jos van Campen en Joris Vandenberghe

Afkortingen 465

Medewerkers 469

Dankwoord 471

Boxen, figuren en tabellen 473

Algemeen register 477

Ten geleide

Met trots presenteren wij u de aanzienlijk gewijzigde tweede druk van *Probleemgeoriënteerd denken in de geriatrie*. In de afgelopen periode is de aandacht voor ouderenzorg sterk toegenomen en daarmee heeft het pleidooi voor betere scholing van professionals in de geriatrie aan kracht gewonnen.

Uit evaluaties van de eerste druk is ons gebleken dat het boek zowel de masterstudent geneeskunde als de beginnend arts goede handvatten biedt voor het zetten van de eerste stappen in de klinische praktijk van de zorg voor kwetsbare ouderen. Ook physician assistants, psychologen en andere zorgprofessionals bleken het boek goed te kunnen gebruiken in scholing en opleiding. Het is niet alleen een kernboek geworden in het medische basiscurriculum, maar ook in de opleiding tot klinisch geriater en specialist ouderengeneeskunde en in het thematisch blokonderwijs voor physician assistants gericht op de oudere patiënt (zie bijvoorbeeld www.klinischgeriater.nl).

In deze tweede druk zijn naast onze eigen verbeterpunten de suggesties van met name studenten gebruikt om het boek verder te verbeteren. Naast het verwerken van nieuwe kennis en inzichten is veel aandacht besteed aan het uniformeren van de tekst en de afstemming tussen hoofdstukken. Ook de studeerbaarheid is dankzij de suggesties verbeterd: de kernbegrippen van diagnostiek en behandeling van geriatrische syndromen zijn duidelijker zichtbaar in tabellen en boxen, die bovendien zijn opgenomen in een speciaal register.

Bij alle herziening is het uitgangspunt van het boek hetzelfde gebleven. De essentiële kenmerken van de medische zorg voor ouderen met complexe gezondheidszorgproblemen worden beschreven vanuit de 25 meest karakteristieke en meest voorkomende problemen van geriatrische patiënten. Het accent ligt daarbij op de meervoudige ziektelast en het (dreigend) verlies van zelfstandig functioneren op het gebied van mobiliteit, cognitie, continentie, zelfredzaamheid en/of sociaal gedrag

Net als de andere delen in de reeks 'probleemgeoriënteerd denken' is dit geen traditioneel leerboek in de zin dat alle ziekten en symptomen in de geriatrie uitputtend en geordend naar orgaansysteem worden behandeld. Er is gekozen voor een meer exemplarische benadering in de vorm van vragen, antwoorden en verdiepingsopdrachten, zodat de lezer een leidraad in handen krijgt die direct bruikbaar is in de klinische praktijk.

Het eerste hoofdstuk bespreekt het geriatrisch onderzoek, de hoeksteen van de geriatrie. Op de cd-rom (te vinden aan de binnenzijde van het omslag) worden enkele belangrijke vaardigheden gedemonstreerd en veelgebruikte klinische tests uitgelegd. Daarna komt een keur van clinici uit Vlaanderen en Nederland aan het woord. Ondanks de revisies bevat ook de tweede druk een rijke melange aan Hollandse en Vlaamse taaluitingen en visies. We hebben geprobeerd het beste uit beide taalgebieden te behouden, en dat geldt op een aantal plaatsen ook voor de organisatie van zorg en de juridische achtergronden. De lezer zal ondanks deze diversiteit echter ervaren dat de overeenkomsten in de wijze waarop geriatrie wordt bedreven groot zijn.

Wij hopen dat deze tweede druk een nog belangrijker bijdrage zal leveren aan het opleiden van professionals in de geriatrie. Verspreiding van deze kennis is immers steeds noodzakelijker. We hopen ook dat het boek verder zal bijdragen aan de ontwikkeling van een positieve attitude ten opzichte van kwetsbare ouderen. Het fraaie inleidende essay van een student spreekt boekdelen.

Dit boek bevat off-label medicatieadviezen. Deze vallen weliswaar niet binnen de formeel geregistreerde indicaties, maar zijn wel conform de protocollen en richtlijnen. Zoals duidelijk zal worden in de hoofdstukken waar farmacotherapie ter sprake komt, willen we met kracht stimuleren dat de voorschrijvende arts zorgvuldig nagaat of een nieuw voor te schrijven geneesmiddel geïndiceerd, noodzakelijk en bijdragend is. Daarbij hoort ook de vaststelling of het gaat om geregistreerde dan wel off-label toepassing.

Ten slotte: mocht u commentaar hebben op het boek, dan horen we dit graag (zie de e-mailadressen hieronder).

april 2012
De redactie,
Marcel Olde Rikkert (M.Olde-Rikkert@ger.umcn.nl.),
Marianne van Iersel (M.vanIersel@ger.umcn.nl),
Johan Flamaing (Johan.Flamaing@uz.kuleuven.be),
Mirko Petrovic (Mirko.Petrovic@ugent.be),
Jos Schols (J.M.G.A.Schols@uvt.nl),
Willibrord Hoefnagels (W.Hoefnagels@ger.umcn.nl).

Voorwoord vanuit geriatrisch perspectief

Gaston Verdonk[1]

De gewone burger is zich zeer waarschijnlijk niet grondig bewust – en kan het ook niet echt zijn – van alles wat in deze nieuwe eeuw rond hem en ook in de diepten op gezondheidsplan plaatsvindt. Niemand bestaat er die als een huidige Pico della Mirandola (befaamd vijftiende-eeuws humanist uit Italië) alwetend is, zoals toenmalig dit wel gold te verstaan voor vele van de actuele situaties. Dit betreft ook de problematiek van het voorliggende onderwerp van dit leerboek betreffende de geriatrie voor de arts. Deze geneeskundige discipline, die bijzonder geïnteresseerd is in het verzekeren van ons 'voortbestaan' in optimale omstandigheden, komt niet geheel toevallig op een ogenblik dat deze eeuw ons zo veel en zo ruim kan bieden. Haar enorme ontwikkeling krijgt juist zijn bijzondere betekenis in de huidige omstandigheden omdat de kandidaten voor het ouder worden thans zo belangrijk toenemen; zij krijgt des te meer belangstelling omdat iedereen zijn eigen leven zo intens mogelijk wil beleven.

Iedereen wordt in deze omstandigheden immers vanzelfsprekend geïnteresseerd in wat de actuele wetenschappelijke vooruitgang op gezondheidsplan hem kan bieden. De menigvuldigheid van de talrijker en talrijker wordende medische tussenkomsten op dit niveau worden zo van kapitaal belang voor iedere enkeling.

Het is dan ook juist omdat de toepassing van de huidige geneeskunde zo veel nieuwe kennis vergt dat de inwendige geneeskunde als specialisme zich verder is gaan opsplitsen in verschillende takken, waaronder dan bijzonder de geriatrie ten behoeve van de bijzondere pathologie van de ouderen. Deze intense en uitgebreide ontwikkeling van de ouderengeneeskunde heeft aldus sinds meerdere tientallen jaren een enorme vlucht genomen. Hiervan getuigt dan ook het voorhanden probleemgeoriënteerde geriatrieboek op een bijzondere wijze.

Dit boek neemt de lezer inderdaad bij de hand voor de aanpak van de vele dagelijks meest optredende problemen op het gezondheidsplan bij ouderen. De tekst van ieder hoofdstuk laat u geen enkel ogenblik verdwaald of alléén ten bate van een optimaal gericht optreden. Een zodanige 'handleiding' gebeurt bovendien zonder de minste afdwinging en leidt natuurlijk tot een logisch stapgericht realiseren van iedere aparte si-

---

[1] Dit voorwoord bij de eerste druk (2008) werd geschreven door Gaston Verdonk (Antwerpen, 1913), emeritus hoogleraar aan de Universiteit Gent. Als titularis van de afdeling Geriatrie in de leerstoel voor Inwendige ziekten gedurende meer dan twintig jaar sinds 1962, medestichter en eerste voorzitter van de Belgische Vereniging voor Gerontologie en Geriatrie (1965), en stichter van de Prijs voor Geriatrie in het kader van de Koninklijke Academie van België (1986) wordt hij terecht als een van grondleggers van de geriatrie in Vlaanderen beschouwd. Dankzij zijn encyclopedische kennis, zijn onverwoestbare energie en zijn kritische geest van clinicus, onderwijzer en wetenschapper is hij het voorbeeld par excellence voor generaties van internisten-geriaters in de Lage Landen.

tuatie die met gezondheidskundige verwikkelingen gepaard gaat en met consequente besluiten en richtlijnen voor de praktijk. De meest frequente pathologieën, zeer degelijk ingeleid, worden verder besproken en op de meest pedagogische wijze toegelicht. Iedere pathologie wordt immers duidelijk door specialisten van het orgaan in kwestie breed uiteengezet en geeft het boek een indruk van een volledige en waardevolle handleiding bij de meest frequente en belangrijke abnormale situaties in de gezondheidssfeer van de ouderen. De lezer wordt werkelijk telkens bij de hand genomen wat niet belet dat talrijke situaties ook geheel bijzonder onder de loupe worden genomen. Aldus mag echt onderstreept worden hoe de geriatriepraktijk werkelijk volwaardig wordt aangepakt en dit vanuit de meest verschillende hoeken en uitgangspunten. De aangewende taal en uitdrukkingen zijn zo eclectisch gekozen dat ook niet-specialisten buiten de geriatrische sfeer er zeer duidelijk mee hun gading kunnen vinden. De titels van de verschillende hoofdstukken zijn dan ook laag bij de grond gekozen, maar duidelijk in dezelfde zin geselecteerd om steeds niet alleen hoogwaardig wetenschappelijk maar ook praktisch te blijven voor de minder ingewijden.

Het is dan ook nog een allround leerboek, dat diepe wetenschappelijkheid combineert met een pragmatische aanpak in situaties van alledag.

Bestudernig van dit boek zal iedereen bovendien overtuigen – wie er eventueel nog twijfels over had – dat de aanpak van de geriatrische patiënt wel een speciale ingesteldheid vereist met aandacht voor ook meer dan banaal zich voordoende symptomen. Dit rechtvaardigt dan ook geheel de opzet en het opstellen van dit leerboek ten volle. Het bewijst bovendien hoe nuttig het is geweest dat sinds de voorgaande eeuw dit specialisme een bijzondere ontwikkeling heeft doorgemaakt en een handleiding zoals deze dan ook bijzonder aangewezen zal blijken te zijn.

De aanwinst die de kennis van de geriatrie aan het leven van ieder burger heeft gebracht verdient dan ook dat dit specialisme volwaardig erkend wordt om haar wetenschappelijke ontwikkeling verder te handhaven en het overeenstemmend dienstbetoon aan de mensheid aldus te verzekeren.

Voorwoord vanuit onderwijskundig perspectief

Lambert Schuwirth [2]

Een terechte vraag die iedere medicus zich stelt wanneer een nieuwe therapie ontwikkeld wordt, is of deze nieuwe therapie nu zoveel beter is dan de oude. Bij de oude therapie weet je immers wat je hebt en bij de nieuwe moet je het vaak nog maar afwachten. Deze vraag is, mutatis mutandis, ook gerechtvaardigd bij nieuwe onderwijs- en toetsmethoden: zijn de huidige benaderingen van medisch onderwijs zoveel beter dan de traditionele? Het is dan ook belangrijk dat een eventueel positief antwoord op deze vraag met wetenschappelijke bewijsvoering gestaafd wordt. Hoewel ik in de geneeskunde opgevoed ben met de idee dat de zuiverste vorm van medische wetenschapsbeoefening een *randomised controlled trial* (RCT) is, is dit niet een opvatting die binnen alle wetenschapsgebieden geldt. Astronomen bijvoorbeeld hebben nog nooit sterren gerandomiseerd aan clusters toegewezen en die clusters vervolgens aan verschillende interventies blootgesteld. Toch beweren astronomen dat ze wetenschappers zijn. Wat in ieder geval voor zeer veel wetenschapsgebieden geldt, is dat grote vragen slechts op grond van een programma van onderzoek beantwoord kunnen worden. De vraag of beeldvormende diagnostiek de gezondheid van het Nederlandse volk ten goede komt, kan niet in een RCT beantwoord worden, evenmin als de vraag of het doceren van anatomie betere artsen oplevert of welke vorm van een leerboek geriatrie het effectiefst is.

Dan blijft de vraag wat dan wel de bewijsvoering is voor nieuwe aanpakken in onderwijs en toetsing. Of, concreter op dit boek gericht: wat is de meerwaarde van *Probleemgeoriënteerd denken in de geriatrie*? Het antwoord hierop hangt sterk samen met wat we weten over medische expertiseontwikkeling en hoe dit het efficiëntst kan. Een paar belangrijke en robuuste bevindingen hieruit zijn toegepast in dit boek.

Ten eerste is keer op keer gevonden dat kennis een centrale rol speelt in het succesvol medisch probleemoplossen. Iemand zonder goede kennis kan niet succesvol diagnosticeren of behandelen. Het is dus centraal dat bij de opleiding tot arts of de vervolgopleiding tot medisch specialist de opgeleide een goed georganiseerde kennisdatabase in zijn hoofd ontwikkelt.

Ten tweede is duidelijk geworden dat kennis beter geleerd en geretineerd wordt indien de kennis betekenisvol opgeslagen kan worden. Een ietwat demagogisch voorbeeld hiervan is dat zinnetjes zoals: 'Rennen is beter dan lopen', 'De duinen zijn perfect',

---

[2] Dit voorwoord bij de eerste druk (2008) werd geschreven door Lambert Schuwirth, hoogleraar Innovatieve toetsing van medische competentie aan de capaciteitsgroep Onderwijsontwikkeling en -onderzoek van de Universiteit Maastricht. Hij haalde zijn artsendiploma in 1988 aan deze universiteit en werkte na zijn afstuderen als arts-assistent Psychogeriatrie en als arts-assistent Pijnbestrijding. Zijn promotieonderzoek betrof de validering van casusgerichte toetsing als methode voor het toetsen van medisch probleemoplossend vermogen.

'We hebben meer wind nodig', 'Kinderen zijn er dol op', 'Waar kan ik een touw kopen' en: 'Een krant is beter dan een tijdschrift' veel sneller gememoriseerd en beter gereproduceerd kunnen worden wanneer men als context meegeeft dat het allemaal betrekking heeft op het oplaten van een vlieger. Dat de redactie van dit boek ervoor gekozen heeft om de benodigde kennis aan te bieden in de meest toepasselijke context die er bestaat, namelijk het patiëntenprobleem, geeft aan dat zij heeft willen aansluiten bij dit concept.

Een derde belangrijk punt is dat kennis veel beter toegepast kan worden als het geleerd is in de vorm en volgorde waarin zij ook toegepast moet worden. Eenieder die wel eens geprobeerd heeft om snel de maanden van het jaar in alfabetische in plaats van chronologische volgorde op te noemen weet dit. Het heeft me dan ook altijd bevreemd dat de standaard leerboeken begonnen bij de diagnose en bij wijze van spreken eindigden bij de symptomatologie. Dit terwijl patiëntencontacten vaak starten met klachten en eindigen bij de diagnose (en de therapie). In de onderwijskundige benadering in dit boek is het daarom van belang dat zij start met de klacht, en van daaruit de kennisverwerving stimuleert leidend tot een benoeming en oplossing van het probleem.

Een vierde gegeven is dat leren en kennisverwerving een actief en idiosyncratisch proces is. De videorecorder met de videotheek van opnamen als metafoor voor het geheugen is onjuist. Het opslaan van kennis en ervaringen in het geheugen is een actief proces waarbij nieuwe informatie betekenisvol opgeslagen moet worden in het bestaande kennisnetwerk. Hoe dat precies gebeurt, verschilt nogal van persoon tot persoon, en is afhankelijk van eeniders bestaande netwerk. Dat wil niet zeggen dat kennisoverdracht van de meester naar de leerling niet zinvol zou zijn (integendeel), maar wel dat er ook ruimte moet zijn voor de leerling om te oefenen met de kennis en op basis van richtvragen zijn kennis verder uit te breiden en op een efficiënte manier te ordenen. Zoekopdrachten, richtvragen en discussievragen vormen dan ook een weloverwogen en essentieel onderdeel van dit boek.

Ik wens dat iedere gebruiker van dit boek even enthousiast erover zal zijn als ik dit ben, en dat het leren hieruit even efficiënt en plezierig zal zijn als de labexperimenten voorspelden waarover ik hierboven geschreven heb. Als dat het geval is, dan is dit boek een succesvolle transitie van in-vitrobevindingen naar in-vivoresultaten.

Inleidend essay: all-in voor de oudere

Elza Zijlstra [3]

Cyclist: Must be something good about gettin' old?

Alvin Straight: 'Well I can't imagine anything good about being blind and lame at the same time but still, at my age I've seen about all that life has to dish out. I know to separate the wheat from the chaff, and let the small stuff fall away.'

Uit: *The Straight Story* (David Lynch, 1999)

Vermogend heer

Onlangs viel mijn oog op een advertentie in dagblad *Trouw*: 'Familie aangeboden voor alleenstaande, oudere en vermogende heer. Wij gaan voor de rest van uw leven voor u zorgen (en een goed en gezellig leven leiden!)'. Er stond een verwijzing naar een website. Op de site werd een echtpaar voorgesteld dat hun huis wilde openstellen voor een oudere, zodat deze zijn laatste levensjaren niet in eenzaamheid hoefde door te brengen. Deze oudere moest echter wel welgesteld zijn en geen familie meer hebben. Vergoeding kon via een erfrechtelijke premie geregeld worden. Medemenselijkheid of de eenzame oudere als gat in de markt?

In Nederland zijn op dit moment één miljoen mensen ouder dan 75. Naar verwachting zal dit aantal in 2030 bijna verdubbeld zijn. In een enquête, uitgevoerd in opdracht van de overheid wordt dit door meer dan de helft van de respondenten als een probleem gezien. Zorgkosten die de pan uitrijzen, overvolle verpleegtehuizen, krapte op de arbeidsmarkt, langzame bejaarden die de rijen in de bus ophouden ... Aangezien driekwart van de 75-plussers één of meer aandoeningen heeft, is het een groep waarmee ik vaak te maken krijg tijdens mijn coschappen. Het is een zeer heterogene groep die me soms laat lachen, soms ontroert, soms laat nadenken over het leven en die soms een songtekst van skaband The Specials bij me oproept:

'Enjoy yourself while you're still in the pink. The years go by as quickly as you wink. Enjoy yourself, it's later than you think'.

Getallen over depressiviteit en eenzaamheid onder ouderen laten een weinig rooskleurig beeld zien. Een uitzending van *Rondom Tien* waarin gediscussieerd werd over ver-

---

[3] Dit inleidend essay bij de eerste druk (2008) werd geschreven door Elza Zijlstra, destijds zesdejaars coassistent Geneeskunde, UMC St Radboud, Nijmegen.

pleeghuizen gaf evenmin hoop. Een oud-arts gaf aan liever dood te willen dan te worden opgenomen in een verpleeghuis. Hugo Claus liet euthanasie plegen omdat hij begon te dementeren. Ouder worden is een schrikbeeld, en dat in een vergrijzende maatschappij. Een positief tegengeluid is noodzakelijk.

Zo kan het ook ...
Dat ouder worden méér is dan gekweld worden door artrose, eenzaamheid en een overvolle pillenbox bewijzen talloze voorbeelden. Ik denk aan de Global Elders. Deze groep, die in 2007 op de 89e verjaardag van Nelson Mandela werd gelanceerd, bestaat onder andere uit Desmond Tutu (1931), Jimmy Carter (1924) en Kofi Annan (1938). Zij willen hun decennialange ervaring delen met een nieuwe generatie leiders en ondernemen missies naar bijvoorbeeld Soedan. De Noorse antropoloog en ontdekkingsreiziger Thor Heyerdahl (1914) was tot zijn 87e actief in opgravingen en in het geven van lezingen waarin hij aandacht vroeg voor het milieu. In 1998 bracht Ry Cooder op Cuba oude muzikanten bijeen. In datzelfde jaar gaven zij met een gemiddelde leeftijd van boven de 75 een legendarisch concert in de Carnegie Hall in New York. Voorbeelden zijn er gelukkig ook dichtbij huis. Elk jaar zie je tijdens de Nijmeegse Vierdaagse tachtigplussers hun kruisje halen. Mijn buurvrouw van 89 heeft dan wel te kampen met een lichte vorm van hartfalen, maar ze fietst elke dag naar de supermarkt om boodschappen te doen, volgt het nieuws op de voet en brengt ons elke week zes eieren van haar kippen. Ze gaat met spinazie en appelstroop haar anemie te lijf.

De novogeront middenin de maatschappij
Een tegengeluid is er ook van emeritus hoogleraar geriatrie Sipsma, woonachtig in Burgum, waar ik vandaan kom. In 2008 schreef hij het essay *Over oude mensen en de dingen die gaan komen*. Hij droomt over de 'novogeront': een nieuwe oudere. Weg met het idee van de krakkemikkerige oudere die de economie ophoudt; het is tijd voor een vitale oudere die met behulp van (medische) wetenschap fit zal zijn en de aloude denkbeelden over ouderdom zal tarten. De levensindeling zoals die nu bestaat (als jongere leren, als volwassene werken en als oudere het rusthuis in), moet vervangen worden door een langere cyclus van leren, werken, rusten en spelen. Een denkbeeld dat noodzakelijk is in onze vergrijzende samenleving.
Verpleeghuizen zullen echter nodig blijven. Een brainstormactie onder vrienden over hoe verpleeghuizen leefbaarder te maken, leverde enkele aardige ideeën op. Biljartcompetities houden tussen verpleeghuizen. Verpleeghuizen meer ruimte geven, zodat er plaats is voor een tuin waarin ouderen biologische groenten kunnen verbouwen. Deze kunnen vervolgens verkocht worden aan de buurt. Oudere vrouwen sjaals laten breien en deze verkopen aan studenten (uit ervaring weet ik dat oma's beter breien dan studenten, en dat gebreide sjaals erg gewild zijn). In Nijmegen, waar ik studeer, zou op deze manier een mooie symbiose kunnen ontstaan tussen ouderen en studenten, zodat tussen deze twee geen strijd hoeft te worden geleverd om ruimte, zoals in studentenmagazine *Vox* van maart 2008 wordt beschreven.
Een zeer succesvolle oplossing is tot stand gekomen in de regio Trynwalden, Friesland. Daar is Skewiel opgericht, een multifunctionele dienstverlenende organisatie die als

doel stelt de leefbaarheid in de regio te verbeteren. Door middel van de dorpsraad, waarin ook ouderen vertegenwoordigd zijn, zelfredzame multidisciplinaire wijkteams en regieassistenten die logistieke zaken regelen, is er een intergenerationele dialoog op gang gebracht. De inwoners, inclusief de ouderen, wordt het op deze manier mogelijk gemaakt hun 'dagpad' (levenspatroon) zo lang en zo goed mogelijk te blijven volgen. De oudere mens blijft zo midden in de maatschappij.

Robots, ICT, moleculen en mensenwerk

Om midden in de maatschappij te staan, moet een mens zich wel enigszins gezond voelen. Op dit gebied verwacht Sipsma veel van de medische wetenschap en techniek. Het genoom is ontrafeld en met deze kennis zal moleculaire biologie een grote rol gaan spelen in het genezen en voorkomen van typische ouderdomsziekten als artrose, diabetes en kanker. Tissue engineering en nanotechnologie kunnen worden toegepast om langer gezond te blijven. ICT-ers storten zich op ambient intelligence: een elektronische omgeving die reageert op de behoeften van de mens. In Japan worden robots ontwikkeld die de zorgtaken van mensen overnemen en zelfs voor gezelschap zorgen. Er is een robotpak ontwikkelt, de hybrid assistive limb: een motorisch pak voor ouderen dat reageert op hun bewegingen en ze extra kracht geeft. Wellicht zien we over een aantal jaren ouderen als ninja's door de supermarkten saltoën, jaloers nagekeken door jongeren. Ethische grenzen zullen opgezocht worden om dergelijke technieken te kunnen toepassen, want vragen dringen zich op: moet je streven naar een ziekteloze samenleving en een steeds langer leven? Wat maakt de mens nog tot mens als chips en robots de regie overnemen?

Gelukkig is de rol van de mens nog lang niet verdrongen door techniek. Het is nog altijd de mens die signaleert en ziet waar behoeften liggen. Met betrekking tot de gezondheid van ouderen hebben artsen hierin een belangrijke rol. Zij moeten de uitdaging aangaan om de zorg voor de oudere te optimaliseren. Dat dit nodig is, laat een aantekening zien die ik ooit in mijn collegeblok maakte. Eén op de zes ouderen belandt op de afdeling interne geneeskunde door (bijwerkingen van) geneesmiddelen. Eenmaal op die afdeling beland, is de oudere met zijn vaak complexe problematiek een lastige kluif. Een oudere die zeven geneesmiddelen gebruikt (die overigens veelal op jonge mensen zijn getest), lijdt aan diabetes en hartfalen, daarnaast een kunstheup heeft en nu en dan in de war lijkt te zijn, is niet klaar met een enkele ochtendvisite langs het bed. Het Geriatrisch Diagnostisch Dagcentrum in Nijmegen laat ouderen een dag langskomen om hen multidisciplinair uitgebreid te screenen. Zorg en aandacht en hulp op maat.

All-in

Vergrijzing, de novogeront, ICT, robotica, wetenschap, ethiek, een plaats midden in de maatschappij, zorg en aandacht ... de aangekaarte begrippen laten zien dat ouderdom dynamisch en veelzijdig is. De geriatrie wordt hierdoor een aantrekkelijk vakgebied. Hoe mooi is het om aan een toekomst te werken waarin voorgenoemde begrippen speerpunten zijn. Er moet niet gedacht worden in tijd en geld en in negatieve vooroordelen. Er is zoveel meer mogelijk voor de mens in de laatste fase van de levenscyclus, een visie die gelukkig ook doorklinkt in de beleidsnota *Ouderenbeleid* van het ministerie van Volksgezondheid, Welzijn en Sport uit 2005. Het klinkt misschien hooggegrepen en idealistisch. Maar het is net als bij pokeren: als je goede kaarten hebt, mag je hoog inzetten. Met kennis van het spel en een beetje geluk win je wellicht de pot. All-in voor de oudere.

Websites
www.skewiel-trynwalden.nl
www.klinischgeriater.nl
www.nvkg.nl
www.zowelnn.nl
www.alzheimercentrumnijmegen.nl

Literatuur
Bles W van der. Denk aan de oude patiënten. Trouw, De verdieping, 30 mei 2007.
Lutke Schipholt ILE. Maatwerk voor kwetsbare ouderen. Medisch Contact 2007;62:601-5.
Ministerie van VWS. Nota Ouderenbeleid. Den Haag: Ministerie van VWS, 2005.
Steenhuis P. De droom van Sipsma. NRC Handelsblad, 1 maart 2008.

Inleidend essay: keukenkastjes

Lotje Vernooij[4]

> Zaterdagochtend 9.00 uur. Terwijl mijn medestudenten hun roes van de Nijmeegse Vierdaagsefeesten liggen uit te slapen zit ik in mijn weinig flatteuze thuiszorgjasje op de fiets, op weg naar mevrouw De V. Ik ben op pad gestuurd om haar huis aan kant te maken. Omdat studenten in de vakantie dikker gezaaid zijn dan huishoudelijk medewerkers degraderen wij regelmatig van verzorgende tot poetsvrouw. Mevrouw De V. blijkt een 80-jarige dame die vanwege COPD en artrose geen zware lichamelijke schoonmaakactiviteiten meer kan uitvoeren. Bij aankomst kan ik volgens mevrouw echter niet veel meer doen want zij heeft stiekem toch wat gepoetst en de student die eerder deze week is geweest heeft ook hard doorgewerkt. Maar ik moet toch beslist een bakje koffie blijven drinken. Het huis ziet er inderdaad pico bello uit, tot ik de keukenkastjes opentrek om koekjes voor bij de koffie te pakken. Een koek van gele vettige aanslag en allerhande kruimels vult de planken. Volgens het schoonmaakprotocol van de thuiszorg dienen de keukenkastjes alleen van buiten te worden afgenomen, reiniging van binnen evenals reiniging van de koelkast komt in het schema niet voor. Ik neem het schuurmiddel ter hand en ga aan de slag met zowel keukenkastjes als koelkast. Daarna heb ik ook nog tijd voor een kopje koffie. Ik word geprezen alsof ik god op aarde ben.

Het bovenstaande illustreert een niet zelden voorkomend fenomeen in de gezondheidszorg. De vaste hulp van de thuiszorg werkte volgens een vast stramien, een vast protocol, en had daarbij de ogen gesloten voor zaken die wellicht veel belangrijker waren, hoewel deze niet strikt tot haar takenpakket behoorden.
Verregaande specialisatie en het gebruik van protocollen en richtlijnen heeft in de gezondheidszorg vaak grote voordelen: de efficiëntie van de zorg wordt vergroot, door ervaring treden minder complicaties op en de medische kennis wordt steeds verder ontwikkeld.
Het zorgt er echter ook voor dat de zorgverlener vaak met oogkleppen op naar de patiënt kijkt: wat kan ik als internist, chirurg of psycholoog aan deze patiënt behandelen? Hierbij wordt soms onvoldoende rekening gehouden met andere aandoeningen die bij de patiënt al dan niet zijn gediagnosticeerd, en met de persoonlijke omstandigheden van de patiënt.
Hoewel de volgende voorbeelden een selectie zijn van extreme gevallen, hebben zij zich allen voorgedaan tijdens mijn eerste jaar als coassistent: een orthopeed die bij een

---

[4] Dit inleidend essay werd bij de eerste druk (2008) geschreven door Lotje Vernooij, destijds zesdejaars coassistent Geneeskunde, UMC St Radboud, Nijmegen.

rolstoelgebonden patiënt na een val een osteosynthese liet verrichten om de enkelmobiliteit te behouden, een internist die een patiënt met verminderde slikfunctie na een CVA orale medicatie voorschreef, een chirurg die bij een patiënt met een niersteenkoliek differentiaaldiagnostisch dacht aan galsteenlijden of geen galsteenlijden, en een psychiater die van de coassistent moest horen dat de patiënt bij wie hij in crisisdienst werd geroepen was gedecompenseerd.

Bovenstaande voorbeelden laten zien dat een te beperkte kijk problemen geeft in zowel de differentiaaldiagnostiek als in de keuze van de optimale behandeling, waarbij ook niet-behandelen tot de opties behoort. Vooral bij oudere patiënten, bij wie comorbiditeit en polyfarmacie veelvuldig voorkomen, is het van wezenlijk belang om de patiënt in zijn totaliteit te beschouwen en te handelen vanuit zijn eigen behoeften en klachten. Zo kunnen onnodige vertraging in diagnostiek, nutteloze of contradictoire behandelingen en complicaties worden voorkomen.

Een ander voordeel van een patiëntgerichte benadering bij oudere patiënten is het behoud van autonomie. Gedurende het verouderingsproces worden ouderen geconfronteerd met een scala van chronische ziekten die de algemene dagelijkse levensverrichtingen toenemend beperken. De oudere patiënt, en vaak ook de arts, heeft weinig invloed op de snelheid van dit proces. Het is dan ook niet vreemd dat dit gebrek aan controle een gevoel van machteloosheid oproept. Door te handelen vanuit de klachten en de wensen van de individuele patiënt kunnen artsen ervoor zorgen dat ouderen zelf controle behouden over de behandeling van hun ziekte.

In de medische wereld is men inmiddels doordrongen van het belang van een patiëntgerichte benadering. Men pleegt multidisciplinair overleg, zo mogelijk geholpen met computerprogramma's waarbij de gevolgen van aandoeningen en behandelingen bij een patiënt vanuit verschillende dimensies worden doorgelicht. Stemmen gaan op voor een eerstelijnsspecialist die alle zorgpaden rondom een oudere patiënt coördineert, een soort 'ouderenhuisarts'. Zeker met de toenemende vergrijzing, waarbij nu al regelmatig sprake is van verlengde opname in het ziekenhuis wegens onvoldoende ruimte in het verpleeghuis, zijn dit soort ontwikkelingen zeer belangrijk. Verpleegkundigen en verzorgenden vervullen daarbij een sleutelrol als diegenen die met hun expertise en het intensief patiëntencontact de eersten zijn voor het herkennen van bepaalde symptomen en bovendien diegenen zijn die het beleid grotendeels zullen moeten uitvoeren.

Al met al is het behandelen van een oudere patiënt geenszins eenvoudig. Hoe voorkom je dat je door de bomen het bos niet meer ziet? En wat doe je wanneer er complexere problematiek om de hoek komt kijken: op wat voor een manier kun je de behoeften van een patiënt achterhalen wanneer deze dementerend is? Kortom: hoe word je een goede arts, want ouderen kom je in elk specialisme tegen.

Gelukkig is er nu een leidraad die ons een beetje met deze zoektocht door de geriatrische problematiek helpt.

Opdat we de keukenkastjes niet vergeten.

1 De geriatrische patiënt

Willibrord Hoefnagels en Marcel Olde Rikkert

Het geriatrisch onderzoek

De geriatrische patiënt
- Hoge leeftijd
- Multimorbiditeit
- Frailty of kwetsbaarheid
- Geriatrische syndromen
- Interdependentie
- Interactie van ziekte en ouderdom

Introductie op de anamnese
- Medische voorgeschiedenis
- Algemene anamnese
- Biografische anamnese en familieanamnese
- Anamnese met betrekking tot het functioneren

Het lichamelijk onderzoek
- Vitale functies
- Ogen en oren
- De mondholte
- Hart en bloedvaten
- De buik
- Het bewegingsapparaat en het centrale zenuwstelsel

Literatuur

Het geriatrisch onderzoek

De anamnese en het lichamelijk onderzoek van de geriatrische patiënt vormen een onmisbare introductie tot een leerboek probleemgeoriënteerd denken. Niet alleen kennen anamnese en onderzoek bij deze patiëntencategorie specifieke aandachtspunten, ook omvat het geriatrisch onderzoek onderdelen die in het klassieke medische onderzoek veel minder of niet aan de orde komen. Kennis over de psychosociale en functionele status van de geriatrische patiënt is absoluut noodzakelijk om tot een integraal behandelplan te kunnen komen. Een geriatrisch onderzoek waarin zowel de medische als de psychosociale en functionele aspecten aan de orde komen, wordt 'compleet geriatrisch onderzoek' oftewel *comprehensive geriatric assessment* genoemd (box 1.1).[1]

Hoewel de klinisch geriater is gespecialiseerd in het uitvoeren van een compleet geriatrisch onderzoek, worden in het ziekenhuis vaak ook andere medische en paramedische disciplines bij het onderzoek betrokken. Een van de kenmerken van de geriatrische werkwijze is het multidisciplinaire karakter van onderzoek en behandeling. Een multidisciplinaire aanpak, gericht op functieverbetering, is bij geriatrische patiënten de meest effectieve gebleken. Functieverbetering is echter niet te bereiken indien de medische behandeling niet optimaal is. Daarom bespreken wij in dit hoofdstuk allereerst de specifieke aandachtspunten bij het medisch onderzoek. Ziekten hebben op hogere leeftijd vaak een andere presentatie, en aangezien de klassieke symptomatologie meestal gebaseerd is op de presentatie bij jongvolwassenen, hebben de klachten en verschijnselen bij ouderen vaak een atypisch karakter dat problemen oplevert bij de interpretatie.

Een ander kenmerk van de geriatrische werkwijze is de inzet van onderzoeksinstrumenten en vragenlijsten ter bepaling van de psychosociale en functionele status. Deze instrumenten worden niet alleen gebruikt om eenmalig de situatie van de patiënt te diagnosticeren, maar ook en vooral om de status van de patiënt over langere tijd te kunnen vervolgen, zodat het beloop van een chronische aandoening of het effect van een therapeutische interventie betrouwbaar en eenduidig kan worden vastgelegd. Ook hierop zullen wij in dit inleidende hoofdstuk nader ingaan.

> **Box 1.1 Het complete geriatrische onderzoek**
> Medisch onderzoek:
> - anamnese;
> - lichamelijk onderzoek (internistisch, neurologisch);
> - psychiatrisch onderzoek.
>
> Psychosociaal onderzoek.
> Functioneel onderzoek.

De geriatrische patiënt

Er zijn specifieke waarom de geriatrische aanpak afwijkt van de klassieke medische benadering. Er zijn bepaalde kenmerken die maken dat de geriatrische patiënt 'anders' is: hoge leeftijd (meestal rond de 80 jaar), *frailty* of kwetsbaarheid, multimorbiditeit, geriatrische syndromen, interdependentie van biologische, psychische en sociale problematiek en interactie tussen ouderdom en ziekten (box 1.2). Deze kenmerken komen uitgebreid aan de orde in verschillende hoofdstukken van dit boek, op deze plaats geven wij een korte begripsomschrijving.

> **Box 1.2 De geriatrische patiënt: kenmerken**
> Hoge leeftijd (circa 80 jaar).
> Multimorbiditeit.
> *Frailty* of kwetsbaarheid.
> Geriatrische syndromen:
> - vallen;
> - verwardheid;
> - duizeligheid;
> - incontinentie.
>
> Interdependentie:
> - fysieke problemen;
> - mentale problemen;
> - sociale problemen.
>
> Interactie:
> - ziekte en ouderdom.

Hoge leeftijd
De klinische geriatrie wordt uitgeoefend in ziekenhuizen op gespecialiseerde afdelingen en poliklinieken. De in box 1.2 aangegeven 80 jaar is de gemiddelde leeftijd van de patiënten die op deze afdelingen worden opgenomen. Dat wil echter niet zeggen dat patiënten ouder dan 80 jaar altijd geriatrische patiënten zijn, noch dat patiënten met een leeftijd (ruim) onder de 80 jaar dat niet kunnen zijn. Leeftijd blijkt op zichzelf geen goed criterium om geriatrische en niet-geriatrische patiënten van elkaar te onderscheiden.

Multimorbiditeit
Geriatrische patiënten hebben vaak meerdere aandoeningen of ziekten tegelijkertijd (multimorbiditeit). Deze ziekten staan niet op zichzelf, maar beïnvloeden elkaar, meestal in negatieve zin zodat de ene aandoening in aanwezigheid van een andere ernstiger verloopt. Zo zal hartfalen met ernstigere symptomen gepaard gaan als er tegelijkertijd een anemie bestaat. Multimorbiditeit kan echter ook symptomen maskeren: een patiënt met arteriële insufficiëntie van de benen heeft geen claudicatieklachten als zijn mobiliteit primair is beperkt door een heupartrose.

Frailty of kwetsbaarheid
Frailty is een veelgebruikte term om geriatrische patiënten te karakteriseren. Een belangrijk kenmerk van veroudering is de afgenomen reservecapaciteit van verschillende fysiologische systemen. Bij geriatrische patiënten is deze reservecapaciteit tot een kritisch minimum gedaald. Dat betekent dat een kleine verstoring van het evenwicht waarin het fysiologische systeem verkeert, aanleiding kan zijn tot één of meer geriatrische syndromen zoals vallen, verwardheid, incontinentie enzovoort. Hoewel de kenmerken van frailty niet eenduidig zijn vastgelegd in de geriatrische literatuur, is de

kwetsbare patiënt herkenbaar aan (de combinatie van) meerdere kenmerken uit de volgende opsomming: multimorbiditeit, de aanwezigheid van één of meer geriatrische syndromen, sarcopenie (verlies van spierweefsel), osteoporose, laag lichaamsgewicht, cognitieve stoornis en verlies van zelfredzaamheid.

Geriatrische syndromen

Veelvoorkomende problemen in de geriatrie zijn verminderde mobiliteit, vallen, incontinentie, depressie, verwardheid en duizeligheid. Deze problemen vat men wel onder de aanduiding 'geriatrische syndromen'. De definitie van 'syndroom' in de geriatrie wijkt echter af van de definitie die in de geneeskunde algemeen gebruikelijk is. Een syndroom in de gebruikelijke betekenis is een verzameling symptomen en verschijnselen die in een vast onderling verband voorkomen als kenmerk van een onderliggende aandoening (bijvoorbeeld dorst, veel plassen en afvallen bij diabetes mellitus). In een geriatrisch syndroom daarentegen is één symptoom het gevolg van meerdere aandoeningen tegelijkertijd (zie tabel 1.1). Een voorbeeld is duizeligheid. Duizeligheid is een symptoom dat bij ouderen nogal eens ontstaat door een combinatie van een gestoorde propriocepsis, benigne positieduizeligheid, verminderde spierkracht en orthostatische hypotensie. Ieder van deze aandoeningen op zichzelf hoeft nog geen klachten te geven, maar de combinatie wel. Bij een geriatrisch syndroom is er dus een multicausale oorzaak voor de klacht of het symptoom. De consequentie is dat een geriatrisch syndroom het effectiefst wordt behandeld wanneer het wordt aangepakt langs verschillende kanten, afhankelijk van de onderliggende oorzaken. Om deze reden is het in de geriatrie van belang om voorkomende problemen als geriatrisch syndroom te diagnosticeren, te analyseren en te behandelen. Daarom begint een adequaat onderzoek van de geriatrische patiënt met een compleet geriatrisch onderzoek.

Tabel 1.1   Kenmerken van geriatrische syndromen

1	Benoemd naar symptomen die veel voorkomen bij ouderen.
2	Meestal een multifactoriële etiologie.
3	Geassocieerd met toegenomen morbiditeit en mortaliteit.
4	Geassocieerd met sneller verlies van zelfredzaamheid, waarbij het risico op functieverlies toeneemt naarmate er meer oorzakelijke factoren in het spel zijn.
5	Overlap in oorzakelijke factoren tussen de verschillende geriatrische syndromen.
6	Meest effectief behandeld met interventies gericht op de multipele facetten.

Interdependentie

Onder interdependentie verstaat men, in de hier gebruikte context, de wederzijdse afhankelijkheid tussen de fysieke, mentale en sociale dimensies van de geriatrische patiënt. In de geneeskunde, de psychologie en de sociologie wordt inmiddels algemeen het hechte verband erkend tussen het fysieke, het geestelijke en het sociale, maar nergens anders dan in de geriatrie komt zo nadrukkelijk tot uiting dat een stoornis in een van deze dimensies direct waarneembare gevolgen kan hebben voor elk van de andere dimensies. De onderlinge afhankelijkheid van het biologische, psychische en sociale domein ziet men in deze mate waarschijnlijk alleen in de geriatrie en in de kindergeneeskunde. Kwetsbaarheid en onderlinge afhankelijkheid van orgaanfuncties ontstaan met name wanneer de reservecapaciteit van organen onvoldoende is, door onvolgroeidheid (bij kinderen) of functieverlies (bij geriatrische patiënten). Een verandering in bijvoorbeeld de sociale dimensie (overlijden van de partner, verhuizing naar een verzorgingshuis) kan consequenties hebben in de mentale dimensie (depressie) en in de fysieke dimensie (onvoldoende eten, uitdroging, urineweginfecties enzovoort). Het is dan ook van belang om de aandoeningen van de geriatrische patiënt altijd te beschouwen in hun biopsychosociale context. Het biopsychosociale model is een inmiddels algemeen geaccepteerd verklaringsmodel in de geneeskunde, dat ook buiten de geriatrie zijn nut heeft bewezen.

Interactie van ziekte en ouderdom
Op hoge leeftijd laten ziekte en ouderdom zich geleidelijk steeds moeilijker onderscheiden. Het gevolg is dat patiënten (maar ook artsen!) symptomen van een ziekte soms, en meestal ten onrechte, toeschrijven aan ouderdom. Een veelgehoord gezegde is: 'De ouderdom komt met gebreken'. Zoals veel gezegdes is ook dit een versimpeling van de werkelijkheid. Er zijn immers altijd mensen die tot op hoge leeftijd geen gebreken hebben en ze ook niet krijgen. Op hoge leeftijd neemt echter wel de kans toe op het ontwikkelen van ziekten zoals kanker, hart- en vaatziekten en dementie. Een hoge leeftijd is een vruchtbare voedingsbodem voor het ontstaan van ziekten.
In het algemeen zal de klinisch geriater de klachten en symptomen van zijn patiënten niet snel aan ouderdom toeschrijven, maar van een aantal aandoeningen is de prevalentie bij de oudste ouderen zo hoog dat ze kenmerkend kunnen worden genoemd voor de ouderdom: atherosclerose, cataract, presbyacusis, artrose en osteoporose.
Voor de interpretatie van geriatrisch onderzoek is het goed kennis te hebben van het beloop van veel voorkomende chronische ziekten en frailty (figuur 1.1).

Introductie op de anamnese
In het algemeen zal de klinisch geriater het medisch onderzoek starten met het afnemen van de anamnese op de de 'klassieke' wijze: hoofdklacht, speciële anamnese, medische voorgeschiedenis, algemene tractusanamnese. In de geriatrische praktijk echter blijkt de klassieke anamnese om een aantal redenen niet, of niet goed, uitvoerbaar te zijn. Om te beginnen zal de patiënt niet vaak op eigen initiatief de huisarts en/of de klinisch geriater consulteren met een specifieke klacht. Het initiatief voor een bezoek aan de arts wordt meestal genomen door de partner of een van de kinderen. De reden van het bezoek wordt geformuleerd als een probleem, zoals bedlegerigheid, vermagering, vergeetachtigheid, zorgafhankelijkheid, valneiging.
Het is niet altijd mogelijk een valide en betrouwbare anamnese af te nemen bij de geriatrische patiënt. In feite is de anamnese in de geriatrie een diagnostisch instrument waarvan de sensitiviteit en specificiteit voor het opsporen van aandoeningen, de betrouwbaarheid en de uitvoerbaarheid bij iedere patiënt opnieuw vastgesteld moeten worden. Een min of meer triviale verstoring van de anamnese, zoals doofheid, kan de uitvoerbaarheid sterk beperken. Sommige patiënten hebben de neiging hun klachten te bagatelliseren en ze toe te schrijven aan de ouderdom, anderen verzwijgen klachten

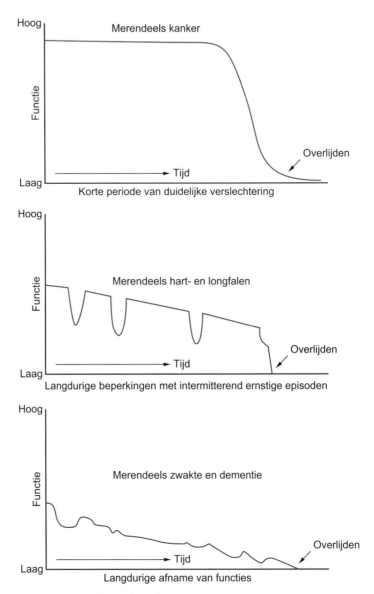

Figuur 1.1 Het beloop van chronische ziekte

uit angst voor de dokter of het ziekenhuis, of hebben hun probleem nog niet onderkend of kunnen het niet goed benoemen.

Al deze factoren beperken de validiteit. Een voorbeeld is de depressie, die vaak niet of pas laat duidelijk wordt omdat de patiënt niet klaagt over neerslachtigheid. Het zal duidelijk zijn dat cognitieve stoornissen zeer vaak een betrouwbare anamnese in de weg staan doordat het geheugen voor het beloop van aard en ernst van de klachten is verminderd. Dit wil echter niet zeggen dat cognitieve stoornissen de validiteit van de klachten op een bepaald moment verminderen. Zo is de pijnanamnese, indien beperkt tot de pijn die de patiënt op het moment van onderzoek voelt, ook bij een dementie uitvoerbaar en zinnig. Het is dus niet terecht om de anamnese bij een patiënt met cognitieve stoornissen over te slaan en slechts te documenteren als 'anamnese onbetrouwbaar'.

Hoewel een heteroanamnese vrijwel altijd nodig is, blijft het absoluut noodzakelijk de anamnese ook bij de patiënt zelf af te nemen omdat dat de arts veel informatie verschaft over cognitie, stemming en gedrag van de patiënt. Het is het best om bij deze anamnese zoveel mogelijk feiten te verzamelen en eventuele beperkingen daarin aan te geven. Dit biedt de mogelijkheid om in aansluiting daarop de heteroanamnese specifieker te maken. Het grote belang van de heteroanamnese is kenmerkend voor de geriatrie, die ook hierin een parallel met de kindergeneeskunde heeft.

De problemen met het verkrijgen van een goede anamnese bij de geriatrische patiënt zijn echter niet uitsluitend te wijten aan patiëntgerelateerde factoren. Uiteraard zijn ook de vaardigheden en attitude van de arts van groot belang. Daarnaast zal men proberen de omgevingsfactoren in de spreekkamer zo aangenaam mogelijk te maken voor de patiënt (een comfortabele stoel, aangepaste temperatuur, goede verlichting, geen lawaaiige kamer). Er dient enige tijd te worden genomen om de patiënt op zijn gemak te stellen. Zonder voldoende inlevingsvermogen, tijd en geduld is het verkrijgen van adequate informatie absoluut illusoir!

Een compleet geriatrisch onderzoek duurt lang: anderhalf tot twee uur. Soms gaat dit het uithoudingsvermogen van de patiënt en de beschikbare tijd van de arts te boven. Het is dan beter om het complete onderzoek te verdelen over twee of drie bezoeken of, wanneer het om een specifieke vraag gaat, alleen de meest relevante onderdelen uit te kiezen voor nader onderzoek. Het is een gouden regel in de klinische geriatrie dat de arts, hoe groot de tijdsdruk ook is, niets daarvan laat blijken in het contact met patiënt en familie.

> **Box 1.3 Communicatie met de geriatrische patiënt, aandachtspunten**
> - Stel uzelf en uw functie duidelijk voor.
> - Geef de reden en de te verwachten agenda van het onderzoek aan.
> - Zorg voor een goede opstelling: de patiënt zit dichtbij en kan u zien; u zit aan de beste zijde qua verstaanbaarheid; er zijn geen afleidende zaken (tv of radio staan uit); u checkt het gehoortoestel en helpt bij het gebruik van hulpmiddelen (bril, prothese) die een voorwaarde voor communicatie kunnen zijn. Geef de patiënt eventueel eerst een beetje te drinken als deze een droge mond heeft.
> - Zorg voor voldoende privacy.
> - Geef een agenda van de afspraak, geef de duur aan.
> - Schreeuw nooit (kan gehoorpijn opleveren en leidt niet tot beter verstaan), maar spreek rustig, luid en duidelijk, in korte zinnen.
> - Vermijd twee vragen in één zin.
> - Laat uw gezicht zien (liplezen), zorg voor goede verlichting van de kamer.
> - Let op de non-verbale communicatie van de patiënt.
> - Gebruik zelf non-verbale communicatie en aarzel niet om een hand vast te houden om aandacht en vertrouwen te wekken.

- Communiceer op gelijke hoogte met de patiënt (zowel letterlijk als in figuurlijk: waak voor 'kleutertaal' of opa-omataal). Geef u derhalve rekenschap van het intellectuele, sociale en cognitieve niveau van de patiënt en sluit hierbij aan.
- Treed een patiënt met een hoog intellectueel en sociaal niveau en cognitieverlies met gepaste tact en passend taalgebruik tegemoet.
- Begin met open vragen.
- Geef de eerste twee à drie minuten de oudere de tijd om zelf het woord te voeren.
- Wees u bewust van het effect van de aanwezigheid van een familielid of mantelzorger. Spreek ook alleen met de patiënt.
- Houd de regie en breng de patiënt zo nodig vriendelijk doch beslist terug naar uw gespreksagenda.
- Vermijd suggestieve vragen en *the omnipresent 'still' syndrome:* gebruik niet te pas en te onpas het woord 'nog' (kunt u *nog* alleen lopen?).
- Sondeer, voordat u geheugen, oriëntatie en andere hogere cerebrale functies gaat testen, of de patiënt hiermee akkoord gaat. Als formele tests worden afgewezen, beperkt u zich tot observatie van cognitieve vermogens.
- Wees u bewust van het leeftijdsverschil en van de overdracht (en tegenoverdracht) die dit tot gevolg kan hebben.
- Vat het gesprek samen en vraag of er zaken ten onrechte onbesproken zijn gebleven.
- Vraag of de patiënt ermee akkoord gaat dat u het besprokene ook met een naaste bespreekt.

Medische voorgeschiedenis
De geriatrische patiënt heeft meestal een uitgebreide medische voorgeschiedenis van ziekten, operaties of trauma's. Het is echter weinig effectief, en soms ook niet doenlijk, om te streven naar een compleet overzicht van alle medische incidenten in het lange leven van de patiënt. In het algemeen zal men op de hoogte willen zijn van alle ziekten en aandoeningen die voor een goede beoordeling van de huidige medische situatie van belang zijn. Een uterusextirpatie hoeft niet vermeld te worden, een operatie zoals een gastrectomie zal daarentegen altijd van belang zijn. Als de patiënt recent geopereerd is, moet men echter altijd navraag doen naar het postoperatieve herstel en eventuele complicaties. Infectieziekten tijdens de kinderleeftijd zijn meestal van minder belang dan recent doorgemaakte infectieziekten, maar bijvoorbeeld poliomyelitis op de kinderleeftijd kan de mobiliteit blijvend beperken. Ziekten die hebben geleid tot handicaps zal men uitdrukkelijk wel willen registreren, evenals chronische ziekten zoals diabetes mellitus en reumatoïde artritis, en ouderdomsgerelateerde ziekten zoals dementie, kanker, vaatziekten en cerebrovasculair accident (CVA). Wanneer de patiënt medicatie gebruikt, zal duidelijk moeten worden voor welke ziekten deze zijn voorgeschreven. Soms komt men dan op het spoor van andere, nog niet genoemde ziekten. Voor medicijngebruik geldt dat de arts altijd een compleet overzicht moet hebben van naam, dosis, duur, indicatie, bijwerkingen en overgevoeligheid (zie hoofdstuk 21, 22 en 23).

Algemene anamnese
Wij volgen in deze bespreking de structuur van de algemene anamnese, maar beperken ons daarbij tot datgene wat bij de geriatrische patiënt aandacht verdient of anders

is dan bij jongere patiënten. Voor de volledige leer van anamnese en lichamelijk onderzoek verwijzen wij naar de bestaande leerboeken.

Bij geriatrische patiënten kunnen symptomen minder uitgesproken of zelfs afwezig zijn (symptoomarmoede), maar ook gewijzigd of gemaskeerd. Voor de algemene symptomatologie geldt dat moeheid een veel voorkomende klacht is, die met name ook kan wijzen op depressie en hartfalen. Ongewild gewichtverlies is op de eerste plaats gerelateerd aan de multimorbiditeit en frailty. De temperatuurregulatie kan onder invloed van veroudering verstoord zijn. Ondertemperatuur of het ontbreken van koorts zijn fenomenen die zich juist in de geriatrie manifesteren. Ook de afwezigheid of verminderde aanwezigheid van dorst in een toestand van dehydratie is een veel voorkomend verschijnsel dat gerelateerd is aan veroudering. Acute verwardheid en bewustzijnsstoornissen treden op bij een keur van acute ziekten en dienen altijd aanleiding te geven tot een uitgebreid onderzoek naar onderliggende lichamelijke aandoeningen.

Tractus circulatorius
Gezien de met de leeftijd toenemende prevalentie van ischemische hart- en vaatziekten en hartfalen is specifieke aandacht voor deze aandoeningen op zijn plaats. De typische klachten van angina pectoris of een hartinfarct zijn echter lang niet altijd aanwezig. In plaats daarvan kan een coronaire insufficiëntie zich manifesteren als moeheid of kortademigheid. Bekend is dat bij een hartinfarct de pijn geheel kan ontbreken. Ook het bij ouderen vaak voorkomende diastolische hartfalen is betrekkelijk arm aan symptomen. Daar staat tegenover dat enkeloedeem zeer vaak voorkomt, maar dan eerder als symptoom van veneuze insufficiëntie van de benen dan als symptoom van hartfalen. Bij mannen geldt dat nycturie op de eerste plaats wijst op een aandoening van de lagere urinewegen (bijvoorbeeld een prostaathypertrofie). Zoals eerder opgemerkt, kunnen symptomen van een arteriële insufficiëntie van de benen (claudicatio intermittens) gemaskeerd worden wanneer de mobiliteit primair door een andere aandoening is gestoord. Duizeligheid en wegraking (syncope) komen frequent voor en kunnen onder andere worden veroorzaakt door cardiale ritmestoornissen of structurele hartafwijkingen (zoals aortastenose).

Tractus respiratorius
Veelvoorkomende acute respiratoire aandoeningen in de geriatrie, zoals pneumonie en longembolie, staan er om bekend dat zij zich met weinig symptomen kunnen manifesteren. Zo kunnen kortademigheid, hoesten, opgeven van sputum, koorts, pijn bij de ademhaling en hemoptoë soms geheel ontbreken. In deze gevallen is het enige symptoom een licht versnelde ademhaling. Men mag, zeker in de context van een recent uitgevoerde operatie, niet verzuimen daaraan betekenis te hechten. Bij straffe rokers zal men bij ieder symptoom of iedere klacht van de luchtwegen verdacht moeten zijn op longcarcinoom, gezien de prevalentie van deze aandoening bij mannen (en in toenemende mate ook vrouwen).

Tractus digestivus
Gelet op de toenemende prevalentie van kanker bij het ouder worden, zal de aandacht bij patiënten met slikklachten, buikpijn, misselijkheid, braken en een veranderd defecatiepatroon moeten worden gericht op kanker van oesofagus of maag, alvleesklier, lever

of galwegen en dikke darm. Alledaagse klachten zoals obstipatie, en zeker paroxismale diarree bij fecale impactie, verdienen ruime aandacht door hun negatieve invloed op de kwaliteit van leven. Verschijnselen van peritoneale prikkeling (défense musculaire, drukpijn, loslaatpijn enzovoort) kunnen bij patiënten met een maagperforatie, cholecystitis of acute appendicitis geheel ontbreken.

Tractus urogenitalis
Belangrijke en frequent voorkomende aandoeningen zijn incontinentie bij de vrouw en prostatisme bij de man. Mictiestoornissen bij de man berusten meestal op een hypertrofie of carcinoom van de prostaat. Incontinentie bij de vrouw is meestal van het stress- of urgetype. Zorgvuldig uitvragen van de mictie (ongewild urineverlies, pollakisurie, nycturie, pijn bij plassen, nadruppelen, hematurie) is noodzakelijk voor een goede diagnostiek. Geriatrische problemen zijn vaak gerelateerd aan mictieproblemen. Incontinentie kan leiden tot sociale isolatie omdat de patiënt vanwege de urinegeur contact met anderen zal vermijden.

Mictieproblemen geven nogal eens aanleiding tot vallen, wanneer de patiënt 's nachts snel het toilet probeert te bereiken. Het is de ervaring dat geriatrische patiënten om verschillende redenen juist op het toilet nogal eens collaberen (mictiesyncope, defecatiesyncope, orthostatische hypotensie).

Weliswaar neemt de seksuele activiteit af met de leeftijd, maar men mag seksuele functiestoornissen niet primair toeschrijven aan de hoge leeftijd en het is een omissie om de seksuele functies van ouderen in de algemene anamnese buiten beschouwing te laten. Met name geneesmiddelen (bijvoorbeeld antidepressiva) kunnen seksuele functiestoornissen veroorzaken.

Centraal zenuwstelsel en tractus locomotorius
De symptomen van de hogere cerebrale functiestoornissen (dementie en delier) zullen worden besproken in de paragraaf over het psychisch functioneren. Omdat stoornissen van het bewegingsapparaat relatief vaak samen voorkomen met aandoeningen van het centrale zenuwstelsel, geven wij hier een summier overzicht van beide tractus gezamenlijk.

Bij de geriatrische patiënt komt hoofdpijn relatief zelden voor. In combinatie met spierpijn kan hoofdpijn wijzen op arteriitis temporalis. Voorts dient men na een schedeltrauma alert te zijn op een subduraal hematoom. Duizeligheid komt echter zeer frequent voor. In het algemeen zal het nodig zijn om deze klacht nader te specificeren (draaiduizeligheid, licht in het hoofd, onzeker gevoel in de benen). Licht gevoel in het hoofd (presyncope) en wegraking (syncope) zijn klachten die wijzen op een tijdelijk onvoldoende hersenperfusie, bijvoorbeeld als gevolg van orthostatische hypotensie. Een uitgebreide anamnese vindt u in hoofdstuk 11 en 12. Aan loop- of gangstoornissen kan een hele scala van aandoeningen ten grondslag liggen waarbij één of meerdere systemen betrokken zijn zoals skelet (osteoporose), gewrichten (heup, knie en voet), spieren (atrofie, rigiditeit), perifeer en centraal zenuwstelsel (CVA, zintuig- en evenwichtsstoornissen, gevoelsstoornissen). Voorts ziet men frequent loopproblemen bij patiënten met cognitieve stoornissen (dementie), bij patiënten met verschijnselen van vasculair parkinsonisme (rigiditeit aan de benen of armen, hypo- of bradykinesie en ontbreken van een tremor) en andere syndromen met extrapiramidale kenmerken.

Biografische anamnese en familieanamnese

In het algemeen is het wenselijk om in de anamnese aandacht te geven aan de levensloop van de patiënt. Belangrijke levensgebeurtenissen, zoals oorlogservaringen, het verlies van werk door ongeluk of invaliditeit, het verlies van een partner of een kind, het verlies van zelfstandigheid door opname in het verpleeghuis enzovoort, kunnen grote gevolgen hebben voor de psychische en lichamelijke gezondheid van de patiënt. De arts moet zich er echter voor hoeden om het door de patiënt gelegde verband tussen levensgebeurtenissen en ziekten kritiekloos over te nemen.

Het afnemen van de biografische anamnese, mits uitgevoerd met aandacht en belangstelling, is vaak een goede methode om het vertrouwen van de patiënt te winnen. Bij een patiënt met cognitieve stoornissen biedt het bovendien de gelegenheid een indruk te krijgen van het langetermijngeheugen voor persoonlijke gebeurtenissen, zowel autobiografisch (de beleefde voorgeschiedenis) als semantisch (de gekende voorgeschiedenis, gevoed door verhalen).

Het afnemen van een familieanamnese is van belang ter opsporing van genetisch bepaalde of familiair voorkomende aandoeningen. De geriatrische patiënt is vaker dan patiënten van middelbare leeftijd afkomstig uit een groot gezin, waarin soms een opvallende clustering van ziekten voorkomt, zoals neurodegeneratieve aandoeningen (ziekte van Parkinson, dementiesyndroom van het alzheimertype), cardiovasculaire of maligne aandoeningen. Het is bovendien opvallend dat het bereiken van een hoge leeftijd vaak familiair bepaald is.

Anamnese met betrekking tot het functioneren

In dit deel van de anamnese worden gegevens verzameld over het fysieke, psychische en sociale functioneren van de patiënt. Het doel daarvan is vast te stellen in welke mate de patiënt in staat is om een zelfstandig leven te leiden. Om een globale indruk te krijgen, kan men de patiënt vragen de activiteiten op te sommen die van 's ochtends tot 's avonds worden verricht. Op deze wijze wordt in het algemeen snel duidelijk welke functies beperkt zijn of niet zelfstandig uitgevoerd kunnen worden. Kan de patiënt zichzelf aankleden, wassen en douchen? Maakt hij het ontbijt klaar? Leest hij de krant? Doet hij boodschappen? Maakt hij een warme maaltijd klaar? Gaat hij wandelen? Is hij in staat om zelfstandig te reizen? Is hij in staat om zelfstandig de administratie te voeren en financiën te regelen? Gaat hij 's avonds uit, naar een club of vereniging?

Meer systematisch kan men de volgende onderverdeling in functies maken: fysiek functioneren, psychisch functioneren en sociaal functioneren.

Lichamelijk functioneren

Stoornissen in de zintuiglijke functies (met name visus en gehoor) en de mogelijkheden tot verbale communicatie zijn veel voorkomende redenen van hulpbehoevendheid op oudere leeftijd. Algemene dagelijkse levensverrichtingen (ADL), zoals aankleden, eten, wassen en toiletgang, vormen een basisvoorwaarde voor het zelfstandig kunnen leven. Instrumentele activiteiten van het dagelijks leven (IADL), zoals telefoneren, administratie doen, boodschappen doen, reizen, maaltijden klaarmaken en financiën regelen, geven een indruk over het vermogen om meer complexe handelingen uit te voeren. Onder mobiliteit verstaat men de mogelijkheid van de patiënt om zich te verplaatsen. Aan het begrip mobiliteit kan men verschillende aspecten onderscheiden, zoals de actieradius (over welke afstand kan de patiënt zich verplaatsen), hulpmiddelen (is de patiënt aangewezen op gebruik van stok, looprek of rolstoel) en begeleiding (is de patiënt voor zijn mobiliteit aangewezen op toezicht of ondersteuning van anderen). Het al dan niet optreden van valpartijen is hierbij van bijzonder belang. Zowel aanleiding als gevolgen moeten bij aanwezigheid van een valneiging goed uitgevraagd worden.

Het is duidelijk dat voor het uitvoeren van een aantal van de genoemde functies ook een adequaat psychisch functioneren noodzakelijk is. Bij patiënten die geestelijk achteruitgaan, ziet men in de loop van de tijd eerst stoornissen optreden in de uitvoering van IADL-functies, later ook van ADL-functies en ten slotte van de verbale communicatie (afasie). Bij het dementiesyndroom is er altijd een zodanige achteruitgang van de geestelijke vermogens dat de genoemde functies niet meer voldoende kunnen worden uitgevoerd. Om het functioneren van de patiënt zo objectief mogelijk vast te stellen, maakt men wel gebruik van schalen, bijvoorbeeld de ADL-schaal volgens Katz (zie de cd-rom).

Psychisch functioneren
De arts moet een globale indruk krijgen van het psychisch functioneren van de patiënt. Vrijwel iedere arts die zich bezighoudt met geriatrische patiënten zal worden geconfronteerd met psychische stoornissen die vaker voorkomen bij oudere patiënten, zoals delier, dementiesyndroom en depressie. Deze worden uitgebreid besproken in hoofdstuk 2, 14 en 18; hier beschrijven wij enkele psychische functies die in de diagnostiek van deze aandoeningen een belangrijke rol spelen:
– bewustzijn, aandacht;
– geheugen;
– oriëntatie;
– gedrag;
– stemming;
– denken;
– waarnemen;
– slapen;
– psychomotoriek.

Bewustzijn
Bij patiënten met een delier is het bewustzijn vaak gestoord, wat zich kan uiten in een verhoogde of juist verlaagde gedragsactiviteit (slaperigheid, sufheid of een verminderde aandacht), ook wel aangeduid als hyper- respectievelijk hypoactief delier. Een delier komt zeer frequent voor, met name bij ouderen die in het ziekenhuis zijn opgenomen (zie hoofdstuk 2). De bewustzijnsstoornis is het kernsymptoom van een delier, dat zich daarmee onderscheidt van een dementie of depressie, waarbij het bewustzijn meestal normaal is. Maar ook wanneer het bewustzijn normaal is, kunnen er nog wel stoornissen in aandacht en concentratie zijn. De patiënt kan bijvoorbeeld de aandacht niet richten of gericht houden op een vraag die hem gesteld wordt.

Geheugen en oriëntatie
Geheugenstoornissen komen vooral voor in het kader van het dementiesyndroom, maar ook bij patiënten met een delier of depressie. De meeste geheugenklachten op oudere leeftijd berusten op milde vergeetachtigheid, waarbij pathologie van het alzhei-

mertype (nog) niet aanwezig hoeft te zijn. Het vaststellen van geheugenstoornissen in het kader van een beginnend dementiesyndroom vereist vaak een formeel neuropsychologisch onderzoek.

Het geheugen is het vermogen om verkregen informatie vast te leggen, te bewaren en te reproduceren. Geheugenproblemen kunnen worden onderscheiden in stoornissen in de inprenting en reproductie van nieuwe informatie (het recente geheugen, dat zich uitstrekt over uren, dagen, weken) en stoornissen in het reproduceren van reeds langer opgeslagen informatie (het langetermijngeheugen, dat zich uitstrekt over maanden, jaren). Geheugenstoornissen kunnen leiden tot stoornissen in de oriëntatie. Onder oriëntatie verstaat men het correcte besef van de tijd waarin men leeft, de plaats waar men is en de personen in zijn omgeving; ook behoort hiertoe het vermogen om zich adequaat in de ruimte te kunnen oriënteren. Stoornissen in oriëntatie betekenen dat de patiënt niet weet welk uur, dag of datum het op dat moment is; hij weet niet op welke verdieping, in welk huis of in welke stad hij zich bevindt; hij herkent personen uit zijn eigen omgeving niet meer en kan de weg niet meer vinden in de eigen vertrouwde omgeving. Oriëntatiestoornissen treft men aan bij zowel patiënten met een delier (met name de oriëntatie in de tijd), als patiënten met een dementiesyndroom.

Er bestaan vele psychologische testschalen voor de screening van het psychisch functioneren. Bij de diagnostiek van het dementiesyndroom wordt vaak gebruikgemaakt van de Mini Mental State Examination (MMSE, zie ook de cd-rom).[2] Een score van minder dan 24/30 kan duiden op cognitief functieverval, maar bij de interpretatie van de testscore is enige voorzichtigheid geboden, omdat de resultaten mede worden bepaald door de leeftijd, het opleidingsniveau, de aandacht en de concentratie.

Gedrag
Gedrag kan worden omschreven als het totaal van alle mogelijke levensuitingen. Men spreekt van stoornissen wanneer het gedrag afwijkt van wat normaal is voor die persoon (zoals hijzelf of anderen dit beoordelen). Gedrag heeft motorische, psychische en sociale componenten, die onderstaande afwijkingen kunnen laten zien.
- Een verminderde motorische activiteit kan men omschrijven in termen van passiviteit, apathie en traagheid. Men kan dit gedrag vooral waarnemen bij een depressie, een subcorticale, vasculair bepaalde dementie of bij een frontotemporale dementie. Een toegenomen motorische activiteit ziet men vaak in het kader van een delier. De patiënt is dan onrustig en plukt doelloos aan lakens en dekens (crocidisme: draadjes plukken). Een verhoogde motorische activiteit met de neiging om veel te lopen of te gaan zwerven past ook in het kader van een dementiesyndroom.
- Verhoogde of verlaagde emotionaliteit, agressie en achterdocht behoren tot de psychische gedragsstoornissen die in het kader van verschillende aandoeningen kunnen voorkomen.
- Sociale gedragsstoornissen hebben betrekking op de relatie met medemensen. Het vermijden van contact met anderen en de neiging om zich van de omgeving af te sluiten is een verschijnsel dat vooral voorkomt bij de depressieve patiënt, maar zeker ook bij patiënten met een beginnende dementie. Ook zonder depressie en dementie kunnen ouderen zich echter gaan isoleren of verwaarlozen, hetgeen zo mogelijk om aanvullend psychiatrisch onderzoek vraagt. In het beloop van het dementiesyndroom

vertonen ouderen nogal eens aandachtvragend of eisend gedrag, hetgeen beschouwd kan worden als een poging van de patiënt om greep op de werkelijkheid te houden.
- Het slaappatroon verandert met het ouder worden. Het inslapen wordt moeilijker en de slaap is minder diep. De nachtrust kan bovendien makkelijk verstoord worden door mictiedrang, pijn, kortademigheid enzovoort. Van een ernstige slaapstoornis spreekt men bij slapeloosheid, vroeg wakker worden, omkering van dag-nachtritme en frequent slapen overdag. Slaapproblemen treden op bij vele psychische aandoeningen. Bij het delier kan een omkering van het slaap-waakritme optreden. Patiënten met een depressie hebben vooral doorslaapproblemen. Bij de ziekte van Parkinson en andere neurodegeneratieve ziekten zijn er bovendien vaak stoornissen in de droomslaap (rem-slaap).

Stemming
Stemming en affect verwijzen naar de kwaliteit van het voelen en beleven. Bij stoornissen kan de grondstemming somber zijn (te onderscheiden van het normale verdriet), eufoor (te onderscheiden van normale blijheid en opgewektheid) of geprikkeld (te onderscheiden van normale irritaties). Wanneer deze stemmingsstoornissen langere tijd aanhouden, is er sprake van een ernstige afwijking. Bij een depressie bijvoorbeeld is er sprake van een aanhoudend sombere grondstemming.

Denken
Het denkproces kan worden beoordeeld op de inhoud, de samenhang, het tempo, de kritiek en het oordeel.
Stoornissen in de denkinhoud kunnen leiden tot waangedachten. Een patiënt reageert bijvoorbeeld met achterdocht op mensen uit zijn omgeving omdat hij hen ervan verdenkt hem te bestelen. Paranoïde wanen zijn vaak de eerste tekenen van een beginnend dementiesyndroom. Stoornissen in de samenhang van het denken, zoals verwardheid en incoherentie, doen zich vooral voor bij patiënten met een delier of een dementiesyndroom.
Het denktempo kan vertraagd of versneld zijn. Traagheid van denken treedt op bij subcorticale dementie, depressie en delier. Bij het delier kan echter ook een versneld en/of sterk associatief denken voorkomen.
Een stoornis in kritiek en oordeel kan leiden tot een gebrek aan ziektebesef of ziekteinzicht. Deze symptomen zijn kenmerkend voor een dementiesyndroom.

Waarnemen
Stoornissen in de zintuiglijke waarneming kunnen aanleiding geven tot akoestische of visuele hallucinaties. Visuele hallucinaties, meestal vluchtig en wisselend van aard, ziet men bij patiënten met een delier. Bij navraag hebben oudere mensen met een sterk gestoorde visus soms visuele hallucinaties; deze mogen niet als aanwijzing voor een psychotische toestand worden opgevat.

Sociaal functioneren
Omdat er een directe relatie bestaat tussen het sociale functioneren en welbevinden, gezondheid en ziekte, hoort een sociale evaluatie thuis in het algemene onderzoek van

de geriatrische patiënt. Aan het sociale functioneren van de patiënt zijn verschillende aspecten te onderscheiden.

Om een indruk te krijgen over het sociale netwerk gaat men na welke relaties er bestaan (partner, familieleden, vrienden, buren) en wat de aard en frequentie is van de sociale contacten. Ook de kwaliteit van het contact is belangrijk. Soms voelt de patiënt zich eenzaam terwijl daar hoegenaamd geen objectieve reden voor lijkt te bestaan. In hoeverre is de patiënt in staat een zelfstandig leven te leiden? Woont de patiënt zelfstandig of in een aangepaste woonvorm (bejaardenflat, serviceflat, aanleunwoning, verzorgingshuis enzovoort)? Uit de anamnese van de fysieke en psychische functies is reeds duidelijk geworden bij welke activiteiten de patiënt ondersteuning, hulp of begeleiding nodig heeft. Is er voldoende sociale ondersteuning in het licht van de geconstateerde handicaps? Sociale ondersteuning kan worden geleverd door familie (mantelzorg), vrijwilligers of professionele zorg (thuiszorg en wijkverpleging). Wat is de aard, frequentie en kwaliteit van de ondersteuning? Als de sociale ondersteuning voornamelijk door de partner of de kinderen van de patiënt wordt geleverd, is het van belang om ook de verzorgende(n) te vragen naar de belasting die de zorg voor de patiënt met zich meebrengt. De partner van een dementerende patiënt heeft een zeer zware taak, hetgeen soms onvoldoende wordt onderkend. Aandacht voor deze 'centrale verzorger' is in veel gevallen noodzakelijk.

Het lichamelijk onderzoek

Het lichamelijk onderzoek van oudere patiënten verschilt in principe niet van het onderzoek bij jongere patiënten. Toch zijn er accenten te plaatsen met betrekking tot de uitvoering van het onderzoek en de interpretatie van de bevindingen. Wij zullen hier alleen het onderzoek bespreken voor zover het bijzonder is of afwijkt van dat bij de jongere patiënt.

Tijdens het afnemen van de anamnese kan men de patiënt observeren en zich een indruk vormen over de biologische leeftijd, de ernst van de ziektetoestand en het psychisch functioneren, met name bewustzijn, cognitie en stemming. Een eerste indruk over de ADL-functies krijgt men wanneer de patiënt zich uitkleedt. Dit te observeren kan een ongepaste indruk maken en daarom is vooraf enige uitleg aan patiënt en familie noodzakelijk. Soms blijkt dat de patiënt niet in staat is zich zelfstandig aan en uit te kleden, omdat hij de noodzakelijke handelingen niet weet uit te voeren (kledingapraxie, bijvoorbeeld ten gevolge van een dementiesyndroom) of omdat hij gehinderd wordt door een fysieke beperking. Het is belangrijk om de gegevens uit de anamnese betreffende de ADL zoveel mogelijk door eigen onderzoek te verifiëren.

Vitale functies

Bij het meten van de lichaamstemperatuur bij ouderen moet men bedacht zijn op hypothermie; gebruik zo nodig een thermometer die geschikt is voor het meten van lage temperaturen (< 34,4 °C).

De bloeddruk en de bloeddrukmeting verdienen bij ouderen speciale aandacht. De bloeddruk kan sterk variëren onder invloed van factoren zoals lichaamshouding, maaltijd, angst en urineretentie. Men kan soms een verhoogde systolische bloeddrukwaarde vinden die niet berust op een verhoogde bloeddruk, maar op een stugheid van de vaatwand door atherosclerose (pseudohypertensie). Dit kan men controleren door de druk in de bloeddrukmanchet op te voeren tot boven de gemeten systolische waarde. Wanneer de a. radialis voelbaar blijft, is er een aanzienlijke kans dat de gemeten systolische bloeddrukwaarde hoger is dan de werkelijke intra-arteriële bloeddruk (symptoom van Osler). Bij de oudere patiënt dient de bloeddruk ook in staande houding gemeten te worden. Wanneer de systolische bloeddruk na één minuut staan meer dan 20 mmHg lager is dan de liggende bloeddruk, is er sprake van orthostatische hypotensie (zie de cd-rom).

Het meten van de centraalveneuze druk is bij geriatrische patiënten moeilijk uitvoerbaar wanneer de patiënt niet in een licht overstrekte houding kan liggen, bijvoorbeeld ten gevolge van artrose van de cervicale wervelkolom, thoracale kyfose of de ziekte van Parkinson.

Dehydratie (uitdroging) komt bij de geriatrische patiënt zeer frequent voor. Het is echter in de meeste gevallen niet mogelijk om door middel van lichamelijk onderzoek een betrouwbare indruk te krijgen van de hydratietoestand. De huidturgor laat zich als gevolg van veroudering van de huid moeilijk beoordelen. Door de afname van het intraorbitale vet ligt de oogbol diep verzonken in de orbita (enoftalmus). De oogboldruk is daarom geen betrouwbare parameter ter beoordeling van de hydratietoestand. Ook de axillaire zweetsecretie neemt met het ouder worden af. Een vochtige oksel maakt dehydratie echter wel onwaarschijnlijk. Het mondslijmvlies en de tong kunnen ook droog zijn (vanwege versnelde ademhaling door de mond en bij gebruik van medicamenten met anticholinerge werking zoals tricyclische antidepressiva). Dehydratie berust dus vaak op interpretatie van een reeks gegevens uit anamnese en lichamelijk onderzoek, waarbij een snelle en objectief waargenomen gewichtsdaling (> 1 kg/dag) het meest sensitief en specifiek is voor dehydratie. Een uitdroging van de huid leidt vaak tot een uitdrogingsdermatitis en veroorzaakt een hinderlijke jeuk. Zie tabel 1.2.

Een licht versnelde ademhalingsfrequentie van meer dan 25 per minuut kan bij ouderen het eerste verschijnsel zijn van een infectie van de lagere luchtwegen.

Tabel 1.2 Sensitiviteit en specificiteit van de gevoeligste klinische tekenen van dehydratie bij oudere patiënten

	Sensitiviteit voor dehydratie	Specificiteit voor dehydratie
Droge oksel	50%	82%
Droog mondslijmvlies	85%	58%
Tonggroeven	85%	58%

Ogen en oren

Bij het standaardonderzoek van de geriatrische patiënt behoort een beoordeling van de visus en het gehoor. De visus wordt op de klassieke wijze met de kaart van Snellen bepaald. De meest frequente oorzaken van een verminderde visus zijn cataract, glaucoom en aandoeningen van de retina (seniele maculadegeneratie en diabetische retinopathie). Een lichte ptosis van de oogleden met een vernauwing van de lidspleet kan een normaal verouderingsverschijnsel zijn (pseudoptosis) en wijst niet op een parese van de n. oculomotorius of een myasthenia gravis. De pupillen zijn nauwer en reageren trager op licht dan bij jongere mensen. Ook het kleuren zien, het ruimtelijk waarnemen en het gezichtsveld kunnen door veroudering afnemen. De oogvolgbewegingen zijn trager en tonen soms een verticale bewegingsbeperking bij het omhoogkijken. Een evidente verticale blikparese (met name naar beneden) duidt echter op een cerebrale aandoening.

Men krijgt tijdens het afnemen van de anamnese meestal een redelijke indruk over het functioneren van het gehoor. In geval van een verminderd gehoor moeten beide gehoorgangen geïnspecteerd worden op cerumen. Aanwezigheid van cerumen draagt vaak extra bij aan het op oudere leeftijd algemeen optredend perceptief gehoorverlies van de hoge tonen (presbyacusis). Soms kan het nodig zijn om bij gehoorvermindering een eenvoudig toon-audiometrisch onderzoek uit te voeren. Een goed gebruik van een hoortoestel kan vaak een positief effect hebben op het psychisch functioneren van de gehoorgestoorde patiënt.

De mondholte
De meeste geriatrische patiënten hebben geen adequaat functionerend eigen gebit. Echter, ook een gebitsprothese voldoet niet altijd. Deze kan slecht passend zijn of pijnlijk door een onderliggend ulcus of schimmelinfectie (candidiasis). De mondholte kan eerst na verwijdering van de gebitsprothese goed geïnspecteerd worden. Ernstige cariës en/of gingivitis en veel tandplaque of tandsteen kunnen ook wijzen op verwaarlozing door cognitieve stoornissen. Bij edentate patiënten ziet men vaak pijnlijk ontstoken fissuren van de mondhoeken. Een complicatie van een gebitsprothese is het versneld optreden van slijtage aan het kaakgewricht (temperomandibulaire artrose). Gebits- en andere problemen van de mondholte zijn niet zelden oorzaak van onvoldoende voedselinname. Ook reuk en smaak kunnen daarbij een rol spelen. Beide nemen in lichte mate af met de leeftijd. Een eenzijdig en plotseling reukverlies (vast te stellen met behulp van een set met reukstoffen) is echter verdacht voor een cerebrale aandoening.

Hart en bloedvaten
De kwaliteiten van de puntstoot van het hart, zoals plaats, kracht en uitbreiding, laten bij ouderen met een afwijkende thoraxvorm (bijvoorbeeld als gevolg van een thoracale kyfoscoliose) geen goede interpretatie toe met betrekking tot hartgrootte en hypertrofie van de linker ventrikel. Een vierde harttoon is bij ouderen meestal aanwezig en heeft geen pathologische betekenis. Een systolisch ejectiegeruis ten gevolge van aortasclerose kan soms onderscheiden worden van het vroegsystolische geruis van een aortastenose, dat doorgaans wordt voortgeleid naar de halsvaten. Auscultatoir is echter geen betrouwbaar onderscheid te maken. Bij orgaanschade, zoals hartfalen, mogelijk passend bij een aortaklepstenose is een echocardiografie aangewezen. Ouderen met een anamnese van wegrakingen (syncope) onderzoekt men op de aanwezigheid van het carotissinussyndroom.

Daartoe drukt men voorzichtig gedurende 5-10 seconden op de sinus caroticus, eerst aan de rechterzijde en vervolgens aan de linkerzijde. Wanneer een asystolie optreedt die langer dan 3 seconden duurt, of wanneer een systolische bloeddrukdaling van meer dan 50 mmHg optreedt, is het waarschijnlijk dat de syncope aan een overgevoelige sinus caroticus moet worden toegeschreven. Een sinuscaroticusmassage is gecontra-indiceerd na een recente beroerte.

Bij onderzoek van de arteriën let men speciaal op het voorkomen van brede aortapulsaties in het abdomen, wijzend op een aneurysma van de aorta abdominalis. Patiënten met hoofdpijn, spierpijnen en een verdikte en pijnlijke a. temporalis kunnen lijden aan een arteriitis temporalis.

De buik
Aandoeningen van het abdomen die bij jongere patiënten aanleiding geven tot verschijnselen van een acute buik, bijvoorbeeld een maagperforatie of een acute cholecystitis, kunnen zich bij de geriatrische patiënt opvallend symptoomloos presenteren. Dit maakt het buikonderzoek, met name in acute situaties, waarschijnlijk tot het moeilijkste onderdeel van het onderzoek van de oudere patiënt. Ook ervaren artsen zijn nogal eens op het verkeerde been gezet door de armoede aan klinische tekenen. Een lage drempel voor chirurgisch ingrijpen is hierop waarschijnlijk (net zoals bij kinderen) het beste antwoord. Défense musculaire, afwezigheid van peristaltiek, druk- en loslaatpijn ontbreken vaak of zijn minder duidelijk. Men lette er speciaal op of harde fecesmassa's palpabel zijn, die kunnen wijzen op fecale impactie. Voorts zij men bedacht op de aanwezigheid van een sterk uitgezette urineblaas, wijzend op urineretentie. Bij het rectaal toucher lette men op tumoren en fecesophoping en, bij mannen, op grootte, consistentie en symmetrie van de prostaat. Breuken, zowel in liezen, rond de navel als bij het dijbeen (femoraal breuk) worden vaak gemist bij oudere patiënten.

Het bewegingsapparaat en het centrale zenuwstelsel
De doelstelling van geriatrisch onderzoek komt goed tot uitdrukking in de wijze waarop het bewegingsapparaat wordt onderzocht. Het vaststellen van ziekten en aandoeningen enerzijds en de betekenis van de gevonden afwijkingen voor het zelfstandig functioneren van de patiënt anderzijds, zijn beide van belang. Het bewegingsapparaat functioneert dankzij het samenspel van zenuwen, spieren, skelet en gewrichten. Bij de geriatrische patiënt zijn er niet zelden stoornissen die zowel op neurologisch, orthopedisch als reumatologisch terrein liggen.
Het onderzoek wordt uitgevoerd terwijl de patiënt op de onderzoeksbank ligt. Het is echter minstens zo belangrijk om onderzoek te doen naar het (gaan) zitten, het (gaan) staan en het looppatroon. Naast aandoeningen die de zintuiglijke functies aantasten, zoals maculadegeneratie, cataract en glaucoom, ziet men op hoge leeftijd ook veel stoornissen optreden in het centraal zenuwstelsel, die alle hun invloed op de motoriek kunnen hebben. Deze stoornissen komen tot uitdrukking in de houding, de kracht, het looppatroon en de eventuele nevenbewegingen. De houding van de oudere patiënt is vaak licht voorovergebogen, met flexie in de armen en polsen, heupen en knieën. De cervicale wervelkolom is verkort en het hoofd bevindt zich diep tussen de schouderbladen. Het looppatroon van gezonde oudere proefpersonen is daarentegen volledig normaal (zie de cd-rom). Dit zien wij bijvoorbeeld bij geoefende oudere wandelaars zonder comorbiditeit. Wanneer het looppatroon wordt gekenmerkt door een breder gangspoor, kortere pas en een vertraging van het tempo blijkt er meestal cerebrovasculaire en cardiovasculaire schade aanwezig. Aan een gestoord looppatroon en een valneiging kunnen vele aandoeningen van het centrale en perifere zenuwstelsel ten grondslag liggen. De neurologische stoornissen zijn bijvoorbeeld cerebrale perfusiestoornissen (wittestofschade, lacunaire infarcten), extrapiramidale stoornissen, polyneuropathie, maar ook

alzheimer- en vasculaire dementie blijken reeds vroeg gepaard te gaan met loopstoornissen.

Bij ouderen is de lichaamskracht met gemiddeld 20-40% afgenomen. Vaak is er sprake van gegeneraliseerde spieratrofie, een verlies van dwarsgestreept spierweefsel dat ook wel sarcopenie wordt genoemd. Het is geboden in dat geval de oorzaken van dit syndroom op te sporen. Opmerkelijk is de frequent optredende atrofie van de intrinsieke handmusculatuur. Bij een eenzijdige handatrofie dient men bedacht te zijn op een laesie van het perifere neuron, bijvoorbeeld de n. ulnaris, door drukatrofie.

Aan het begin van een passief uitgevoerde beweging van armen en benen treedt bij vele ouderen een verhoging van de spiertonus op. Deze paratonie verdwijnt na een korte tijd van rustig doorbewegen geheel. Het wekt de indruk alsof de patiënt tegenwerkt, maar dit is geenszins het geval. Paratonie moet worden onderscheiden van de rigiditeit bij de ziekte van Parkinson, die niet verdwijnt en vaak gepaard gaat met het zogeheten tandradfenomeen. Dit fenomeen kan echter perfect geïmiteerd worden door paratonie met een essentiële tremor samen, waardoor zijn diagnostische specificiteit voor de ziekte van Parkinson vermindert.

De peesreflexen dienen in principe symmetrisch opwekbaar te zijn. Bij gedehydreerde patiënten treedt soms een symmetrische hyperreflexie op, die een piramidale laesie doet vermoeden maar die na rehydratie van de patiënt weer verdwijnt. De achillespeesreflexen zijn bij vele ouderen om niet geheel opgehelderde reden dikwijls niet opwekbaar. Waarschijnlijk spelen de lengte van deze reflexbaan en de vertraging van de prikkelgeleiding een rol.

Het is van belang om ook de zogeheten hersenstamreflexen te onderzoeken: de snoutreflex, de palmomentale reflex, de masseterreflex en de corneomandibulaire reflex. De uitvoering is als volgt.
- Snoutreflex: kloppen op de bovenlip veroorzaakt het spitsen van de lippen.
- Palmomentale reflex: strijken over de duimmuis veroorzaakt contractie van de m. mentalis aan dezelfde kant.
- Masseterreflex: plotseling uitrekken van de m. masseter veroorzaakt een contractie.
- Corneomandibulaire reflex: prikkeling van de cornea van een oog veroorzaakt een beweging van de kaak naar de andere kant.

Sterk positieve hersenstamreflexen wijzen op een dubbelzijdige aandoening van de witte stof. Dit is meestal het gevolg van kleine infarcten of doorbloedingsstoornissen, die bijvoorbeeld voorkomen bij oudere patiënten met een langbestaande hypertensie. Overigens heeft het optreden van positieve hersenstamreflexen op oudere leeftijd niet altijd een pathologische betekenis.

Literatuur

1 Nederlandse Vereniging voor Klinische Geriatrie. Richtlijn comprehensive geriatric assessment. Utrecht: NVKG, 2010. http://www.kwaliteitskoepel.nl/assets/structured-files/2011/Definitieve%20richtlijn%20CGA.pdf.
2 Folstein MF, Folstein SE, McHugh PR. Mini-mental state: A practical method for grading the cognitive state of patients for the clinician. J Psychiatr Res 1975;12:189-98.

2 De delirante patiënt

Marcel Olde Rikkert, Elke Detroyer en Koen Milisen

Inleiding

Casus
- Mieren in de thee
- Eerste bezoek
- Aanvullend onderzoek
- Opname
- Beschouwing

Achtergrond
- Epidemiologie
- Pathofysiologie
- Preventie
- Behandeling

Conclusie

Literatuur

Inleiding

Veroudering van organen leidt tot verhoogde kwetsbaarheid. Dit betekent dat de functie van een orgaan bij de oudere patiënt reeds door milde bijkomende problemen ernstige stoornissen kan vertonen. Dit geldt bij uitstek voor het functioneren van de hersenen. Functiestoornissen van de hersenen leiden tot waarneembare afwijkingen in het gedrag. De oorzaak is echter niet altijd in de hersenen zelf gelokaliseerd, zoals bij de ziekte van Alzheimer. Cerebrale functiestoornissen kunnen bij de oudere patiënt ook worden veroorzaakt door acute ziekten elders in het lichaam, omdat deze het interne milieu verstoren waarvan ook de hersenen afhankelijk zijn. Men spreekt dan van een delirium of delier. Deze ziekten (bijvoorbeeld een myocardinfarct) kunnen op hoge leeftijd zonder typische, orgaangebonden symptomen verlopen, maar wel een delier geven en worden daardoor niet altijd herkend. Bovendien worden de verwardheid en gedragsstoornissen van de delirante patiënt soms ten onrechte toegeschreven aan een dementiesyndroom of aan andere oorzaken van geestelijke achteruitgang. Het is echter van groot belang om bij iedere acuut verwarde patiënt de oorzaak van dit probleem op te sporen, omdat een delier, mits tijdig gediagnosticeerd en op de juiste wijze behandeld, een reversibele aandoening is. Verder geeft een delier een vergrote kans op dementie, institutionalisering en sterfte, onafhankelijk van leeftijd, ernst van een onderliggende ziekte en cognitieve stoornissen vooraf.[1]

> **Na bestudering van dit hoofdstuk kunt u:**
> - criteria, kenmerken, ontstaanswijze en mogelijke complicaties van delier benoemen;
> - beschrijven waaruit onderzoek en behandeling van een delirante patiënt bestaan;
> - effecten aangeven van goede zorg voor de oudere ziekenhuispatiënt met een delier.

Vraag 1 *Wat zijn de belangrijkste barrières voor snelle diagnostiek bij een delier?*

Wanneer een delier niet tijdig wordt herkend en behandeld, neemt de kans toe dat de patiënt overlijdt aan de onderliggende oorzaak of aan complicaties van het delier of dat er belangrijke restschade (bijvoorbeeld blijvend verlies in ADL-functioneren, decubitus, incontinentie, toegenomen risico op dementie, hogere kans op opname in een verpleeghuis) en daardoor een lager functieniveau overblijft. Een delier noopt dus tot snelle medische diagnostiek. In de praktijk is soms echter het onderscheid tussen dementie en delier niet gemakkelijk te maken. Daar komt bij dat depressieve patiënten, maar voornamelijk patiënten met een dementiesyndroom, gepredisponeerd zijn voor het ontwikkelen van een delier. Een patiënt met een dementiesyndroom kan al door een betrekkelijk onschuldige ziekte, bijvoorbeeld een urineweginfectie, een delier ontwikkelen. Wanneer het delier is opgeklaard, is het in die gevallen nodig om verder onderzoek te verrichten naar een onderliggend, mogelijk beginnend dementiesyndroom. Ook het feit dat cognitieve achteruitgang door gezondheidswerkers snel wordt geaccepteerd als horende bij de ouderdom verhindert vaak een goede diagnostiek.

Met name in de thuissituatie blijkt het moeilijk een delier vast te stellen. Vaak worden diagnoseverhullende termen zoals 'acute verwardheid' en 'chaotisch gedrag' gebruikt. Bijna iedere arts en verpleegkundige blijkt hier echter iets anders onder te verstaan.

Deze begripsverwarring is een belangrijke oorzaak voor de problemen bij het stellen van de diagnose delier.

Uit de literatuur blijkt dat een delier zowel thuis als in het ziekenhuis vaak (35-65%) niet wordt onderkend.[2-4] Dit hoofdstuk behandelt de mogelijkheden om met bedside-onderzoek een delier vast te stellen en staat kort stil bij de recente inzichten in etiologie en pathogenese. Tot besluit bevat het enige opties voor verwijzing en behandeling.

Casus

Mieren in de thee

> Mevrouw G. is een frêle oude dame die de tachtig reeds ruim gepasseerd is. Zij woont zelfstandig, vlak bij haar huisarts. Haar dochter, enig kind, komt tweemaal per week langs, maar woont dertig kilometer verderop. Samen doen ze de boodschappen en de dochter doet het zware huishoudelijke werk. Dagelijks komt de thuiszorg om mevrouw G. te helpen met wassen, verder redt zij zich redelijk goed zelf. Ze is bij de huisarts bekend met een systolische hypertensie, waarvoor ze een plastablet (chloorthalidon) en een ACE-remmer gebruikt. Verder heeft ze suppletie van foliumzuur en vitamine-B_{12} en neemt ze sedert een half jaar pantoprazol vanwege zuurbranden. Mevrouw G. heeft lichte geheugenstoornissen, zo mild dat ze niet voldoen aan de criteria voor een dementiesyndroom.
>
> Wanneer de thuiszorgverpleegkundige mevrouw G. op een dag weer wil helpen met wassen, weigert deze opeens haar medewerking. Ze zegt dat ze bang is voor het water. Verder ziet ze er niet ziek uit en zijn er geen bijzonderheden. De verpleegkundige laat het wassen voor die ochtend maar achterwege, geeft de medicatie en laat mevrouw G. weer alleen nadat ze zich ervan vergewist heeft dat er voldoende voedingsmiddelen in huis zijn. Ze drukt mevrouw op het hart voldoende te eten en te drinken.
>
> De volgende ochtend is mevrouw G. naar eigen zeggen allang op wanneer de verpleegkundige komt. Ze geeft echter geen enkele blijk van herkenning, hoewel ze al lange tijd dezelfde thuiszorgmedewerker heeft. Bovendien wil mevrouw G. nog steeds niet gewassen worden, omdat er naar haar zeggen mieren in de douche zitten. Dit verontrust de verpleegkundige. Zij besluit wat langer bij mevrouw G. te blijven en zet voor hen beiden een kan thee. Mevrouw G. weigert echter thee te drinken, want volgens haar zitten er ook mieren in de thee. Nu vindt de verpleegkundige het te ver gaan en ze belt de huisarts. Ze legt uit wat ze heeft opgemerkt, en bovendien dat ze de laatste dagen heeft gemerkt dat er steeds eten overblijft van de warme maaltijd en dat het rommeliger in huis is. Terwijl de verpleegkundige met de huisarts spreekt, valt mevrouw G. in slaap. Ook dat is niets voor haar, want normaal gesproken heeft ze graag zelf contact met de huisarts, die bijna haar buurman is.

Vraag 2 Voldoet mevrouw G. aan de criteria voor een delier?

U heeft nog relatief weinig gegevens, maar mevrouw G. laat wel een acute verandering in gedrag zien, met psychotische verschijnselen en verminderd cognitief functioneren.

Ze heeft mogelijk ook last van wisselingen in de aandacht en het bewustzijn (vroeg wakker, tijdens het telefoongesprek in slaap vallen). Daarmee voldoet ze waarschijnlijk aan de eerste drie van de vier criteria voor een delirant toestandsbeeld (zie tabel 2.1).

Tabel 2.1 Criteria voor een delier volgens de DSM-IV-TR

I	Bewustzijnsstoornis (verminderde helderheid of contact met de omgeving) met een verminderd vermogen om de aandacht te richten, vast te houden en te veranderen van onderwerp.
II	(Verergering van) cognitieve stoornissen, bijvoorbeeld in geheugen, desoriëntatie en taal, die niet zijn toe te schrijven aan een bestaande of zich ontwikkelende dementie.
III	De stoornis ontwikkelt zich in een korte periode (uren tot dagen) en fluctueert vaak in de loop van de dag.
IV	Er zijn aanwijzingen uit anamnese, lichamelijk onderzoek of aanvullend (laboratorium) onderzoek dat er een lichamelijke stoornis is die de verklaring vormt voor het delier.

Vraag 3   Welk diagnostisch onderzoek wilt u gaan uitvoeren in de thuissituatie?

Wanneer het vermoeden op een delier bestaat, is met spoed een oriënterend onderzoek van vitale lichamelijke functies (bloeddruk, pols, ademhaling, temperatuur, hydratie) noodzakelijk, alsmede een algemeen intern, neurologisch en psychiatrisch onderzoek. Bewustzijnsstoornissen, die geen aanleiding geven tot somnolentie of coma zijn niet altijd gemakkelijk vast te stellen. Ze hebben echter altijd gevolgen voor aandacht en concentratie. Aandachtsstoornissen zijn goed vast te stellen wanneer men weet waarop men moet letten. Er zijn drie simpele tests voor de aandacht die in de thuissituatie binnen drie minuten zijn uit te voeren.
- De *digit-span test* of cijferherhaaltest. De patiënt moet steeds toenemende reeksen van willekeurige cijfers onder de 10 herhalen, beginnend met één cijfer, vervolgens twee cijfers, dan drie cijfers enzovoort. Normaal moet de *span* vijf tot zeven cijfers bedragen. Een lagere score duidt op verminderde aandacht.
- De 100-7-test voert men uit door de patiënt vijfmaal achtereen het getal 7 van een getal te laten aftrekken, te beginnen met het getal 100. Dit moet een oudere zonder cognitieve stoornissen zeker vijf keer goed kunnen uitvoeren.
- De wereldspeltest vraagt de patiënt om het woord 'wereld' achterstevoren te spellen. Dit moet een oudere zonder cognitieve stoornissen goed kunnen.

Een belangrijk tweede aspect bij de diagnostiek van het delier zijn cognitieve stoornissen, en in het bijzonder de wisseling in aard en ernst daarvan. Verpleegkundigen kunnen hier een belangrijke bijdrage leveren, aangezien zij 24 uur per dag in contact staan met de patiënt. Aan de hand van hun observaties kan een delier gedetecteerd worden. Het (wisselende) verloop en de ernst van de symptomen kunnen in kaart gebracht worden met de Delirium Observatie Screening (DOS-schaal, zie figuur 2.1 en zie ook de cd-rom).[5] Dit instrument helpt het gedrag van de patiënt systematisch te evalueren op basis van verpleegkundige routineobservaties tijdens de verzorgingsmomenten. De DOS-schaal vereist meerdere observatiemomenten en is daardoor minder geschikt voor gebruik in de eerste lijn.

De delirante patiënt **45**

DELIRIUM OBSERVATIE SCREENING (DOS) SCHAAL
VERSIE (0 – 1)

datum:

naam patiënt

OBSERVATIES De patiënt		dag dienst			late dienst			nacht dienst			TOTAAL SCORE DEZE DAG (0 – 39)
		nooit	soms – altijd	weet niet	nooit	soms – altijd	weet niet	nooit	soms – altijd	weet niet	
1	zakt weg tijdens gesprek of bezigheden	0	1	–	0	1	–	0	1	–	
2	is snel afgeleid door prikkels uit de omgeving	0	1	–	0	1	–	0	1	–	
3	heeft aandacht voor gesprek of handeling	1	0	–	1	0	–	1	0	–	
4	maakt vraag of antwoord niet af	0	1	–	0	1	–	0	1	–	
5	geeft antwoorden die niet passen bij de vraag	0	1	–	0	1	–	0	1	–	
6	reageert traag op opdrachten	0	1	–	0	1	–	0	1	–	
7	denkt ergens anders te zijn	0	1	–	0	1	–	0	1	–	
8	beseft wel welk dagdeel het is	1	0	–	1	0	–	1	0	–	
9	herinnert zich recente gebeurtenis	1	0	–	1	0	–	1	0	–	
10	is plukkerig, rommelig, rusteloos	0	1	–	0	1	–	0	1	–	
11	trekt aan infuus, sonde, catheter enz.	0	1	–	0	1	–	0	1	–	
12	is snel of plotseling geëmotioneerd	0	1	–	0	1	–	0	1	–	
13	ziet/hoort dingen die er niet zijn	0	1	–	0	1	–	0	1	–	
TOTAAL SCORE PER DIENST (0-13)											
DOS SCHAAL EINDSCORE = TOTAAL SCORE DEZE DAG /3											

DOS SCHAAL eindscore	< 3	geen delier
	≥ 3	waarschijnlijk delier

Figuur 2.1   Delirium Observatie Screening (DOS)

Vervolgens moet men in een nauwkeurige heteroanamnese nagaan of er pre-existente cognitieve stoornissen zijn. Patiënten met cognitieve stoornissen hebben een grotere kans op het krijgen van een delier en een delier moet niet voor dementie worden aangezien. Een delier kan ook als ontmaskerend voorval dienen omdat het onderliggende, al langer bestaande cognitieve stoornissen abrupt verder doet verslechteren.

Het onderzoek naar een delier is niet compleet zonder lichamelijk onderzoek en kritische beoordeling van de gebruikte medicatie (indicatie, therapietrouw, mogelijke bijwerkingen, intoxicaties en interacties). Tabel 2.2 vat het diagnostische onderzoek samen dat noodzakelijk is bij een delier.

Tabel 2.2 Onderdelen van het diagnostische proces bij vermoeden op een delier

Functie	Onderzoek
Bewustzijn	Glasgow Coma Scale
Aandacht	Cijferherhaaltest; 100-7/20-3-test; wereldspeltest
Cognitie (i.c. geheugen, oriëntatie, oordeelsvermogen, taal)	Mini Mental State Examination (MMSE); beoordeling ziekte-inzicht; nazeggen zin en omschrijven begrip (bijvoorbeeld 'brug'), systematische observatie met behulp van de DOS-schaal in de tweede lijn
Waarneming, denken	Hallucinaties? Chaotisch denken? Wanen?
Somatiek	Lichamelijk onderzoek: intern, neurologisch, eventueel aanvullend onderzoek (laboratoriumonderzoek, ecg, röntgenfoto)
Motoriek (fenomenologie delier)	Beoordeling gedrag: apathie, onrust, plukkerigheid
Dag-nachtritme	Heteroanamnese (en prospectieve observatie door verpleging en verzorging)
Voeding	Beoordeling van voedings- en hydratiestatus; eventueel gewicht en prospectieve registratie van vocht-en voedingsinname

Eerste bezoek

Na het telefoontje van de verpleegkundige gaat de huisarts tijdens zijn spreekuur snel even naar mevrouw G. De verpleegkundige laat de huisarts binnen. Deze merkt direct dat het contact anders is dan anders, maar kan nog niet zo goed benoemen wat het verschil is. Mevrouw is minder alert en fel, en de kwinkslagen van anders ontbreken. Hij ziet dat haar gelaat ingevallen is, de ogen staan dieper en ze spreekt minder duidelijk, mede vanwege een droge tong. Wanneer de huisarts haar bloeddruk en pols wil meten, wordt mevrouw G. ineens boos. Ze zegt dat hij zeker achter al die beesten en de rommel zit die ineens in haar huisje zijn verschenen. Ze slaat van zich af en klopt op haar kleren alsof ze er stof van af wil slaan. Als de huisarts vraagt wat ze wegslaat, kijkt ze hem verbaasd aan: 'Dat zijn die vervelende mieren, dat ziet u toch wel.'

De huisarts besluit dat een goed lichamelijk onderzoek er vanwege deze onrust en agitatie niet inzit en keert terug naar zijn praktijk. Hij is overtuigd dat er sprake is van een delier bij mevrouw G., ze is immers volledig ontspoord. Teruglopend realiseert hij zich dat 'delier' (afgeleid van het Latijnse *delirare*, 'uit het spoor raken') inderdaad de beste aanduiding is voor het bizarre gedrag van de ontspoorde mevrouw G. Thans is duidelijk dat het om visuele en tactiele hallucinaties gaat.

Vraag 4 *Welke verschillende stoornissen in de psychomotoriek kent u bij een delier?*

Naast beoordeling van de formele diagnostische criteria voor een delier moet er voldoende aandacht zijn voor de verschijningsvorm van het delier en de gevolgen hiervan voor patiënt en omgeving. Het is daarbij van groot belang voor de diagnostiek én de begeleiding dat men zich realiseert dat in de fenomenologie van het delier grote variatie bestaat. Globaal worden drie typen onderscheiden: het onrustige, het apathische en het gemengde type. De gemengde vorm komt bij ouderen het meest voor (ruim 40-55%), de hyperactieve en hypoactieve vormen minder vaak (respectievelijk 20% en 30-40%).[6,7] Het onrustige type wordt meestal gekarakteriseerd door hallucinaties die soms, zoals bij het delirium tremens, zeer bizar en angstaanjagend kunnen zijn. Een patiënt met een apathisch delier laat doorgaans geen waarnemingsstoornis zien: dit beeld wordt volledig gedomineerd door de bewustzijnsschommelingen. De apathische vorm wordt begrijpelijkerwijs nog slechter herkend dan de onrustige, hypermotorische vorm. De hypermotorisch delirante patiënt vertoont onrustig en 'lastig' gedrag dat noopt tot een snelle interventie van de mantelzorger of professionele zorgverlener. De apathisch delirante patiënt wordt daarentegen meestal als een gemakkelijke patiënt ervaren en de veranderde toestand wordt meestal pas later opgemerkt, met als gevolg een veel slechtere prognose.

Voor de behandeling en begeleiding van delirante patiënten is het zeer belangrijk te weten in welke mate onrust, agitatie en angst aanwezig zijn. Het wel of niet voorschrijven van antipsychotica hangt hier bijvoorbeeld van af.

Vraag 5 *Kan de huisarts mevrouw G. thuis behandelen?*

De cruciale vraag die de huisarts nog moet beantwoorden is of mevrouw G. in een ziekenhuis moet worden opgenomen of niet. Hij weet hoezeer zij daar in haar normale doen tegenop zou zien. Voor een verantwoorde behandeling thuis moet echter aan vier voorwaarden voldaan zijn.
- De oorzaak (vaker nog: oorzaken) van het delier moet duidelijk zijn en behandeld kunnen worden zonder dat vitale lichaamsfuncties (circulatie, ademhaling) gevaar lopen.
- Er moet gedurende 24 uur per dag voldoende gekwalificeerde zorg aanwezig zijn, waarbij enerzijds voldoende ondersteunende zorg voor de basisfuncties (vocht, voeding, uitscheiding) kan worden geboden, maar anderzijds ook de symptomen van het delier bestreden kunnen worden door psychosociale maatregelen en medicatie.
- De huisarts (en waarnemers) moeten bereid en in staat zijn de continue coördinatie op zich te nemen.
- De familie moet instemmen met behandeling thuis en daaraan willen bijdragen.

Aan met name de eerste twee voorwaarden voldoet mevrouw G. niet. De oorzaak van de lichamelijke en psychische ontsporing is nog niet bekend en hiervoor lijkt specialistisch onderzoek in een ziekenhuis noodzakelijk. Ook het organiseren van continu beschikbare goede zorg voor mevrouw G. blijkt onmogelijk.

Bij het maken van een keuze over het wel of niet laten opnemen spelen ook prognostische overwegingen een belangrijke rol. Mevrouw G. lijkt nog niet erg ziek, maar verkeert wel in een labiel evenwicht wat betreft inname van vocht en voeding. Gemiddeld duurt een delier vrij kort: van uren tot dagen. Het is echter niet uitzonderlijk dat een delier weken aanhoudt, met name wanneer de onderliggende problematiek niet gevonden wordt, of niet geheel opgelost kan worden. Een behandeling thuis moet dus geruime tijd kunnen overbruggen. Dit alles overwegende besluit de huisarts, na het horen van het verhaal van de wijkverpleegkundige en nadat hij de patiënte kort gezien heeft, mevrouw G. acuut te laten opnemen op de afdeling geriatrie van het algemeen ziekenhuis ter stede, met als werkhypothese: een hypermotorisch delier bij vermoeden van dehydratie en malnutritie, veroorzaakt door een nog onbekende onderliggende oorzaak.

Aanvullend onderzoek

De patiënte wordt na verwijzing onderzocht op de afdeling Spoedeisende hulp van het ziekenhuis. Daar blijkt ze nog steeds een gestoorde en snel wisselende aandachtsfunctie te hebben. Nu eens kan ze slechts drie cijfers herhalen op de cijferherhaaltest, even later scoort ze er zes. Mevrouw G. hallucineert bovendien nog steeds levendig, waarbij ze niet alleen visuele, maar ook tactiele hallucinaties laat zien. De witte en steriel uitziende omgeving van de Spoedeisende hulp beleeft ze als een zwembad en ze noemt de behandelend arts, onder de indruk van zijn witte jas, 'badmeester' in plaats van dokter (zie de cd-rom).

Tijdens de anamnese vertelt patiënte dat zij recent een aantal keren bloed heeft opgegeven. Details kan zij zich echter niet herinneren en ze heeft ook geen buikklachten op dit moment. Bij lichamelijk onderzoek blijkt een goede bloeddruk (135 mmHg systolisch en 85 mmHg diastolisch), bij een pols van 78 regulair equaal en een normale temperatuur. Ze laat zich nu ook goed intern en neurologisch onderzoeken. Mevrouw G. blijkt mager – ze weegt 44 kg – maar is niet acuut ernstig ziek. Ze heeft een droge tong en droge slijmvliezen. De oksels voelen ook droog. Verder zijn er geen abnormale bevindingen bij het lichamelijk onderzoek.

Het laboratoriumonderzoek, dat direct is aangevraagd, toont een verhoogd ureum van 20 mmol/l en een hoog serumcreatinine van 176 µmol/l. Haar serumnatrium is verhoogd tot 154 mmol/l. De voorheen door de huisarts gemeten waarden van ureum en creatinine zijn respectievelijk 9 mmol/l en 125 µmol/l. Daarnaast is er een microcytaire anemie (Hb 5,8 mmol/l) met een MCV van 75 fl. De leverfunctietests zijn normaal. De bezinking is 35 mm, glucose is 4,6 mmol/l en het albuminegehalte blijkt 28 g/l.

Vraag 6 *Welke diagnosen stelt u?*

Bij mevrouw G. is sprake van een hypermotorisch delier bij microcytaire anemie, hypertone dehydratie en ondervoeding. U vermoedt dat een laesie in slokdarm, maag of twaalfvingerige darm ten grondslag ligt aan het waarschijnlijk periodiek aanwezige bloedverlies en de verminderde inname van voeding en vocht.

In het algemeen kunnen vrijwel alle lichamelijke stoornissen een delier veroorzaken. De pathofysiologie van het delier laat zich het beste begrijpen vanuit een model dat de onderlinge afhankelijkheid van predisponerende en precipiterende factoren beschrijft (zie figuur 2.2). Onder de predisponerende factoren worden dan veelal de reeds langer bestaande beperkingen verstaan die het risico op een delier verhogen. De bekendste risicofactoren zijn dehydratie, zintuiglijke beperkingen van gezicht en gehoor en polyfarmacie (meer dan drie geneesmiddelen). Dit is bekend uit inmiddels klassiek onderzoek van de Amerikaanse geriater Inouye, die aantoonde dat interventie op deze risicofactoren bij opname in het ziekenhuis resulteerde in een belangrijke reductie van het aantal delieren.[8,9] Een en dezelfde risicofactor kan, afhankelijk van zijn rol in de pathofysiologie van een delier, ofwel predisponerend ofwel precipiterend zijn. Bij mevrouw G. lijkt de dehydratie nog maar recent ontstaan en meest waarschijnlijk precipiterend.

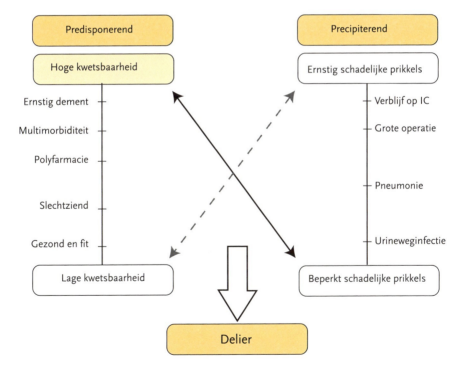

Hoe hoger de kwetsbaarheid, hoe minder schadelijke prikkels nodig zijn om een delier uit te lokken (en omgekeerd).

Figuur 2.2   Model van onderlinge relatie tussen kwetsbaarheid en verstorende prikkels noodzakelijk voor het uitlokken van een delier

De dehydratie zou echter eventueel ook al langer kunnen bestaan als chronische milde dehydratie en derhalve predisponerend kunnen zijn, waarbij de nieuw ontstane anemie bijvoorbeeld precipiterend zou kunnen zijn.

Vraag 7 *Wat neemt u op in uw differentiaaldiagnose?*

Zoals eerder beschreven is het niet altijd gemakkelijk een delier te herkennen. Het syndroom kan in verschillende vormen voorkomen, wat het diagnosticeren bemoeilijkt. Daarenboven kan delirant gedrag bij ouderen gemakkelijk toegeschreven worden aan een depressie of dementie. Vanwege de elkaar overlappende symptomen dienen de drie aandoeningen depressie, dementie en delier in een differentiaaldiagnose opgenomen te worden. Het komen tot een definitieve diagnose kan bijzonder lastig zijn, niet alleen omdat de ziektebeelden moeilijk van elkaar te onderscheiden zijn, maar ook omdat ouderen met dementie of depressie een delier kunnen ontwikkelen, zodat er een mengbeeld ontstaat.

Dementie wordt net als delier gekenmerkt door geheugenstoornissen en oriëntatieproblemen. Het verschil tussen beide syndromen ligt in het verloop van het ziektebeeld. Terwijl dementie zich langzaam en progressief ontwikkelt en de symptomen relatief stabiel zijn in korte tijd, kent een delier een acuut optreden met fluctuerend gedrag. Aangezien dementie een risicofactor is voor het ontwikkelen van een delier, kunnen beide syndromen tegelijkertijd voorkomen. Dit leidt tot acute verergering van de symptomen.

De symptomen van een depressie vertonen op het eerste gezicht veel gelijkenis met die van een hypoactief delier, waardoor beide syndromen niet altijd gemakkelijk van elkaar te onderscheiden zijn. De patiënt is passief, moe, teruggetrokken, spreekt langzaam en toont psychomotorische retardatie. Depressie verschilt echter in zoverre van delier dat de stoornissen in aandacht en cognitie minder uitgesproken zijn en geleidelijker ontstaan. Meestal komen stoornissen in de waarneming bij depressie niet voor. In tabel 14.2 vindt u een vergelijkend overzicht van de kenmerken van delier, dementie en depressie.

Opname

> Mevrouw G. wordt opgenomen op de afdeling Geriatrie. U start symptomatische behandeling van de hallucinaties en de onrust met tweemaal 0,5 mg haloperidol. Mevrouw krijgt ter rehydratie een intraveneus infuus met 2,5% glucose plus 0,45% NaCl-oplossing. Ze krijgt 1,5 liter per 24 uur en mag daarnaast vrij drinken. U spreekt af dat de verpleegkundigen streven naar een vochtinname van 2-2,5 l/dag en dat mevrouw dagelijks gewogen wordt ter controle van haar volumebalans. U laat het infuus zeer goed omzwachtelen, in verband met haar onrust. U vraagt met spoed een oesofagogastroduodenoscopie aan bij de gastro-enteroloog. Ook laat u een kruisproef verrichten en spreekt u af dat mevrouw een bloedtransfusie krijgt (twee *packed cells*). Het diureticum wordt tijdelijk gestopt, bloeddruk en pols worden driemaal daags gecontroleerd. Mevrouw mag wel gewoon worden gemobiliseerd.
>
> U spreekt af dat mevrouw eerst op een éénpersoonskamer komt te liggen en u laat haar gedrag, aandacht, bewustzijn en cognitie driemaal daags observeren met de DOS-

schaal. De verpleegmethode is prikkelarm, met duidelijk zichtbare oriëntatiepunten en vertrouwde spullen in haar buurt, conform het *Verpleegplan Delier*. U stelt de familieleden gerust dat er sprake is van een (voorbijgaand) delier en niet van een acute dementie zoals zij dachten.

Vraag 8 *Welke mogelijke complicaties van dit delier wilt u in ieder geval voorkomen?*

Patiënten met een delier vertonen wisselingen in bewustzijn en aandacht, en zijn vrijwel altijd lichamelijk ziek. Daarom hebben alle delirante patiënten een hoog risico op dehydratie en ondervoeding. Specifieke afspraken voor vocht- en voedingsinname zijn derhalve noodzakelijk, ook al vanwege het verhoogde risico op verslikken in een periode van bewustzijnsverlaging.

De inactiviteit bij een apathisch delier, en eventueel de fixatie die is toegepast bij een onrustig delier, verhogen het risico op decubitus en trombo-embolische processen. Snelle mobilisatie en uiterste terughoudendheid met fixatie is aangewezen, ook al omdat fixatie de onrust, angst en hallucinaties vaak versterkt. Fixatie van armen en benen is berucht om de ernstige complicaties (bijvoorbeeld huidletsels, verlies van spiermassa, risico op incontinentie, angst, agressie en depressie) en mag dus alleen worden uitgevoerd op strikte indicatie, met hulp van zeer ervaren verpleegkundigen en met hoogwaardige en veilige materialen. In ieder geval moet een verhoogd toezicht worden ingesteld en dient de fixatie zo snel mogelijk opgeheven te worden. Tegenwoordig zijn er ook infraroodsensoren, zeer lage bedden en belmatjes waarmee het valgevaar bij deze onrustige patiënten kan worden beperkt. Het is in alle gevallen van belang om de familie in de besluitvorming te betrekken wanneer vrijheidsbeperkende maatregelen worden overwogen.

Beschouwing

Op het ingestelde beleid verbleekt het delier van mevrouw G. snel, dat wil zeggen in twee tot drie dagen. De haloperidol wordt snel daarna gestopt. Mevrouw G. is inmiddels ook gerehydreerd en heeft een normaal Hb-gehalte. Aandacht en andere cognitieve functies herstellen geheel tot het oude niveau van milde cognitieve beperkingen. Bij de oesofagogastroduodenoscopie blijkt helaas een slokdarmtumor, die te groot is voor een chirurgische verwijdering.

In overleg met patiënte en haar dochter wordt gekozen voor een palliatief beleid, dat vooral bestaat uit paracetamol 4dd 1 g als pijnstilling. Mevrouw G. gaat na één week opgewekt naar huis. Ze heeft nog een aantal goede maanden beleefd, inwonend bij haar dochter. Gelukkig heeft ze verder nooit meer mieren in haar thee gezien.

Zoekopdracht

Zoek via internet of PubMed het volgende op.
- Hoeveel patiënten maken jaarlijks in Nederland en/of Vlaanderen een delier door?
- Hoeveel procent van de Nederlandse en/of Vlaamse ziekenhuizen houdt bij hoe vaak er een delier voorkomt in hun ziekenhuis? Hoeveel ziekenhuizen hebben een behandelprotocol Delier?

- Bestaat er een door de overheid formeel goedgekeurde kwaliteits- of prestatie-indicator voor het beleid rond en de behandeling van het delier in Nederlandse en/of Vlaamse ziekenhuizen?
- Zoek vervolgens via websites van ziekenhuizen naar informatie die beschikbaar is voor familieleden van een patiënt met een delier. Is informatie op maat voor leken voldoende beschikbaar?

Discussievragen
- Is een kwaliteitsindicator noodzakelijk om de kwaliteit van zorg voor delirante patiënten te verbeteren?
- Een prestatie-indicator voor de ziekenhuizen dient continu, gemakkelijk en op grote schaal inzetbaar te zijn. Hoe zou zo'n prestatie-indicator eruit kunnen zien?

Hint
U kunt deze gegevens bijvoorbeeld opzoeken in het rapport *Oudere patiënten met een delier in het ziekenhuis* van de Inspectie voor de Gezondheidszorg (www.IGZ.nl, zoek 'delier'). Zie voor ziekenhuiswebsites over het delier bijvoorbeeld www.delirant.info en www.icudelirium.org/delirium/index.html

Achtergrond

Epidemiologie

Literatuurgegevens tonen aan dat naar schatting 30% van de ouderen met een lichamelijke ziekte op enig moment delirant is. Wanneer men dit vertaalt naar het aantal ouderen opgenomen in de Nederlandse en Vlaamse ziekenhuizen, wordt de omvang van dit belangrijke klinische probleem pas goed duidelijk. In Nederland vonden in 2005 ongeveer 1,7 miljoen ziekenhuisopnamen plaats, waarvan bijna een half miljoen patiënten ouder dan 70 jaar betrof (ruim 25%). In Vlaanderen werden in 2004 ongeveer 780.000 personen opgenomen in het ziekenhuis, van wie ongeveer 23% ouder dan 75 jaar. De verwachting is dat door de toenemende vergrijzing de aantallen in het ziekenhuis opgenomen ouderen de komende jaren zullen stijgen. In het ziekenhuis is delier één van de meest voorkomende neuropsychiatrische stoornissen (10-40%), en het komt naast of in combinatie met depressie en dementie met name bij ouderen veel voor: de percentages lopen op van 3-47% bij oudere cardiochirurgische patiënten, via 50-70% van de oudere patiënten op de afdelingen Intensive care, Thoraxchirurgie en Orthopedie tot 70-80% van de terminale oudere patiënten met kanker.[10-13] In de thuissituatie en de verpleeghuissetting is het aantal delirante episoden niet goed bekend omdat de diagnose niet goed wordt bijgehouden in de bestaande registratiesystemen, maar delier zal daar zeker niet minder vaak voorkomen dan in de ziekenhuizen.

Pathofysiologie

De pathofysiologie van delier is nog grotendeels onduidelijk. Een delier is te zien als een acute diffuse cerebrale ontregeling met verhoogde neuronale excitabiliteit, veroorzaakt door een combinatie van predisponerende en precipiterende factoren (zie figuur 2.2). Er is een disbalans van neurotransmitters met te weinig acetylcholine en waarschijnlijk te veel serotonine en dopamine, en verder waarschijnlijk ook een overmaat van GABA, glutamaat, cytokinen en cortisol. Zo kunnen onder andere geneesmiddelen met anticholinerge werking een delier uitlokken door verlaging van het gehalte acetylcholine in de hersenen.

Ook de fluctuatie in ernst van het delier over de dag is pathofysiologisch te verklaren als het resultaat van fluctuerende omgevingsfactoren, het slaap-waakritme van het brein en variaties in bijvoorbeeld de mate van koorts en de toediening van medicatie.

Preventie
Preventie begint met het detecteren van risicopatiënten. Hierbij moet rekening worden gehouden met de eerder beschreven predisponerende en precipiterende factoren. Patiënten met meerdere predisponerende factoren dienen opgespoord en beschouwd te worden als risicopatiënt. Verder lopen ook de volgende patiëntenpopulaties een hoger risico: patiënten met een dementiesyndroom, oudere patiënten met een heupfractuur, cardiochirurgische en oncologische patiënten, en patiënten op de intensive care. Bij patiënten met verhoogd risico dienen preventieve maatregelen opgestart te worden. Deze kunnen zich richten op cognitie (omring de patiënt met bekende voorwerpen, zoals foto's en een goed zichtbare klok, geef uitleg aan de patiënt), visus en gehoor (screen op correct gebruik van bril en hoorapparaat, zorg voor een nachtlichtje), slaap (bevorder de slaapkwaliteit), mobiliteit (stimuleer het zelfstandig uitvoeren van activiteiten), vochtbalans en voedingstoestand (moedig voedings- en vochtinname aan), en pijncontrole.

Verder is het belangrijk bij risicopatiënten regelmatig de mentale toestand te monitoren (bijvoorbeeld met de DOS-schaal) zodat veranderingen tijdig gedetecteerd en als delier herkend kunnen worden. Naast het gebruik van gestructureerde observatie-instrumenten kunnen artsen en verpleegkundigen ook vragen naar en alert zijn op prodromale verschijnselen zoals slapeloosheid 's nachts en sufheid overdag, levendige dromen of nachtmerries, illusies en korte, corrigeerbare momenten van desoriëntatie, moeite met denken, rusteloosheid, geïrriteerdheid en angst. Binnen één tot drie dagen kunnen deze prodromale symptomen overgaan in het volledige beeld met de evidente symptomen van een delier, zoals genoemd in tabel 2.1. Hulpmiddel bij de herkenning van prodromale verschijnselen is het onderstaande delier-ABC, waarbij geldt dat A óf B óf C, dan wel een combinatie van twee van de drie criteria, aanleiding is om de verschijnselen nader te onderzoeken.

A Acuut ander gedrag: rusteloosheid, sociaal terugtrekken, verlies van structuur rond bed, plots emotioneel labiel.
B Bewustzijnsstoornissen: aandachtsproblemen, concentratiestoornissen, plots indutten of hyperalert.
C Cognitieve stoornissen: problemen met begrijpen van wat er gebeurt en/of interpretatiefouten.

De Confusion Assessment Method (CAM) is een diagnostisch instrument dat behulpzaam kan zijn bij het onderkennen van een delier en bij het onderscheid met een dementie of depressie.[14] De CAM heeft vier items die gescoord kunnen worden op basis van observaties en contact met de patiënt:
1 plotse aanvang en fluctuerend verloop;
2 aandachtsstoornis;
3 stoornissen in de gedachtegang;
4 bewustzijnsstoornis.

Bij patiënten met een hoog risico op delier kan de incidentie verminderd worden door risicofactoren aan te pakken, bijvoorbeeld door aanpassing van de anesthesiologische techniek. Er zijn ook aanwijzingen dat preoperatief haloperidol in lage dosering de duur en ernst van postoperatief delier bij electieve heupchirurgie kan verminderen.[15] Er is een internationaal kwalificatiesysteem in ontwikkeling voor ziekenhuizen die extra veilig zijn voor ouderen (*elderly-friendly hospitals*) of die een integraal, evidence-based delierpreventiebeleid hebben ingevoerd (*hospital elderly life programme*). De eerste pilots zijn in de Nederlandstalige ziekenhuizen gestart.

Behandeling

De behandeling van een delier bestaat uit vier componenten:
− behandeling van de onderliggende oorzaak;
− adequate verzorging van de patiënt en psychosociale begeleiding van de familie;
− medicamenteuze behandeling van de aanwezige hallucinaties, angst en motorische onrust;
− preventie van complicaties.

Onmiddellijke behandeling van de onderliggende oorzaak is vereist om het delier snel en restloos te kunnen genezen. Hierbij is reductie van polyfarmacie vaak gewenst, moeten biochemische verstoringen worden hersteld en moet bijvoorbeeld een aanwezige infectie adequaat behandeld worden. Vervolgens moet er aandacht zijn voor de gevolgen van het delier voor de patiënt. Een onrustige omgeving kan hallucinaties in de hand werken en het cognitieve herstel bemoeilijken. In het algemeen moet de dosering van aangeboden prikkels overeenkomen met de opwindingstoestand van de patiënt: een hypermotorische patiënt kan het beste op een eenpersoonskamer worden verpleegd, met goede verlichting en voldoende mogelijkheden zich te oriënteren. De benadering door de verpleegkundigen moet duidelijk en consequent zijn met oog voor de zintuiglijke beperkingen van de patiënt, die men eventueel met hulpmiddelen kan proberen te compenseren. Vrijheidsbeperkende maatregelen zijn in principe ongewenst, evenals overmatig omgevingsgeluid en te veel bezoek. Bij ongewenst gedrag en verwarde taal kan men het beste tactvol corrigeren, de erdoor uitgedrukte gevoelens moeten erkenning vinden, zonder goedkeuring van de inhoud.

Dit beleid kan eventueel ondersteund worden met psychofarmaca (tabel 2.4). Helaas zijn er nog geen goede klinische trials verricht, dus farmacologische adviezen zijn vooralsnog gebaseerd op beschrijvend onderzoek en *expert opinion*.

Gedurende de behandeling moet er intensief voor worden gewaakt dat er geen complicaties ontstaan door immobiliteit (bijvoorbeeld decubitus, trombose, dehydratie, infecties, urineretentie, ondervoeding). De behandelend arts moet zich regelmatig vergewissen van het beloop van het delier, de verstoringen van het dag-nachtritme, psychotische belevingen en angst. Van dag tot dag moeten de vereiste intensieve zorg en de behandeling worden afgestemd, want een adequate behandeling vergt ook goede multiprofessionele samenwerking. Het is belangrijk dat de patiënt na herstel van het delier uitleg krijgt over wat hem of haar overkomen is, omdat de patiënt zich kan schamen voor vertoond gedrag of angstig kan zijn voor herhaling. Een *debriefing* door verpleegkundige of arts kan deze onterechte gevoelens wegnemen.

Tabel 2.4 Medicamenteus beleid bij delier

Delier	Haloperidol 0,5-5 mg, 1-2dd p.o. Patiënten boven 70 jaar lagere dosering, te beginnen met 2dd 0,5 mg; vaak is 2-3 mg/dag voldoende. Haloperidol kan ook i.m. worden gegeven
Onvoldoende sedatie en/of persisterende angst	Lorazepam 0,5-2 mg/dag, oraal of per sondevoeding. Bij parenterale toediening: overweeg naast lorazepam een middel met een waterig oplosmiddel, zoals clorazepinezuur (pas op: dit middel heeft een lange halveringstijd van 40-100 uur)
Alcoholonthoudingssyndroom	Benzodiazepine monotherapie. Bij onvoldoende reactie wordt haloperidol toegevoegd. Vitaminen: thiaminesuppletie 300 mg 1dd i.m. met toevoeging van vitamine-B-combinatiepreparaat gedurende de periode dat het delier aanhoudt. Daarna thiamine oraal, minimaal 50 mg/dag. Vaak worden tijdens het delier ook vitamine C en magnesiumoxide gesuppleerd (zie richtlijn bij alcoholabusus). Let op: geen glucose-infuus voordat vitamine B_1 gesuppleerd is.
Hypokinetisch rigide syndromen	Overweeg geleidelijke reductie van de antiparkinsonmedicatie in overleg met neuroloog. Indien symptomatische behandeling noodzakelijk is: overweeg clozapine, maximaal 50 mg/dag. Start bij ouderen met 6,25 of 12,5 mg/dag. Ook olanzapine en quetiapine kunnen overwogen worden maar hebben een negatiever effect op de motoriek. Antipsychotica altijd met neuroloog en klinisch geriater overleggen. In acute situaties kan, bij hevige onrust of wanneer parenterale toediening gewenst is, in overleg met de neuroloog en klinisch geriater toch haloperidol worden toegepast. Indien antipsychotica falen: overweeg rivastigmine (off-label).
Dementie	Er is geen specifieke behandeling van een delier bij patiënten met dementie. Haloperidol geniet de voorkeur, met uitzondering van lewy-body-dementie (LBD) en dementie bij de ziekte van Parkinson. Atypische antipsychotica worden ontraden, met name bij cerebrovasculaire comorbiditeit. Bij verdenking op LBD overweeg een acetylcholinesteraseremmer (bijvoorbeeld rivastigmine, galantamine) of clozapine.

Conclusie

Het delier is een ernstig en vaak niet goed onderkend syndroom dat bij ouderen frequent voorkomt, waarbij enerzijds het psychiatrisch toestandsbeeld en anderzijds de somatische problematiek goed en snel gediagnosticeerd moet worden. De presentatie kan snel wisselen, waardoor herhaalde beoordeling nodig kan zijn om onderdiagnostiek te voorkomen. Naast het klassieke hypermotorische en hallucinerende delier komt ook een apathisch toestandsbeeld met verlaagd bewustzijn voor. In bepaalde milde of twijfelgevallen kan een oudere met delier thuis worden behandeld door de huisarts in samenspraak met andere zorgverleners. Bij verwijzing naar een ziekenhuis is een algemeen ziekenhuis de beste keuze, bij kwetsbare ouderen bij voorkeur een afdeling Geriatrie. Alleen door vroege diagnostiek en snelle behandeling kunnen de morbiditeit en mortaliteit van het delier worden teruggedrongen. Behandeling met psychofarmaca is niet het belangrijkste en slechts op indicatie noodzakelijk.

Literatuur

1 Witlox J, Eurelings LS, Jonghe JF de, Kalisvaart KJ, Eikelenboom P, Gool WA van. Delirium in elderly patients and the risk of postdischarge mortality, institutionalization, and dementia: A meta-analysis. JAMA 2010;304:443-51.
2 Inouye, S. Delirium in older persons. N Engl J Med 2006;354:1157-65.
3 Sanders RD, Pandharipande PP, Davidson AJ, Ma D, Maze M. Anticipating and managing postoperative delirium and cognitive decline in older adults. BMJ 2011;343:d4331.
4 Inouye SK. The dilemma of delirium: Clinical and research controversies regarding diagnosis and evaluation of delirium in hospitalized elderly medical patients. Am J Med 1994;97:278-88.
5 Schuurmans MJ, Shortridge-Baggett LM, Duursma SA. The Delirium Observation Screening Scale: A screening instrument for delirium. Res Theory Nurs Pract 2003;17:31-50.
6 O'Keeffe ST, Lavan JN. Clinical significance of delirium subtypes in older people. Age Ageing 1999;28:115-9.
7 Peterson JF, Pun BT, Dittus RS, Thomason JW, Jackson JC, Shintani AK, et al. Delirium and its motoric subtypes: A study of 614 critically ill patients. J Am Geriatr Soc 2006;54:479-84.
8 Inouye S, Bogardus ST Jr, Charpentier PA, Leo-Summers L, Acampora D, Holford TR, et al. A multicomponent intervention to prevent delirium in hospitalized older patients. N Engl J Med 1999;340:669-76.
9 Schuurmans M, Milisen K. Verpleegkundig management van delirium bij ouderen. In: Milisen K, De Maesschalck L, Abraham IL, redactie. Verpleegkundige zorgaspecten bij ouderen. Maarssen: Elsevier gezondheidszorg, 2002. p.173-200.
10 O'Mahony R, Murthy L, Akunne A, Young J; for the Guideline Development Group. Synopsis of the National Institute for Health and Clinical Excellence guideline for prevention of delirium. Ann Intern Med 2011;154:746-51.
11 Koebrugge B, Wensen RJ van, Bosscha K, Dautzenberg PL, Koning OH. Delirium after emergency/elective open and endovascular aortoiliac surgery at a surgical ward with a high-standard delirium care protocol. Vascular 2010;18:279-87.
12 Moyer DD. Review article: Terminal delirium in geriatric patients with cancer at end of life. Am J Hosp Palliat Care 2011;28:44-51.
13 Milisen K, Foreman MD, Abraham IL, Geest S de, Godderis J, Vandermeulen E, et al. A nurse-led interdisciplinary intervention program for delirium in elderly hip-fracture patients. J Am Geriatr Soc 2001;49:523-32.
14 Wong CL, Holroyd-Leduc J, Simel DL, Straus SE. Does this patient have delirium? Value of bedside instruments. JAMA 2010;304:779-86.

15 Kalisvaart KJ, Vreeswijk R, Jonghe JF de, Ploeg T van der, Gool WA van, Eikelenboom P. Risk factors and prediction of postoperative delirium in elderly hip surgery patients: Implementation and validation of a medical risk factor model. J Am Geriatr Soc 2006;54:817-22.

3 De gevallen patiënt

Yvonne Schoon, Jacques Neyens en Steven Boonen

Inleiding

Casus
- Huisbezoek
- Spreekuurbezoek
- Onderzoek en verwijzing
- Lichamelijk onderzoek
- Risicofactoren voor vallen
- Opsporen van osteoporose
- Diagnose
- Beleid
- Beschouwing

Achtergrondinformatie
- Etiologie
- Preventie en behandeling

Conclusie

Literatuur

Inleiding

Een val is een gebeurtenis waarbij de patiënt onbedoeld op de grond of een lager niveau terechtkomt. De meeste valincidenten doen zich voor bij ouderen, en de incidentie van valpartijen neemt toe met de leeftijd.

Vallen is een groot probleem voor oudere patiënten, en de uitkomst kan slecht zijn.[1] Ook artsen en andere zorgprofessionals beschouwen vallen bij ouderen als een lastig, complex en dientengevolge moeilijk aan te pakken probleem. Overigens is dit een onnodig sombere voorstelling van zaken, want bij voldoende kennis en adequate diagnostiek kan een valprobleem bij een oudere patiënt vaak goed ontrafeld worden en is behandeling wel degelijk mogelijk. Een val is meestal multifactorieel bepaald en hoort dientengevolge thuis in de categorie geriatrische syndromen. Na analyse van alle bijdragende en beïnvloedbare factoren is het meestal mogelijk een behandelplan op te stellen.

> **Na bestudering van dit hoofdstuk kunt u:**
> - de fysieke en psychosociale gevolgen van vallen benoemen;
> - benoemen welke risicofactoren een rol spelen bij het vallen van oudere patiënten;
> - een behandelplan opstellen voor het geriatrisch syndroom 'vallen'.

Vraag 1 *Welke gevolgen kan een val hebben voor de geestelijke en lichamelijke gezondheid van ouderen? Welke sociale gevolgen kunnen optreden?*

Valincidenten hebben vaak aanzienlijke fysieke gevolgen. Bijna 70% van de thuiswonende ouderen ondervindt lichamelijke gevolgen van de laatste val en bijna een kwart (23,5%) heeft in verband daarmee een beroep gedaan op de gezondheidszorg (huisarts, fysiotherapeut, opname in ziekenhuis of verpleeghuis). Ongeveer 10% van de valpartijen bij ouderen leidt tot serieuze letsels, waaronder heupfracturen (1-2%), andere fracturen (3-5%) en letsel van de weke delen en hoofdtraumata (5%). Bijna een derde van de ouderen rapporteert een afname in het lichamelijk functioneren als gevolg van de laatste val en 17% is sociaal minder actief. Uiteindelijk kan dit zelfs leiden tot verlies van zelfstandigheid. Volgens de Wereldgezondheidsorganisatie (WHO) zijn letsels ten gevolge van een valpartij de derde belangrijkste oorzaak van ongezonde levensjaren bij ouderen.

Vraag 2 *Hoe omvangrijk is het probleem 'vallen' en aan welke gezondheidszorgkosten draagt het bij?*

Het aantal valincidenten neemt toe met de leeftijd. Op 1 januari 2010 waren ongeveer 2,5 miljoen Nederlanders 65 jaar of ouder (15,3% van de totale bevolking), en het aantal valincidenten bij 65-plussers wordt geschat op minimaal 700.000 per jaar. Aangezien het totale aantal ouderen in Nederland naar verwachting zal toenemen tot 3,9 miljoen in 2030, zal het aantal valincidenten in de komende decennia dus substantieel toenemen.

Ongeveer 30% van de zelfstandig wonende 65-plussers valt minstens één keer per jaar, bij 80-plussers en bij verpleeg- en verzorgingshuisbewoners is dit zelfs 50%.[2-4] De combinatie van osteoporose en valrisico zorgt ervoor dat 30% van alle osteoporotische fracturen en 60% van alle perifere fracturen (zoals heupfracturen) optreedt bij 80-plussers.

In Nederland worden jaarlijks 99.000 55-plussers behandeld op een afdeling Spoedeisende hulp als gevolg van een val, vaak in of rondom huis.[5] Gemiddeld 1900 overlijden aan de gevolgen, en dat maakt vallen tot de belangrijkste doodsoorzaak door een ongeval bij 55-plussers. Van de jaarlijks 15.000 55-plussers die een heupfractuur oplopen, overlijdt 15-25% binnen een jaar en blijft 25% permanent invalide. Ook bekken- en schouderfracturen die zijn veroorzaakt dooor een val zorgen voor ziekenhuisopnamen, morbiditeit en mortaliteit.

In somatische verpleeghuizen is het aantal valincidenten per bed lager dan in psychogeriatrische verpleeghuizen, maar het gemiddelde aantal heupfracturen is tweemaal zo groot als bij thuiswonende ouderen.[5] In ziekenhuizen valt 2-15% van de patiënten minimaal één keer gedurende de opname, maar de incidentie verschilt sterk per afdeling. De gezondheidszorgkosten van vallen en bijkomende letsels zijn substantieel. Zo zorgt een valongeval voor gemiddeld 6.900 euro aan directe medische kosten.[5] De directe medische kosten voor 55-plussers die vanwege een val zijn opgenomen of behandeld op de Spoedeisende hulp bedragen jaarlijks 740 miljoen euro. Een groot deel daarvan komt voor rekening van heupfracturen bij ouderen. Met de incidentie zullen de kosten in de komende decennia toenemen. Samen met de vérstrekkende gevolgen voor de gezondheid is dat voldoende reden om dit geriatrische syndroom zorgvuldig te onderzoeken en interventies voor primaire, secundaire en tertiaire preventie te ontwikkelen.

Casus

Huisbezoek

> Mevrouw B. is 78 jaar en woont zelfstandig. Drie jaar geleden is haar echtgenoot overleden. Haar vijf kinderen wonen in de buurt en komen haar regelmatig bezoeken. Twintig jaar geleden heeft zij een plotselinge, heftige benauwdheidsaanval (asthma cardiale) doorgemaakt, de oorzaak hiervan is nooit aan de familie verteld. Ze gebruikt sindsdien een aantal hartmedicijnen. Sinds achttien jaar heeft ze last van duizeligheid en al ruim tien jaar heeft ze in toenemende mate last van spataderen aan de benen. Eenmaal heeft ze een lokale flebitis gehad. De laatste vijf jaar heeft ze steeds meer last van gewrichtspijnen. Het begon met artrose van de linkerschouder en de linkerknie. Vanwege de ondraaglijke pijn en de verminderde mobiliteit heeft zij drie jaar geleden een knievervangende operatie ondergaan, waarna zij een kortdurend postoperatief delier heeft gehad. Ruim tien jaar geleden had zij ook al eens een postoperatief delier, na een appendectomie.
>
> Na de knieprothese gaat het beter met de mobiliteit. Mevrouw B. kan zelfs weer tuinieren. Ze heeft eenmaal per week huishoudelijke hulp ter ondersteuning bij de zwaardere huishoudelijke taken. Toch is zij sinds de operatie moe, kortademig en futloos. De geconsulteerde cardioloog vindt geen cardiale pathologie en verklaart de klachten uit stress. Het gezichtsvermogen is de laatste jaren achteruitgegaan. Vorig jaar onderging mevrouw een cataractextractie aan haar linkeroog.

> Nu belt de dochter van mevrouw B. ongerust de huisarts omdat ze haar moeder op de vloer van de huiskamer heeft aangetroffen. Mevrouw was gevallen en niet meer in staat om zelf op te staan. U gaat zo snel mogelijk naar de plaats des onheils.

Vraag 3 *Welke vragen stelt u om de oorzaak van het vallen te achterhalen?*

Het is goed om onderscheid te maken in de diagnostiek rondom het probleem vallen in de acute situatie en de valanalyse nadien. De sleutelvragen waarop u als huisarts bij het huisbezoek in ieder geval een antwoord moet zien te vinden, zijn de volgende.
– Is er letsel ontstaan door de val?
– Wat is de aanleiding of omstandigheid van de val geweest?
– Welke activiteit ging vooraf aan de val?
– Welke medicatie gebruikt de patiënt?

Daarnaast stelt u zich een aantal achterliggende vragen.
– Wat is de relevante medische voorgeschiedenis (inclusief de valgeschiedenis)?
– Wat daaruit kan een bijdrage hebben geleverd aan het valrisico?
– Is het medisch verantwoord dat patiënte alleen thuisblijft en moet er aanvullende zorg worden geregeld?

Naast de anamnese is een heteroanamnese, indien iemand aanwezig was bij het moment van vallen, buitengewoon belangrijk. Met name de vraag of de val gepaard ging met, of voorafgegaan is door een (korte) periode van bewustzijnsverlies, is van groot belang. Patiënten blijken hier zelf geen betrouwbaar antwoord op te kunnen geven, met name door amnesie voor het gebeurde in geval van voorbijgaand bewustzijnsverlies. Daarnaast moet uit anamnese en/of heteroanamnese duidelijk worden of de patiënt in staat is de normale ADL- en IADL-functies uit te voeren.

Het is vaak beter om in de acute situatie de diagnostiek te beperken en de patiënt op een rustig moment bij u op het spreekuur te ontvangen voor een meer uitgebreide valanalyse. De meest relevante valgerelateerde en valspecifieke vragen worden in tabel 3.1 weergegeven.

Naast de vragen in tabel 3.1, die in ieder geval gesteld moeten worden, is het zinvol informatie te verzamelen over eventueel risicogedrag, dat wil zeggen onbalans tussen de ontplooide activiteiten en de fysieke en/of psychische mogelijkheden om die activiteiten veilig uit te voeren. Risicovol gedrag, door ontremdheid of verminderd ziekte-inzicht, zien we vaak bij ouderen met een dementie. Aangetoond is dat verminderd cognitief functioneren het valrisico doet toenemen. Dit is waarschijnlijk niet alleen te wijten aan het risicogedrag, maar ook aan neurologische aandoeningen die vaker voorkomen bij dementie (bijvoorbeeld extrapiramidale stoornissen).

Ook onbedoeld gewichtverlies is een belangrijk alarmteken. Ongewenst gewichtverlies van minimaal 5% binnen één maand of minimaal 10% binnen zes maanden (de meest gebruikte criteria voor ondervoeding) is een signaal voor verslechtering van de algemene conditie en verhoogt bij een val de kans op letsel, waaronder heupfractuur.

Omgevingsfactoren, bijvoorbeeld slechte verlichting, kunnen het herkennen van omgevingsrisico's bemoeilijken, zeker wanneer er ook een visusstoornis bestaat. De visusstoornis kan bestaan uit minder scherp zien of minder diepte zien, maar ook een verminderde contrastgevoeligheid kan van groot belang zijn. Ook slechthorendheid

Tabel 3.1 Valanamnese

Toedracht	Waar	Plaats van vallen: thuis of buitenshuis?
	Wanneer	Moment van de dag?
	Activiteit	Bij opstaan, na maaltijd, bij hoesten of lachen, bij toiletgang, bij emoties (inclusief pijn), bij inspanning, bij hoofddraaien?
	Voorafgaand aan val	Prodromale verschijnselen (duizeligheid, palpitaties, misselijkheid)?
		Gelaatskleur (bleek)?
		Bewustzijnsverlies?
	Tijdens of na val	Trekkingen, tongbeet, incontinentie, parese, verwardheid?
		Zelf in staat om op te staan?
	Valgeschiedenis	In het afgelopen half jaar vaker gevallen?
		Valfrequentie?
		Risicogedrag?
Risicofactoren[4]	Mobiliteit	Gebruik van een hulpmiddel?
		Balans- en/of loopprobleem?
		Verminderde kracht extremiteiten?
		Pijn of stijfheid gewrichten of extremiteiten?
		Verminderde lichamelijke activiteit? Vermijden van bepaalde activiteiten?
	Valangst	Bang om te vallen? Overmoedig?
	Perceptie	Klachten van het gezichtsvermogen?
		Klachten van het gehoor?
		Duizeligheid? Vertigo?
		Gevoel in de voeten?
	Cognitie	Cognitieve stoornissen?
	Uitscheiding	Incontinentie voor urine?
		Nycturie?
	Middelenmisbruik	Alcohol?
	(Risico)medicatie	Dosis, tijdstip van inname en frequentie?

verhoogt in principe het valrisico (door uitblijven of verminderen van eventuele schrikreacties). Urine-incontinentie en (nachtelijke) aandrang beïnvloeden het looppatroon en loopgedrag, en daarmee tevens het valrisico.

De medische voorgeschiedenis geeft verder richting aan mogelijk bijdragende factoren. Veel cardiovasculaire aandoeningen kunnen aanleiding geven tot orthostatische hypotensie en duizeligheid en daardoor tot een hoger valrisico. Syncope, kortdurend bewustzijnsverlies door onvoldoende cerebrale doorbloeding, is een vaak miskende oorzaak van vallen doordat er meestal geen ooggetuigen zijn en de patiënt zelf het bewustzijnsverlies niet rapporteert. Vooral cardiale oorzaken van vallen moeten worden uitgesloten, want deze zijn gerelateerd aan een sterk verhoogde mortaliteit en het is dus belangrijk ze tijdig te onderkennen. Het uitvragen van voorafgaande cardiale verschijnselen, zoals palpitaties, sterke mictiedrang, pijn op de borst en dyspneu, kunnen richting geven aan het vermoeden van een cardiale oorzaak.

Reeds aanwezige loop- en balansstoornissen verhogen het risico om te vallen (bijvoorbeeld door een hemiparese, ziekte van Parkinson of vaker nog parkinsonisme van andere aard, polyneuropathie of andere stoornissen). Aandoeningen van het bewegingsapparaat zoals artrose beperken de sta- en loopfunctie en verhogen het valrisico, ook doordat de patiënt zijn loophouding en bewegingen onbewust zo aanpast dat pijn zo veel mogelijk wordt vermeden. Daarnaast kan de gewrichtsperceptie verminderd zijn. De anamnese moet een duidelijk beeld opleveren van bestaande pijnklachten en compensatoire strategieën tijdens lopen en bewegen, want deze kunnen de valneiging verhogen.

Ook polyfarmacie, en vooral het gebruik van psychofarmaca en cardiovasculaire medicatie, is geassocieerd met een verhoogd valrisico.

Een goede anamnese geeft richting aan het lichamelijk onderzoek, dat aansluitend wordt uitgevoerd.

Spreekuurbezoek

> Mevrouw B. verschijnt samen met haar dochter drie dagen later op uw spreekuur. De dochter van mevrouw vertelt dat haar moeder de laatste maanden niet lekker in haar vel zit en dat ze de afgelopen maanden drie keer zomaar is gevallen. Zij struikelt al jaren, maar de afgelopen maanden is het vallen anders. Ze voelt niets aankomen, ze ligt plotseling op de grond. Ze valt elke keer voorover, mogelijk is ze buiten bewustzijn geweest. Tweemaal is ze thuis gevallen, eenmaal in een winkel. Van de val in de winkel weet ze nog dat ze voelde hoe de vloer wat omhoogliep, toen ze een licht gevoel in haar hoofd kreeg en viel. Ze is de laatste tijd toenemend duizelig bij opstaan en bukken. Deze duizeligheid is anders dan die ze al jaren kent en kenmerkt zich door een licht gevoel in haar hoofd. Sinds drie weken heeft ze pijn in haar rechter lies en bovenbeen. Naast de pijn, is er tevens een stijf en doof gevoel in het rechter bovenbeen. Lopen en liggen op de rechter zij verergeren de pijn. In de nacht wordt ze vaak wakker door deze pijn. 's Morgens is ze moe bij het opstaan en ziet ze tegen de dag op. Ze is bang om weer te vallen. Haar medicatie neemt ze elke dag trouw in: furosemide 40 mg, spironolacton 12,5 mg, metoprolol retard 200 mg, captopril driemaal 50 mg, amlodipine tweemaal 5 mg, simvastatine 10 mg en acetylsalicylzuur 80 mg.

Vraag 4   *Welk onderzoek voert u uit als huisarts?*

In de acute situatie zijn controle van de vitale functies en een oriënterend lichamelijk en psychisch onderzoek aangewezen. Onderzoek naar letsels is op dat moment essentieel. Is er sprake van een acute intercurrente ziekte?
In de niet-acute periode is daarnaast een uitgebreider neurologisch, intern en orthopedisch onderzoek aangewezen. Een diepergaand onderzoek naar cognitieve stoornissen, stemmingsstoornissen en een eventuele angststoornis is zinvol, aangezien deze gerelateerd zijn aan een verhoogd valrisico. Ook onderzoek naar de zintuiglijke vermogens is op zijn plaats. Ter completering van het onderzoek moet men nagaan hoe het gesteld is met adequaat gebruik van hulpmiddelen, de sociale situatie, de directe psychosociale gevolgen van de val en de veiligheid in en rondom het huis.

Onderzoek en verwijzing

> Bij lichamelijk onderzoek zijn er de volgende bevindingen: bloeddruk zittend 150/80 mmHg en pols 68 slagen per minuut. Over het hart een systolische souffle, longen en abdomen geen bijzonderheden. Geen tekenen van over- of ondervulling. Linkerschouder beperkte rotatie. Lopen en opstaan gaan vlot zonder afwijkingen.
> De huisarts verwijst mevrouw B. aansluitend naar de valpolikliniek van het ziekenhuis voor verder onderzoek.

Vraag 5   *Welk aanvullend onderzoek moet op de valpolikliniek worden uitgevoerd? Waarom kan het onderzoek van de medisch specialist complementair zijn aan uw onderzoek?*

De valpolikliniek kent een multidisciplinaire werkwijze die specifiek gericht is op de diagnostiek van vallen. Betrokken disciplines zijn een arts (meestal een geriater), een verpleegkundige, een fysiotherapeut en soms een ergotherapeut. Tabel 3.2 vermeldt de onderzoeken en de eventuele meetinstrumenten. Dit multidisciplinaire onderzoek wordt aangevuld met een elektrocardiogram, bloedonderzoek en zo nodig röntgenonderzoek. De fysiotherapeut kijkt specifiek naar de sta- en loopfunctie in functionele zin en naar het schoeisel: geen schoeisel, slecht schoeisel of slecht gebruik van schoeisel is risicoverhogend voor vallen.
De mobiliteit kan heel specifiek in kaart worden gebracht met een sta- en loopanalyse. Het staan en lopen worden aan de hand van verschillende kenmerken beschreven; staphoogte, paslengte, pasbreedte, standfase, gangspoor en gangdeviatie. Zie figuur 3.1. Er bestaan kwalitatieve en kwantitatieve manieren om het lopen vast te leggen. Met behulp van een meetinstrument is het mogelijk loopstoornissen te typeren, de valkans te voorspellen en veranderingen in de ernst van de loopstoornis objectief vast te leggen. Het kwalitatief beoordelen van het looppatroon gebeurt door middel van observeren; een hulpmiddel hierbij zijn de observatiepunten van Tinetti. Het nadeel van een kwalitatieve beoordeling is een hoge interindividuele variabiliteit bij de observatoren. Het voordeel is dat het weinig tijd kost en geen speciale apparatuur vereist. Kwantitatieve loopanalyse geeft een inschatting van het valrisico weer en een maat voor de ernst van de loopstoornis. Voorbeelden van functionele tests zijn: loopsnelheid, de uitvoering van

dubbeltaken (*stops walking when talking*) en de Timed-Up-and-Go Test. Daarnaast zijn er meetinstrumenten die zich richten op parameters van de loopcyclus (bijvoorbeeld staplengte, standbreedte, variabiliteit in loopsnelheid) met behulp van loopmat met druksensoren (Gaitrite®) (zie de cd-rom), loopband of krachtenplatform. Deze laatste meetinstrumenten zijn kostenintensief en tijdrovend en worden bijna uitsluitend toegepast voor het verrichten van wetenschappelijk onderzoek.

Tabel 3.2 Aanvullend onderzoek op de multidisciplinaire valpolikliniek

Risicofactor[4]	Onderzoek/meetinstrument
Cardiovasculaire stoornissen	Elektrocardiogram
Gewrichtsafwijkingen	Orthopedisch-fysiotherapeutisch onderzoek
Posturale afwijkingen	Neurologisch-fysiotherapeutisch onderzoek
Gewicht en lengte	Body mass index (BMI)
Verminderde cognitie	Screenend (MMSE) en op indicatie aanvullend neuropsychologisch onderzoek
Stemmingsstoornis	Screening (bijvoorbeeld GDS-15) en op indicatie psychiatrisch onderzoek
Valangst	Klinimetrie (Falls Efficacy Scale, FES)
Visusstoornis	Snellen-kaart
Gehoorstoornis	Toon-audiogram
Vestibulaire stoornissen	Kiepproef volgens Hallpike-Dix
Neurologische stoornissen	Kracht, coördinatie, proprioceptie benen, extrapiramidale tekenen, proef van Romberg
Sinuscaroticushypersensitiviteit	Sinuscaroticusmassage
Loop- en balansstoornissen	Klinimetrie: looptest van Tinetti, balanstest van Berg, functional reach
	Functionele tests: lopen, draaien om de as, opstaan uit stoel, gaan zitten, uit bed komen, voorwerpen oprapen, traplopen
Stoornis in het uitvoeren van dubbeltaken	Stops walking when talking (of andere functionele dubbeltaken)
Verminderd prestatievermogen	6-minuten looptest
	Timed-Up-and-Go-Test, loopsnelheid

Lichamelijk onderzoek

Het lichamelijk onderzoek levert de volgende gegevens op: bloeddruk liggend 162/78 mmHg, staand 120/64 mmHg met herkenbare klachten van duizeligheid en licht worden in het hoofd. De hartfrequentie is regelmatig: 60 slagen per minuut. Er blijkt varicosis aan de onderbenen met een gering pitting oedeem rondom de enkels. Er is een systolische souffle met een punctum maximum over de tweede intercostale ruimte

De gevallen patiënt 67

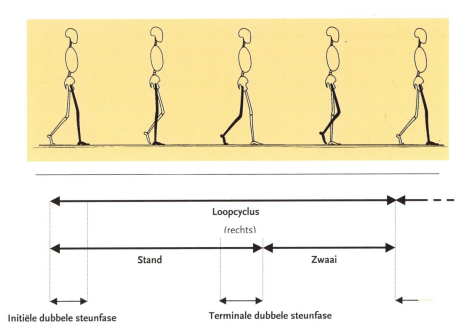

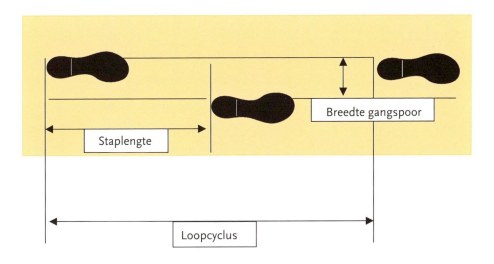

Figuur 3.1   Loopcyclus

rechts, imponerend als het geruis van een aortastenose. Behalve de linkerschouder zijn ook beide heupen beperkt in het roteren. Ter hoogte van de rechter bursa trochanterica bevindt zich een pijnlijke zwelling. De vibratiezin ontbreekt aan de onderste extremiteiten. Na dertig meter lopen is patiënte duidelijk kortademig. De stemming is normaal. Bij cognitief onderzoek valt op dat patiënte frequent haar dochter om bevestiging vraagt (*headturning sign*). De MMSE-score is 25 (maximaal: 30). Bij aanvullend onderzoek wordt een postprandiale hypotensie niet aangetoond. Er bestaat echter wel een symptomatische hypersensitiviteit van de sinus caroticus (vasodepressief type, dat wil zeggen de bloeddruk daalt meer dan 50 mmHg na massage van de de sinus caroticus), waarbij ook herkenbare klachten optreden. Het elektrocardiogram laat een sinusritme zien. Het röntgenonderzoek van de heupen toont een coxartrose beiderzijds. Het echocardiogram laat een goede systolische en diastolische ventrikelfunctie zien met een geringe aortastenose. Visusonderzoek bevestigt een lichte slechtziendheid beiderzijds.

Risicofactoren voor vallen

Vraag 6 *Welke intrinsieke en extrinsieke risicofactoren kunt u in deze casus benoemen? Welke van deze risicofactoren zijn modificeerbaar?*

Men onderscheidt twee groepen risicofactoren: intrinsieke risicofactoren (patiëntgebonden), toe te schrijven aan de toestand van de patiënt, bijvoorbeeld leeftijd, dementie, mobiliteits- en balansproblemen, ADL-afhankelijkheid, en extrinsieke risicofactoren (omgevingsgebonden), toe te schrijven aan de omgeving van de patiënt, bijvoorbeeld trappen, slechte verlichting, gladde vloeren, schoeisel en toegankelijkheid van gebouwen. In het algemeen zijn intrinsieke risicofactoren belangrijker dan extrinsieke risicofactoren die veelal het effect van de intrinsieke risicofactoren verhogen. Het valrisico neemt ook toe met het aantal aanwezige risicofactoren.[3] De multidisciplinaire richtlijn *Preventie van valincidenten bij ouderen* geeft een indeling van valrisicofactoren gerelateerd aan de woonsituatie van de patiënt.[4] Wetenschappelijk onderzoek is vooral gedaan onder thuiswonende ouderen.

De belangrijkste risicofactoren voor thuiswonende ouderen zijn: mobiliteitsstoornissen (stoornissen in balans, lopen en spierkracht), een eerdere val, psychofarmacagebruik, problemen in de uitvoering van ADL-taken, gewrichtsaandoeningen, visusstoornissen, urine-incontinentie, ziekte van Parkinson, duizeligheid, polyfarmacie, hoge leeftijd, depressie, cognitieve stoornissen en valangst.

Voor patiënten in verpleeg- en verzorgingshuizen zijn de belangrijkste risicofactoren: een eerdere val, mobiliteitsstoornissen, afhankelijkheid in ADL-activiteiten, hoge leeftijd, mobiel zijn en zich verplaatsen, orthostatische hypotensie, psychofarmacagebruik, dementie en cognitieve stoornissen, gedragsproblemen en gebruik van cardiovasculaire medicatie. De risicofactoren in ziekenhuizen blijven in dit hoofdstuk buiten beschouwing.

Voor de behandeling is het van belang te weten of een risicofactor zodanig kan worden beïnvloed dat het valrisico weggenomen of verminderd wordt.

Opsporen van osteoporose

> Op de valpolikliniek worden bij mevrouw B. de volgende valrisicofactoren gevonden: artrose van knieën en heupen, pijnlijke zwelling rechter bovenbeen, duizeligheid (orthostatische hypotensie én sinuscaroticushypersensitiviteit), valangst, beginnende polyneuropathie, lichte slechtziendheid en lichte cognitieve stoornissen. Van de genoemde risicofactoren zijn waarschijnlijk de pijn, duizeligheid, valangst en slechtziendheid het best toegankelijk voor een therapeutische interventie. De overige risicofactoren zijn slechts beperkt modificeerbaar.
> Op de valpolikliniek wordt bij mevrouw B. de aanwezigheid van osteoporose bevestigd. Een DEXA-meting toont een T-score van –3,1 ter hoogte van de femurhals. Naast interventies gericht op de aanwezige risicofactoren is ook een osteoporosebehandeling nodig.

Vraag 7   *Waarom is het opsporen van osteoporose belangrijk? Hoe kan in deze casus het fractuurrisico worden ingeschat?*

Ouderen met een verhoogd valrisico hebben vaak ook een duidelijk verhoogd fractuurrisico. Dit fractuurrisico wordt, ongeacht de leeftijd, in sterke mate bepaald door het al dan niet voorkomen van osteoporose. Bij ouderen met een valprobleem kan botmeting met behulp van *dual-energy x-ray absorptiometry* (DEXA) nuttig en nodig zijn. Op hoge leeftijd is een DEXA-meting ter hoogte van de lumbale wervelkolom vaak moeilijk interpreteerbaar vanwege artrose en vanwege foutpositieve uitslagen door ingezakte wervellichamen. De voorkeur gaat dan uit naar een meting ter hoogte van de femurhals. Bij een T-score van de botmineraaldichtheid van kleiner dan –2,5 SD (meer dan tweeënhalfmaal de standaarddeviatie onder die van een jongvolwassen normpopulatie) spreekt men van osteoporose, ook indien de betrokkene nooit een breuk opliep. De T-score verdient de voorkeur boven de Z-score, die de botdichtheid weergeeft ten opzichte van een normpopulatie van vergelijkbare leeftijd. Met een Z-score accepteert men immers al direct een veel hoger fractuurrisico bij ouderen.

Heeft de patiënt al eerder valgebonden fracturen opgelopen, zoals een pols- of heupfractuur, dan staat de diagnose osteoporose klinisch vast, ook zonder botmeting. Met andere woorden, osteoporose is bewezen bij een volgens de definitie verlaagde botdichtheid óf bij valgebonden fracturen. Een combinatie van beide is mogelijk maar niet noodzakelijk voor de diagnose. De botmeting is namelijk heel specifiek (verlaagde dichtheid wijst op osteoporose) maar niet heel sensitief (normale dichtheid sluit osteoporose niet uit), en het is niet ongewoon dat ouderen met een normale botdichtheid toch een botbreuk oplopen door een val – en dus aan osteoporose lijden.

Ook wervelfracturen wijzen op osteoporose. In tegenstelling tot perifere fracturen zijn inzakkingsfracturen op oudere leeftijd vaak asymptomatisch, ze komen dus vaak alleen aan het licht bij gerichte radiografie. Zowel pijnlijke als pijnloze wervelfracturen verhogen sterk het risico op nieuwe wervelinzakkingen en zelfs de kans op heupfracturen. Bij ouderen met een valprobleem is een profielopname van de dorsothoracale en dorsolumbale wervelkolom dan ook verdedigbaar.

Voor het beleid bij vallen is het van belang om te weten of de oudere osteoporose heeft (vroegere fracturen of verlaagde botdichtheid), omdat dit de strategie bepaalt om fracturen bij volgende valincidenten te voorkomen.

Diagnose

> Na het bezoek aan de valpolikliniek werden de volgende nieuwe diagnosen gesteld: vallen multifactorieel bepaald door coxartrose rechts, bursitis trochanterica rechts, orthostatische hypotensie, sinuscaroticushypersensitiviteit, aortastenose, verminderde inspanningstolerantie en polyfarmacie.
> Ieder apart bepalen deze symptomen en aandoeningen het vallen niet, maar doordat zij samen optreden (synergie) wordt het vallen wel verklaarbaar. De risicofactoren versterken elkaars effect, zodat de drempel van een laag en acceptabel (te compenseren) valrisico wordt overschreden.
> Daarnaast werd osteoporose vastgesteld waardoor mevrouw B. als een hoogrisicopatiënte voor toekomstige fracturen werd geïdentificeerd.

Vraag 8   *Welk behandelplan stelt u voor?*

Een adequaat behandelplan bestaat veelal uit een multifactoriële en waar nodig multidisciplinaire aanpak. De interventies dienen gericht te zijn op de aanwezige beïnvloedbare risicofactoren.
Oefenprogramma's, individueel of in een groep, leveren bij patiënten met mobiliteitsstoornissen een belangrijke vermindering van het valrisico op.[6] Daarnaast kan indien noodzakelijk een loophulpmiddel voorgeschreven worden of het schoeisel aangepast worden. Het is van belang dat de patiënt het loophulpmiddel adequaat leert gebruiken. Aan een eventueel verminderd leervermogen moet bij de oefentherapie extra aandacht besteed worden.
Interventies gericht op verbetering van de visus, zoals de eerste cataractoperatie, kunnen effectief zijn bij de preventie van valincidenten. Het gebruik van multifocale glazen of lenzen wordt afgeraden tijdens het traplopen en het buiten lopen. Bij polyfarmacie of psychofarmacagebruik is het belangrijk kritisch naar de medicatie te kijken en te trachten de medicatie te saneren, aan te passen of te monitoren. Geleidelijk afbouwen van psychotrope medicatie kan het valrisico reduceren, maar is in de praktijk vaak moeilijk haalbaar. De belangrijkste medicijnen die geassocieerd zijn met een verhoogd valrisico zijn antipsychotica, antidepressiva, sedativa en cardiovasculair werkzame medicatie (bijvoorbeeld klasse-IA-antiaritmica).
Bij orthostatische hypotensie is het belangrijk dat er naar de volumestatus en de bloeddrukverlagende medicatie gekeken wordt. In het laatste geval kan getracht worden deze medicatie te saneren en te monitoren. Bij ondervulling dienen diuretica te worden gestopt naast andere maatregelen ter correctie van de volumestatus. Bij gelijktijdige aanwezigheid van hypertensie blijft het noodzakelijk deze adequaat te behandelen. Tevens kunnen niet-medicamenteuze maatregelen de orthostatische hypotensie verbeteren: zoals het langzaam uitvoeren van veranderingen in lichaamshouding, het hoofdeinde van het bed in de nacht verhogen, het dragen van steunkousen, en het verhogen van

de lichamelijke activiteit (gebruik van kuitspieren). Bij verminderde ADL- en IADL-functionaliteit kan consultatie van een ergotherapeut worden overwogen. De ergotherapeut kan tevens onderzoek verrichten naar valgevaarlijke situaties in en rondom het huis, en maatregelen treffen om de veiligheid in de omgeving te verhogen.

De psychosociale gevolgen, zoals valangst en sociaal isolement, kunnen in een programma (gericht op cognitieve gedragsaspecten in combinatie met lichamelijke oefentherapie) worden behandeld. Met deze maatregelen kan de valangst afnemen, het activiteitenniveau toenemen, de mobiliteit verbeteren, het sociale isolement verminderen en de kwaliteit van leven toenemen.

Naast interventies die gericht zijn op de aanwezige risicofactoren voor vallen moet osteoporose, indien aanwezig, worden behandeld. Meestal gebeurt dit met een combinatie van calcium en vitamine D met een bisfosfonaat of strontiumranelaat.

Beleid

> Voor de coxartrose werd pijnstilling, gedoseerde lichamelijke activiteit en een loophulpmiddel (een stok aan de linkerzijde) geadviseerd. De bursitis trochanterica werd door de huisarts met succes behandeld met lokale corticosteroïdinjecties. Voor het intrainen van het loophulpmiddel en verbetering van de mobiliteit werd fysiotherapie gestart. De cardiovasculaire medicatie werd aangepast, nadat hartfalen door middel van echocardiografie was uitgesloten. De furosemide, spironolacton en acetylsalicylzuur werden gestaakt. De metoprololdosering werd verminderd op geleide van de hartfrequentie. De captopril driemaal daags werd omgezet in perindopril 1dd 8 mg. Daarnaast kreeg patiënte leefstijladviezen mee om in het dagelijks leven met de orthostatische hypotensie om te gaan. Ten slotte werd een osteoporosebehandeling ingesteld door een combinatie van calcium, vitamine D en strontiumranelaat.

Vraag 9 Wat is het meest bepalend voor het succes van alle voorgestelde behandelinterventies?

Het uitgangspunt van de behandeling moet zijn dat de patiënt, de familie en de professionele hulpverleners het vallen als een probleem zien en het niet afdoen als een verschijnsel dat past bij het ouder worden. Veel valincidenten kunnen immers voorkomen worden. Signalering is van groot belang, want slechts een derde van alle valincidenten komt de huisarts ter ore. Deze signalering kan door de mantelzorger, maar bijvoorbeeld ook door de thuiszorg gedaan worden.

Voor succesvolle implementatie van alle leefstijladviezen en therapievoorstellen is een aantal factoren van belang. De patiënt zelf, maar ook de familie of mantelzorger moet gemotiveerd zijn, en dit kan alleen bereikt worden door voorlichting over behandelmogelijkheden en verwachte effecten. In de behandeling gaat het niet alleen om de preventie van een val maar ook om de preventie van fracturen en om het verbeteren van uitkomstmaten zoals valangst, kwaliteit van leven en mortaliteit.

Het nut van een follow-up is bekend.[1] Het is vanzelfsprekend om het effect van de behandeling na een termijn van vier tot twaalf weken na te gaan. Uit een landelijk doelmatigheidsonderzoek van valpoliklinieken in het Verenigd Koninkrijk blijkt dat behan-

delingen die door de desbetreffende valpolikliniek zelf worden uitgevoerd het succesvolst zijn.
De duur van de behandeling wordt individueel bepaald door onder andere de geboekte resultaten inzake therapietrouw. Voor de benadering van het valprobleem in het verpleeghuis is het goed te weten dat uit wetenschappelijk onderzoek is gebleken dat een periodieke inventarisatie van de valrisicofactoren leidt tot een effectieve en doelmatige reductie van de valfrequentie van patiënten in het verpleeghuis.[1]

Beschouwing

> Zes weken na het bezoek aan de valpolikliniek kwam mevrouw B. met haar dochter op het spreekuur van de geriater. Alle behandelvoorstellen waren doorgevoerd en patiënte voelde zich duidelijk beter. De duizeligheid was minder, maar niet verdwenen. Zij was in de afgelopen zes weken niet meer gevallen. Ze voelde zich nog wel moe bij het opstaan, maar ze ondernam langzaamaan weer wat meer activiteiten.

Zoekopdracht
- Orthostatische hypotensie wordt regelmatig genoemd als risicofactor voor vallen. Blijkt uit cross-sectioneel onderzoek dat orthostatische hypotensie daadwerkelijk een onafhankelijke risicofactor is?
- Zijn er onderzoeken waaruit blijkt dat de behandeling van de orthostatische hypotensie een vermindering van het valrisico oplevert?

Hint
Combineer in PubMed de MeSH-termen 'hypotension', 'orthostatic', 'falls', 'accidental', 'elderly', 'aged 80 and over'.

Achtergrondinformatie

Etiologie
Vallen is een geriatrisch syndroom omdat de etiologie doorgaans multifactorieel bepaald is.[7] Er zijn vaak meerdere onderliggende aandoeningen, eventueel in combinatie met medicatiegebruik, die het valrisico verhogen. De omgevingsfactoren staan hier los van, maar kunnen de aanleiding zijn dat een kwetsbare oudere met reeds bestaande beperkingen valt. Bijvoorbeeld: een 82-jarige man met een hemiparese links en slechtziendheid ziet bij slechte verlichting de drempel niet tijdig, struikelt en komt ten val; door de balansstoornis is hij niet in staat zich op te vangen.
Een aantal chronische ziekten is geassocieerd met vallen. Deze ziekten kan men onderverdelen in aandoeningen met afferente of perceptiestoornissen en aandoeningen met efferente of motorische stoornissen. Afferente stoornissen zijn stoornissen in de visus (bijvoorbeeld cataract, maculadegeneratie en diabetische retinopathie), in de vestibulaire functies (bijvoorbeeld benigne positieduizeligheid en neuritis vestibularis) en in de propriocepsis (bijvoorbeeld sensorische polyneuropathie en vitamine-B_{12}-deficiën-

tie). Efferente stoornissen zijn stoornissen van het (extra)piramidale systeem, het cerebellum, het perifere zenuwstelsel, de spieren en de gewrichten. Voorbeelden van deze groep aandoeningen zijn CVA, ziekte van Parkinson, motorische polyneuropathie, myasthenia gravis, myopathie en artrose. Daarnaast zijn centraal bepaalde neurodegeneratieve aandoeningen zoals alzheimerdementie sterk geassocieerd met vallen. De gemiddelde loopsnelheid van patiënten met alzheimerdementie (0,57-0,93 m/s) is lager dan die van gezonde ouderen (0,97-1,4 m/s). Door de cognitieve stoornissen schatten patiënten hun valrisico vaak niet goed in, waardoor ze meer doen dan verstandig is bij hun valgevaar. Bij patiënten met een depressie nemen de loopsnelheid en staplengte af en neemt de dubbele steunfase toe. Ook bij hen is het valrisico waarschijnlijk verhoogd, al is er nog weinig onderzoek in deze populatie gedaan. Ook neemt de kans om te vallen significant toe bij een stijgend aantal gelijktijdig gebruikte medicijnen.[8]

In de diagnostische valanalyse is het belangrijk om helder te krijgen of er sprake was van kortdurend bewustzijnsverlies voorafgaand aan de val. Een val ten gevolge van een syncope heeft een uitgebreide differentiaaldiagnose. De meest voorkomende oorzaken zijn de reflexsyncope (bijvoorbeeld vasovagaal, postprandiale hypotensie, sinuscaroticussyndroom), orthostatische syncope (bijvoorbeeld door medicatie, primair autonoom falen of hypovolemie) en cardiale syncope (bijvoorbeeld door hartritmestoornissen of aortastenose). Orthostatische hypotensie en het sinuscaroticussyndroom zijn veruit de meest voorkomende oorzaken voor syncope bij ouderen.

Acute ziekten zoals delier of urineweginfectie met mictiedrang zijn eveneens geassocieerd met vallen. Vitamine-D-deficiëntie kan aanleiding geven tot proximale spierzwakte en is eveneens geassocieerd met vallen.

Preventie en behandeling

Valpreventie en letselpreventie richten zich op het behandelen van de onderliggende aandoeningen en het elimineren of verminderen van de risicofactoren. Bij bijvoorbeeld ouderen die nog niet zijn gevallen maar een verhoogd valrisico of fractuurrisico hebben, kan de preventie zich richten op verbetering van de osteoporose, verminderde lichamelijke activiteit, slechte visus, polyfarmacie of psychofarmacagebruik (primaire valpreventie). In instellingen zal men algemene valpreventieve maatregelen op organisatie- en afdelingsniveau moeten nemen; zoals alarmering, creëren veilige leefomgeving, voldoende geschoold personeel en registratie van (bijna-)ongevallen.

Als patiënten al gevallen zijn, is het doel van de behandeling om een nieuwe val te voorkomen (secundaire valpreventie). Het accent ligt hierbij op behandeling van de geïdentificeerde intrinsieke en extrinsieke valrisicofactoren en letselpreventie bij een mogelijk nieuwe val. Letselpreventie kan bestaan uit een persoonsalarm, inschakelen van professioneel toezicht, of het gebruik van heupbeschermers (uitsluitend effectief bij hoogrisicopopulaties met goede therapietrouw). Bewegingsbeperkende maatregelen (M&M, middel en maatregel conform de Wet BOPZ) zijn geen letsel- en valpreventieve maatregelen en vergroten juist de kans hierop.

De huidige richtlijnen verwijzen vooral naar multifactoriële interventieprogramma's.[9] Een meta-analyse bij thuiswonenden laat echter zien dat monofactoriële interventies een even grote of grotere valreductie bewerkstelligen als multifactoriële interventies.[10] De keuze voor een interventie hangt waarschijnlijk af van de populatie, maar hierin is nog geen evidence-based advies te geven.

Valpreventie is nog belangrijker bij ouderen die zowel een verhoogd valrisico als een verhoogd fractuurrisico hebben. Screening en zo nodig behandeling van osteoporose kan het aantal fracturen reduceren en daarmee zorgen voor behoud van kwaliteit van leven en verlaging van de ziektekosten.[11] Het besluit om al dan niet een medicamenteuze behandeling voor osteoporose te starten zal echter mede afhankelijk zijn van de levensverwachting en de *time until benefit* van de behandeling. Ongeacht de aanwezigheid van osteoporose verdient het aanbeveling om bij ouderen met een verhoogd valrisico vitamine D (dagelijks 800 IE) en calcium (500-1000 mg/dag) te suppleren om het fractuurrisico te verminderen.[12] Naast een botversterkend effect blijkt vitamine D op zich ook het valrisico te verminderen door een effect op de houdingsbalans. De laatste tijd komen er wel berichten dat een overmaat aan calcium de kans op cardiovasculaire problemen vergroot. Bij ouderen met bewezen osteoporose volstaan vitamine D en calcium echter niet en moet osteoporosemedicatie worden overwogen, veelal in de vorm van een bisfosfonaat. Zowel bij DEXA-bewezen osteoporose als bij bestaande wervelinzakkingen vermindert een bisfosfonaat (in combinatie met vitamine D en calcium) het fractuurrisico meer dan vitamine D en calcium alleen, ongeacht de leeftijd.[13] Zelfs na een heupfractuur hebben ouderen baat bij een bisfosfonaat. Als alternatief voor een bisfosfonaat kunnen strontiumranelaat of denosumab worden overwogen. Bij ouderen met een verhoogd valrisico die geen osteoporose hebben, volstaan valpreventie en vitamine D en heeft bisfosfonaat geen aantoonbare meerwaarde.

Conclusie
Vallen is individueel en maatschappelijk een groot probleem. Primaire, secundaire en tertiaire valpreventie moet zorgvuldig gebeuren en het afdoen van een valpartij bij een kwetsbare oudere als een 'ongelukje' betekent miskenning van een belangrijk en alarmerend symptoom. Evaluaties van het valrisico en fractuurrisico dienen zoveel mogelijk multidisciplinair te gebeuren, omdat de etiologie van de valneiging vaak multifactorieel is. Hierop aansluitend moeten de interventies bij voorkeur deel uitmaken van een multidisciplinair multifactorieel behandelplan.

Literatuur
1 Halfens RJG, Meijers JMM, Neyens JCL, Offermans MPW. Rapportage resultaten Landelijke Prevalentiemeting Zorgproblemen: Maastricht: Universiteit Maastricht, 2010.
2 Hartholt KA, Velde N van der, Looman CW, Lieshout EM van, Panneman MJ, Beeck EF van, et al. Trends in fall-related hospital admissions in older persons in the Netherlands. Arch Intern Med 2010;170:905-11.
3 Tinetti ME, Kumar C. The patient who falls: 'It's always a trade-off'. JAMA 2010;303:258-66.
4 Verhaar HJJ, Zelm RT van, Emmelot-Vonk MH, Graafmans WC, Habets HPJM, Helm HMJ van der, et al. Richtlijn preventie van valincidenten bij ouderen. Alphen a/d Rijn: Van Zuiden Communications, 2004. http://www.diliguide.nl/document/1061/valincidenten-bij-ouderen-preventie-van.html, geraadpleegd februari 2012.
5 Rapportage Vallen 55+: Letsel Informatie Systeem 2005-2009. Den Haag: Consument en Veiligheid, 2011.

6 Gillespie LD, Robertson MC, Gillespie WJ, Lamb SE, Gates S, Cumming RG, et al. Interventions for preventing falls in elderly people living in the community. Cochrane Database Syst Rev 2009;(2):CD007146.
7 Voermans NC, Snijders AH, Schoon Y, Bloem BR. Why old people fall (and how to stop them). Pract Neurol 2007;7:158-71.
8 Boyle N, Naganathan V, Cumming RG. Medication and falls: Risk and optimization. Clin Geriatr Med 2010;26:583-605.
9 Panel on Prevention of Falls in Older Persons, American Geriatrics Society and British Geriatrics Society. Summary of the Updated American Geriatrics Society/British Geriatrics Society clinical practice guideline for prevention of falls in older persons. J Am Geriatr Soc 2011;59:148-57.
10 Campbell AJ, Robertson MC. Rethinking individual and community fall prevention strategies: A meta-regression comparing single and multifactorial interventions. Age Ageing 2007;36:656-62.
11 Lems WF, Post PN, Bergh JPW van den, Cornelder HW, Elders PJM, Geusens PPMM, et al. Richtlijn osteoporose en fractuurpreventie derde herziening (2011). Utrecht: Nederlandse Vereniging voor Reumatologie, 2011. http://www.diliguide.nl/document/1015/osteoporose-en-fractuurpreventie.html, geraadpleegd februari 2012.
12 Pearce SH, Cheetham TD. Diagnosis and management of vitamin D deficiency. BMJ 2010;340:b5664.
14 Deeks ED, Dhillon S. Spotlight on strontium ranelate: In postmenopausal osteoporosis. Drugs Aging 2010;27:771-3.

4 De verwaarloosde oudere

Marcel Olde Rikkert en Willibrord Hoefnagels

Inleiding

Casus
- Voorgeschiedenis
- Huisbezoek
- Opname
- Anamnese
- Lichamelijk onderzoek
- Aanvullend onderzoek
- Diagnose
- Behandeling
- Beschouwing

Achtergrondinformatie
- Epidemiologie
- Etiologie
- Preventie en behandeling

Conclusie

Literatuur

Inleiding

Zelfverwaarlozing is een observeerbare toestand die:

' ... het resultaat is van iemands onvermogen, door een lichamelijke en/of geestelijke aandoening, om essentiële taken te verrichten in de zorg voor zichzelf op het gebied van voeding, kleding, onderdak en omgaan met geld, alsmede het verkrijgen van goederen en diensten die nodig zijn om het lichamelijk, geestelijk en emotioneel welbevinden en de eigen veiligheid te handhaven.'[1]

Zelfverwaarlozing bij ouderen is omschreven als:

' ... de totale afwezigheid van aandacht van de oudere voor eigen gezondheid of hygiëne, veroorzaakt door een onvermogen, de onwil of beide om de noodzakelijke zorg toe te staan.'[2]

> **Na bestudering van dit hoofdstuk kunt u:**
> - biomedische, psychiatrische en psychosociale factoren benoemen die bijdragen aan het ontstaan van acute en chronische vormen van zelfverwaarlozing bij geriatrische patiënten;
> - aangeven waarnaar men in ieder geval moet kijken bij de acute opvang van deze patiënten;
> - benoemen wat een geriatrisch syndroom is en beredeneren of de zelfverwaarlozing voldoet aan de criteria voor dit syndroom.

Vraag 1 Welke gevolgen kan chronische zelfverwaarlozing hebben voor de geestelijke en lichamelijke gezondheid van ouderen?

In de jaren zeventig beschreven Clark en medewerkers het diogenessyndroom.[3] Ze duidden daarmee een specifieke categorie ernstig verwaarloosde ouderen aan die zichzelf verwaarlozen, grote hoeveelheden waardeloos materiaal verzamelen, zich sociaal terugtrekken, geen ziekte-inzicht hebben en hulp en behandeling weigeren. Diogenes, een Griekse filosoof uit de vierde eeuw voor Christus, koos voor een ascetisch leven en beperkte zich in kleding, voedsel en onderdak tot het uiterste: hij trok zich terug in een ton. Zijn levensstijl leek een goed voorbeeld van extreme zelfverwaarlozing. Voor zover bekend bleef Diogenes echter gezond, en daarin verschilt hij duidelijk van de geriatrische patiënt met ernstige zelfverwaarlozing.

Uit onderzoek is duidelijk geworden dat zelfverwaarlozing relatief veel bij ouderen voorkomt en zich op veel verschillende manieren kan manifesteren. In een aantal gevallen heeft de zelfverwaarlozing een lange voorgeschiedenis,[4] maar er zijn ook gevallen van (onvrijwillige) zelfverwaarlozing die acuut optreden of kort duren, bijvoorbeeld wanneer een oudere patiënt na een valpartij niet meer in staat is om op te staan en voor zichzelf te zorgen. Chronische zelfverwaarlozing leidt, als de patiënt lange tijd de hulpverlening heeft gemeden, uiteindelijk nogal eens tot een acute situatie. Het probleem kan in psychiatrische of psychosociale zin escaleren tot een crisissituatie waarin de omgeving (familie, buren) acuut hulp nodig heeft. Langdurige zelfverwaarlozing kan bovendien leiden tot lichamelijke complicaties.

Vraag 2 *Welke acute presentatievormen van geriatrische patiënten met chronische zelfverwaarlozing zijn te verwachten?*

Acute zelfverwaarlozing met lichamelijke klachten of symptomen vraagt doorgaans om spoedopname in een algemeen ziekenhuis. Dit beeld is een kenmerkend voorbeeld van een specifiek geriatrische hulpvraag. Vervuilde en verwaarloosde ouderen, die vaak meerdere fysieke en psychische aandoeningen tegelijkertijd hebben, hebben immers een aanpak nodig die orgaanspecialismen niet goed kunnen bieden en die op de afdeling Spoedeisende hulp niet vanzelfsprekend is.

De arts die zich niet laat afschrikken door wat stank en vuil, die tijd maakt voor deze patiënten en kennis heeft van de geriatrische achtergrond, krijgt een aantal uitdagende puzzels voorgeschoteld op biomedisch, psychiatrisch en psychosociaal terrein en moet daarom een professional zijn met verstand van zaken. Het vuil, het ontspoorde leven, de onbekende levensloop en de ontregelde lichamelijke toestand zijn ingrediënten voor een geriatrisch avontuur met als inzet grote winst voor de patiënt, of groot verlies. De casus van de 90-jarige mevrouw S. illustreert deze veelzijdige problematiek.

Casus

Voorgeschiedenis

Mevrouw S., 90 jaar, is bij de afdeling Ambulante geestelijke gezondheidszorg voor ouderen bekend omdat in een eenmalig consult een beeld is vastgesteld van zelfverwaarlozing en vermijding van zorg, zonder een psychiatrische stoornis in engere zin. Uit het psychiatrisch onderzoek is gebleken dat zij narcistische en theatrale persoonlijkheidstrekken heeft, maar haar zelfstandigheid heeft weten te handhaven. Mevrouw is enig kind, onderwijzeres geweest en pas op latere leeftijd getrouwd. De dood van haar enige zoon op 48-jarige leeftijd, nu zeven jaar geleden, heeft zij niet goed kunnen verwerken, vanaf die tijd is zij zichzelf langzamerhand steeds meer gaan verwaarlozen. Haar mobiliteit was al beperkt geraakt na een auto-ongeluk, nu tien jaar geleden. Misvormingen na gecompliceerde breuken van het rechter heup- en enkelgewricht hadden de loopfunctie aangetast. Het gezichtsvermogen van mevrouw is bovendien al lang zeer beperkt. Twee cataractoperaties, ook alweer geruime tijd geleden, hebben daarin slechts minimale verbetering gebracht. Het contact met de geestelijke gezondheidszorg is, ten gevolge van de vermijdingsdrang van mevrouw, een jaar of twee geleden verbroken. Het wankele evenwicht wordt onverwacht en plotseling verstoord. Een pastor, de enige vertrouwenspersoon die nog regelmatig telefonisch contact heeft met mevrouw S., roept de hulp in van de dienstdoende huisarts die bij haar in de buurt woont, nadat hij geen contact meer met haar kan krijgen. Met haar eigen huisarts heeft mevrouw S. het contact al langer verbroken.

Vraag 3 Hoe zou u, als huisarts, de hulpvraag van deze u niet bekende, zichzelf al lang verwaarlozende patiënte bij wie nu mogelijk een acuut probleem dreigt, aanpakken?

Zelfverwaarlozing gaat hand in hand met het afwijzen van hulpverlening. De oorzaken van deze afwijzing kunnen velerlei zijn. Dementerende patiënten kunnen bijvoorbeeld hulp weigeren omdat ze achterdochtig zijn. In andere gevallen is zelfverwaarlozing een reactie op een lichamelijk, geestelijk of sociaal probleem. Bij zorgmijders is het leggen van contact vaak moeilijk. De huisarts kan echter een signaal van een naaste van een zichzelf verwaarlozende patiënt, hoe vaag ook, niet negeren. Vaak leiden situaties van zichzelf verwaarlozende ouderen tot ernstige medische ontsporingen.

Maar hoe erop in te gaan? Het is nog niet evident dat u de woning zult kunnen binnenkomen of dat het contact goed zal verlopen.

Vooraf bepaalt u aan de hand van de schaarse informatie die beschikbaar is welke gegevens u bij het huisbezoek in ieder geval moet zien te verkrijgen. De meest relevante vraag is of er sprake is van een acute situatie waarbij de veiligheid van patiënte in gevaar is, hetzij door een tekort aan zorg, vocht en/of voeding, door de aanwezigheid van (acute) medische problemen, somatisch dan wel psychiatrisch, of door onveilig gedrag van de patiënt zelf. Om een huisbezoek efficiënt uit te voeren is enige planning vooraf noodzakelijk:
– de medische voorgeschiedenis moet worden nagegaan;
– een heteroanamnese (bij de pastor) kan duidelijk maken hoe mevrouw S. tot voor kort functioneerde;
– een overzicht van de voorgeschreven en afgeleverde medicatie (via uw eigen medicatieoverzicht of via de apotheek) is belangrijk. In deze gevallen speelt slechte therapietrouw regelmatig een rol of is er sprake van intoxicaties.

Huisbezoek

> U besluit een huisbezoek af te leggen en laat u vergezellen door de pastor en de verpleegkundige uit uw team die veel werkt in die wijk. Daarbij ontdekt u dat mevrouw S. gevallen is in de woonkamer, niet meer kan opstaan en al drie dagen op de parketvloer heeft gelegen in haar eigen urine en feces.

Vraag 4 Welk onderzoek voert u uit als huisarts?

Tijdens het huisbezoek moet u, op basis van de voorinformatie, een oriënterend lichamelijk onderzoek uitvoeren en om na te gaan of er (bedreigende) stoornissen in de vitale functies zijn: bewustzijn (aandacht), bloeddruk, temperatuur, pols en ademhaling. Daarnaast moet u als de patiënt het toestaat intern geneeskundig, neurologisch en psychiatrisch onderzoek uitvoeren om te zien of er afwijkingen aanwezig zijn. Met name een oriënterend psychiatrisch onderzoek naar een delier, een angststoornis of een psychose is van belang, naast onderzoek naar mogelijke gevolgen van de val (fracturen, wonden, subduraal hematoom) en mogelijke complicaties van de immobiliteit (decubitus, urineretentie, dehydratie, onderkoeling).

Wanneer de situatie niet acuut blijkt maar chronische verwaarlozing het beeld domineert, kunt u aanvullende informatie verzamelen over visus en gehoor, het cognitief functioneren (MMSE) en de mobiliteit (bijvoorbeeld met de Timed-Up-and-Go Test, zie de cd-rom). Eventueel kunt u ook aan het spontane handelen of aan het uitvoeren van opdrachten aflezen hoe het staat met de zelfredzaamheid in de algemene dagelijkse levensverrichtingen (toiletgang, kleden, baden, eten, transfers uit stoel en uit bed).
Een tweede onderzoek kan, buiten de acute fase, ook gericht zijn op haar woonomstandigheden:
– douche- en toiletvoorzieningen;
– keukenvoorzieningen;
– gevaarlijke obstakels, brandgevaar, sleutels, vloerbedekking, snoertjes;
– bereikbaarheid van de bovenverdieping;
– medicatiepotjes, lege flessen (alcohol!)
Een onderzoek naar de sociale contacten (kinderen, buren en vrienden) kan het geriatrisch onderzoek completeren.
Als huisarts moet u doelmatig te werk gaan. U kunt derhalve op het acute moment volstaan met het eerste deel van het geriatrisch onderzoek. Dit moet antwoord geven op de vraag of er sprake is van een medische alarmsituatie en zo ja, hoe ernstig deze is, hoe lang deze al bestaat en welke onderliggende problemen er waarschijnlijk zijn. De overige gegevens kunt u in een latere fase verzamelen; daarvoor kunt u ook heel goed een in de geriatrie getrainde verpleegkundige of praktijkondersteuner inschakelen.

Opname

> Vanwege de pijn die patiënte heeft en het vermoeden op dehydratie wil de huisarts haar via de Spoedeisende hulp laten opnemen in het ziekenhuis.

Vraag 5 *Hoe realiseert u dat mevrouw S. snel wordt opgenomen in een algemeen ziekenhuis?*

Helaas stuit het laten opnemen van een oudere, verwaarloosde en vervuilde patiënt nogal eens op weerstand. U kunt dit voorkomen door zakelijk en op grond van een zorgvuldige probleemanalyse aan te geven wat de verwachte problemen zijn. Geen enkele dokter op de Spoedeisende hulp zal een oude patiënt met dehydratie, immobiliteit en een mogelijke rabdomyolyse kunnen weigeren. Vanzelfsprekend verdient het de voorkeur een patiënte als mevrouw S. te laten onderzoeken en behandelen door de klinisch geriater. Andere specialistische opleidingen, ook die voor SEH-arts, zijn minder specifiek op geriatrische problematiek gericht. Als deze opleidingen zullen dergelijke problemen in de nabije toekomst echter moeten opnemen in hun curriculum.

Anamnese

> De anamnese leert dat mevrouw S. is gestruikeld. Sedert de val heeft ze pijn in haar linker bilstreek, maar ze is al langere tijd incontinent voor urine. Ze had wel om hulp geroepen, maar daarop reageerde niemand. Ze ontkent dat de ze zichzelf niet goed zou

> hebben verzorgd de laatste tijd, of dat ze slecht zou hebben gegeten.Uit het verhaal van de pastor blijkt dat ze zich al jaren niet meer gewassen heeft, slecht voor haar eigen voeding zorgt en dat het huis geheel verwaarloosd is.

Vraag 6 *Welk onderzoek voert u uit als klinisch geriater?*

Als klinisch geriater verricht u idealiter zelf het onderzoek, vanaf het moment dat de patiënt op de Eerste hulp is. Het is vaak contraproductief eerst de verpleegkundige een routineprotocol met ecg en bloedafname te laten afwerken, omdat deze patiënten dergelijke protocollen niet accepteren. Bovendien wordt de patiënt waarschijnlijk alleen maar achterdochtiger en tegendraadser wanneer de behandelend arts niet eerst een basis voor vertrouwen legt.

Na een eerste gesprekscontact gaat u na of u, vanwege het acute belang, toestemming krijgt een lichamelijk onderzoek uit te voeren. In dit onderzoek gaat u na of er klachten, stoornissen of beperkingen zijn in de vitale tekenen: bloeddruk, pols, temperatuur en ademhaling. U verricht een neurologisch, orthopedisch en psychiatrisch onderzoek. Zo wordt duidelijk of er sprake is van bewustzijnsstoornissen, waarnemingsstoornissen (wanen of hallucinaties), lateralisatie van symptomen of bijvoorbeeld een fractuur.

U probeert na te gaan welke oorzaken er aanwezig zijn voor de valneiging, mits de acute situatie dat toestaat. U gaat ook na welke gevolgen er van de val zijn, waar de pijn wordt aangegeven: lokaal of gegeneraliseerd (zoals bij valangst, verwardheid, bewustzijnsveranderingen).

Lichamelijk onderzoek

> Als medicatie blijkt mevrouw S. in eigen beheer pijnstillers te gebruiken (paracetamol en codeïne), alsmede acetylsalicylzuur in onduidelijke dosering en met onduidelijke indicatie.
>
> Bij onderzoek maakt mevrouw S. geen zeer zieke indruk. Ze heeft een helder bewustzijn maar is zeer ernstig vervuild en verspreidt een duidelijke foetor. Haar huid zit vol korsten van oud vuil en toont ook grote plekken van verheven donkerbruine pigmentatie. Haar teennagels zijn zeer lang en krullen om de tenen. De huidturgor is verlaagd, tong en oksels zijn droog. Ze heeft een normale temperatuur, een bloeddruk van 100/65 mmHg bij een pols van 95 slagen per minuut, regulair en equaal. Aan de linker- en rechterhand heeft zij op de middelste kootjes van de drie middelste vingers pussende wonden met een diameter van ongeveer een centimeter. Op de linkerbil heeft ze een decubituswond met een omtrek en een diepte van 3 cm. Aan haar linkerheup en enkel zijn ernstige deformiteiten zichtbaar, maar er is geen asdrukpijn of een ander fractuurteken. Het neurologisch en psychiatrisch onderzoek laat geen ernstige cognitieve stoornissen zien, maar slechts een achterdochtige houding zonder evidente wanen of hallucinaties. Wanneer het gesprek op haar zoon komt, wordt mevrouw somber en begint ze te huilen. Bij andere gespreksonderwerpen is ze niet somber en ontkent ze het bestaan van psychosociale problemen.

Vraag 7   *Welke acute problemen vermoedt u op basis van deze gegevens?*

De anamnese en het lichamelijk en psychiatrisch onderzoek hebben aanwijzingen opgeleverd voor dehydratie, decubitus en lichte paranoïdie. Een heupfractuur is nog niet uitgesloten. U weet nog niet hoe ernstig en van welke aard de dehydratie is, isotoon, hypotoon of hypertoon. U heeft zich ook nog niet op de hoogte gesteld van de ernst van het drukletsel van huid en spieren.

De mogelijke gevolgen van chronische zelfverwaarlozing (ondervoeding, spierkrachtverlies, mobiliteitsstoornis, continentieverlies, sociaal isolement) heeft u nog onvoldoende kunnen onderzoeken. Dit kan en moet in een latere fase weer aandacht krijgen, bijvoorbeeld met een poging toch een betere heteroanamnese te verkrijgen.

Vraag 8   *Welk aanvullend onderzoek laat u doen?*

- Bloedonderzoek, oriënterend (Hb, MCV, leukocytentelling en -differentiatie, trombocyten) en biochemisch (CRP, elektrolyten, glucose, nier-, lever- en schildklierfunctie en albumine), en eventueel ook een bloedgasanalyse. Meer specifiek op de situatie gericht wilt u in ieder geval ook de concentratie van creatininekinase en troponinen in het bloed weten.
- Eventueel kan een bepaling van het myoglobinegehalte in de urine worden gedaan om na te gaan of er rabdomyolyse heeft plaatsgevonden. Dit zal het initiële beleid echter niet veranderen.
- Elektrocardiogram.
- Röntgenfoto's van heup en thorax. Relevante vragen zijn: is er een fractuur? Is er sprake van een aspiratiepneumonie?
- Bepaling van de blaasinhoud, zo mogelijk echografisch (blaasscan) omdat dit veiliger is dan katheterisatie.

Bij dit alles geldt dat u een soort behandelingsovereenkomst met de patiënte moet hebben. Deze overeenkomst kan expliciet gemaakt worden, maar kan ook impliciet tot stand worden gebracht in het gesprek tussen arts en patiënt. In geval van wilsonbekwaamheid kan deze overeenkomst ook met de vertegenwoordiger of partner van patiënt worden gesloten.

Aanvullend onderzoek

> Het röntgenonderzoek maakt een fractuur onwaarschijnlijk, terwijl de thoraxfoto een toegenomen infiltratieve tekening rechts basaal laat zien.
> In het bloed blijkt het CRP verhoogd tot 470 mg/l; het daalt in drie weken tot < 5 mg/l. Het nierfunctieonderzoek toont aanvankelijk een creatinine van 188 µmol/l bij een ureum van 31 mmol/l. Deze waarden dalen na rehydratie tot respectievelijk 45 µmol/l en 4 mmol/l. De elektrolyten (natrium, kalium) zijn normaal bij een verlaagd albumine van 29 g/l (normaal 37-53 g/l). Het CK is verhoogd tot 1576 IE/l (normaal < 170 IE/l), maar er wordt geen myoglobine in de urine aangetroffen en het troponine is niet verhoogd.
> Mevrouw heeft een Hb van 7,7 mmol/l met een verhoogd aantal leukocyten (16,9 × 10^9/l). Ze heeft duidelijke deficiënties van de vitaminen D (12,8 mmol/l, normaal > 30 in de zomer), B_6 (20 nmol/l, normaal 35-107), B_{12} (< 111 pmol/l, normaal > 150) en fo-

> liumzuur (3,3 nmol/l, normaal 5,5-40). De schildklierfunctie is normaal: TSH 0,45 mIE/l (normaal 0,4-4). Een bloedgasanalyse laat geen afwijkingen zien. Het ecg laat een multifocaal boezemritme zien en QRS-complexen met een rechterbundeltakblokconfiguratie. De blaasscan toont een blaasretentie van 650 ml.

Vraag 9 Wat is uw probleemanalyse?

Voor mevrouw S. kunt u een probleemanalyse opstellen die de acute complicaties van de val omvat in combinatie met de langer aanwezige zelfverwaarlozing. De acute lichamelijke complicaties zijn:
- isotone dehydratie met hemodynamische gevolgen (mogelijk door de dehydratie ook een vals-normaal Hb, waarbij het Hb zal dalen bij rehydratie);
- decubitus graad 3, met name op de strekzijde van de vingers en op de linkerbil;
- matig ernstige rabdomyolyse.

In de differentiaaldiagnose voor de ontstekingsreactie (CRP-verhoging) staan:
- pneumonie rechts basaal;
- urineweginfectie bij urineretentie;
- acutefasereactie bij inflammatie door rabdomyolyse;
- acutefasereactie bij decubitus, val en de stress van niet meer kunnen opstaan.

De differentiaaldiagnose voor de chronische zelfverwaarlozing bevat één of meer van de volgende problemen, al is er bij 30-50% geen formele diagnose te stellen:
- paranoïde persoonlijkheid (persoonlijkheidstrekken dan wel persoonlijksheidsstoornis);
- cognitieve stoornissen passend bij een dementie;
- depressie;
- paranoïde psychose;
- alcoholmisbruik;
- mishandeling;
- ruimte-innemend proces in cerebro.

Ondervoeding is een complicatie van de chronische verwaarlozing. De ondervoeding van patiënte is meervoudig; zowel haar inname van eiwit en energie als die van vitaminen (B_6, B_{12}, foliumzuur, D) schiet tekort. Mogelijk zijn er bij deze zeer oude dame met ernstige en lang bestaande zelfverwaarlozing nog meer factoren in het spel die bijdragen aan de vitaminetekorten (bijvoorbeeld achloorhydrie bij het vitamine-B_{12}-tekort).

Diagnose

> Bij opname werden de volgende diagnosen gesteld: normotone dehydratie, decubitus graad 3 op bil en handen, eiwitenergieondervoeding, meervoudige vitaminedeficiënties, rabdomyolyse en een longinfiltraat, waarschijnlijk als gevolg van een bronchopneumonie. Deze diagnosen zijn het gevolg van een periode van immobiliteit na een val. Er is onzekerheid over het bestaan van een infectie dan wel een inflammatiereactie bij bovenstaande.

Vraag 10   *Welke behandeling stelt u in?*

De acute complicaties moeten direct behandeld worden. De dehydratie en de rabdomyolyse zijn het alarmerendst. Het is niet met zekerheid te zeggen of de ontsteking of infectie al behandeld moet worden met antibiotica. Er moet materiaal voor kweek worden afgenomen (urine, eventueel ook bloed en sputum). De drempel voor een behandeling met antibiotica moet bij deze kwetsbare patiënte in ieder geval laag liggen: niet behandelen betekent dat men de infectieparameters nauwkeurig moet monitoren.

Er zijn verschillende opties voor behandeling van de dehydratie. Een gezonde oudere zal zelf zijn voorkeursdrank bepalen. Bij een gedehydreerde oudere zoals mevrouw S. is het van groot belang te achterhalen hoe groot het vochttekort is, hoe snel het is ontstaan en of er sprake is van puur watergebrek of van een gebrek aan water en zouten. De rehydratietherapie moet hieraan aangepast zijn. De labiele vochtbalans van de geriatrische patiënt maakt frequent monitoren van het ingestelde beleid aan de hand van lichaamsgewicht, lichamelijk onderzoek en laboratoriumonderzoek noodzakelijk. Langzaam ontstane tekorten van water en zout moeten ook langzaam hersteld worden om het interne milieu niet opnieuw ernstig te verstoren. Zijn de klinische symptomen ernstig (hypotensie, nierfalen, delier), dan kan het nodig zijn de eerste tekorten relatief snel aan te vullen (in 24-36 uur). Daarna moet een trager herstel volgen.

Bij de keus voor een bepaalde vorm van rehydratie is bepalend of er een tekort is aan water en/of een zouttekort. Als algemene stelregel kan gelden dat de minst belastende toedieningsweg de voorkeur heeft, tenzij dit niet mogelijk of verantwoord is gezien de ernst van de ziekte. In dit geval is vanwege de ernst van het ziektebeeld parenterale vochttoediening noodzakelijk.

Behandeling

Na opname wordt mevrouw S. intraveneus gerehydreerd (0,9% NaCl-infuus, 3 liter per 24 uur) en krijgt zij vitamine D, B_6, B_{12} en foliumzuur gesuppleerd. Ze wordt herhaaldelijk gewassen en gewogen. Gelukkig blijkt ze normaal te kunnen en te willen eten. Er wordt nog niet gestart met antibiotica, maar ze krijgt wel laagmoleculaire heparine vanwege het verhoogde tromboserisico bij dehydratie. Tijdens de opname worden de elektrolytspiegels regelmatig gecontroleerd in verband met een mogelijk *refeeding syndrome* bij lang bestaande ondervoeding. Mevrouw krijgt wondzorg volgens protocol, waarna de wonden langzaam genezen. De temperatuur blijft rustig en zij herstelt goed van de acute problemen.

Vraag 11   *Welk aanvullend onderzoek voert u uit om de onderliggende problematiek te kunnen begrijpen?*

Na de behandeling van de acute gezondheidsproblemen krijgt analyse van de chronische zelfverwaarlozing prioriteit. Er wordt herhaaldelijk een psychiatrisch onderzoek verricht en de verpleegkundigen doen veel belangrijke observaties bij mevrouw. Vanwege de differentiaaldiagnose wordt ook een neuropsychologisch onderzoek en een MRI

van het brein verricht. Tevens wordt getracht een beter beeld van haar psychosociale milieu te verkrijgen, op de eerste plaats door gesprekken met patiënte zelf.
Het vervolg levert geen nieuwe (ziekte)diagnosen op. Wel zijn er lichte cognitieve stoornissen die voldoen aan de criteria voor zogeheten milde cognitieve stoornissen (MCI), maar er is geen sprake van dementie. Tevens blijkt er een subtiele achterdocht, die deel uitmaakt van haar persoonlijkheid. Verder is patiënte inderdaad behept met opvallende narcistische trekken. Zij vindt het vanzelfsprekend dat zij privileges heeft ten opzichte van de andere patiënten, zoals het gebruik kunnen maken van een eenpersoonskamer.
Uit de gesprekken met patiënte blijkt verder dat het overlijden van haar zoon een zeer belangrijke rol speelde in de toename van zelfverwaarlozing.
Uit deze verdere analyse worden de oorzaken van de chronische zelfverwaarlozing duidelijk. Met name het cognitieverlies, de persoonlijkheidstrekken en het verlies van haar zoon staan centraal. De verwaarlozing is een afwijkende en gestoorde reactie op het verlies. De achterdocht ten opzichte van de buitenwereld en het gevoel boven die werkelijkheid te staan, kunnen de reactie van complete afsluiting van de rest van de wereld en het overstappen naar een leven in een geheel eigen wereld, enigermate begrijpelijk maken. De cognitieve beperkingen werken mogelijk het verminderde zelfinzicht en het niet goed overzien van de risico's van haar gedrag in de hand.

Beschouwing

> Patiënte wil aanvankelijk meteen terug naar huis, maar schikt zich – met enige privileges – in opname. Geleidelijk komt zij in een betere conditie en ze leert ook weer lopen. Ze trekt zich het liefst terug op haar kamer en blijft enigszins wantrouwend, zonder een waan of andere psychotische stoornissen te tonen. Het psychiatrisch onderzoek, dat bij herhaling wordt uitgevoerd, levert geen nieuwe bevindingen op. Hoewel ze het liefst terug naar huis zou gaan om in het huis van haar zoon te overlijden, stemt mevrouw in met tijdelijke opname in een verpleeghuis om verder te herstellen van de decubitus. Ogenschijnlijk heeft ze het in dat verpleeghuis, ondanks de aanhoudende wens naar huis te kunnen gaan, redelijk naar de zin. Ze overlijdt plotseling, twee maanden later, waarschijnlijk aan een hartinfarct of longembolie.

Vraag 12 Hoe beoordeelt u het verloop van de casus? Ben u tevreden? Waar had het beter gekund? Heeft u goed gehandeld volgens de eigen professionele standaard en de Wet op de geneeskundige behandelingsovereenkomst? Heeft u goed gehandeld als u kijkt naar de voorkeuren van mevrouw S.?

De casus van mevrouw S. illustreert dat zelfverwaarlozing een ernstig en langdurig probleem kan zijn dat zich niet altijd goed laat behandelen, met name doordat de patiënt iedere vorm van hulp hardnekkig afwijst. Zolang er geen gevaar bestaat voor patiënt of omgeving, is er geen mogelijkheid om een ingang voor hulpverlening te forceren. Die gelegenheid doet zich pas voor als een acute stoornis de vicieuze cirkel doorbreekt. Bij ouderen presenteert een dergelijk acuut moment zich vaak met acute verwardheid, bijvoorbeeld door een infectie of een val. Juist vanwege hun sociale isolement blijven deze patiënten soms lang van hulp verstoken en kan een aantal ernstige complicaties optreden, zoals dehydratie, decubitus, rabdomyolyse, urineretentie of -incontinentie, pneumonie, onderkoeling en andere verstoringen van het interne milieu. De zo ontstane metabole ontregeling kan gemakkelijk aanleiding geven tot een bijkomend delier. Ook bij mevrouw S. trad een aantal van deze complicaties op na haar val, omdat ze niet meer kon opstaan en er niet in slaagde hulp in te roepen.

> **Zoekopdracht**
> - Door welke oorzaken wordt rabdomyolyse met name veroorzaakt bij patiënten ouder dan 80 jaar?
> - Wat is de pathofysiologie van rabdomyolyse, welke complicaties dreigen er en hoe moet u rabdomyolyse behandelen?

> **Hint**
> Combineer in PubMed de MeSH-termen 'rhabdomyolysis' en 'aged, 80 and over'.

Achtergrondinformatie

Epidemiologie

Op dit moment bestaat ruim een derde van alle in algemene ziekenhuizen opgenomen patiënten uit ouderen. Hoevelen van hen daar liggen ten gevolge van de acute complicaties van zelfverwaarlozing is niet bekend. Uit een eerder door het Trimbos-instituut uitgevoerd onderzoek in de regio Midden-Kennemerland blijkt dat jaarlijks ruim 85 op de 10.000 zelfstandig wonende ouderen in een verwaarloosde toestand raken.[5] Bij deze incidentie zouden er in Nederland jaarlijks minstens 15.000 ouderen terechtkomen in een toestand van ernstige zelfverwaarlozing, zodat acute ontsporing dreigt.

Tabel 4.1 Kenmerken van verwaarlozing bij ouderen

1	Komt voor zowel bij mannen als vrouwen
2	Lichamelijke vervuiling door zelfverwaarlozing
3	Alleenstaand, sociaal isolement
4	Meerdere lichamelijke, psychische, sociale en financiële problemen
5	Fysieke handicaps door vermoeidheid, chronische ziekten en beperkte mobiliteit, of door een slecht gehoor, gezichts- of spraakvermogen
6	Gedragsproblemen zoals onrust, vergeetachtigheid, somberheid, achterdocht en verdriet
7	Afwijzing van alle hulp, ook als die noodzakelijk is voor de algemene dagelijkse levensverrichtingen

Er zijn drie vormen van verwaarlozing bij ouderen te onderscheiden. Het zijn 'stille' vormen van verwaarlozing die, in tegenstelling tot bijvoorbeeld verwaarlozing bij schizofrenie, meestal niet tot overlast leiden voor de directe woonomgeving:

– verminderde zelfzorg;
– woningvervuiling;
– extreme teruggetrokkenheid.

Van de drie komt verminderde zelfzorg het meest voor: de oudere zorgt niet meer goed voor zichzelf, wast zich zelden of nooit, draagt lagen oude kleding over elkaar en kleedt zich niet uit voor het slapen gaan. Ook ondervoeding, een ongezond voedingspatroon, onverzorgde wonden of onbehandelde lichamelijke aandoeningen en medicatieontrouw zijn kenmerken van verminderde zelfzorg.

Bij ongeveer 30% van de gevallen van verwaarlozing speelt ook vervuiling van de woning een belangrijke rol.[6] Er is achterstallig onderhoud, de tuin is verwilderd, het huis is vervuild, in de woning treft men grote hoeveelheden kranten, ongeopende post, verschimmelde levensmiddelen, bedorven voedsel en vuilnis aan. Niet zelden leeft de patiënt samen met meerdere honden, katten en andere huisdieren. Soms treft men wonderlijke verzamelingen aan van voorwerpen afkomstig van de straat of van rommelmarkten.

Bij mevrouw S. had de zelfverwaarlozing het karakter van zowel verminderde zelfzorg als woningvervuiling. Doordat zij nog contact onderhield met de pastor kan men niet spreken van extreem teruggetrokken gedrag. Ze had geen bizarre verzameling spullen of dieren maar was er wel in geslaagd de hulpverlening jarenlang buiten de deur te houden.

Etiologie

Lichamelijke stoornissen (hartfalen, COPD, ondervoeding, valneiging), psychische problematiek (psychiatrische stoornis, dementie) en sociaal isolement komen veel voor onder verwaarloosde ouderen.[7] Het is duidelijk dat allerlei chronische aandoeningen de mogelijkheden tot zelfzorg rechtstreeks beperken. Dit probleem komt dan ook zeer frequent voor en moet onderscheiden worden van zelfverwaarlozing door onwil, die een andere etiologie heeft (figuur 4.1). Deze laatste vorm laat zich het beste omschrijven als een geriatrisch syndroom[2], dat wil zeggen een klinisch fenomeen dat vaak bij ouderen voorkomt en dat ontstaat door een opeenstapeling van beperkingen in meerdere orgaansystemen. Geriatrische syndromen gaan gepaard met een snel verlies van zelfstandigheid en met verhoogde mortaliteit. De predisponerende factoren (zie tabel 4.2, zie ook hoofdstuk 1) overlappen elkaar vaak.[2,7,8]

Tabel 4.2 Kenmerken van geriatrische syndromen

1	Benoemd naar symtomen die veel voorkomen bij ouderen.
2	Meestal een multifactoriële etiologie.
3	Geassocieerd met toegenomen morbiditeit en mortaliteit.
4	Geassocieerd met sneller verlies van zelfredzaamheid, waarbij het risico op functieverlies toeneemt naarmate er meer oorzakelijke factoren in het spel zijn.
5	Overlap in oorzakelijke factoren tussen de verschillende geriatrische syndromen.
6	Meest effectief behandeld met multifacet interventies.

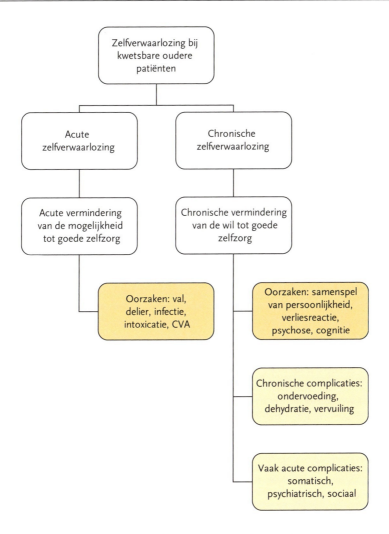

Figuur 4.1   Stroomschema: differentiatie van chronische en acute aspecten van zelfverwaarlozing

Mevrouw S. bijvoorbeeld had meerdere chronische beperkingen (slechte visus, slechte mobiliteit, beperkte geheugenfunctie, achterdochtige karaktertrekken), maar geen evidente chronische ziekten. De etiologie van een dermate ernstige ontsporing van het functioneren zonder dat er een duidelijke ziektediagnose te stellen is, sluit goed aan bij de etiologische verklaring van een geriatrisch syndroom.

Preventie en behandeling

Wanneer zelfverwaarlozing ontstaat door functieverlies bij het optreden van een acute ziekte is het meestal geen onoverkomelijk probleem om zorg te regelen, zelfs wanneer dat per acuut moet gebeuren. In deze gevallen is het probleem immers niet dat de patiënt de zorg blokkeert, maar dat hij niet in staat is voor zichzelf te zorgen. In die gevallen van zelfverwaarlozing waarin de patiënt de noodzakelijke zorg uit de weg gaat, is een effectieve behandeling echter veel moeilijker tot stand te brengen. Wanneer men een patiënt geregeld weet te monitoren op mogelijke ontsporingen, is waarschijnlijk het maximale gedaan aan de preventie van acute situaties. De behandeling in engere zin bestaat dan uit het aanpakken van zoveel mogelijk etiologische factoren van de zelfverwaarlozing. Farmacologische behandeling kan daar deel van uitmaken (bijvoorbeeld met een selectieve serotonineheropnameremmer in geval van een depressie of angststoornis). Zoals bij de meeste geriatrische syndromen is de behandeling effectiever naarmate er meer facetten een plaats in krijgen. Gedragsmatige en milieutherapeutische benaderingen zijn van groot belang in gevallen van chronische zelfverwaarlozing die is ontstaan uit onwil. De ambulante geestelijke gezondheidszorg en de instellingen voor geestelijke gezondheidszorg bieden voor deze categorie patiënten een grote scala van begeleidingsprojecten. Ze zorgen voor vaste contactafspraken, voor daginvulling, voor minimale zorg en voor het vermijden van gevaarlijke omstandigheden (bedorven voedsel, gevaarlijke omstandigheden in huis). De behandeling kan allerlei vormen aannemen, van dagbehandeling tot losse, weinig frequente contacten of klinische opnamen. Deze laatste houden vooral verband met de acute ontsporingen, zowel somatische als psychiatrische.

Desalniettemin blijft de prognose somber. Onderzoekers die ruim 80% van een groep patiënten met zelfverwaarlozing konden volgen, zagen in 43% van de gevallen van gewilde zelfverwaarlozing geen verandering na start van de begeleiding en behandeling.[9] In 15% van de gevallen zag men achteruitgang, 8% toonde eerst een verbetering en daarna een terugval en in 15% zag men blijvende verbetering. Zelfverwaarlozing gaat ook gepaard met een toename van de morbiditeit en een tot tweemaal verhoogd sterfterisico.[2] Deze gegevens onderstrepen het belang van tijdige herkenning, begeleiding en behandeling.

Conclusie

Zelfverwaarlozing komt veel voor onder ouderen, zowel in een vorm waarin zij niet meer voor zichzelf *kunnen* zorgen als in een vorm waarin zij niet meer voor zichzelf *willen* zorgen. Beide vormen laten zich het best omschrijven als geriatrische syndromen met een multifactoriële etiologie. Omdat slechts weinig patiënten echt genezen en de neiging tot zelfverwaarlozing kwijtraken, zullen de zorgverleners blijvend alert moeten zijn bij deze patiënten, omdat er uiteindelijk uit de zelfverwaarlozing vaak ernstige, acute situaties voortkomen. Deze acute medische situaties bestaan vooral uit vallen, al dan niet met verder letsel, dehydratie, decubitus, rabdomyolyse, infecties en de complicaties van deze problemen.

Het probleem 'zelfverwaarlozing' is zelf helaas een verwaarloosd onderwerp in de medische basisopleiding en de medisch-specialistische vervolgopleidingen. Toch illustreert de verwaarloosde oudere heel duidelijk dat geriatrische problematiek zich vaak specifiek presenteert, een toegesneden behandeling nodig heeft en van professionals voldoende kennis van zaken en een passende attitude vraagt. De kwetsbare oudere die verwaarloosd is, moet medisch serieus worden genomen. Met een goed en breed geriatrisch onderzoek komt men vrijwel altijd tot een individueel verklaringsmodel en is het mogelijk een plan van aanpak op te stellen dat acute ontsporingen kan voorkomen.

Literatuur

1 Preventing the abuse of elders [internet]. New York (NY): National Committee for the Prevention of Elder Abuse (NCPEA), 2008. http://www.preventelderabuse.org, geraadpleegd februari 2012.
2 Pavlou MP, Lachs MS. Could self-neglect in older adults be a geriatric syndrome? J Am Geriatr Soc 2006;54:831-42.
3 Clark AN, Mankikar GD, Gray I. Diogenes syndrome: A clinical study of gross neglect in old age. Lancet 1975;1:366-8.
4 Boer F de, Smits C. OGGZ en verwaarloosde ouderen. Utrecht: Trimbos-instituut, 2003.
5 Vaarwerk M te, Smit F, Loor R, Weeghel J van. Zelfverwaarlozing bij zelfstandig wonende vijfenzestigplussers. Aard en omvang in Midden-Kennermerland. Tijdschrift voor Sociale Geneeskunde 2000;78:280-5.
6 Gaag-Haars AW van der. Woningvervuiling bij ouderen: Een onderschat en complex probleem. Ned Tijdschr Geneeskd 2000;144:2485-7.
7 Olde Rikkert MGM, Rigaud A-S, Van Hoeyweghen R. Geriatric syndromes: Progress in geriatrics or medical misnomer. Neth J Med 2003;61:83-7.
8 Hilliard AA, Weinberger SE, Tierney LM Jr, Midthun DE, Saint S. Clinical problem-solving. Occam's razor versus Saint's Triad. N Engl J Med 2004;350:599-604.
9 Koeck A. Bouckaert F, Peuskens J. Verzamelzucht als hoofdsymptoom van het Diogenes syndroom. Tijdschr Psychiatr 2007;49:195-9.

5 De patiënt met gewichtverlies

Evelien Pijpers, Lisette de Groot en Jos Schols

Inleiding

Casus
- Voorgeschiedenis
- Anamnese
- Lichamelijk onderzoek
- Laboratoriumuitslagen
- Aanvullend onderzoek
- Beschouwing

Achtergrond
- Epidemiologie
- Etiologie
- Diagnostiek
- Behandeling

Conclusie

Literatuur

Inleiding

Gewichtverlies bij ouderen is vrijwel altijd onvrijwillig en dus ongewenst. Wij zullen ons in dit hoofdstuk dan ook beperken tot deze vorm van gewichtverlies. Ongewenst gewichtverlies komt relatief veel voor bij patiënten in de thuiszorg, in ziekenhuizen en in verpleeg- en verzorgingshuizen. Het is niet alleen gerelateerd aan de aanwezigheid van ziekten, medicatiegebruik en zorgafhankelijkheid, maar kan ook samenhangen met diverse psychische en sociale factoren en met de kwaliteit van de ontvangen zorg. Niet zelden ontstaat daarbij ook een toestand van ondervoeding. Fragiele, zieke en hulpbehoevende ouderen hebben een extra hoog risico op ondervoeding.

Ongewenst gewichtverlies is het meest opvallende symptoom van ondervoeding, een syndroom dat epidemiologisch bovendien geassocieerd is met een toegenomen morbiditeit en mortaliteit. Daarbij tast een toestand van ondervoeding ook de levenskwaliteit van kwetsbare ouderen aan.

In de dagelijkse praktijk van de gezondheidszorg is men vaak te weinig alert op het geriatrische syndroom ondervoeding, terwijl veel getroffen patiënten en ook zieke ouderen bij extra voedingsaandacht gebaat zouden zijn. Dit betekent overigens niet dat elk voedingsprobleem bij zieke ouderen opgelost kan en moet worden.

> **Na bestudering van dit hoofdstuk kunt u:**
> - somatische, psychiatrische en psychosociale factoren benoemen die bijdragen aan het ontstaan van chronische ondervoeding bij oudere patiënten;
> - strategieën aangeven hoe om te gaan met het probleem van ziektegerelateerd gewichtverlies bij oudere patiënten;
> - zo nodig kiezen voor een adequate en op genezing gerichte voedingsinterventie, maar soms ook beseffen dat het beter is ervan af te zien.

Casus

Voorgeschiedenis

> Op de polikliniek ouderengeneeskunde komt een nieuwe patiënte, mevrouw B. Zij is 79 jaar. De huisarts schrijft in de verwijsbrief dat patiënte bij afgenomen eetlust toenemend gewichtverlies vertoont. Inmiddels is zij in zes maanden tijd 9 kg afgevallen. Haar voorgeschiedenis vermeldt alleen coxartrose, waarvoor zij zo nodig een NSAID gebruikt.

Vraag 1 *Wat is de definitie van ongewenst gewichtverlies?*

Klinisch relevant ongewenst gewichtverlies wordt meestal gebruikt als criterium voor ondervoeding, maar de definitie ervan wisselt. Men spreekt van ondervoeding bij een gewichtverlies van 5% of meer van het gewoonlijke lichaamsgewicht in een tijdsverloop van één maand. Matig ernstige ondervoeding, dat wil zeggen een afname van meer dan 10% van het uitgangsgewicht in de laatste zes maanden, is geassocieerd met functionele achteruitgang en slechtere uitkomsten bij allerlei interventies. Een verlies van

15-20% of meer van het oorspronkelijke lichaamsgewicht past bij ernstige ondervoeding. Ongewenst gewichtverlies en ondervoeding zijn geassocieerd met stoornissen in de immuniteit, slechtere wondgenezing, decubitus en toegenomen morbiditeit en mortaliteit.[1]

Vraag 2 *Wat is de aanbevolen calorie-inname voor volwassenen? Veranderen de aanbevolen hoeveelheden vanaf 65 jaar?*

Binnen de Nederlandse Voedingsnormen wordt de gemiddelde energiebehoefte van volwassenen berekend als het product van de basale stofwisseling en de PAL-waarde (*physical activity level*). Bij een laag niveau van lichamelijke activiteit bedraagt de PAL-waarde 1,6 voor volwassenen en 1,5 voor 70-plussers. De basale stofwisselingssnelheid (BMR) wordt door de Voedingsraad geschat op basis van lichaamsgewicht, leeftijd en geslacht:

$$\text{BMR (MJ/dag)} = a + bX,$$

waarin a = 3,43 voor 75+-mannen en 2,61 voor 75+-vrouwen, b = 0,035 voor 75+-mannen en 0,041 voor 75+-vrouwen, en X = lichaamsgewicht in kg.

De aanbevolen hoeveelheid voor een 75+-man van 74 kg is aldus 9,3 MJ (2222 kcal) per dag en voor een 75+-vrouw van 63 kg 7,8 MJ (1864 kcal) per dag.[2]
Snel geschat bedraagt de dagelijkse caloriebehoefte bij gezonde volwassenen 105-126 kJ/kg (25-30 kcal/kg). Wanneer er sprake is van ziekte en dus stress stijgt de caloriebehoefte naar 126-167 kJ/kg (30-40 kcal/kg), en bij sepsis zelfs tot 167-209 kJ/kg (40-50 kcal/kg). Deze vuistregel geldt niet meer op hogere leeftijd of bij obesitas, waar de laatste regels de behoefte overschat. Goede voorspellingsformules ontbreken in dit geval en het verloop van het gewicht is de meest praktische parameter om de voeding op bij te sturen.

Vraag 3 *Noem een instrument waarmee de voedingstoestand van een oudere patiënt kan worden ingeschat*

Met behulp van eenvoudige tests en vragenlijsten kan de voedingstoestand op relatief makkelijke wijze gescreend worden.[3]
Een voorbeeld van een dergelijk screeningsinstrument, dat gevalideerd en bruikbaar is voor de oudere populatie, is de Mini Nutritional Assessment (MNA, zie www.mna-elderly.com).

Vraag 4 *Wat is de prevalentie van ongewenst gewichtverlies bij 65-plussers die zelfstandig wonen met of zonder thuiszorg? En wat zijn de prevalenties in ziekenhuizen en in verzorgings- of verpleeghuizen?*

De literatuur geeft heel verschillende prevalentiecijfers voor risico op ondervoeding bij 65-plussers. Een review van onderzoeken op basis van de MNA liet de volgende prevalenties zien:
– niet-zieke thuiswonende ouderen 0-8%;
– ouderen die thuiszorg ontvingen 0-30%;

– ouderen opgenomen in ziekenhuizen 1-74%;
– chronisch geïnstitutionaliseerde ouderen 5-71%.

De variaties in de percentages werden toegeschreven aan verschillen in afhankelijkheid en gezondheidsstatus van de ouderen in de verschillende settings.[4]

Het Landelijke Prevalentieonderzoek Zorgproblemen (LPZ) dat jaarlijks in Nederland wordt uitgevoerd, meldt voor geriatrische afdelingen van ziekenhuizen, verpleeghuizen en verzorgingshuizen ondervoedingpercentages van respectievelijk 36%, 23% en 28%, en maakt dus eveneens duidelijk dat de voedingsstatus van kwetsbare en zieke ouderen aandacht behoeft.[4,5]

Vraag 5   Wat is de differentiaaldiagnose van ongewenst gewichtverlies bij oudere mensen?

Vele onderliggende aandoeningen kunnen de oorzaak zijn of bijdragen aan onvrijwillig en ongewenst gewichtverlies (overigens ongeacht leeftijd). Deze aandoeningen kunnen worden onderverdeeld naar aangedaan orgaansysteem en/of etiologie. Tabel 5.1 geeft

Tabel 5.1   Mogelijke oorzaken van ongewild gewichtverlies[1,5]

Organische aandoeningen	Verhoogde energiestofwisseling: bijvoorbeeld koorts, maligniteiten, endocriene stoornissen, chronische infecties (aids, tbc), chronische nierinsufficiëntie, COPD en hartfalen
	Verlies nutriënten: bijvoorbeeld braken, malabsorptie en andere gastro-intestinale aandoeningen (onder andere stomapatiënten), nierinsufficiëntie
	Verminderde inname door afname stofwisselingssnelheid, afname lichamelijke activiteit, veranderde smaak, slecht gebit, slikproblemen, visuele -, auditieve – of verstandelijke handicap, pijn, anorexie
Psychologische en psychiatrische aandoeningen	Cognitieve stoornis, delier, depressie, dementie, ziekte van Parkinson, angststoornissen, fobieën, obsessie, anorexia nervosa, chronische psychosen, drugsverslaving, alcoholmisbruik, misbruik
Sociaal	Onvoldoende zorg, geldgebrek, sociale isolatie, afgenomen mobiliteit
Medicatie (voorbeelden)	Analgetica
	Antibiotica
	Ontstekingsremmers: corticosteroïden, non-steroïde ontstekingsremmers (NSAID's)
	Cardiovasculair: antiaritmica, antihypertensiva, kaliumsupplementen, hartglycosiden
	Centraal zenuwstelsel: antidepressiva, antipsychotica, anti-epileptica
	Hormonale en metabole middelen, orale bloedglucoseverlagende middelen
	Maag-darmkanaal: antacida, laxantia, H_2-receptorantagonisten

een overigens zeker niet compleet overzicht van relevante oorzakelijke factoren, ingedeeld volgens het biopsychosociale model.
Vaak zijn meerdere factoren aanwezig bij één geriatrische patiënt, zodat ondervoeding op hoge leeftijd ook tot de geriatrische syndromen wordt gerekend. Uit diverse kleinere onderzoeken naar de oorzaken van ongewenst gewichtverlies komen als meest voorkomende (deel)oorzaken naar voren: depressie, cognitieve stoornissen, gastro-intestinale oorzaken (meestal ulcera en motiliteitsstoornissen) en kanker.[1]

Vraag 6 Welke specifieke anamnestische gegevens wilt u in ieder geval van mevrouw B. weten?

– Aantoonbaar gewichtverlies, zoals een afname van de kledingmaat.
– Geobjectiveerd gewichtverlies in de laatste maand en in de laatste zes maanden.
– Geassocieerde klachten en symptomen, specifiek (zoals pijn op de borst, hartkloppingen, slikklachten enzovoort) en niet-specifiek (zoals anorexie, vermoeidheid, misselijkheid en braken).
– Eetlust en voedselinname.
– Recente verandering van voedingsgewoonten.
– Medicatiegebruik.
– Psychische klachten en sociale omstandigheden.

Vraag 7 Ook de vochtinname van ouderen is een aandachtspunt. Niet zelden zijn ouderen bij opname in een ziekenhuis gedehydreerd. Wat zijn enkele relevante aandachtspunten bij de diagnostiek en preventie van dehydratie bij ouderen?

Dehydratie is de meest voorkomende vocht- en elektrolytenstoornis bij ouderen, en gaat ook gepaard met een hoge mortaliteit, indien niet adequaat behandeld.
Bij kwetsbare ouderen zijn, naast fysiologische veranderingen, ook veel ziektegebonden, iatrogene, sociale en omgevingsgerelateerde risicofactoren voor dehydratie aanwezig. De vochtinname en vochtbalans van zorgafhankelijke ouderen moeten daarom nauwkeurig gevolgd worden, vooral tijdens koorts, een delier en bij hitteperioden.
De klinische diagnose dehydratie is bij ouderen vaak niet eenvoudig te stellen. Snel verlopend gewichtverlies, een afgenomen huidturgor, een afgenomen diurese en droge slijmvliezen zijn indicatief maar niet specifiek. Een droge tong en aanwezige lengtegroeven in de tong zijn redelijk gevoelige signalen van dehydratie, maar hun absolute diagnostische waarde blijft matig. Als er sprake is van vochtige oksels is dehydratie minder waarschijnlijk (specificiteit circa 80%), terwijl droge oksels een weinig gevoelig teken zijn van dehydratie (sensitiviteit circa 50%).[6]
De serumcreatinine- en plasmanatriumconcentraties geven een indicatie voor een (prerenale) nierinsufficiëntie en een hypo-, iso- of hypertone dehydratie. Bij een afwijking in de plasmanatriumconcentratie is bepaling van de natriumuitscheiding in de urine en van de fractionele natriumexcretie zinvol om het zoutconserverend vermogen van de nieren te bepalen. Wanneer de patiënt diuretica gebruikt of recent gebruikt heeft, voldoet de fractionele ureumexcretie voor dit doel beter dan de fractionele natriumexcretie.[7] Herhaalde metingen zijn zinvol bij ouderen die al bekend zijn met dehydratie en tijdens de behandeling van dehydratie.

Maatregelen ter voorkoming van dehydratie gaan uit van een minimale vochtinname van 1,7 l/24 uur voor elke oudere. Het is daarbij belangrijk dat de patiënt voldoende drinkt bij de maaltijden en ook tussen de maaltijden in. Een goede spreiding van de vochtinname over de dag kan in de praktijk ook gerealiseerd worden door extra drinken te stimuleren bij (zelf)verzorgende handelingen, zoals tandenpoetsen, het innemen van medicijnen enzovoort. Daarbij is het beter om vaak kleine hoeveelheden te drinken dan minder vaak een grote hoeveelheid.

In perioden van acute ziekten (bijvoorbeeld infecties met koorts) of in hitteperioden moet door formele en informele zorgverleners extra aandacht besteed worden aan de bewaking van de vochtbalans bij (kwetsbare) ouderen.

Ernstige dehydratie (bij ernstig watertekort) en ernstige verstoringen van de zoutbalans vormen vaak aanleiding tot ziekenhuisopname.

Anamnese

> Mevrouw B. is al vier maanden 'aan het sukkelen'. Zij is moe, somber en moedeloos en eet minder, waardoor ze is afgevallen van 70 kg een half jaar geleden naar 61 kg nu. Patiënte kan niet aangeven waarom ze minder eet. Het eten smaakt haar gewoon niet. Ze slaapt slecht omdat ze zich zorgen maakt over haar afnemende conditie. Patiënte woont samen met haar echtgenoot in een eigen huis. Ze doen samen de boodschappen en het huishouden en mevrouw kookt nog dagelijks een warme maaltijd. Er is hulp voor het zwaardere huishoudelijke werk en de dochter van het echtpaar springt af en toe bij. Andere klachten zijn er eigenlijk niet. Als ze wel eens pijn in de gewrichten heeft, gebruikt ze een tablet diclofenac.
>
> Zowel de echtgenoot als de dochter van mevrouw B. maken zich zorgen, ze zoeken de oorzaak van de klachten in een stemmingsprobleem. Een aanleiding voor een depressie kunnen ze niet aangeven en mevrouw heeft nooit eerder stemmingsproblemen gehad.
>
> Navraag naar de gebruikelijke voedselconsumptie door middel van een dieetanamnese laat zien dat de energie-inname laag is. Hierdoor schiet niet alleen de energievoorziening tekort maar dreigt ook een tekort aan vele micronutriënten, zoals foliumzuur, vitamine B en soms ook vitamine A, C en D.[7]

Vraag 8   *Wat is volgens u, gelet op bovenstaande informatie, de meest waarschijnlijke oorzaak van het onvrijwillige gewichtverlies van uw patiënte?*

In bovenstaande anamnese valt de vermoeidheid op, gecombineerd met verlies aan eetlust en ernstige ondervoeding (> 15% gewichtverlies). Een stemmingsstoornis als oorzaak van de klachten lijkt minder waarschijnlijk, maar kan niet worden uitgesloten ondanks het ontbreken van depressiviteit in de voorgeschiedenis en van een aanleiding voor een reactieve stemmingsstoornis. Patiënte geeft aan moedeloos te zijn ten gevolge van haar gebrek aan energie en het gevoel dat het huishouden haar boven het hoofd groeit. Ze slaapt slecht omdat ze zich zorgen maakt over haar afgenomen conditie, maar er is geen sprake van een dagschommeling en ze kan zeker nog genieten van een dagje uit met de kleinkinderen. Ze ontkent ziekelijke somberheid of depressie. Ze geeft aan dat ze geen slikklachten of passageproblemen heeft en ontkent desgevraagd zuurbranden, opboeren of maagklachten. Patiënte heeft geen verandering in het ontlastingspatroon opgemerkt en geen verandering in het aspect van de ontlasting. Bij het gebruik van een NSAID zonder maagbescherming zou bij patiënte sprake kunnen zijn van een maagulcus, met een anemie die de vermoeidheid zou kunnen verklaren. Gezien het ontbreken van diarree of melaena is er echter geen sprake van grotere hoeveelheden bloedverlies in één keer.

Solide tumoren, ongeacht de locatie, gaan vaak gepaard met een sluipend verlies van eetlust en vermagering, anemie en algehele malaise. Op basis van de cytokineproductie zou een relatie met de tumoractiviteit kunnen worden gelegd.[8] Het risico op schildklierlijden is op hogere leeftijd groter dan op jongere leeftijd. Een schildklierdisfunctie geeft bovendien op hogere leeftijd vaak aspecifieke klachten, zoals algehele malaise, apathie en secundaire anemie. Suikerziekte is ook een mogelijke oorzaak, al is er geen sprake van een toename van de mictiefrequentie en -hoeveelheid en meldt patiënte ook geen recidiverende infecties. Zij ontkent dat zij cardiale klachten heeft, zowel bij het huidige onderzoek als in het afgelopen jaar.

Vraag 9   *Wat is nu uw differentiaaldiagnose?*

De differentiaaldiagnose omvat de volgende mogelijkheden.
– Maligniteit, mogelijk in de tractus digestivus, met secundaire anemie en verlies aan eetlust.
– Ulcuslijden bij NSAID-gebruik, met secundaire anemie en eetlustverlies.
– Schildklierlijden of diabetes mellitus.
– Status na stil myocardinfarct, cardiale ischemie of cardiomyopathie met als gevolg pompfalen (luxerend moment mogelijk een anemie).
– Depressie.
– Combinatie van de bovenstaande problemen.

Vraag 10   *Waar let u op bij het lichamelijk onderzoek?*

Een volledig lichamelijk onderzoek is nodig, inclusief lichaamsgewicht en lichaamslengte. Hieruit kan de *body mass index* (BMI, kg/m^2) worden berekend. Als aanvulling op standaard lichamelijk onderzoek dient men bij gewichtverlies speciale aandacht te schenken aan enkele kenmerkende bevindingen.

De indicatoren voor anemie, zoals bleke conjunctivae, handpalmen en slijmvliezen, zijn niet altijd betrouwbaar. Bij chronische anemie kan er sprake zijn van bleke slijmvliezen en huid door afname van circulerend oxyhemoglobine in huid en subconjunctivale capillairen en venulen. Dit is echter niet altijd betrouwbaar omdat de huidskleur ook wordt bepaald door de diameter en hoeveelheid van deze kleine vaatjes, en door vasoconstrictie of vasodilatatie. Nuttig is het vergelijken van de kleur van de conjunctivale rand met de kleur van de dieper gelegen posterieure palpebrale conjunctiva. Dit heeft een goede sensitiviteit maar een matige specificiteit: afwezigheid van dit teken sluit het bestaan van anemie zeker niet uit.

Meting van de centraalveneuze druk, bloeddruk liggend en staand, polskwaliteit en -snelheid, controle op perifeer oedeem en auscultatie van longen en hart geven informatie over de hydratietoestand en ook over mogelijk pompfalen of kleplijden. Dat is belangrijk enerzijds gezien het gebrek aan inname van voeding en mogelijk ook vocht door patiënte, anderzijds om kleplijden en/of hartfalen vast te kunnen stellen. Veel traditionele tekenen van hypovolemie, zoals droge slijmvliezen, diepliggende ogen en droge huid en tong, komen uit de klassieke beschrijving van choleraslachtoffers en zijn niet betrouwbaar voor minder extreem uitgedroogde patiënten. De turgor van de huid wordt vooral bepaald door de hoeveelheid elastine en deze neemt af met de leeftijd, zodat de huidturgor geen betrouwbare indicatie geeft van de hydratietoestand van oudere patiënten. De relatie van orthostatische hypotensie met dehydratie of bloedverlies is niet eenduidig. Orthostatische hypotensie op hogere leeftijd is vaak beter te verklaren op basis van een afname van de autonome reflexen.

Een onderzoek van mond en gebit mag niet ontbreken. Een droge mond, eigen tanden die in slechte toestand verkeren, een slecht zittend kunstgebit, drukplekken en/of infecties van mond- en keelholte geven informatie over de (on)mogelijkheid eten te kauwen of weg te slikken.

In verband met de mogelijke associatie van de gepresenteerde klachten met een kwaadaardige aandoening moet bij het lichamelijk onderzoek gezocht worden naar tekenen van een (behandelbare) maligniteit. Hierbij mag palpatie van de schildklier niet achterwege blijven, aangezien toxisch multinodulair struma de meest voorkomende oorzaak is van hyperthyreoïdie op hogere leeftijd.

Mammae, huid en lymfeklieren worden geïnspecteerd en gepalpeerd, en een zorgvuldig onderzoek van het abdomen wordt verricht, inclusief rectaal toucher.

Speciale aandacht wordt gevraagd voor verlies van onderhuids vetweefsel (ter hoogte van metacarpale V) en sarcopenie (musculaire atrofie van de hogere leeftijd, vooral goed waar te nemen door spieratrofie ter hoogte van de schouders in de m. deltoideus en ter hoogte van de dijen in de m. quadriceps).

Aspecifieke tekenen van ondervoeding zijn verder alopecia, oedeem in de onderste extremiteiten bij afhangende benen of langdurig zitten (ook wel 'dependency oedeem' genoemd), droog haar of pigmentverlies van het haar, schilfering van de huid, glossitis en spierzwakte.

Lichamelijk onderzoek

> Het lichamelijk onderzoek laat een wat bleke, nerveus ogende vrouw zien met een droge mond, slecht passende gebitsprothese, stomatitis ragadiformis in de mondhoeken (perlèche) en dunner haar. De conjunctivale randen zijn bleker dan de posterieure conjunctivale fossa. Er is sprake van bleke handpalmen beiderzijds. Geen tremoren. Mevrouw is niet acuut ziek, heeft een normaal bewustzijn en vertoont geen cognitieve beperkingen. Haar gewicht is 61 kg bij een lichaamslengte van 1,68 m (BMI 22 kg/m^2). De kledingmaat is afgenomen in de laatste zes maanden. De centraalveneuze druk is niet verhoogd, er is geen perifeer oedeem, de bloeddruk is 168/92 mmHg liggend en 152/86 mmHg staand, zonder klachten, de pols is 84/min regulair. De schildklier is beiderzijds net palpabel, zonder nodi. In de mondholte geen bijzonderheden, behoudens de perlèche en een slecht passende gebitsprothese. De oksels zijn droog. Er zijn geen palpabele klieren in hals, oksels en liezen. De mammae vertonen atrofie zonder palpabele afwijkingen of uitvloed. Over hart en longen zijn geen afwijkingen te horen. Het abdomen is ingevallen, de rechter bovenbuik is gevoelig zonder palpabele lever of gal-

blaas, de buik is verder soepel, maar ook wat gevoelig in de rechter onderbuik, opnieuw zonder palpabele afwijkingen. Rectaal toucher levert geen bijzonderheden op en aan de handschoen kleeft bruine feces. Er is sprake van een symmetrische, vooral proximaal afgenomen spiermassa, de knieën zijn bewegingsbeperkt en krakend bij flexie. Verder zijn de tenen en voeten warm en is er sprake van spataderen beiderzijds.

Vraag 11 *Welke differentiaaldiagnostische overwegingen heeft u na het volledige lichamelijk onderzoek?*

De verdenking op anemie is versterkt gezien de bevindingen aan conjunctiva, mondhoeken en handpalmen.
In de differentiaaldiagnose blijft dus op de eerste plaats de verdenking op een maligniteit in de tractus digestivus aanwezig. Pathologie van de maag kan op grond van de gepresenteerde klachten niet worden uitgesloten, maar bij ontbreken van melaena ook niet worden hardgemaakt. De bevindingen bij het onderzoek van het abdomen zijn a-specifiek. Er is geen orthostatische hypotensie. Patiënte heeft geen verhoogde CVD, perifeer oedeem ontbreekt en er is een rustige regelmatige pols zonder polsdeficit. Over hart en longen worden geen afwijkingen gehoord.

Vraag 12 *Wat is uw initiële aanvullende onderzoek?*

Gezien de verdenking op een anemie als gevolg van een maligniteit in de tractus digestivus worden Hb en MCV bepaald. De verdenking op dehydratie kan worden onderbouwd door middel van het bepalen van het plasmanatrium, het serumcreatinine en de natriumuitscheiding in de urine. Een mogelijke oorzaak van dehydratie, buiten de verminderde inname van vocht en voeding, zou hypercalciëmie kunnen zijn ten gevolge van botmetastasen bij een maligniteit, dus ook serumcalcium en albumine moeten worden bepaald. Ook onderzoek van de leverfuncties is zinvol, gezien de mogelijkheid van een maligniteit met metastasen. Gezien de gehanteerde differentiaaldiagnosen moeten ook het TSH, nuchter glucose en de hartenzymen worden bepaald om schildklierpathologie, diabetes of cardiale ischemie uit te sluiten. Aanvullend moet een ecg worden gemaakt.

Laboratoriumuitslagen

De laboratoriumuitslagen van mevrouw B. zijn als volgt (de referentiewaarden staan er tussen haakjes achter).
BSE 86 mm (0-12 mm). Hb 6,7 mmol/l (7,3-9,7 mmol/l). MCV 73 fl (87-98 fl). Leukocyten 7,5 × 10^9/l (3,5-11,0 × 10^9/l). Natrium 139 mmol/l (135-145 mmol/l). Creatinine 95 µmol/l (50-100 mol/l), was twee maanden tevoren 62 mol/l. Calcium 2,35 mmol/l (2,10-2,55 mmol/l). Alkalische fosfatase 87 IE/l (0-140 IE/l). Gamma-GT 32 IE/l (0-35 IE/l). ASAT 28 IE/l (0-30 IE/l). ALAT 22 IE/l (0-35 IE/l). LDH 250 IE/l (0-450 IE/l). TSH 2,0 mIE/l (0,4-3,5 mIE/l). Albumine 28,2 g/l (32,0-47,0 g/l). Trombocyten 397 × 10^9/l (130-350 × 10^9/l). Serumijzer 31 µg/dl (80-100 µg/dl). Serumferritine 24 µg/l (30–300 µg/l). Reticulocyten 1%. Stollingstests ongestoord. Nuchter glucose 4,7 mmol/l (3,1-7,8

> mmol/l). Ecg: sinusritme, 86/min, intermediaire hartas, geen aanwijzingen voor ischemie of infarcten.

Vraag 13 *Wat zijn uw differentiaaldiagnostische overwegingen naar aanleiding van bovenstaande uitslagen?*

Het hemoglobine is te laag, evenals het MCV. Dit pleit voor een microcytaire anemie op basis van ijzergebrek. Het serumferritine bevestigt gewoonlijk deze verdenking, maar is ook een acutefase-eiwit waarvan de concentratie stijgt bij een ontsteking. Gezien het lage albuminegehalte en de hoge bloedbezinking is het serumferritine hier dus waarschijnlijk geen betrouwbare maat. De nierfunctie is verslechterd, de geschatte renale klaring, berekend met de MDRD-formule is 52 ml/min. Het laboratorium levert deze schatting (berekend met de verkorte MDRD-formule) standaard mee met de kreatininebepaling. Een andere veelgebruikte formule voor het berekenen van de klaring is de cockcroft-gaultformule. Geen van beide formules geeft de klaring bij geriatrische patiënten accuraat weer. Over het algemeen geeft de MDRD een overschatting en Cockcroft-Gault een onderschatting, met een ruime foutmarge (voor de formule zie hoofdstuk 22).

In het geval van mevrouw B. zou een schatting van de klaring het best kunnen plaatsvinden na rehydratie. Klaringsformules zijn echter alleen betrouwbaar bij euvolemische patiënten (in een steady state qua vochtbalans), en gelden dus niet bij dehydratie. De betrouwbaarste methode is de klaring te berekenen in de stabiele fase, aan de hand van een 24-uurs urineverzameling op hoeveelheid en creatinine, maar dit blijkt in de praktijk, zeker bij incontinentie en bij patiënten met cognitieve stoornissen, vaak onhaalbaar.

Het normale serumcalcium (2,55 mmol/l na correctie voor het verlaagde albumine) en ook de normale activiteit van alkalische fosfatase pleiten niet voor botmetastasering. De leverfuncties zijn alle ongestoord.

Vraag 14 *In hoeverre is er betrouwbaar laboratoriumonderzoek met betrekking tot de voedingsstatus?*

De beste evaluatie van de voedingsstatus vindt plaats door middel van anamnese en lichamelijk onderzoek. Er zijn nauwelijks laboratoriumbepalingen die aanvullende informatie opleveren.[9] Men bepaalt toch vaak nog een albumineconcentratie, hoewel deze geen eenduidige informatie geeft over de voedingsstatus, zeker niet tijdens ziekteperioden.

Vraag 15 *Wat is uw aanvullende onderzoek in relatie tot de mogelijke onderliggende pathologie?*

De eerste stap in het vervolgonderzoek is in dit geval de coloscopie. Met een sigmoïdoscopie kan twee derde van de colontumoren worden gelokaliseerd, maar zelfs in geval van lokalisatie in rectum of sigmoïd moet een coloscopie volgen om afwijkingen hogerop in de darm uit te sluiten. Tevens wordt onderzoek naar metastasen verricht.

Aanvullend onderzoek

> Coloscopie: introductie tot in het caecum. In het colon transversum een semicirculair groeiend, ruimte-innemend proces verdacht voor maligniteit. Op de caecumbodem een polipeuze massa, niet veilig endoscopisch te verwijderen. Verder geen afwijkingen.
> Bij het pathologisch onderzoek van het caecum blijkt een adenocarcinoma in situ, invasie op dit biopt niet goed te beoordelen. Pathologisch onderzoek van het colon transversum wijst op een matig gedifferentieerd adenocarcinoom. Bij aanvullend onderzoek zijn er geen aanwijzingen voor metastasering.

Vraag 16 Wat is het te volgen beleid bij deze patiënte ten aanzien van het coloncarcinoom?

Het proces in het colon transversum groeit semicirculair en kan dus in de toekomst tot obstructie leiden. Het proces in het caecum geeft veel later klachten, waardoor het vaak pas in een laat stadium wordt gediagnosticeerd. Bij patiënte zijn geen aanwijzingen voor metastasering gevonden, waardoor een in opzet curatieve hemicolectomie rechts kan worden verricht.

Vraag 17 Hoe verklaart u het verlies van eetlust en gewicht bij patiënte, terwijl passageproblemen ontbreken en het defecatiepatroon onveranderd is?

In feite is hier sprake van een zich ontwikkelende ondervoeding, die men ook wel aanduidt als cachexie: gewichtverlies met afname van vet-, spier- en botmassa ondanks normale energie-inname.
De cachexie die wordt gevonden in latere stadia van kanker is zowel verzwakkend als levensbedreigend. Het is een syndroom dat gekenmerkt wordt door anorexie, anemie, gewichtverlies en verlies van vetweefsel en spiermassa. Dit syndroom veroorzaakt 20% of meer van de sterfte aan kanker. De dood ten gevolge van kankercachexie treedt pas op als het gewichtverlies nadert tot 30% van het oorspronkelijke gewicht. Kankercachexie vermindert de kwaliteit van leven in belangrijke mate en vermindert ook de respons op antineoplastische therapie. Aan kanker gerelateerde cachexie ligt een verstoring van de balans tussen proinflammatoire en anti-inflammatoire cytokinen ten grondslag, als gevolg van de interactie tussen tumor en gastheer. Deze zorgt voor een inflammatoire cascade. De betrokken cytokinen zouden hun werking uitoefenen op meerdere doelwitcellen zoals myocyten, adipocyten, hepatocyten, beenmerg, endotheelcellen en neuronen, en daar leiden tot een complexe cascade van biologische reacties, culminerend in cachexie.

Vraag 18 In hoeverre heeft het gewichtverlies invloed op uw beleid ten aanzien van het voortraject van de geplande operatie?

De incidentie van postoperatieve complicaties neemt aanzienlijk toe bij een gewichtverlies van meer dan 10% in de zes maanden voorafgaande aan de chirurgie. Met preoperatieve voeding gedurende ten minste tien dagen kan de incidentie van complicaties in het algemeen aanzienlijk worden gereduceerd. Bij een dergelijke ondervoeding wordt aanbevolen de ingreep zeven tot tien dagen uit te stellen ten behoeve van al dan niet kunstmatige bijvoeding (via wensdieet, sondevoeding of zo nodig parenterale voeding).[10]

Vraag 19 *In hoeverre is de kankergeassocieerde cachexie bij uw patiënte te behandelen met voedingsinterventies?*

Voedingsinterventies leveren bij kankercachexie vooralsnog geen verbetering op van het lichaamsgewicht, het vetvrije lichaamsgewicht, de functionele status of de kwaliteit van leven. Farmacologische interventies richten zich op de hypothalame regulatie van de eetlust en de remming van katabole factoren. De meestgebruikte middelen zijn megestrol en medroxyprogesteronacetaat. Het gewonnen gewicht is echter waarschijnlijk eerder toe te schrijven aan een toename van water dan aan een toename van spierweefsel. Het effect op morbiditeit en mortaliteit is niet duidelijk.[8]

Vraag 20 *Wat doet u ten aanzien van het gewichtverlies en het voedingsprobleem preoperatief, perioperatief en postoperatief?*

Uit antwoord 17 valt af te lezen dat een preoperatieve voedingsinterventie bij mevrouw B. waarschijnlijk geen baat zal opleveren in verband met de aanwezige cachexie. Zou er een passageprobleem zijn, dan zou er niet uitsluitend sprake zijn van kankercachexie en zou met behulp van residuarme drinkvoeding een poging tot *alimentary support* (bijvoeding) gedaan kunnen worden. In dat geval kan ook parenteraal voeden gedurende tien dagen preoperatief worden overwogen. Snel operatief ingrijpen is bij kwetsbare ouderen waarschijnlijk het meest effectief ter vermindering van de cytokinerelease. Preoperatief is er nu dus geen voedingsinterventie nuttig of nodig.
Postoperatief moet worden gestreefd naar het zo spoedig mogelijk hervatten van de bijvoeding, rekening houdend met de verhoogde caloriebehoefte van de patiënt in stress en met de toch al vaak aanwezige precaire energiebalans op hogere leeftijd. Een goed gevoede patiënt herstelt sneller. Direct na de operatie overgaan op vast voedsel bevordert het genezingsproces. Lukt dit niet voldoende, dan is het mogelijk tijdelijk aanvullende energie- en eiwitverrijkte drinkvoeding of sondevoeding te verstrekken.

Vraag 21 *Is er een bewezen effect van het gebruik van enterale bijvoeding of gebruik van voedingssupplementen bij zieke oudere patiënten in het algemeen, of bij specifieke categorieën patiënten?*

Er is een redelijke hoeveelheid bewijs voor de effectiviteit van eiwit- en energiebevattende supplementen (die vaak ook een breed spectrum micronutriënten bevatten) bij ondervoede geriatrische patiënten in het ziekenhuis.[11] Er is geen bewezen nut in andere gevallen.[12] Gebruik van enterale bijvoeding bij dysfagie is gecontra-indiceerd in de eerste week na een CVA en er is geen indicatie voor het bijvoeden van CVA-patiënten die niet ondervoed zijn.

Beschouwing

> Patiënte onderging een uitgebreide hemicolectomie rechts. Het postoperatieve beloop werd gecompliceerd door een intra-abdominaal abces en een pneumonie, die effectief werden behandeld. Klinisch knapte ze vervolgens goed op en ook haar lichaamsgewicht nam toe tot 66 kg. Patiënte gebruikte tot een maand na ziekenhuisopname twee pakjes eiwit- en energieverrijkte drinkvoeding per dag in aanvulling op haar normale voeding. Ze nam deze drinkvoeding tussen de reguliere maaltijden in om zodoende de eetlust bij de gewone maaltijden niet negatief te beïnvloeden.
> Een half jaar na de ingreep werd ze echter acuut opgenomen met een beeld van een snel progressieve ascites, waarbij sprake bleek te zijn van een peritonitis carcinomatosa en metastasen in het omentum.
> Op de echo van de lever, gemaakt in verband met leverfunctieafwijkingen, waren inmiddels meerdere levermetastasen te zien en ook de thoraxfoto toonde voor metastasen verdachte afwijkingen. Na uitvoerig overleg in de multidisciplinaire oncologische bespreking en gesprekken met patiënte en haar familie werd besloten tot een puur palliatief beleid.
> Twee maanden nadien overleed patiënte. Inmiddels had ze een drietal palliatieve ascitespuncties achter de rug en was de zorg in de laatste dagen voornamelijk gericht op de bestrijding van de complicerende kortademigheid en pijn. Ze was in de laatste weken steeds minder gaan eten; het accent had vooral gelegen op 'wensvoeding', eten en drinken waar ze zelf nog zin in had.

Achtergrond

Epidemiologie

In deze casus werd uiteindelijk een enkelvoudige oorzaak gevonden voor het gewichtverlies. Vaker is er sprake van een combinatie van vele factoren, en in een kwart van de gevallen blijft zelfs de oorzaak onduidelijk.
Van ongewild gewichtverlies is sprake indien er een gewichtverlies heeft plaatsgevonden van meer dan 5% in een maand of meer dan 10% in een half jaar.[13] Ongewild gewichtverlies komt voor bij 15-20% van de thuiswonende 65-plussers en 50-60% van de verpleeghuisbewoners (zie ook antwoord 4). Het is geassocieerd met een verhoogde mortaliteit (9-38%), verminderde kwaliteit van leven en een grotere kans op complicaties als decubitus, infecties, slechte wondgenezing en institutionalisering.[14] Een negatieve energiebalans zal bij ouderen doorgaans negatief blijven of zelfs verslechteren, omdat het voor hen moeilijker is dan voor jongeren de energiebalans via eetlust te reguleren, vaak hun smaak en reuk minder goed zijn en ze zich sneller verzadigd voelen. Het verschijnsel van onvoldoende eetlust en ongewenst gewichtverlies bij ouderen wordt 'ouderdomsanorexie' genoemd.

Etiologie

Door veranderingen in de lichaamssamenstelling van ouderen en verminderde lichamelijke activiteit daalt de energiebehoefte en de dagelijkse energie-inname. Ook treden er veranderingen op in het maag-darmkanaal bij het ouder worden (tabel 5.2).

Tabel 5.2 Enkele leeftijdgebonden veranderingen van het spijsverteringskanaal[15]

Orgaan/functie	Verandering	Effect	Eventuele oplossing
Mond			
• gebit (kauwfunctie)	↓ (↓↓ bij gebitsprothese)	Vezelarm, zacht voedsel V obstipatie	Goede mondzorg, tandheelkundige controle
• speekselproductie	?	Droge mond, vaak door medicijngebruik, eventueel door syndroom van Sjögren	Hogere vochtinname
• smaak en reukwaarneming	↓	Voedselconsumptie vermindert	Smaakversterkers, verbetering ambiance, meerdere maaltijden per dag
Maag			
• maagontlediging (minder goede werking van spieren)	↓	Sneller verzadigd gevoel en een verlaagd hongergevoel	Vaker per dag kleinere hoeveelheden
• maagzuurproductie	↓	Absorptie calcium, non-haemijzer, foliumzuur, vitamine B_6 en B_{12} verminderd	Suppletie van calcium en vitamine-B-complex
• pepsineproductie	?		
• maagwandmucosa	↓		
Dunne darm			
• passagetijd	–		
• peristaltiek	↓		
• darmmucosa	?		
Absorptie/ enzymactiviteit:			
• water/elektrolyten	↓	Verhoogde kans op tekort bij risicogroep > 80 jaar door minder lichaamswater	Hogere vochtinname
• calcium/zink	↓		Calcium- en zinksuppletie
• lactase	↓		

Orgaan/functie	Verandering	Effect	Eventuele oplossing
• vitamine D	↓		Vitamine-D-suppletie (met name in de winter en bij geïnstitutionaliseerde ouderen)
• andere vetoplosbare vitaminen	↑		
• overige nutriënten	(?)		
Dikke darm/rectum			
• mucosa	↓	Diarree en/of constipatie	Vezelrijke voeding, voldoende vocht en beweging ter voorkoming van obstipatie
• spieren	↓		
• peristaltiek	↓		

↓ Verminderd. ↑ Verhoogd. – Gelijk. ? Onbekend.

Vooral kwetsbare ouderen hebben een verhoogde kans op een slechte voedingstoestand, die de kwetsbaarheid verder kan vergroten.

In hoeverre de behoefte aan energie en voedingsstoffen bij het ouder worden verandert en of het wenselijk en mogelijk is de aanbevelingen aan te passen voor ouderen, wordt in Nederland door de Gezondheidsraad bestudeerd. De hieruit voortkomende aanbevolen hoeveelheden zijn in de eerste plaats gericht op ogenschijnlijk gezonde ouderen met niet waarneembare ziekten. Voor de minder gezonde ouderen zijn individuele adviezen wenselijk. Gesignaleerde knelpunten betreffen in het bijzonder de energie-inname en de vitamine-D-voorziening. Alle knelpunten worden samengevat in tabel 5.3.

Er zijn velerlei oorzaken van ondervoeding en progressief gewichtverlies. Er zijn niet alleen organische aandoeningen die kunnen leiden tot cachexie of malabsorptie, maar ook dehydratie, medicatie en/of sociaal-psychologische factoren kunnen tot ondervoeding leiden (tabel 5.3).

Het bij het verouderen vaak voorkomende verlies aan spiermassa (sarcopenie) en het verminderde vermogen de energiebalans goed te reguleren (anorexie) werken gewichtverlies verder in de hand. Een patiënt met een negatieve energiebalans heeft doorgaans ook (vitamine)deficiënties.[7]

Tabel 5.3 Gesignaleerde problemen in de voeding van de oudere mens[16]

Voedingsstof	Aanbeveling (per dag)	Knelpunten
Energie	Mannen 9,3 MJ, vrouwen 7,8 MJ	Bij een lage energie-inname (< 6,3 MJ/dag, komt vooral voor bij hoogbejaarden en immobiliteit) kan niet worden voorzien in de aanbevolen behoefte aan micronutriënten
Vitamine D	12,5 µg	Verhoogde behoefte bij hoogbejaarden en bij geringe blootstelling aan zonlicht (15 µg); suppletie noodzakelijk vanwege niet-toereikende voedingsinname
Vitamine A*	Mannen 1000 g, vrouwen 800 g	Voorziening aan de lage kant, maar behoefte is mogelijk lager op hogere leeftijd; toxiciteit bij gebruik van hooggedoseerde supplementen door verhoogde opname
Vitamine B_6	Mannen 1,8 mg, vrouwen 1,5 mg	Hogere behoefte bij hoge eiwitinname; het antihypertensivum hydralazine verhoogt als B_6-antagonist de kans op tekorten
Foliumzuur	300 µg	Medicijngebruik (onder andere dihydrofoliumzuurreductaseremmers, anticonvulsiva en antimalariamiddelen) kan tot foliumzuurdeficiëntie leiden; aandacht voor voorziening bij patiënten met atrofische gastritis
Vitamine B_{12}	2,8 µg, waarschijnlijk veel meer	Patiënten met malabsorptie of atrofische gastritis vormen een risicogroep; bovendien komt een tekort aan vitamine B_{12} vaak voor (24%), ook zonder aanwijsbare redenen
Vitamine C	70 mg	Verhoogde behoefte bij gebruik van salicylaten; geïnstitutionaliseerden vormen een risicogroep evenals ouderen die voorbewerkte, op te warmen maaltijden gebruiken
Calcium	1200 mg	Gebruikers van lisdiuretica vormen een risicogroep
IJzer	Mannen 9 mg, vrouwen 8 mg	Er dient rekening te worden gehouden met bloedverlies bij gebruik van bijvoorbeeld salicylaten en NSAID's
Jodium	150-300 µg	Voorziening marginaal; problemen zijn te verwachten bij een lage broodconsumptie en een natriumbeperkt dieet
Water	1700 ml	Aandacht voor vochtinname via dranken gezien de beperkte inname via vast voedsel*

* Vitamine A uitgedrukt in retinolequivalenten: 1 RE = 1µg retinol = 6 µg caroteen = 12 µg andere carotenoïden met provitamine-A-activiteit.

Diagnostiek

Het regelmatig bepalen van het lichaamsgewicht is een eenvoudige manier om te beoordelen of de energiebalans in evenwicht is. De gebruikelijke antropometrische index, de BMI, geeft hierbij geen duidelijk beeld van de voedingstoestand. Als gevolg van wervelinzakkingen (toegenomen kyfose), veranderingen in de lichaamssamenstelling en mogelijke oedeemvorming is de BMI immers beperkt informatief.[17] Gewichtsverandering geeft een beter beeld van veranderingen in de voedingstoestand.

Voor de hand liggende verklaringen voor gewichtverlies kunnen in de eerste plaats bij de patiënt zelf worden nagevraagd. Daarnaast zijn er tal van risicovolle diagnosen waaronder acute dehydratie, COPD en maag- of darmpathologie. Voor het ontrafelen van ondervoeding als geriatrisch syndroom is een risico-inventarisatie met behulp van een bestaande vragenlijst het meest efficiënt. Een voorbeeld van een dergelijke vragenlijst ontworpen voor patiënten van 65 jaar en ouder is de Mini Nutritional Assessment[4] (MNA; www.mna-elderly.com). Er zijn ook kortere screeningsinstrumenten voor gebruik in de klinische praktijk, waaronder vragenlijsten zoals SNAQ en MUST. Deze zijn sterk gericht op gewichtverlies maar bieden niet de mogelijkheid te differentiëren naar de oorzaken van ondervoeding of zicht te krijgen op het samenspel van risicofactoren.

De bepaling van bloedparameters neemt geen belangrijke plaats in bij de diagnostiek van ondervoeding bij ouderen.

Bij de interpretatie van biochemische parameters moet rekening worden gehouden met de effecten van 'fysiologische' veroudering naast pathologische processen. Alleen over albumine en transferrine is voldoende gepubliceerd om ze op deze plaats in meer detail te kunnen bespreken.[9]

Albumine
De concentratie van albumine in het bloed is een resultante van de synthese in de lever, de verdeling over het plasma en het eiwitverlies. De plasmaspiegel correleert in stabiele toestand redelijk met de eiwitreserves en een daling treedt vooral op als de opslag van eiwit in de lever niet wordt aangevuld. Albumine wordt in de literatuur regelmatig beschouwd als een maat voor de voedingstoestand vooral ook door de relatie met mortaliteit en het algemeen functioneren.[14] Vanwege de lange halveringstijd (ongeveer achttien dagen) is de concentratie van albumine in het bloed minder gevoelig voor snelle veranderingen en geeft deze daarom een enigszins trage manifestatie van ondervoeding weer.

Toch kleven er wel bezwaren aan de albumineconcentratie als maat voor de voedingstoestand. Bij langdurig liggende houding neemt de albumineconcentratie af, en dat geldt ook bij hartfalen en leverziekten, en in acute situaties zoals dehydratie, sepsis en grote trauma's. Bij dialysepatiënten is albumine evenmin een goede parameter voor ondervoeding.

Transferrine
Transferrine heeft een functie bij het transport van ijzer. Het wordt ook in de lever gemaakt en heeft een kortere halveringstijd dan albumine (ongeveer negen dagen). Deze parameter is gebruikt als een voorspeller voor morbiditeit en mortaliteit in ziekenhuizen. Onderzoeken geven echter aan dat deze relatie niet altijd even sterk is. Ook de relatie met andere parameters, bijvoorbeeld antropometrische, is soms beperkt. Transferrine is verder erg gevoelig voor andere condities zoals ijzergebrek, waarbij het snel stijgt. Mede daarom lijkt het minder bruikbaar.

De beste evaluatie van de voedingsstatus vindt dus plaats door middel van anamnese en lichamelijk onderzoek.

Behandeling

Door het tijdig signaleren van het ondervoedingsprobleem en het opstellen van een behandelplan kan de voedingstoestand van de oudere patiënt worden verbeterd.[13,18] Het is belangrijk de behandeling af te stemmen op het type gewichtverlies.

Anorexia

Als ouderen boven de 70 jaar lichaamsgewicht verliezen, is dat veelal doordat hun energie-inname meer afneemt dan verwacht op basis van de veranderingen in lichaamssamenstelling en lichamelijke activiteit. Men noemt dit ook wel *anorexia of ageing*. De oorzaak hiervan is gelegen in fysiologische en ook sociaal-psychologische factoren. Uiteindelijk kan de anorexie resulteren in een verstoorde regulatie van de energiebalans.

Er zijn verschillende manieren om de eetlust te stimuleren en de voedselconsumptie (en vooral de energie-inname) te bevorderen. De maaltijdvoorziening kan worden vereenvoudigd door gebruik te maken van maaltijddiensten, waarbij de ambiance een belangrijk punt van aandacht is. Ook kunnen nutriëntdichte snacks of dranken worden gebruikt, verrijkt met de dagelijkse aanbevolen hoeveelheden voedingsstoffen. Deze supplementen moeten bij voorkeur tussen en niet tijdens de maaltijden worden gebruikt. Verder bevordert lichaamsbeweging de gezonde eetlust. Zware inspanning vlak voor de maaltijd moet worden afgeraden, omdat de oudere patiënt dan te moe is om voldoende te eten.

Cachexie

Ten aanzien van de voedingsbehandeling van cachexie is het gebruik van parenterale voeding en/of verrijkte drinkvoeding aangewezen. Het is echter moeilijk om gewichtverlies bij cachexie te bestrijden. Behandeling van de onderliggende ziekte is de beste remedie, en soms kunnen medicijnen zoals megestrolacetaat het streven naar een positieve energiebalans ondersteunen.

Malabsorptie

Gewichtverlies als gevolg van malabsorptie komt bij ouderen niet veel voor. Meestal gaat het immers om (chronische) ziekten en bijbehorend medicijngebruik, die de voedingsstatus negatief beïnvloeden.

Sarcopenie

Sarcopenie – verlies van spiermassa – wordt bij ouderen vooral in verband gebracht met een afname van de lichamelijke activiteit. Daarnaast spelen ook ziekten en stoornissen in de functie van diverse organen een rol. De voeding lijkt geen hoofdrol te spelen. Daarom moet de behandeling zich vooral richten op conditietraining en voldoende eiwit in de voeding. Internationaal wordt 1,5 g eiwit per kg lichaamsgewicht geadviseerd (zie hoofdstuk 13).

Conclusie

Voedingszorg is in feite multidisciplinaire zorg. Ongewenst gewichtverlies bij oudere mensen is een complex probleem waarvoor vaak multidisciplinaire diagnostiek en be-

handeling nodig zijn.[2] In ziekenhuizen en verpleeghuizen zijn steeds vaker multidisciplinaire voedingsteams aanwezig, die ook de huisarts kunnen adviseren. De zorgprofessionals in deze teams hebben onderscheiden taken.
- Het verplegende en verzorgende personeel is betrokken bij het signaleren van voedingsproblemen, bij de dagelijkse voedingszorg en het verstrekken van de noodzakelijke hulp bij het eten en drinken, en bij de dagelijkse mondzorg.
- De arts behandelt zo nodig onderliggende ziekten die het eten en drinken negatief beïnvloeden, de tandarts verricht mondzorgactiviteiten ten aanzien van het (rest)gebit en het parodontium.
- De ergotherapeut kan de patiënt, al dan niet met hulpmiddelen, leren omgaan met beperkingen rondom voedselbereiding en het eten.
- De logopedist kan sliktraining geven en adviezen over de voedingsconsistentie.
- De diëtist ten slotte speelt een belangrijke rol in het geven en monitoren van voedingsadviezen, bijvoorbeeld over het aanpassen van de normale orale voeding, het verstrekken van voedingssupplementen (drinkvoeding) of sondevoeding.

De multidisciplinaire aanpak resulteert vaak in een verbetering van de voedingstoestand. Uiteraard moet de voedingsbehandeling passen bij de prognose en behandeldoelen en ook bij de keuzen van patiënt zelf.

Goede diagnostiek, evaluatie van de problematiek en afstemming met de patiënt kunnen daarom in situaties van uitzichtloze problematiek en infauste prognose en in de terminale fase leiden tot een palliatief beleid, waarbij bewust en weloverwogen afgezien wordt van een actieve, ingrijpende en gecontroleerde voedingsinterventie. In de palliatieve zorg wordt wel gesproken van 'wensvoeding', waarbij men de patiënt nog slechts eten en drinken naar eigen keuze aanbiedt.

Literatuur

1 McMinn J, Steel C, Bowman A. Investigation and management of unintentional weight loss in older adults. BMJ 2011;342:d1732.
2 Asselt DZB van, Bokhorst-van der Schuren MAE van, Olde Rikkert MGM. Leidraad ondervoeding bij de geriatrische patiënt. Utrecht: Academic Pharmaceutical Productions, 2011.
3 Guigoz Y. The Mini Nutritional Assessment (MNA) review of the literature: What does it tell us? J Nutr Health Aging 2006;10:466-85.
4 Meijers JMM, Schols JMGA, Bokhorst-de van der Schueren M van, Janssen MAP, Halfens RJG. Resultaten Landelijke Prevalentiemeting Zorgproblemen: Aandacht voor ondervoeding blijft belangrijk. Nederlands Tijdschrift voor Diëtisten 2006;6:8-11.
5 Wayenberg CAM van, Staveren WA van. Klinische relevantie en epidemiologie van een te laag gewicht en voedingsdeficiënties. Bijblijven 2004:20(6):44-52.
6 Loor JD de, Zietse R, Jongh TO de. Fysieke diagnostiek van dehydratie Ned Tijdschr Geneeskd 2010;154:A2651
7 Staveren WA van, Groot CP de. [Changes in the energy needs of the elderly: An often encountered cause of nutritional deficiencies and frailty]. Ned Tijdschr Geneeskd 1998;142:2400-4.
8 Loberg RD, Bradley DA, Tomlins SA, Chinnaiyan AM, Pienta KJ. The lethal phenotype of cancer: The molecular basis of death due to malignancy. CA Cancer J Clin 2007;57:225-41.

9   Visschedijk JH, Schols JMGA. What are the most relevant parameters for malnutrition in nursing homes?. Tijdschr Gerontol Geriatr 2006;37:160-8.
10 Gans ROB, Strack van Schijndel RJM, Hoorntje SJ. Consultatieve inwendige geneeskunde. Houten: Bohn Stafleu van Loghum, 2004.
11 Milne AC, Avenell A, Potter J. Meta-analysis: Protein and energy supplementation in older people. Ann Intern Med 2006;144:37-48.
12 Koretz RL, Avenell A, Lipman TO, Braunschweig CL, Milne AC. Does enteral nutrition affect clinical outcome? A systematic review of the randomised trials. Am J Gastroenterol 2007;102:412-29.
13 Feldblum I, German L, Castel H, Harman-Boehm I, Shahar DR. Individualized nutritional intervention during and after hospitalization: The nutrition intervention study clinical trial. J Am Geriatr Soc 2011;59:10-7.
14 Zuliani G, Romagnoni F, Volpato S, Soattin L, Leoci V, Bollini MC, et al. Nutritional parameters, body composition, and progression of disability in older disabled residents living in nursing homes. J Gerontol A Biol Sci Med Sci 2001:56:M212-6.
15 Morley JE. Anorexia and weight loss in older persons. J Gerontol Med Sci 2003;58:131-7.
16 Gezondheidsraad. Voedingsnormen energie, eiwitten, vetten en verteerbare koolhydraten. Den Haag: Gezondheidsraad, 2001. Publicatie nr. 2001/19.
17 Janssen I, Mark AE. Elevated body mass index and mortality risk in the elderly. Obes Rev 2007;8:41-59.
18 Milne AC, Potter J, Vivanti A, Avenell A. Protein and energy supplementation in elderly people at risk from malnutrition. Cochrane Database Syst Rev 2009;(2):CD003288.

6 De patiënt met functieverlies

Gertie Golüke-Willemse en Huub Maas

Inleiding

Casus
- Voorgeschiedenis
- Vergeetachtigheid en eetproblemen
- Laboratoriumonderzoek
- Loopstoornissen
- Mobiliteitsonderzoek
- Beschouwing

Achtergrondinformatie
- Waarom is beoordeling van de functionele status relevant?

Literatuur

Inleiding

'De ouderdom komt met gebreken' is een veelgehoord gezegde, dat voor sommige ouderen inderdaad opgaat. Toch is het merendeel van de ouderen tot op hoge leeftijd vitaal, zelfredzaam en zelfstandig wonend zonder professionele zorg. Werkend in de gezondheidzorg vergeten we wel eens hoe vitaal ouderen vaak zijn, omdat we zo vaak geconfronteerd worden met ouderen die ziek zijn en alledaagse activiteiten als wassen en aankleden niet meer kunnen uitvoeren. Soms is de oorzaak van functieverlies meteen duidelijk, soms zijn de beperkingen zonder ogenschijnlijke ziekte ontstaan of lijken zij een voorbode van meer beperkingen. In dit hoofdstuk gaan we in algemene zin in op achtergronden, sleutelbegrippen en beoordelingswijzen in geval van functieverlies en de impact ervan op ouderen.

> **Na bestudering van dit hoofdstuk kunt u:**
> - aangeven welke functies onderscheiden worden met de verzamelterm 'functionele status';
> - de relatie tussen beperking in de functie van organen of orgaansystemen en functieverlies in algemene zin omschrijven;
> - het belang aangeven van functieverlies en functieherstel bij de behandeling van zieke ouderen.

Casus

Voorgeschiedenis

> Het echtpaar H. woont zelfstandig in een seniorenflat zonder professionele hulp. Mevrouw H. is 78 jaar en bekend met diabetes mellitus, lichte adipositas en loopproblemen ten gevolge van een polyneuropathie. Zij loopt met een stok. De heer H. is 80 jaar en lichamelijk zeer vitaal, maar heeft lichte geheugenproblemen. Ze hebben een zoon en een dochter op ongeveer zes kilometer afstand, met wie ze goed contact hebben. Mevrouw H. doet het huishouden, verzorgt de bingo bij de bejaardenbond en gaat naar 'bewegen voor ouderen'. De heer H. rijdt nog auto, doet de boodschappen en de financiën. De huisarts ziet hen zelden. Mevrouw komt twee keer per jaar bij de praktijkondersteuner voor de diabetescontrole.
>
> Op een dag meldt mevrouw H. zich bij de huisarts, omdat haar is opgevallen dat haar man telefoonnummers vergeet, de videoapparatuur niet meer kan instellen, fouten maakt bij de administratie van de financiën en verkeerde boodschappen haalt.

Vraag 1   *Hoe zou u, als huisarts, deze melding verder oppakken?*

Gezien de sterke aanwijzingen voor cognitieve stoornissen is een actief beleid aangewezen. De huisarts onderzoekt de heer H. volgens de huisartsgeneeskundige standaard voor dementie. Zijn conclusie is dat de heer H. lijdt aan een beginnende dementie, waarschijnlijk van het alzheimertype. De huisarts acht beeldvormend onderzoek niet noodzakelijk.

Kruis per vraag het hokje aan dat het meest van toepassing is

01	Uiterlijke verzorging	0	☐	Heeft hulp nodig
		1	☐	Onafhankelijk voor gezicht, haar, tanden en scheren
02	Eten	0	☐	Niet in staat zelfstandig te eten
		1	☐	Heeft hulp nodig bij brood snijden, boter smeren enzovoort
		2	☐	Onafhankelijk
03	Toiletgebruik	0	☐	Afhankelijk
		1	☐	Heeft enige hulp nodig, maar kan sommige dingen zelf
		2	☐	Onafhankelijk (op en af; uit- en aankleden, afvegen)
04	Mobiliteit	0	☐	Kan zich niet verplaatsen
		1	☐	Onafhankelijk met rolstoel, inclusief hoeken en dergelijke
		2	☐	Loopt met hulp van één persoon
		3	☐	Onafhankelijk (maar mag hulpmiddel gebruiken, bijvoorbeeld een stok)
05	Transfer (bed-stoel)	0	☐	Niet in staat tot zelfstandige transfer
		1	☐	Veel hulp nodig (één of twee mensen, lichamelijk)
		2	☐	Weinig hulp nodig (met woorden of lichamelijk)
		3	☐	Onafhankelijk
06	Aan-/uitkleden	0	☐	Afhankelijk
		1	☐	Hulp nodig, maar kan ongeveer de helft zelf doen
		2	☐	Onafhankelijk
07	Trappen lopen	0	☐	Niet in staat tot traplopen
		1	☐	Hulp nodig (met woorden, lichamelijk of met hulpmiddel)
		2	☐	Onafhankelijk naar boven en naar beneden
08	Baden/douchen	0	☐	Afhankelijk
		1	☐	Onafhankelijk
09	Blaasfunctie	0	☐	Incontinent of katheter en niet in staat daarmee om te gaan
		1	☐	Af en toe een ongelukje (maximaal eenmaal per 24 uur)
		2	☐	Continent (gedurende meer dan zeven dagen)
10	Darmfunctie	0	☐	Incontinent
		1	☐	Af en toe een ongelukje
		2	☐	Continent

Figuur 6.1   ADL-score: barthelindex[1]

Vraag 2 Wat zou u, als huisarts, met deze bevindingen doen?

De huisarts geeft in eerste instantie uitleg aan het echtpaar over de diagnose dementie. Hij praat over de actuele functieproblemen en hoe hiermee om te gaan, en ook over het te verwachten functieverval en de aanpassingen die daarvoor nodig zullen zijn. Daarna inventariseert hij de zelfredzaamheid van het echtpaar om vast te stellen of het inzetten van extra zorg noodzakelijk is. Hiervoor maakt hij gebruik van meetinstrumenten die de ADL- en IADL-functies vaststellen. Vergelijk de lawtonschaal in figuur 6.2 met de IADL-schaal op de cd-rom en u krijgt een voorbeeld van het fenomeen dat van klinimetrische schalen vaak meerdere versies beschikbaar zijn. Afhankelijk van de doelstelling moet u een keuze maken in dergelijke gevallen.

Zet een kruisje in de box die het beste de situatie weergeeft:

Datum   Naam:

Activiteit		Geen hulp nodig (2 punten per item)	Heeft hulp nodig (1 punt per item)	Niet mogelijk (0 punt per item)
1	Telefoneren			
2	Transport naar plaatsen die te ver zijn om te lopen			
3	Boodschappen doen (kruidenierswaren)			
4	Warme maaltijd bereiden			
5	Huishoudelijk werk/ klusjes in huis			
6	De was doen			
7	Medicijnbeheer			
8	Geldzaken			
Scores		.....	.....	0
		× 2 =	× 1 =	
Totale score (maximaal 16 punten): ...		.... +	.... +	0

Figuur 6.2 IADL-score volgens Lawton[2]: gebruik van apparatuur en hulpmiddelen in het dagelijks leven

Vergeetachtigheid en eetproblemen

> Het blijkt dat er hulp nodig is bij het doen van (zware) boodschappen, omdat mevrouw H. dit fysiek niet aankan en de heer H. er cognitief niet meer toe in staat is. De dochter springt bij en doet wekelijks de boodschappen met haar moeder. Bij de financiën wordt de heer H. geholpen door zijn zoon. Verder wordt voor ondersteuning van het echtpaar een verwijzing geregeld naar een ondersteuningsgroep voor patiënten met een dementie en hun partners.
> Zes maanden later komt mevrouw H. met een nieuw probleem bij de huisarts, tijdens haar huisartscontrole van de diabetes mellitus. Haar man gaat sinds een maand minder eten en is inmiddels drie kilo afgevallen. Ze maakt zich hier zorgen over. Hij klaagt soms over pijn in de bovenbuik. Hoe het met de ontlasting is weet ze niet. Mevrouw H. heeft geen slikklachten bemerkt en haar echtgenoot maakt verder een opgewekte, niet-achterdochtige indruk. Een en ander is in korte tijd ontstaan. De heer H. zelf, door

> de huisarts opgeroepen, meldt geen enkele klacht. Hij ziet geen enkel probleem en vindt dat alles goed gaat. Het lichamelijk onderzoek levert geen bijzonderheden op. Hij ziet er niet ondervoed uit en evenmin zijn er tekenen voor dehydratie.

Vraag 3 Wat zou u, als huisarts, met deze gegevens doen?

Er kan gekozen worden voor een expectatief beleid met regelmatige controle van het gewicht, laboratoriumonderzoek kan worden overwogen (gericht op de gevolgen en de oorzaken van gewichtverlies). Eventueel kan een echo van de bovenbuik en zelfs nader onderzoek via een gastroscopie worden aangevraagd, maar hiervoor is dan toch op zijn minst een hypothese in de differentiaaldiagnose gewenst.

Vraag 4 Zijn eetproblemen in het beloop van een alzheimerdementie te verwachten?

Op populatieniveau blijkt dementie, ook die van het alzheimertype, vaak voorafgegaan te worden door gewichtverlies. De exacte reden is niet bekend, het zijn er waarschijnlijk meer dan één. Zaken die een rol spelen zijn: een verminderde alertheid op voeding, een verhoogde afhankelijkheid van anderen en mogelijk ook een toegenomen energieverbruik.
In de loop van een alzheimerdementie zijn meer expliciete voedingsproblemen te verwachten. Pas in een laat stadium treden echter eet- en slikproblemen op ten gevolge van apraxie, verandering van de slikautomatismen en begripsstoornissen. Bij andere typen dementie, zoals vasculaire en parkinsondementie, zijn er ook in vroegere stadia eet- en slikproblemen te verwachten, veelal gerelateerd aan de neurologische uitval, bijvoorbeeld door beroertes. De differentiaaldiagnose bij de heer H. bevat, naast de genoemde complicatie van de ziekte van Alzheimer, met name lichamelijke stoornissen van vooral gastro-intestinale, inflammatoire of metabole aard.

Laboratoriumonderzoek

> De huisarts vraagt laboratoriumonderzoek aan. De uitslagen zijn: BSE 35 mm, Hb 7,0 mmol/l, MCV 74 fl, normale aantallen leukocyten en trombocyten, ongestoorde leverfuncties, normale concentraties van glucose, mineralen en schildklierhormoon. Het aantal reticulocyten is minder dan 2%. Het ferritine is laag (28 µg/l). Op basis van de geschatte nierfunctie (MDRD-formule, zie hoofdstuk 22) is de creatinineklaring 60 ml/min (referentiewaarde > 60 ml/min).

Vraag 5 Welke acties zou u, als huisarts, nu ondernemen?

Gezien de vermagering in combinatie met een ijzergebreksanemie wordt een gastroscopie verricht. Dit wordt gedaan in het bijzijn van zijn echtgenote, om een en ander goed te laten verlopen. Er blijkt een refluxoesofagitis graad 3 waarvoor een protonpompremmer wordt gestart. De heer H. knapt in de loop van vier weken op. Zijn gewicht stabiliseert.

Loopstoornissen

> Een half jaar later meldt de praktijkassistente, die mevrouw H. gezien heeft voor haar diabetescontrole, dat het haar opvalt dat mevrouw H. slechter is gaan lopen. Patiënte meldt bij navraag dat ze drie keer is gevallen in het afgelopen half jaar. Haar gezichtsvermogen is iets achteruitgegaan. De assistente meet met een leeskaart een visus van 0,6 in beide ogen. Binnenkort heeft mevrouw H. haar reguliere diabetescontrole bij de oogarts. Op advies van de assistente neemt zij een aanvullend briefje mee om bij dit consult de relevantie van haar beperkte visus voor haar mobiliteit en valneiging te benadrukken.

Vraag 6 *Welke acties zou u, als huisarts, nu ondernemen?*

Omdat valneiging en loopstoornissen vaak leiden tot valangst, functionele achteruitgang en sociale isolatie is een actief beleid aangewezen, zeker nu mevrouw H. de spil is om wie thuis alles draait. Er zal nader onderzoek door de huisarts, of specialist moeten plaatsvinden. Met name moet onderzocht worden of de loopstoornissen reversibel zijn, of te wijten aan progressie van de bekende polyneuropathie en adipositas.

Mobiliteitsonderzoek

> De huisarts verricht een algemeen onderzoek, waarbij met name wordt gekeken naar de gewrichten, de balans, de transfers en het lopen op zich (voor mobiliteitsstoornissen zie verder hoofdstuk 11 t/m 13). Patiënte heeft een normale bloeddruk, geen orthostatische hypotensie, perifeer pitting oedeem tot aan de knieën, licht crepiteren beiderzijds over de basale velden van de longen en mogelijk lichte coxartrose gezien de verminderde endo- en exorotaties van de heupen. Het ecg laat een oud onderwandinfarct zien bij een regulair sinusritme. De werkdiagnose van de huisarts is hartfalen vanwege een oud onderwandinfarct. Daarnaast is de mobiliteit gestoord door een toename van de polyneuropathie. Diuretica (furosemide en spironolacton) worden gestart en mevrouw H. knapt met dit beleid goed op. De loopsnelheid verbetert, ze valt niet meer maar wordt helaas wel incontinent voor urine. Deze urge-incontinentie maakt dat patiënte niet meer graag van huis gaat.
>
> Twee maanden later volgt een paniektelefoontje van de dochter. Mevrouw H. is gevallen in de badkamer. Ze kon niet meer overeind komen en is gevonden door haar echtgenoot, die met veel moeite hun dochter heeft kunnen bereiken. De huisarts verwijst patiënte naar het ziekenhuis. Er is geen bewustzijnsverlies waargenomen, noch is er sprake van een parese. Mevrouw H. lijkt te zijn uitgegleden. Op de afdeling Spoedeisende hulp blijkt een mediale collumfractuur en patiënte wordt meteen opgenomen voor plaatsing van een kophalsprothese.

Vraag 7 Hoe regelt u, als huisarts, de zorg voor de heer H.? Wat is uw inschatting van de mobiliteit van mevrouw H. over twee weken en over drie maanden?

De huisarts kan een gids zijn voor de familie om de zorg voor de heer H. geregeld te krijgen. Hij kent diens zorgbehoefte en ziektegeschiedenis. Aan de hand hiervan kan hij een inschatting maken welke zorg door de familie kan worden geleverd en voor welke zorg professionele ondersteuning (thuis of tijdelijk in het verpleeghuis) noodzakelijk is. Een tijdelijke plaats in een verzorgingshuis zal meestal niet genoeg toezicht bieden voor cognitief gestoorde mensen met stress in een voor hen onbekende omgeving.

De prognose van de mobiliteit van mevrouw H. hangt zeer af van haar mobiliteit vóór de val. Een langdurig revalidatietraject ligt in de lijn der verwachting. Intensieve fysio- en waarschijnlijk ergotherapeutische begeleiding zal nodig zijn. Het is afhankelijk van de uitkomst of het echtpaar weer zelfstandig kan gaan wonen. Ook persoonlijke voorkeuren en het omgaan met risico's spelen een rol in de keuze van de zorg. Om zich veilig te voelen heeft de ene persoon voldoende aan een alarmvoorziening, terwijl een ander persoon iemand nodig heeft uit de directe omgeving die kan bijspringen.

Beschouwing

Mevrouw H. revalideert tien weken in het verpleeghuis. Tijdens deze periode verblijft de heer H. in hetzelfde verpleeghuis, op een andere afdeling. Door de verandering van omgeving is de heer H. tijdelijk zeer ontdaan. De deelname aan gezamenlijke activiteiten en de dagelijkse bezoekjes aan zijn echtgenote brengen echter structuur en inhoud in zijn dag. In het multidisciplinaire overleg gaan verpleeghuisarts, huisarts, betrokken verpleegkundige en paramedici de zorgbehoefte van het echtpaar en de oplossingen hiervoor na.

Mevrouw loopt uiteindelijk redelijk veilig met rollator, maar blijft een wankele balans houden, waardoor ze niet goed zelfstandig naar het toilet kan en er een licht valgevaar blijft bestaan, vooral bij de transfers. In verband met de moeilijk planbare zorg voor mevrouw H. en de continue begeleidingsbehoefte van de heer H. is plaatsing in een verzorgingshuis de beste optie. De heer H. kan daar doorgaan met gezamenlijke activiteiten afgestemd op zijn cognitieve beperkingen en mevrouw H. kan er weer meer sociale contacten opdoen, wat thuis door haar mobiliteitsprobleem en incontinentie veel minder mogelijk is. Achteraf zegt het echtpaar: 'Dit hadden we eerder moeten doen.'

Vraag 8 Zou u als huisarts, achteraf kijkend naar deze casus, andere acties overwogen hebben?

Eerdere institutionalisering van het echtpaar was niet gewenst en niet reëel. Mobiliteitstraining, nadere diagnostiek van het vallen en beoordeling en eventueel behandeling van osteoporose kunnen meerwaarde hebben. Met name uitgebreide valdiagnostiek moet proactief worden uitgevoerd wanneer een oudere meer dan één keer is gevallen in het laatste jaar. Hiermee kan een fractuur met vaak ernstige complicaties en langdurige revalidatie in een aantal gevallen voorkomen worden.

> **Zoekopdracht**
> Toon met behulp van literatuur het belang aan van het niet meer zelfstandig boodschappen kunnen doen. Het gaat erom dat u nagaat of deze (of een van de andere) IADL-taak een significante en onafhankelijke risicofactor is voor de volgende uitkomsten:
> - overlijden binnen twee jaar;
> - opname in een verpleeghuis;
> - revalidatie na plaatsing van een heupprothese.

Achtergrondinformatie

Beoordeling van de functionele status van een patiënt is een kernthema in de geriatrische beoordeling.[3] De ziektegeschiedenis van het echtpaar H. is een goed voorbeeld van hoe ziekten en beperkingen onderling verweven zijn en hoe ziekte, zelfredzaamheid, de sociale context waarin men leeft en zorgbehoefte in elkaar grijpen. In de loop van de tijd zien we bij het echtpaar een toenemende ziektelast en een gelijktijdige achteruitgang van het algemeen functioneren. Niet zelden is juist de functie-uitval (niet meer zelfstandig mobiel) een signaal en een leidraad voor het diagnostisch proces bij een verder symptoomarme patiënt.

Met 'algemeen functioneren' of 'functionele status' wordt bedoeld de mate waarin een individu in staat is om noodzakelijke activiteiten te verrichten voor zijn welzijn. Dit is een ruime definitie. Een goede functionele status vereist een redelijke mate van somatisch functioneren, maar evenzeer voldoende psychische vermogens en communicatieve vaardigheden. Sociale aspecten zijn ook van belang. Zo kunnen beschikbaarheid van huisvesting, financiën en de mogelijkheid om sociale contacten te ontwikkelen bepalend zijn voor de mate waarin personen kunnen functioneren. Visus, gehoor en taalfuncties worden eveneens expliciet beoordeeld bij de analyse van de functionele status. Hoewel deze definitie van functionele status ruimer is, ligt de nadruk vaak op de algemene dagelijkse levensverrichtingen (ADL) en de instrumentele algemene dagelijkse levensverrichtingen (IADL). Tot de ADL worden activiteiten gerekend zoals wassen, kleden, eten, opstaan uit bed of stoel, mobiliteit en incontinentie. Het verlies van ADL-functies volgt meestal een bepaalde volgorde of hiërarchie (zie figuur 6.3). De ingewikkeldste functies (wassen en baden) zijn de eerste die men niet meer geheel zelfstandig kan verrichten. IADL-functies betreffen activiteiten als boodschappen doen, huishoudelijk werk, administratieve werkzaamheden en vervoer buitenshuis.

Waarom is beoordeling van de functionele status relevant?

In 2008 had 34% van de 65-plussers één of meer beperkingen in horen, zien, mobiliteit of ADL. De prevalentie neemt toe met de leeftijd: van de 85-plussers heeft 79% één of meer beperkingen, heeft 68% beperkingen in de mobiliteit en 55% hulp nodig bij de ADL.[4]

Functionele beperkingen, frailty en multimorbiditeit hangen met elkaar samen, maar zijn niet hetzelfde (zie hoofdstuk 1).[5]

Verminderde zelfredzaamheid op gebied van de ADL of IADL zijn geassocieerd met een toegenomen morbiditeit en mortaliteit en toegenomen zorggebruik en institutionalisering. Dit geldt zowel voor ouderen in de algemene bevolking als voor klinische popula-

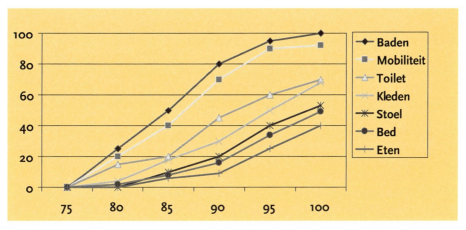

Figuur 6.3 ADL-functieverlies met het stijgen van de leeftijd

ties.[6,7] Onafhankelijk van de impact van het ziekteproces zelf beïnvloeden beperkingen in functioneren de kwaliteit van leven bij ouderen.[8]
Functieverlies begint vaak enkele dagen voorafgaand aan een ziekenhuisopname, plotseling niet meer kunnen lopen kan bijvoorbeeld een alarmsignaal zijn voor een voor de patiënt ernstige infectie. Uitstel van functieverlies en daarmee toename van de 'gezonde levensverwachting' of 'levensverwachting zonder beperkingen' heeft dan ook vele voordelen voor patiënt, mantelzorger en maatschappij. Men kan zulk uitstel bereiken door bijvoorbeeld fysieke training enerzijds en preventie van functieverlies bij acute ziekenhuisopnamen anderzijds.[9,10]
Vele factoren beïnvloeden de uitvoering van ADL- en IADL-taken. De belangrijkste zijn depressiviteit, stoornissen in de cognitieve, sensorische en communicatieve vaardigheden en in de motoriek. Al deze vermogens moet een persoon integreren om uiteindelijk zelfstandig te functioneren. In de algemene bevolking komen stoornissen in de motoriek en de stemming het meest voor.[11] Beperkte aantasting van deze vermogens hoeft niet tot een verminderd functioneren te leiden: een persoon die ruim aan spiermassa en spierkracht verloren heeft, kan toch nog zelfstandig uit een stoel opstaan en lopen. Er is vaak geen lineair verband tussen verminderd functioneren van organen of orgaansystemen en de mate waarin de functionele status aangedaan wordt.[12] Veeleer kan men denken in drempelwaarden. Toch is ook deze denkwijze een simplificatie van de relatie tussen ziekte of falend orgaansysteem en functionele status. Uitval van één orgaan en de betrokken functie wordt vaak gecompenseerd door andere lichaamsfuncties alvorens daadwerkelijk een verslechtering van het algemeen functioneren optreedt: zo zal de patiënt met verminderde zintuiglijke input als gevolg van een polyneuropathie nog vaak goed kunnen lopen en zich weinig 'duizelig voelen' zolang visus, spierkracht en coördinatie goeddeels intact zijn en hij inzicht heeft in zijn beperkte tastzin. De functionele status weerspiegelt daarom de balans tussen ziekte(n) en restcapaciteit, de mate waarin beperkingen gecompenseerd kunnen worden. Hiermee is het als het ware een 'biomarker' voor vitaliteit en restcapaciteit geworden.[13]

Achteruitgang in het functioneren vormt met regelmaat de aanleiding om een geriatrisch consult aan te vragen. Doordat functionele beperkingen vaak ontstaan uit een complex samenspel van ziekten en compensatiemogelijkheden, kan vaak niet één ziekte worden aangewezen die beperkingen teweeg heeft gebracht en is een directe oorzaak-gevolgrelatie moeilijk aan te geven. Omgekeerd kunnen functionele beperkingen de enige waarneembare uiting zijn van ziekteprocessen in een lichaam, aangezien ziektespecifieke klachten bij ouderen vaak minder aanwezig zijn.[14] Het functieverlies kan dan een trigger zijn om naar nieuwe onderliggende ziekten te zoeken. Bij het behandelen van alle bijdragende factoren samen kan namelijk zoveel winst worden geboekt dat de patiënt net wel weer zelfstandig of met beperkte hulp kan functioneren.

Als patiënten al lijden aan een chronische progressieve ziekte, zoals de ziekte van Parkinson of alzheimerdementie is nieuwe functionele achteruitgang nog moeilijker te interpreteren: is het onvermogen om zich goed aan te kleden of genoeg te eten nu uiting van de reeds bekende ziekte of is er nog een andere intercurrente of nieuwe aandoening aanwezig? Globaal gesteld is er een standaardvolgorde bij achteruitgang of herstel in functioneren in geval van ziekte (zie tabel 6.1).[15] Naarmate een patiënt met een bekende progressieve ziekte meer afwijkt van deze hiërarchie of als er een acute achteruitgang is, is het meer waarschijnlijk dat er ook een andere, tussentijdse ziekte aanwezig is. De hiërarchie is niet voor ieder element even strikt.[16] Met name urine-incontinentie is een beperking die zonder enig verband met andere problemen in de zelfredzaamheid kan optreden. Een voorbeeld is de patiënt met alzheimerdementie die zich nog wel adequaat kan kleden, maar steeds minder eet en vermagert, ook al zijn er maaltijden beschikbaar. Vaak loont het dan de moeite om de diagnostische procedures te doorlopen zodat bijvoorbeeld een maag-darmlijden of een depressie kan worden aangetoond en behandeld.

Tabel 6.1 Globale hiërarchie van ADL-beperkingen bij progressief ziektebeloop

1	Hulp bij wassen onderlichaam	↓
2	Hulp bij wassen bovenlichaam	↓
3	Kleden met hulp	↓
4	Begeleiding nodig bij mobiliteit	↓
5	Voedselinname vereist hulp	↓
6	Incontinentie feces	

Naarmate een item lager in de hiërarchie staat, groeit de kans dat de erboven vermelde beperkingen ook aanwezig zijn.

Box 6.1 Functionele beperkingen

- Zijn gecorreleerd aan negatieve uitkomstmaten bij ouderen, met name met het optreden van complicaties, institutionalisering en overlijden.
- Geven de mate van restcapaciteit, vitaliteit en kwetsbaarheid weer.
- Hebben impact op ervaren kwaliteit van leven, onafhankelijk van aard en aantal ziekten.
- Vormen een *final common pathway* voor ziekten die zich anderszins 'symptoomarm' presenteren.

- Vormen in het Nederlandse zorgsysteem de basis voor het toekennen van professionele hulp.
- Functionele beperkingen komen vaak voor bij ouderen en hebben veel gevolgen. Voorkomen of uitstellen van functieverlies is mogelijk en erg belangrijk. Dit kan door vergroten van de functionele reserve door training (bijvoorbeeld verbeteren van conditie en spierkracht) en door voorkomen van functieverlies, bijvoorbeeld bij ziekenhuisopname.

Functionele beperkingen zijn in Nederland een indicatie voor professionele zorg op basis van de Algemene Wet Bijzondere Ziektekosten (AWBZ) of de Wet maatschappelijke ondersteuning (WMO). De mate van afhankelijkheid door verlies van functionele mogelijkheden correspondeert met de noodzaak van hulp en eventueel toezicht, begeleiding, verzorging en verpleging. In de huidige systematiek geschiedt indicering via toekenning van zogeheten zorgzwaartepakketten. Thuiszorgorganisaties en verpleeg- of verzorgingshuizen leveren diensten in natura, gebaseerd op deze zorgzwaartepakketten. Ook kan de patiënt/cliënt zelf zorg arrangeren en hiervoor een persoonsgebonden budget ontvangen. De voorbije jaren zijn de systematiek van het indicatieproces en de financiering van zorg zodanig in beweging dat uitgebreidere bespreking niet past binnen het bestek van dit hoofdstuk.

Functionele beperkingen komen vaak voor bij ouderen en hebben veel gevolgen. Voorkomen of uitstellen van functieverlies is mogelijk en erg belangrijk. Dit kan door vergroten van de functionele reserve door training (bijvoorbeeld verbeteren van conditie en spierkracht) en door voorkomen van functieverlies, bijvoorbeeld bij ziekenhuisopname.

Literatuur

1. Haan R de, Limburg M, Schuling J, Broeshart J, Jonkers L, Zuylen P van. Klinimetrische evaluatie van de Barthel-index: Een maat voor beperkingen in het dagelijks functioneren. Ned Tijdschr Geneeskd 1993;137:917-21.
2. Lawton MP, Brody EM. Assessment of older people: Self-maintaining and instrumental activities of daily living. Gerontologist 1969;9:179-85.
3. Quinn TJ, Ellis G. Stott DJ. Functional assessment in older people. BMJ 2011;343:d4681.
4. Lichamelijk functioneren 2010: Nationaal Kompas Volksgezondheid. Bilthoven: RIVM. http://www.nationaalkompas.nl, geraadpleegd juni 2011.
5. Fried LP, Ferrucci L, Darer J, Williamson JD, Anderson G. Untangling the concepts of disability, frailty, and comorbidity: Implications for improved targeting and care. J Gerontol A Biol Sci Med Sci 2004;59:255-63.
6. Reuben DB, Rubenstein LV, Hirsch SH, Hays RD. Value of functional status as a predictor of mortality: Results of a prospective study. Am J Med 1992;93:663-9.
7. Freyer G, Geay JF, Touzet S, Provencal J, Weber B, Jacquin JP, et al. Comprehensive geriatric assessment predicts tolerance to chemotherapy and survival in elderly patients with advanced ovarian carcinoma: A GINECO study. Ann Oncol 2005;16:1795-800.
8. Wedding U, Röhrig B, Klippstein A, Brix C, Pientka L, Höffken K. Co-morbidity and functional deficits independently contribute to quality of life before chemotherapy in elderly cancer patients. Support Care Cancer 2007;15:1097-104.

9   Palleschi L, De Alfieri W, Salani B, Fimognari FL, Marsilii A, Pierantozzi A, et al. Functional recovery of elderly patients hospitalized in geriatric and general medicine units. The PROgetto DImissioni in GEriatria Study. J Am Geriatr Soc 2011;59:193-9.
10 Kovinski KE, Pierluissi E, Bree Johnston C. Hospital-associated disability JAMA 2011;306:1782-93.
11 Kempen GIJM, Verbrugge LM, Merill SS, Ormel J. The impact of multiple impairments on disability in community-dwelling older people. Age Ageing 1998;27:595-604.
12 Ferrucci L, Guralnik JM, Buchner D, Kasper J, Lamb SE, Simonsick EM, et al. Departures from linearity in the relationship between measures of muscular strength and physical performance of the lower extremities: the Women's Health and Aging Study. J Gerontol A Biol Sci Med Sci 1997;52:M275-85.
13 Rockwood K, Stadnyk K, MacKnight C, McDowell I, Hebert R, Hogan DB. A brief clinical instrument to classify frailty in elderly people. Lancet 1999;353:205-6.
14 Langer CJ. Elderly patients with lung cancer: Biases and evidence. Curr Treat Options Oncol 2002;3:85-102.
15 Katz S, Akpom CA. A measure of primary sociobiological functions. Int J Health Serv 1976;6:493-507.
16 Maas HA, Hoogmoed J, Golüke-Willemse GA, Berg YW van den. Gunstige ontwikkeling van de zelfredzaamheid van patienten opgenomen op een geriatrische afdeling van een algemeen psychiatrisch ziekenhuis. Ned Tijdschr Geneeskd 1995;139:2494-8.

7 De vermoeide patiënt met chronisch hartfalen

Lia Middeljans-Tijssen en Mark van der Wel

Inleiding

Casus
- Voorgeschiedenis
- Huisbezoek
- Verwijzing
- Lichamelijk onderzoek
- Aanvullend onderzoek
- Behandeling
- Beloop

Achtergrondinformatie
- Epidemiologie van hartfalen en comorbiditeit
- Etiologie en pathogenese
- Preventie en behandeling

Conclusie

Literatuur

Inleiding

'Dokter, ik ben zo moe' is een veelgehoorde klacht, die de arts soms moedeloos maakt, maar die ook een uitdaging kan zijn. Moeheid is immers een subjectief begrip met mogelijke oorzaken op fysiek, geestelijk en/of psychosociaal terrein. Er is een brede scala van omschrijvingen, variërend van uitputting, geen energie, verminderde inspanningstolerantie, kortademigheid, zwakte of slaperigheid tot 'nergens zin in hebben'. Het is daarom niet mogelijk om moeheid eenduidig te definiëren. Moeheid is van grote invloed op het dagelijkse functioneren en de kwaliteit van leven en kan vooral bij ouderen gemakkelijk leiden tot een sociaal isolement.

Eén van de veel voorkomende oorzaken van moeheid bij patiënten van 75 jaar en ouder is hartfalen. Hartfalen is een symptoomdiagnose en wordt gedefinieerd als een complex van klachten en verschijnselen ten gevolge van een tekortschietende pompfunctie van het hart. Het is vaak een chronische aandoening waarbij perioden van verslechtering (decompensatie) kunnen optreden.[1] Aangezien hartfalen een probleem is dat vooral bij ouderen veel voorkomt, is het van belang de specifieke aspecten van deze aandoening op hoge leeftijd in dit hoofdstuk te bespreken.

Zowel de diagnostiek als de behandeling van hartfalen blijkt in de dagelijkse praktijk niet gemakkelijk. Dit heeft deels te maken met het ontbreken van een gouden standaard voor het stellen van de diagnose hartfalen, en deels met de hoge prevalentie van comorbiditeit die de diagnostiek en de behandeling van hartfalen kunnen beïnvloeden.

> **Na bestudering van dit hoofdstuk kunt u:**
> - de belangrijkste aspecten van diagnostiek en behandeling van hartfalen bij oudere patiënten noemen;
> - comorbide aandoeningen noemen die relevant zijn bij het management van hartfalen en kunt u aangeven waarom dat zo is;
> - een diagnose en behandelstrategie opstellen voor de (oudere) patiënt met hartfalen en comorbiditeit.

Vraag 1 *Kunt u aangeven welke relaties u kent tussen verschillende ziekten die gelijktijdig voorkomen?*

Voor het gelijktijdig voorkomen van aandoeningen bij één patiënt worden twee begrippen gebruikt: multimorbiditeit en comorbiditeit. Bij multimorbiditeit ligt de nadruk niet op een specifieke ziekte maar op het gelijktijdig voorkomen van twee of meer aandoeningen bij één persoon.[2] Met comorbiditeit wordt bedoeld dat naast een specifieke ziekte, ook wel de indexziekte genoemd, nog één of meer andere ziekten aanwezig zijn. Er bestaan verschillende typen van multimorbiditeit[3]:
- concurrente multimorbiditeit: de combinatie van ziekten berust op toeval zonder een causale relatie (bijvoorbeeld hartfalen en artrose);
- clustermultimorbiditeit: er is een statistisch verband (de combinatie komt vaker voor dan op grond van toeval te verwachten is) zonder dat er een bekende verklaring is (bijvoorbeeld multipele sclerose en epilepsie);
- causale multimorbiditeit: de ziekten hebben een gemeenschappelijke risicofactor (bijvoorbeeld ischemische hartziekte en perifeer arterieel vaatlijden);

- complicerende multimorbiditeit: het bestaan van een ziekte is vereist voor het optreden van een andere ziekte (bijvoorbeeld diabetes mellitus en diabetische retinopathie);
- intercurrente multimorbiditeit: een acute, kortdurende ziekte bij iemand die al een andere, meestal chronische ziekte heeft (bijvoorbeeld urineweginfectie bij reumatoïde artritis).

Vraag 2 *Met welke geriatrische aspecten moet een arts rekening houden bij de diagnostiek van hartfalen?*

De diagnostiek van hartfalen kan bij oudere patiënten aanzienlijk belemmerd worden door diverse factoren. Verschillende onderzoeken hebben aangetoond dat de meeste symptomen en afwijkingen bij lichamelijk onderzoek een lage voorspellende waarde voor de diagnose hartfalen hebben. De klachten zijn vaak zo atypisch dat de arts naast hartfalen nog aan vele andere oorzaken kan denken. Voor de diagnose hartfalen is daarom aanvullend onderzoek nodig waarbij de voorkeur uitgaat naar echocardiografie, aangezien hiermee informatie over zowel de cardiale functie als de eventuele oorzaak van hartfalen verkregen kan worden.[4]

Verschillende elementen kunnen het diagnostisch proces verstoren, waarbij naast patiëntkenmerken ook arts- en maatschappelijke kenmerken een rol spelen. Voorbeelden van patiëntkenmerken zijn verhullende comorbiditeit (bijvoorbeeld COPD), comorbiditeit met zeer slechte prognose (bijvoorbeeld terminale kanker), de wens om geen aanvullende diagnostiek te ondergaan (bijvoorbeeld echocardiografie) en zich onttrekken aan zorg (bijvoorbeeld door dementie; dit kan ook een wens van familie zijn). De twee belangrijke artskenmerken zijn *clinical inertia*, waarmee wordt bedoeld het nalaten van een behandeling ondanks het vermoeden van de diagnose (bijvoorbeeld hartfalen), en het stellen van een onjuiste diagnose door onvoldoende kennis van zaken (bijvoorbeeld geen rekening houden met verhullende comorbiditeit).

Casus

Voorgeschiedenis

> Mevrouw H., 87 jaar, heeft een uitgebreide voorgeschiedenis met tweemaal een ulcus ventriculi (waarschijnlijk op basis van NSAID-gebruik), hypertensie, atriumfibrilleren en een aortaklepstenose. Daarnaast heeft zij al jaren een artrose van de wervelkolom, de heupen en knieën, waarbij de artrose in haar linkerknie dermate ernstig en invaliderend was dat zij een knievervangende prothese gekregen heeft. De mobiliteit wordt nog verder verslechterd door een dubbelzijdige voetheffersparese op basis van een polyneuropathie. In verband met een uterusprolaps draagt zij al jaren een ringpessarium.
> Een jaar eerder is op de dagkliniek van de afdeling Geriatrie de diagnose lichte dementie van het alzheimertype gesteld. Er bleek toen tevens sprake te zijn van een niet-geïndiceerde polyfarmacie, reden waarom de medicatie werd gesaneerd. Ook had patiënte toen een milde normocytaire anemie (Hb 7,3 mmol/l) zonder duidelijke oorzaak waarbij besloten was geen invasieve diagnostiek meer te verrichten.

> Door haar dementie was mevrouw H. zorgmijdend en werd een ggz-instelling ingeschakeld om het proces van accepteren van zorg te begeleiden. Dit verliep succesvol en momenteel woont mevrouw H. nog zelfstandig, met ondersteuning door thuiszorg (die haar viermaal daags bezoekt) en maaltijdvoorziening. Haar man is jaren geleden overleden. Haar twee zoons komen regelmatig bij haar op bezoek.
> Patiënte gebruikt de volgende medicatie: fentanylpleister met gereguleerde afgifte 12 µg/uur, paracetamol zo nodig, meloxicam 2dd 7,5 mg, pantoprazol 1dd 40 mg, acenocoumarol v.v., digoxine 1dd 0,125 mg, hydrochloorthiazide 1dd 25 mg.
> Het valt de thuiszorg de laatste weken op dat patiënte steeds afhankelijker wordt van de zorg. Zij is nu compleet ADL-afhankelijk terwijl ze voorheen zichzelf nog kon wassen en aankleden. Ook de mobiliteit wordt minder. Ze loopt de laatste weken alleen nog maar in huis en wil niet meer naar buiten. Mevrouw H. geeft aan dat ze moe is en vraagt naar haar huisarts.

Vraag 3   Kunt u aangeven wat eventuele oorzaken van de moeheid bij deze patiënte zouden kunnen zijn?

De differentiaaldiagnose van moeheid is zeer uitgebreid.[5-7] Juist bij oudere patiënten is het van belang te beseffen dat er mogelijk meerdere aandoeningen tegelijkertijd aanwezig zijn die elk een deel van de moeheid verklaren.
Gegevens uit het Transitieproject, dat voor alle aandoeningen in de huisartsenpraktijk de relatie onderzocht tussen klacht en diagnose, laten zien dat de uiteindelijke diagnose die gesteld wordt bij de klacht moeheid leeftijd- en geslachtsafhankelijk is.[8] Incidente moeheid als primaire reden voor doktersbezoek is min of meer constant tussen 0 en 75 jaar, om vervolgens te verdubbelen bij 75-plussers. Onbegrepen moeheid, uiteindelijk geclassificeerd als 'algehele zwakte', komt in alle leeftijdscategorieën veruit het meeste voor. Bij patiënten van boven de 75 jaar staat ijzergebreksanemie op de tweede plaats als oorzaak van moeheid. In de oudste patiëntengroep is hartfalen de snelste stijger. Kwam het op jongere leeftijd (vrijwel) niet voor, bij 75-plussers staat het met stip op plaats zeven van de meest voorkomende oorzaken van moeheid.
Voor de moeheid van mevrouw H. kunnen de volgende differentiaaldiagnostische mogelijkheden worden overwogen: hartfalen (op basis van atriumfibrilleren, chronische hypertensie en aortaklepstenose), slechte lichamelijke conditie bij weinig lichaamsbeweging (onder andere door neuropathie en artrose), anemie bij mogelijk (occult) gastro- intestinaal bloedverlies en/of hartfalen, medicamenteus, gedragsmatig bij dementie, als uiting van een depressie of een combinatie van meerdere van deze mogelijkheden.

Vraag 4   Welke gegevens uit de anamnese en eventueel heteroanamnese hebt u verder nodig om het probleem moeheid bij deze patiënte te analyseren?

Het is belangrijk de aard van de moeheid verder uit te diepen. Wat betekent 'moe' voor mevrouw H.? Slaapt zij slecht en is ze daardoor overdag niet uitgerust? Staat haar moe zijn voor 'levensmoe zijn', geen plezier meer beleven, somber zijn? Of staat kortade-

migheid op de voorgrond en zo ja, is deze dan gerelateerd aan inspanning en lichaamshouding?
Bij oudere patiënten zijn de antwoorden op bovenstaande vragen meestal niet eenduidig en vaak is dit het gevolg van de aanwezige comorbiditeit. Bij bekende COPD kan de dyspnée d'effort worden geduid als exacerbatie van de COPD. Mobiliteitsproblemen (door bijvoorbeeld artrose) en initiatiefloosheid kunnen de interpretatie van het uitvragen van dyspnée d'effort lastig maken: 'Nou dokter, ik geloof niet dat ik daar last van heb, ik zit de hele dag in mijn stoel'.
De anamnese kan tevens bemoeilijkt worden door aanwezigheid van cognitieve stoornissen. Dit is zeker in het beginstadium niet gemakkelijk te herkennen. Het is daarom altijd van belang om zo mogelijk informatie bij derden in te winnen. In geval van mevrouw H. kan dus contact worden gezocht met een van de kinderen of de thuiszorgmedewerker. Aangezien de thuiszorgmedewerkers van mevrouw H. dagelijks bij haar komen, kunnen ze een goed beeld hebben van veranderingen in stemming, kortademigheid en ADL-mogelijkheden.
Zeker als geen sprake is van een acute exacerbatie van hartfalen kan het diagnostisch proces van hartfalen in de eerste lijn maanden tot soms wel jaren duren. Vaak zal de huisarts relevante informatie in fragmenten tot zich krijgen. Deze informatie zal derhalve niet altijd meteen als relevant erkend worden. Al aanwezige morbiditeit kan namelijk tijdelijk voor een dwaalspoor zorgen. Tevens zullen huisarts, patiënt en/of familie soms niet alles meer uit de kast willen halen om relevante informatie (bijvoorbeeld in de vorm van aanvullende diagnostiek) te verzamelen. Als dit met goede argumenten en in goed overleg gebeurt, kan dit juist goede zorg zijn. Het is hierbij wel belangrijk om te voorkomen dat gezondheidsklachten van oudere patiënten te voortvarend worden toegeschreven aan de ouderdom.

Huisbezoek

De huisarts doet een huisvisite in aanwezigheid van de oudste zoon. Mevrouw H. blijft tegenover de huisarts maar benadrukken hoe moe ze wel niet is, en dat terwijl ze toch niet minder slaapt dan anders.
Bij specifiek navragen blijkt dat mevrouw H. het gevoel heeft te weinig lucht te krijgen. Ze heeft geen hoestklachten gehad, is niet verkouden geweest en heeft geen koorts gehad. Ook zou ze volgens de gegevens van de thuiszorg de laatste weken 3-4 kg in gewicht zijn toegenomen terwijl het gewicht daarvoor al lange tijd stabiel was.
De zoon bevestigt het verhaal, maar kan geen aanvullende informatie geven over de aard van de moeheid. Het is hem wel opgevallen dat zijn moeder vocht in de benen heeft. Ook ziet hij dat zij soms met de pillen aan het rommelen is, ook al heeft de thuiszorg de medicijnen juist nog uitgereikt. Daarnaast vertelt hij dat ze in de afgelopen week al drie keer is gevallen, waarvan één keer in zijn bijzijn. Ondanks dit alles vindt de zoon haar nog steeds goedgehumeurd, zoals altijd.

Vraag 5 Welke diagnose staat nu bovenaan in uw differentiaaldiagnose?

Het is de optelsom van meerdere, op zichzelf vaak atypische elementen die uiteindelijk de diagnose hartfalen het waarschijnlijkst maken.
- De leeftijd van patiënte, het beloop van de klachten, de kortademigheid bij inspanning, de aanwezigheid van een aortastenose, atriumfibrilleren en hypertensie in de voorgeschiedenis pleiten voor hartfalen.
- De aanhoudend goede stemming, voldoende slaap en het ontbreken van een bekend COPD pleiten tegen andere veel voorkomende oorzaken van moeheid.
- Het vasthouden van vocht, de snelle gewichtstoename en de mogelijkheid van medicatiefouten moeten u als arts verontrusten. Het zijn aspecten van de anamnese die de kans op een acute exacerbatie van hartfalen op korte termijn waarschijnlijk maken.

De vraag resteert waarom mevrouw de klachten juist nu krijgt. U zult daarbij moeten nagaan of de bij mevrouw H. reeds bekende oorzaken van hartfalen verergerd zijn of dat nieuwe oorzaken (myocardinfarct, NSAID-medicatie) een rol spelen.

Verwijzing

> Na anamnese en lichamelijk onderzoek bespreekt de huisarts met patiënte en haar zoon de dilemma's in de diagnostiek en de mogelijkheid van een verwijzing. Patiënte vraagt zich af hoeveel zin dat allemaal nog heeft, maar besluit het advies voor nadere diagnostiek en behandeling op te volgen. Ze wordt met enige spoed verwezen naar de polikliniek Geriatrie.

Vraag 6 Waar gaat u als klinisch geriater specifiek op letten bij het lichamelijk onderzoek, gezien het vermoeden van de huisarts dat chronisch hartfalen een belangrijke bijdragende factor aan de moeheid zou kunnen zijn?

Naast een algeheel geriatrisch onderzoek (zie hoofdstuk 1) let u specifiek op de aanwezigheid van symptomen van hartfalen en op verschijnselen die kunnen wijzen op de oorzaak van hartfalen.

Gedurende de anamnese en het lichamelijk onderzoek let u op de ademhalingsfrequentie van patiënte om te beoordelen of er sprake is van dyspneu en/of tachypneu. Door comorbiditeit zijn bevindingen bij lichamelijk onderzoek vaak niet eenduidig. Perifeer oedeem en crepitaties zijn bij veel patiënten met hartfalen aanwezig, maar hebben ook vaak een andere oorzaak. Zo kunnen crepitaties veroorzaakt worden door een pulmonale infectie of fibrose en is enkeloedeem bij ouderen frequent statisch oedeem ten gevolge van inactiviteit.

evindingen die een hoge positief voorspellende waarde hebben voor de diagnose hartfalen zijn een verhoogde centraalveneuze druk (CVD), een naar lateraal verplaatste ictus cordis en een galopritme/derde harttoon. Deze komen echter weinig voor. In tabel 7.1 staan de sensitiviteit, specificiteit en positief voorspellende waarden weergegeven van verschillende symptomen en verschijnselen bij patiënten met de verdenking van hartfalen. In dit onderzoek is alleen gekeken naar de klassieke hartfalensymptomen. Specifieke onderzoeken over de symptomen en klinische verschijnselen van hartfalen bij ouderen zijn er niet.

Tabel 7.1 Sensitiviteit, specificiteit en positief voorspellende waarde van symptomen en verschijnselen bij hartfalen[9]

	Sensitiviteit (%)	Specificiteit (%)	Positief voorspellende waarde (%)
Dyspnée d'effort	100	17	18
Orthopneu	22	74	14
Verhoogde CVD	17	98	64
Crepitaties	29	77	19
Oedeem	20	86	21
Derde harttoon	24	99	77
Verplaatste apex	66	96	75

Daarnaast let u dus specifiek op de aanwezigheid van symptomen die informatie geven over de oorzaak van het hartfalen, zoals hoge bloeddruk of een cardiale souffle.

Lichamelijk onderzoek

> In rust heeft patiënte een normale ademhalingsfrequentie, maar bij uitkleden is zij toenemend kortademig. Er is geen duidelijke orthopneu. De CVD is niet verhoogd. De bloeddruk is liggend 124/50 mmHg. Er is een irregulaire pols van 85/min. Zij heeft geen orthostatische hypotensie. De ictus cordis is niet palpabel. Zij heeft normale harttonen en een systolische souffle graad 3/6 met punctum maximum in de vierde intercostale ruimte links. Bij onderzoek van de longen is er een sonore percussie met een demping links basaal en crepitaties beiderzijds over de basale longvelden. Aan de onderste extremiteiten is beiderzijds pitting oedeem tot aan de knieën. Bij het verdere lichamelijke onderzoek zijn er behalve de reeds bekende artrotische afwijkingen, polyneuropathie met voetheffersparese en geheugenstoornissen geen nieuwe bevindingen.

Vraag 7 *Wat weet u over de waarde van de verschillende aanvullende onderzoeken bij een vermoeden op hartfalen?*

Meestal wordt bij geriatrische patiënten standaard uitgebreid laboratoriumonderzoek gedaan. Bij verdenking op hartfalen moeten in ieder geval het Hb, Ht, creatinine, glucose en TSH worden bepaald. Deze bepalingen zijn vooral bedoeld om eventuele luxerende factoren of oorzaken van hartfalen te achterhalen. Daarnaast is er sinds tien jaar een serumbepaling beschikbaar die met name nuttig kan zijn voor het uitsluiten van hartfalen: het *brain natriuretic peptide* (BNP) en/of het *N-terminal pro brain natriuretic peptide* (NT-pro-BNP).

(NT-pro-)BNP is vooralsnog minder geschikt om hartfalen aan te tonen; de positief voorspellende waarde is laag. Dit is mede het gevolg van het feit dat BNP ook bij tal van andere cardiale en niet-cardiale aandoeningen verhoogd kan zijn. Voorbeelden van dergelijke aandoeningen zijn: acuut coronair syndroom, linkerventrikelhypertrofie, hypertrofische cardiomyopathie, atriumfibrilleren, COPD, longembolie, sepsis en nierinsufficiëntie.[10] Belangrijk is ook te weten dat de referentiewaarden voor de natriuretische peptiden toenemen met het ouder worden en hoger zijn bij vrouwen dan bij mannen.[11]

Bij een verdenking op hartfalen dient altijd een ecg gemaakt te worden. Het belang van een ecg is vooral dat een normaal ecg hartfalen nagenoeg met zekerheid uitsluit. Daarnaast is er een aantal ecg-afwijkingen die oorzaken van hartfalen kunnen aantonen: pathologische negatieve Q-toppen passend bij een doorgemaakt myocardinfarct; veranderingen van het ST-segment bij cardiale ischemie; linkerventrikelhypertrofie bij langdurige hypertensie, aortastenose of hypertrofische cardiomyopathie; een linkerbundeltakblok wat meestal bewijzend is voor een hartziekte en atriumfibrilleren waardoor hartfalen kan ontstaan of verergeren.

In de dagelijkse praktijk wordt vaak een X-thorax verricht waarbij specifiek gelet wordt op de aan- of afwezigheid van cardiomegalie (cor-thoraxratio) en/of tekenen van longvaatovervulling. Beide zijn van beperkte waarde, omdat cardiomegalie en/of tekenen van overvulling van het longvaatbed niet bewijzend zijn voor hartfalen. Een X-thorax heeft dan ook vooral waarde om een eventuele pulmonale oorzaak van de klachten te kunnen aantonen.

Hartfalen is een klinische diagnose die steunt op een aangetoonde afname van de pompfunctie van het hart. Echocardiografie kan informatie geven over de oorzaak van het hartfalen, het bepalen van de aard (hartfalen met verminderde versus behouden systolische linkerventrikelfunctie) en de ernst van de disfunctie. Een echo is technisch vaak niet goed uitvoerbaar of beoordeelbaar bij irregulaire ritmes, COPD en adipositas. Doordat bij geriatrische patiënten de klinische informatie over hartfalen vaak atypisch is, bestaat juist bij deze patiënten behoefte aan echocardiografisch onderzoek. Ironisch genoeg wordt echter bij deze groep door de huisarts relatief minder vaak echocardiografie aangevraagd. Meestal heeft dit te maken met de aanwezigheid van belemmerende comorbiditeit. In dit spanningsveld zal de huisarts vaak samen met patiënt en mantelzorgers een afweging moeten maken over de winst van echocardiografie ten opzichte van de lasten die de gang naar het ziekenhuis (al dan niet tegen de zin van de patiënt) met zich meebrengt.

Aanvullend onderzoek

> Bij laboratoriumonderzoek zijn er de bekende normocytaire anemie met nu een Hb van 6,8 mmol/l, ureum 8,9 mmol/l, creatinine 54 µmol/l, natrium 145 mmol/l en een milde hypokaliëmie van 3,2 mmol/l. Het BNP was 545 pg/ml (verhoogd). De schildklierfunctie en glucose zijn normaal. Het ecg toont atriumfibrilleren met een frequentie van 82/min en daarnaast zijn er aanwijzingen voor linkerventrikelhypertrofie. De X-thorax laat pleuravocht links zien met mogelijk ook een wat toegenomen longvaattekening. Er is geen duidelijke cardiomegalie. Bij echo-onderzoek is er forse linkerventrikelhypertrofie met een duidelijk verminderde systolische linkerventrikelfunctie. De diastolische functie is door het atriumfibrilleren niet te beoordelen. Er is een milde aortaklepstenose.

Vraag 8 *Is er volgens u bij deze patiënte nu sprake van hartfalen?*

De anamnese biedt behalve de moeheid weinig aanknopingspunten. Bij het lichamelijk onderzoek zijn er wel afwijkingen die kunnen passen bij hartfalen en daarom is aanvullend onderzoek zeker geïndiceerd. Bij het aanvullend onderzoek blijkt het BNP verhoogd (waardoor hartfalen zeker niet uitgesloten kan worden), is op het ecg atriumfibrilleren met linkerventrikelhypertrofie geconstateerd en is op de X-thorax enkelzijdig pleuravocht zichtbaar.

Uiteindelijk blijkt bij de echocardiografie dat er inderdaad sprake is van een verminderde functie van de linker ventrikel waardoor geconcludeerd kan worden dat sprake is van hartfalen met verminderde systolische linkerventrikelfunctie. Of sprake is van diastolische disfunctie is niet duidelijk geworden. De chronische hypertensie, het kleplijden en het atriumfibrilleren zijn predisponerende factoren die de diagnose hartfalen ondersteunen.

Het blijft de vraag of met de diagnose hartfalen de moeheid helemaal verklaard kan worden. Immers, patiënte heeft meerdere aandoeningen die haar moeheid mogelijk kunnen verklaren. Behandelen van het hartfalen en goede effectevaluatie kunnen als volgende stap meer duidelijkheid bieden.

Vraag 9 *Hartfalen is een ziekte met geleidelijke achteruitgang, waarbij perioden van acute verslechtering bij adequate behandeling gevolgd worden door gedeeltelijk herstel. Kunt u aangeven wat de uitlokkende factoren van een verslechtering kunnen zijn?*

Bij het vermoeden op hartfalen is het altijd van belang om de oorzaak van het hartfalen of de verergering ervan te achterhalen. Allereerst is het dus zaak om de voorgeschiedenis van een patiënt duidelijk in beeld te hebben.

Aandoeningen in de voorgeschiedenis die hartfalen veroorzaken, kunnen ook bijdragen aan een exacerbatie van hartfalen (precipiterende factoren): kleplijden is vaak progressief, atriumfibrilleren kan (tijdelijk) ontregelen, chronische hypertensie geeft een geleidelijke, continue verslechtering van de diastolische functie, coronarialijden geeft een verhoogde kans om (opnieuw) een acuut coronair syndroom te ontwikkelen.

Tabel 7.2 Extracardiale aandoeningen en factoren die hartfalen kunnen luxeren

- COPD
- Infectieziekten
- Anemie
- Hypothyreoïdie
- Hyperthyreoïdie
- Diabetes mellitus
- Overgewicht en obesitas
- Medicatiegebruik (NSAID's, corticosteroïden)
- Therapieontrouw

Tabel 7.2 toont aandoeningen en/of factoren buiten het hart die hartfalen kunnen uitlokken of verergeren. Bij ouderen zullen deze extracardiale factoren vaker een rol spelen dan bij jongere patiënten. U zult dan in ieder geval bedacht moeten zijn op het medicatiegebruik, de therapieontrouw en anemie (zie vraag 3). Bij patiënten opgenomen in het ziekenhuis is volumeoverbelasting door een infuus een veel voorkomende oorzaak.

Vraag 10 *U wilt patiënte gaan behandelen voor haar hartfalen. Hoe ziet uw behandelplan er uit?*

De aanwezigheid van comorbiditeit bij geriatrische patiënten met hartfalen heeft naast gevolgen voor de diagnostiek ook gevolgen voor de behandeling. De behandeling van bepaalde aandoeningen kan hartfalen verergeren (bijvoorbeeld prednison ter behandeling van COPD verhoogt de kans op een exacerbatie van hartfalen) en andersom kan de behandeling van hartfalen sommige comorbiditeit negatief beïnvloeden (bijvoorbeeld de behandeling met een diureticum kan een urine-incontinentie verergeren).

Daarnaast kan de gewenste behandeling van een comorbide aandoening interfereren met de behandeling van hartfalen door interacties van geneesmiddelen (bijvoorbeeld de interactie van een NSAID ter behandeling van artrose met een ACE-remmer ter behandeling van hartfalen verhoogt het risico op een nierinsufficiëntie). Ook kunnen tegenstrijdige leefadviezen problemen uitlokken (bijvoorbeeld het advies om veel te drinken bij obstipatie versus het advies om de vochtinname te beperken bij hartfalen).

Regelmatig zijn verschillende zorgverleners betrokken bij dezelfde patiënt. Helaas blijken zij in de praktijk niet altijd voldoende met elkaar te communiceren om tot een optimale behandelstrategie te komen.[12]

Voor een geriatrische patiënt met multimorbiditeit betekent optimaal behandelen niet het simpelweg uitvoeren van de verschillende ziektespecifieke richtlijnen die op de patiënt van toepassing zijn. Zoals zojuist geschetst blijkt dat vaak onmogelijk. U zult keuzen moeten maken in uw behandeling. Het is dan ook van belang om zorgvuldig na te gaan wat u met uw behandeling wilt bereiken. Door in samenspraak met de patiënt en de mantelzorgers de belangrijkste doelen van de behandeling te selecteren kunt u een individueel behandelplan opstellen. Het doel van behandeling van geriatrische patiënten is vooral gericht op verbetering van klachten en dagelijks functioneren en minder op verlenging van het leven.

De behandeling van hartfalen omvat een medicamenteus en een niet-medicamenteus beleid. Hartfalen is een aandoening die een beroep doet op zelfmanagement. De patiënt krijgt een aantal leefstijladviezen met betrekking tot lichaamsbeweging, vocht- en zoutinname en gewichtscontrole. Bij patiënten met cognitieve stoornissen zal dit zelfmanagement meestal niet van de grond komen. Helaas worden cognitieve stoornissen vaak niet voldoende onderkend en verdenkt men de patiënt ten onrechte van onvoldoende motivatie.

Oudere patiënten met hartfalen en comorbiditeit worden vrijwel altijd uitgesloten van deelname aan RCT's die de behandeling van hartfalen onderzoeken. Voor deze groep patiënten is dus geen evidence-based behandeling beschikbaar. Aan de andere kant zijn er ook geen harde aanwijzingen dat oudere hartfalenpatiënten géén baat hebben bij behandeling. De medicamenteuze behandeling van geriatrische patiënten met hartfalen is in feite dus niet anders dan de behandeling van jongere patiënten. Kern is de combinatie van een diureticum, een ACE-remmer en een bètablokker. Voor meer specifieke informatie over de achtergrond van de medicamenteuze behandeling van hartfalen verwijzen we naar de multidisciplinaire richtlijn *Hartfalen* en het boek *Probleem-georiënteerd denken in de cardiologie*.[1,13]

Behandeling

> Mevrouw H. wordt opgenomen. De meloxicam en hydrochloorthiazide worden gestaakt. Ze wordt behandeld met furosemide i.v. en kalium wordt gesuppleerd. Na enkele dagen wordt gestart met een ACE-remmer in een lage dosering, die op geleide van bijwerkingen en nierfunctie langzaam wordt opgehoogd. Ook wordt eenmalig een bloedtransfusie toegediend. Na deze interventies gaat patiënte geleidelijk aan beter functioneren en is ze weer in staat om, met sturing van de verpleegkundige, zichzelf te wassen en aan te kleden. De moeheid die de eerste weken van de opname prominent aanwezig was, komt steeds meer op de achtergrond te staan. Vanwege toenemende pijnklachten door polyartrose wordt gestart met paracetamol die op vaste tijden wordt toegediend.

Vraag 11 Wat regelt u vóór het ontslag naar huis om exacerbaties van hartfalen in de toekomst zoveel mogelijk te voorkomen?

Essentieel is een goede overdracht naar de huisarts. Al vóór het ontslag van patiënte wordt telefonisch contact opgenomen om te bespreken wat er met patiënte aan de hand is geweest en wat het voorstel is voor de verdere behandeling.
De huisarts is akkoord met het voorgelegde voorstel. Afgesproken wordt om de medicatie in blisters af te laten leveren door de apotheek en de thuiszorg viermaal per dag te continueren met als extra aandachtspunt toezicht op de inname van de medicatie. Het gewicht moet dagelijks worden gecontroleerd. Wanneer het gewicht meer dan 2-3 kg stijgt in twee à drie dagen, zal de thuiszorg dezelfde dag nog contact opnemen met de huisarts. De thuiszorg en de zoon krijgen beiden een informatieboekje waarin onder andere de symptomen van hartfalen en bijwerkingen van de medicijnen beschreven staan, zodat zij weten waar ze alert op moeten zijn. De huisarts zal patiënte met regelmaat bezoeken om het effect van de behandeling, de bloeddruk en de nierfunctie te controleren.

Beloop

> Mevrouw H. wordt uiteindelijk in redelijke conditie uit het ziekenhuis ontslagen en gaat weer terug naar huis. Bij poliklinische controle zes weken later is de klinische situatie stabiel. Een jaar later ondergaat patiënte een schouderoperatie zonder grote problemen. Vervolgens wordt ze opgenomen in verband met een acalculeuze cholecystitis, die conservatief wordt behandeld door middel van antibiotica i.v. en percutane drainage. Na ontslag verhuist ze naar een verzorgingshuis, mede vanwege de progressie van haar ziekte van Alzheimer.
> Twee jaar na de eerste opname in verband met hartfalen wordt patiënte opnieuw opgenomen voor een hartfalenexacerbatie (door recidief anemie).

Vraag 12 *Wat weet u over het beloop en de prognose van hartfalen?*

De prognose is individueel bepaald en hangt sterk af van patiëntkarakteristieken, zoals leeftijd, soort en hoeveelheid comorbiditeit, aard en ernst van het hartfalen en de onderliggende oorzakelijke aandoening. Op populatieniveau is de prognose somber: de éénjaarsoverleving ligt rond de 50-70%; de vijfjaarsoverleving rond de 35%.[14] Doordat een gouden standaard voor de diagnose hartfalen ontbreekt, zijn deze gegevens echter niet geheel eenduidig.

In hoeverre comorbiditeit de prognose beïnvloedt, hangt af van veel factoren en is niet goed duidelijk. Natuurlijk is de prognose van de comorbide aandoeningen zelf medebepalend. Soms kan die zodanig slecht zijn dat nadere diagnostiek en maximale behandeling van hartfalen achterwege gelaten wordt. Naast de aard van de comorbide aandoeningen lijkt ook het aantal comorbide aandoeningen onafhankelijk de prognose te beïnvloeden.

Toch willen zowel de arts als de patiënt zicht hebben op de prognose, want deze is bepalend voor het beleid. Om op individueel niveau een uitspraak te kunnen doen zijn prognostische scoremodellen ontwikkeld die als hulpmiddel kunnen dienen.[14] Ook met deze modellen blijft het echter lastig om het ziektebeloop bij hartfalen goed te kunnen inschatten.[15]

Het ziektebeloop kenmerkt zich door het optreden van exacerbaties, waarna de patiënt slechts ten dele weer herstelt en niet terugkomt op het niveau van voorheen. In figuur 1.1 (zie hoofdstuk 1) wordt dit beloop vergeleken met dat van andere veel voorkomende aandoeningen bij ouderen.

> **Zoekopdracht**
> Is er verschil in de behandeling van hartfalen met een behouden systolische linkerventrikelfunctie versus hartfalen met een verminderde systolische linkerventrikelfunctie?

> **Hint**
> Zie voor uitleg van bovengenoemde begrippen ook de achtergrondinformatie later in dit hoofdstuk.

Achtergrondinformatie

Epidemiologie van hartfalen en comorbiditeit

In 2007 waren er in Nederland ongeveer 160.000 patiënten met hartfalen (RIVM: Kompas Nationale Gezondheid, zie www.nationaalkompas.nl/gezondheid-en-ziekte/ziekten-en-aandoeningen/hartvaatstelsel/hartfalen/cijfers-hartfalen-prevalentie-incidentie-en-sterfte-uit-de-vtv-2010). Op basis van de vergrijzing van de bevolking en het sterke verband van leeftijd met de prevalentie van hartfalen, zal dit aantal in 2025 naar verwachting bijna de helft hoger zijn, dus ruim 250.000.[16]

Hartfalen is vooral een aandoening van ouderen. De gemiddelde leeftijd waarop de diagnose gesteld wordt, is 78 jaar. De prevalentie stijgt sterk met de leeftijd: onder de leeftijd van 55 jaar komt hartfalen nauwelijks voor, maar één op de vier à vijf 85-plussers heeft hartfalen.[17,18]

Er is nog relatief weinig onderzoek verricht naar de rol van niet-causale comorbiditeit bij de diagnostiek en behandeling van hartfalen. Een beschrijvend onderzoek laat zien dat 89% van de oudere hartfalenpatiënten ten minste vier verschillende aandoeningen heeft naast hartfalen.[19] Het patroon van niet-cardiale comorbiditeit verandert met de leeftijd. Bij jongere patiënten zijn de meest voorkomende niet-cardiale aandoeningen hypertensie, diabetes mellitus, chronisch obstructief longlijden (COPD) en anemie. Bij de oudere patiënten spelen cognitieve stoornissen, stemmingsstoornissen, visus- en gehoorproblemen, aandoeningen van het bewegingsapparaat, urine-incontinentie en cerebrovasculaire ziekten een veel belangrijkere rol.

Etiologie en pathogenese

Er worden veelal twee vormen van hartfalen onderscheiden: met verminderde systolische linkerventrikelfunctie (systolisch hartfalen) en met behouden systolische linkerventrikelfunctie (diastolisch hartfalen).[1] Bij de laatste vorm is sprake van gestoorde vulling van de linker ventrikel (diastolische disfunctie). Bij veel patiënten lijkt er sprake te zijn van een combinatie van zowel systolisch als diastolisch hartfalen.

Er is geen consensus over hoe vaak diastolisch hartfalen voorkomt, omdat een eenduidige definitie ontbreekt. In het algemeen wordt aangenomen dat het vaker bij oudere patiënten en bij vrouwen voorkomt met schattingen tussen de 30 en 50% van alle patiënten met hartfalen.

Tabel 7.3   De meest voorkomende oorzaken van hartfalen

- Ischemische hartziekten
- Chronische hypertensie
- Klepvitia
- Hartritmestoornissen
- Cardiomyopathie

Zie voor een uitgebreid overzicht de multidisciplinaire richtlijn *Hartfalen* en *Probleemgeoriënteerd denken in de cardiologie*.[1,12]

Preventie en behandeling

Voor ouderen geldt een aantal specifieke aanbevelingen met betrekking tot de uitvoering van de medicamenteuze behandeling. In de eerste plaats is het van belang om ouderen frequent te controleren op bijwerkingen die door diuretica, ACE-remmers en bètablokkers veroorzaakt kunnen worden. Door veranderingen in de farmacokinetiek en -dynamiek bij het ouder worden, treden bijwerkingen vaker op. Om bijwerkingen te voorkomen is het daarom raadzaam om te starten met relatief lage doseringen om vervolgens de dosis langzaam op te hogen. Dit geldt overigens niet voor het starten van diuretica bij vochtretentie, omdat dan vaak juist een hogere dosering gegeven moet worden vanwege een verminderde nierfunctie.

Ten tweede dient u beducht te zijn voor polyfarmacie en de daarbij behorende risico's op interacties tussen geneesmiddelen. Ook nu dient u telkens weer na te gaan wat de meerwaarde is van het toevoegen van een extra medicijn.
Ten slotte is aandacht voor de therapietrouw belangrijk. Door de aanwezigheid van co-morbiditeit kan de therapietrouw afnemen. Cognitieve stoornissen kunnen toezicht op de inname van medicatie noodzakelijk maken; een patiënt met een slechte mobiliteit of incontinentie voor urine zal minder snel geneigd zijn om diuretica daadwerkelijk in te nemen.
Preventie van hartfalen kan feitelijk al op jonge leeftijd plaatsvinden. Door de belangrijke cardiovasculaire risicofactoren als roken, diabetes mellitus, hypertensie en hypercholesterolemie op te sporen en te behandelen kan de ontwikkeling van hartfalen worden voorkomen of uitgesteld. Als eenmaal hartfalen aanwezig is, dan is preventie van acute exacerbaties van groot belang voor de prognose. Hierbij is vooral frequente evaluatie van het gewicht van belang. Bij een plotse toename van 2-3 kg moet een arts geraadpleegd worden.
Bij oudere patiënten met comorbiditeit speelt naast de professionele hulp ook de mantelzorger (partner, familie, vrienden) een belangrijke rol bij de preventie en de behandeling. Door de toenemende vergrijzing en een voortdurende daling van de duur van de ziekenhuisopnamen wordt in toenemende mate een beroep gedaan op deze mantelzorgers. Mantelzorgers ondersteunen de patiënt in het leren omgaan met hartfalen, waarbij zij vaak ook hun eigen activiteitenpatroon moeten aanpassen. Daardoor komt niet zelden de relatie met de patiënt onder druk te staan. Bij oudere patiënten met hartfalen die ook cognitieve stoornissen hebben, speelt de mantelzorger een belangrijke rol bij de motiverende ondersteuning (dagelijks wegen, op tijd innemen van de medicijnen en handhaven van voorgeschreven vochtbeperking. Om overbelasting van de mantelzorger te voorkomen is het van belang regelmatig te inventariseren hoe de mantelzorger de draaglast (de ervaren belasting van de verschillende taken) ervaart in verhouding tot de eigen draagkracht (de belastbaarheid, rekening houdend met de eigen ziekten of beperkingen).

Conclusie

Hartfalen is een veel voorkomende aandoening, vooral op oudere leeftijd. Het stellen van de diagnose hartfalen is relevant; er zijn bewezen effectieve interventies die de prognose en kwaliteit van leven kunnen verbeteren. Hartfalen komt vrijwel nooit alleen voor, maar veelal gecombineerd met een brede scala van comorbiditeit, waarvan een groot deel niet causaal gerelateerd is aan hartfalen. Deze comorbiditeit kan de diagnostiek en behandeling van hartfalen belemmeren.
Goede zorg voor oudere patiënten met hartfalen is vooral gericht op het optimaliseren van de kwaliteit van leven, waarbij in het behandelplan rekening gehouden wordt met de door aanwezige comorbiditeit bepaalde individuele behoeften en mogelijkheden.

Literatuur

1. Hoes AW, Voors AA, Walma EP, Rutten FH, Twickler TB, Rohling R, et al. Multidisciplinaire richtlijn Hartfalen 2010. Utrecht: NHG/NVVC/NIV, 2010. http://www.diliguide.nl/document/369/hartfalen.html, geraadpleegd februari 2012.
2. Akker M van den, Buntinx F, Knottnerus JA. Comorbidity or multimorbidity: Whats in a name. A review of the literature. Eur J Gen Pract 1996;2:65-70.
3. Schellevis F. Multimorbiditeit in de huisartspraktijk: Je gaat het pas zien als je het door hebt. Huisarts Wet 2007;50:452-4.
4. Dickstein K, Vardas PE, Auricchio A, et al. 2010 Focused Update of ESC Guidelines on device therapy in heart failure: An update of the 2008 ESC Guidelines for the diagnosis and treatment of acute and chronic heart failure and the 2007 ESC Guidelines for cardiac and resynchronization therapy. Developed with the special contribution of the Heart Failure Association and the European Heart Rhythm Association. Europace 2010;12:1526-36.
5. Al-Mohammad A, Mant J, Laramee P, Swain S. Diagnosis and management of adults with chronic heart failure: Summary of updated NICE guidance.; Chronic Heart Failure Guideline Development Group. BMJ 2010;341:c4130.
6. Bokhoven L van. Moeheid. Huisarts Wet 2009;52:466.
7. Cornuz J, Guessous I, Favrat B. Fatigue: A practical approach to diagnosis in primary care. CMAJ 2006;174:765-7.
8. Transitieproject. http://www.transitieproject.nl, geraadpleegd juli 2011.
9. Davie AP, Francis CM, Caruana L, Sutherland GR, McMurray JJ. Assessing diagnosis in heart failure: Which features are any use? QJM 1997;90:335-9.
10. Braunwald E. Biomarkers in heart failure. N Engl J Med 2008;15;358:2148-59.
11. Oudejans I, Mosterd A, Zuithoff NP, Hoes AW. Applicability of current diagnostic algorithms in geriatric patients suspected of new, slow onset heart failure. Age Ageing. 2012 Jan 17.
12. Boyd CM, Darer J, Boult C, Fried LP, Boult L, Wu AW. Clinical practice guidelines and quality of care for older patients with multiple comorbid diseases: Implications for pay for performance. JAMA 2005;294:716-24.
13. Hoving GK, Somsen GA, redactie. Probleemgeoriënteerd denken in de cardiologie. Utrecht: De Tijdstroom, 2007.
14. Mosterd A, Hoes AW. Clinical epidemiology of heart failure. Heart 2007;93:1137-46.
15. Howlett JG. Palliative care in heart failure: Addressing the largest care gap. Curr Opin Cardiol 2011;26:144-8.
16. Volksgezondheid toekomstverkenning 2010: Nationaal Kompas Volksgezondheid. Bilthoven: RIVM. http://www.nationaalkompas.nl, geraadpleegd juni 2011.
17. Bleumink GS, Knetsch AM, Sturkenboom MC, Straus SM, Hofman A, Deckers JW, et al. Quantifying the heart failure epidemic: Prevalence, incidence rate, lifetime risk and prognosis of heart failure – The Rotterdam Study. Eur Heart J 2004;25:1614-9.
18. Wel MC van der, Jansen RW, Bakx JC, Bor HH, Olderikkert MG, Weel C van. Non-cardiovascular co-morbidity in elderly patients with heart failure outnumbers cardiovascular co-morbidity. Eur J Heart Fail 2007;9:709-15.
19. Arroll B, Doughty R, Andersen V. Investigation and management of congestive heart failure. BMJ 2010;341:c3657

8 De patiënt met bloedarmoede

Etienne Joosten

Inleiding

Casus
- Een chronisch zieke man met anemie
- Lichamelijk onderzoek
- Laboratoriumonderzoek

Achtergrondinformatie
- Anemie bij chronische ziekte (ACZ)
- IJzerdeficiëntieanemie (IDA)
- Foliumzuur- en vitamine-B12-tekort
- Myelodysplastische syndromen (MDS)
- Andere hematologische en niet-hematologische oorzaken van anemie
- Bestaat er een anemia of senescence?

Conclusie

Literatuur

Inleiding

Bloedarmoede of anemie is de klinische toestand waarbij het volume rode bloedcellen verlaagd is, meestal uitgedrukt door een daling van de hemoglobineconcentratie onder een bepaalde drempelwaarde (de hematocriet wordt hiervoor maar zelden gebruikt). Er is echter geen standaard referentiewaarde voor het hemoglobinegehalte bij de diagnostiek van anemie. Doordat de grenswaarden per leeftijd en geslacht verschillen, bevat de literatuur uiteenlopende prevalentiecijfers en soms tegenstrijdige voorstellen voor de grenswaarde waarbuiten nader onderzoek zinvol is. Bloedarmoede is een frequent voorkomend probleem bij de oudere patiënt en moet niet gezien worden als een ziekte maar als een symptoom waarvan de onderliggende oorzaak moet worden gezocht.[1]

> **Na bestudering van dit hoofdstuk kunt u:**
> - begrijpen waarom grenswaarden voor anemie bij de oudere patiënt niet eenduidig vast te leggen zijn;
> - symptomen herkennen en het klinische belang inschatten van bloedarmoede bij de geriatrische patiënt;
> - een onderzoeksplan opstellen om de onderliggende oorzaak of oorzaken te diagnosticeren;
> - een behandelingsstrategie opstellen en hanteren.

Vraag 1   Wat is de laboratoriumdefinitie voor anemie bij de oudere patiënt?

In 1968 stelde een WHO-expertcomité de ondergrens voor het hemoglobinegehalte bij klinisch gezonde volwassenen op 12 g/dl voor vrouwen en 13 g/dl voor mannen. Sindsdien is hier heel wat onderzoek naar verricht. Naast leeftijd en geslacht zijn ook populatiekenmerken van invloed op de referentiewaarde, waaronder de aanwezigheid van subklinische of klinische aandoeningen zoals thalassemie, chronische ziekten, ijzertekort, ondervoeding en ras.

In een longitudinaal Zweeds onderzoek werd aangetoond dat de grenswaarden voor hemoglobine significant dalen vanaf 80 jaar. Voor mannen daalt de ondergrens van 12,8 g/dl (8,0 mmol/l) op 70 jaar tot 11,6 g/dl (7,2 mmol/l) op 88 jaar, voor vrouwen van 12,1 g/dl (7,5 mmol/l) tot 11,4 g/dl (7,0 mmol/l). De onderzoekers maken de betekenis hiervan duidelijk door de prevalentie van anemie op 88-jarige leeftijd volgens de WHO-criteria (28,3% van de mannen en 9,3% van de vrouwen) te vergelijken met de prevalentie volgens hun eigen criteria (6,5% van de mannen en 4,7% van de vrouwen).[2]

Vooral de laatste jaren hebben meerdere onderzoeken aangetoond dat bij ouderen het risico op sterfte, functionele beperkingen, valrisico en morbiditeit toeneemt met lagere hemoglobinewaarden. Daarom is voorgesteld om de WHO-criteria te handhaven of zelfs hogere grenswaarden te gebruiken (13-14 g/dl), hoewel nog niet is aangetoond dat de morbiditeit en mortaliteit hierdoor verbeteren.

De cruciale vraag blijft vanaf welk hemoglobinegehalte onderzoek naar de onderliggende oorzaak gestart dient te worden.[3,4] Indien men de WHO-criteria gebruikt, zal het aantal aangevraagde onderzoeken groter zijn dan wanneer men de lagere leeftijdspecifieke criteria hanteert. In het eerste geval zullen vermoedelijk heel wat klinisch zinloze onderzoeken plaatsvinden, in het laatste scenario bestaat de kans dat een belangrijke oorzaak voor de bloedarmoede niet of te laat wordt gediagnosticeerd. Er is dus geen algemeen geldend antwoord te geven. Niet alleen de laboratoriumuitslagen maar ook de patiënt en diens lichamelijke en psychosociale context moeten worden betrokken in de besluitvorming over het al dan niet starten van verder onderzoek. *De laboratoriumdefinitie voor anemie bij ouderen bestaat dus niet.* Er zijn verschillende visies op dit probleem: sommigen passen de referentiewaarden liever niet aan, anderen pleiten voor een verlaging, rekening houdend met de spreiding in de oudere populatie.

Vraag 2 *Hoe vaak komt bloedarmoede voor bij de geriatrische patiënt en welke symptomen passen hierbij?*

Anemie is een vaak voorkomend en klinisch belangrijk probleem bij ouderen. Naargelang de populatie (thuiswonend, verzorgingsinstelling, ziekenhuis) en de gehanteerde diagnostische criteria komt een anemie voor bij meer dan 20% van de oudere ziekenhuispatiënten[5] en bij 5-10% van de thuiswonende ouderen.[6] De onderliggende oorzaak blijft ook na grondig onderzoek onduidelijk in 15-30% van de gevallen.

Onderzoek van de anemische patiënt begint met anamnese en goed lichamelijk onderzoek.[7,8] De klachten en klinische tekenen die geassocieerd kunnen zijn met bloedarmoede zijn meestal aspecifiek. Van belang zijn in ieder geval de volgende.

– Algemene klachten en symptomen zoals moeheid, bleke conjunctivae of handpalmen, oedemen, dyspneu, hypotensie, angina pectoris, hartkloppingen, duizeligheid. Deze verschijnselen zijn belangrijk maar weinig sensitief en specifiek.
– 'Ontstekingssymptomen' zoals koorts, synovitis bij reumatoïde artritis en jicht, pijnlijke palpatie van de a. temporalis bij arteriitis temporalis.
– Gastro-intestinaal bloedverlies bij maag-darmtumoren of maagulcus.
– Langdurige hematurie bij blaastumor.
– Purpura bij trombocytopenie zoals bij myelodysplastisch syndroom (MDS) of leukemie.
– Botpijn, bijvoorbeeld passend bij ziekte van Kahler of metastasen.
– Icterische sclerae bij hemolytische anemie of levermetastasen.
– Klieren bij tumoren of lymfomen.

Casus

Een chronisch zieke man met anemie

Een 85-jarige man wordt opgenomen in het ziekenhuis met sinds een maand klachten van vermoeidheid, eetlustvermindering en spierpijnen in beide onderste ledematen. Hij woont samen met zijn echtgenote in een eigen huis en functioneert psychisch nog naar behoren. Fysieke inspanningen zoals traplopen en buiten wandelen kosten méér en méér moeite dan enkele weken tevoren en vooral de laatste dagen raakt hij hierdoor uitgeput. Hij heeft zelf opgemerkt dat de reeds bestaande oedemen in beide onderste ledematen licht toegenomen zijn. Er is huishoudelijke hulp ingeschakeld, maar de boodschappen en het bereiden van de maaltijden worden nog door het echtpaar gedaan, af en toe met hulp van de dochter die in de buurt woont. Vier jaar eerder is hij

> geopereerd aan een colontumor en regelmatige controle heeft sindsdien geen tumoractiviteit aangetoond. De echtgenote heeft recent opgemerkt dat haar man 's nachts veel zweet en zij maakt zich zorgen over de snelle fysieke achteruitgang, die zij toeschrijft aan een tumorrecidief. Zij vreest dat de zorgzwaarte thuis haar te veel zal worden, vooral omdat de man door de klachten wat moedeloos begint te worden. Hij is sinds tien jaar bekend met hypertensie, een matige vorm van hartfalen en diabetes mellitus. Als medicatie neemt hij een diureticum, een ACE-remmer, een bètablokker, acetylsalicylzuur en metformine.

Vraag 3   *Welke klachten in bovenstaande casus zijn relevant en in welke richting moeten deze geïnterpreteerd worden?*

Klachten van moeheid, recent opgetreden eetlustvermindering en spierpijnen zijn vrij aspecifieke klachten maar vragen toch om een nadere analyse. Gezien de voorgeschiedenis van een colontumor is een tumorrecidief de aandoening waarvoor patiënt en zijn echtgenote het meest bevreesd zijn. Oedemen aan beide onderste ledematen kunnen passen bij een chronisch en recent toegenomen probleem van hartfalen. Spierpijn bij oudere personen doet denken aan reumatologische systeemaandoeningen (bijvoorbeeld polymyalgia rheumatica), medicatiebijwerkingen (bijvoorbeeld statine), schildklierlijden (bijvoorbeeld hypo- en hyperthyreoïdie), musculoskeletale pijn, infectie (viraal of bacterieel) en pijn als paraneoplastisch fenomeen (zeker bij deze oudere man met colontumor in de voorgeschiedenis). Deze schaarse gegevens wijzen nog niet duidelijk in één richting, waardoor eerst nader lichamelijk onderzoek nodig is.

Lichamelijk onderzoek

> Bij het lichamelijk onderzoek zien we een goed verzorgde en normaal georiënteerde man. De bloeddruk bedraagt 134/82 mmHg en de pols is regelmatig, 84 slagen per minuut. De lichaamstemperatuur is 37,8 °C. Er zijn geen klieren voelbaar en de centraalveneuze druk bedraagt 5 cmH$_2$O. Verder onderzoek van hoofd en hals is normaal. Bij auscultatie van de longen worden basaal beiderzijds fijne crepitaties gehoord. De harttonen zijn normaal. Abdominaal onderzoek is normaal en de perifere pulsaties zijn alle normaal voelbaar. Aan beide onderste ledematen is er duidelijk pitting oedeem voelbaar tot halverwege de beide onderbenen. Het is opvallend dat de man pijnlijke schouderspieren heeft wanneer de armen in abductie boven de 45° gebracht worden en tevens pijnlijke bekkengordelspieren wanneer hij gevraagd wordt op te staan uit een stoel. Deze pijn straalt uit naar beide onderste ledematen.

Vraag 4   *Welk aanvullend onderzoek laat u als eerste doen bij iemand met vermoedelijk een inflammatoir proces?*

Het lichamelijk onderzoek maakt het probleem duidelijker. Koorts en tekenen van cardiale stuwing (gestegen centraalveneuze druk, fijne crepitaties over de longen, pitting oedeem) kunnen wijzen op een virale of bacteriële respiratoire infectie met secundair

hartfalen. Wanneer pijnlijke schouder- en bekkengordelspieren gedetecteerd worden, komt een inflammatoir proces op de voorgrond. Samen met de koorts, moeheid en spierstijfheid doet dit sterk denken aan polymyalgia rheumatica, al moeten sommige van de genoemde aandoeningen nog wel worden uitgesloten door verder onderzoek. De volgende aanvullende onderzoeken zijn aangewezen.
- Bloedonderzoek van ten minste hemoglobine, reticulocyten, MCV, leukocyten met differentiatie en bloedplaatjes, C-reactief proteïne, BSE, spierenzymen (CK en LDH), elektrolyten, nier-, lever- en schildklierfunctie. Wanneer u een ontstekingsproces vermoedt of indien u weet of vermoedt dat er bloedarmoede is, is de meest efficiënte volgende bepaling het serumferritine, samen met andere ijzerparameters (serumijzer, transferrine, saturatie-index).
- Röntgenonderzoek van de thorax: is er hartfalen en/of infectie?
- Röntgenonderzoek van gewrichten en skelet: is er inflammatie, zijn er orthopedische oorzaken?

Laboratoriumonderzoek

Het bloedonderzoek levert de volgende gegevens op (normaalwaarden tussen haakjes): hemoglobinegehalte 9,6 g/dl (6,0 mmol/l), MCV 92 fl (80-100 fl), leukocyten 12,8 × 10^9/l, reticulocyten gecorrigeerd 0,3%, trombocyten 648 × 10^9/l, BSE 109 mm/h. Serumferritine 648 µg/l (30-300 µg/l). Nier-, lever- en schildklierfunctie, creatininekinase, vitamine B_{12} en foliumzuur zijn normaal.
Röntgenonderzoek van de thorax toont een vergroot cor en tekenen van overvulling.
Röntgenonderzoek van de gewrichten en wervelkolom toont aanvaardbare artrose voor de leeftijd.
Biopsie van de a. temporalis toont geen ontsteking.

Vraag 5 Wat is uw conclusie?

De matig uitgesproken normocytaire anemie met een verhoogde bezinking en een normaal tot verhoogd serumferritine zijn samen met het klinisch beeld compatibel met een inflammatoire anemie, ook wel anemie bij chronische ziekte (ACZ) genoemd. Hierbij treedt een verhoogde ijzerstapeling op (vandaar de normale tot verhoogde ferritineconcentratie). Bij een ferritine van > 100 µg/l is ijzergebrek zo goed als uitgesloten.[9] Als je meer zou meten zou je een verlaagd serumijzer vinden door verminderde vrijzetting van ijzer in het plasma samen met een verminderde aanmaak van erytrocyten in het beenmerg (laag normaal aantal reticulocyten).
Bij klachten van moeheid zoals in de casus, waarvoor geen fysieke of andere duidelijk verklaarbare oorzaak wordt gevonden, wordt vaak aan bloedarmoede gedacht. Nochtans moet men zich realiseren dat er geen duidelijk verband is tussen het hemoglobinegehalte en de klacht 'moeheid'. In deze casus zijn er geen typische klinische symptomen die wijzen op bloedarmoede, maar bij een patiënt bij wie men klinisch een vermoeden heeft van een ontstekingsproces is het logisch te zoeken naar bloedarmoede.
Het biopt van de a. temporalis is normaal. Slechts bij circa 20% van de patiënten met polymyalgia reumatica worden tekenen van arteriitis temporalis gevonden.

Conclusie: de klinische en biochemische bevindingen passen het best bij een polymyalgia rheumatica.

Vraag 6 *Hoe kan men op eenvoudige wijze de differentiaaldiagnostiek voor anemie aanpakken?*

Het belangrijkste laboratoriumonderzoek bestaat uit bepaling van het bloedbeeld.

De combinatie van de informatie over MCV (celgrootte) en aantal reticulocyten (merker voor aanmaak in het beenmerg) is waardevol als screeningsonderzoek (MCH en MCHC hebben weinig additionele waarde). Beide kunnen automatisch worden berekend. Deze resultaten, samen met de klinische bevindingen, laten toe om in een volgende stap méér gerichte tests aan te vragen. We beschouwen een MCV < 80 fl als microcytair, tussen 80-100 fl als normocytair en > 100 fl als macrocytair.

Het absolute aantal reticulocyten wordt bepaald door het percentage reticulocyten te vermenigvuldigen met het aantal rode bloedcellen per mm^3. Een absoluut aantal reticulocyten > 100.000/mm^3 wijst op hemolyse. Het relatieve aantal reticulocyten moet gecorrigeerd worden voor de ernst van de anemie. Het gecorrigeerd aantal reticulocyten komt overeen met Ht/45 × percentage reticulocyten (referentiewaarde < 2%). In Nederland gebeurt dit al automatisch.

Tabel 8.1 Differentiaaldiagnose van anemie op basis van MCV en aantal reticulocyten

Uitslag	Diagnose
Laag MCV en laag aantal reticulocyten	IJzertekort, sideroblastische anemie, anemie bij chronische ziekte
Laag MCV en hoog aantal reticulocyten	Hemoglobinopathieën, maar zeldzaam bij autochtone populatie
Normaal MCV en laag aantal reticulocyten	Chronische nierinsufficiëntie en aanmaakstoornissen in beenmerg, zoals anemie bij chronische ziekte
Normaal MCV en hoog aantal reticulocyten	Hemolytische anemie, bloeding
Hoog MCV en laag aantal reticulocyten	Vitamine-B$_{12}$/foliumzuurdeficiëntie, alcoholmisbruik, schildklier- en leverziekten
Hoog MCV en hoog aantal reticulocyten	Hemolytische anemie

Steeds vaker verwaarloosd, maar bijzonder nuttig is rechtstreeks microscopisch onderzoek van een bloeduitstrijkje. De indicaties verschillen op basis van geslacht en leeftijd van de patiënt, en bij nieuwe of bekende anemie. Zeker bij de oudere patiënt kan een bloeduitstrijkje belangrijke informatie geven over de grootte van de erytrocyten (macro- en microcytose) en hun morfologie (hemolytische anemie, myelodysplastische syndromen, leukemie, megaloblastaire anemie).

Wanneer men een beter inzicht krijgt in de oorzaak van de bloedarmoede, kan aanvullend onderzoek (laboratorium, radiologie, endoscopie) gericht aangevraagd worden om de finale oorzaak te detecteren (zie de casus onder ijzerdeficiëntieanemie hierna).

Vraag 7 Wat zijn de belangrijkste oorzaken van bloedarmoede bij de oudere patiënt en hoe kunnen deze gediagnosticeerd worden?

Tabel 8.2 geeft de belangrijkste oorzaken van bloedarmoede.

Tabel 8.2 Oorzaken van anemie bij 178 gehospitaliseerde geriatrische patiënten[1]

Definitie van anemie: Hb < 11,5 g/dl (7,0 mmol/l)	
Chronische ziekte	35%
Onbekend	17%
IJzerdeficiëntie	15%
Bloeding	7%
Nier-, lever- en endocriene aandoeningen	6,5%
Lymfomen	5,5%
Tekort aan vitamine B_{12}/foliumzuur	5,5%
Myelodysplasie en acute leukemie	5,5%
Andere hematologische aandoeningen	3%

Achtergrondinformatie

Anemie bij chronische ziekte (ACZ)

Deze hypoproliferatieve anemie, oorspronkelijk beschreven als *anemia of infection* en later als *anemia of chronic disease*[10], is de frequentste oorzaak van anemie bij gehospitaliseerde ouderen en wordt gedefinieerd als de anemie die geassocieerd is met chronische aandoeningen zoals chronische infectie, ontsteking en tumoren (tabel 8.3).

Het prototype van de ACZ is reumatoïde artritis, maar deze vorm van bloedarmoede kan ook voorkomen bij infecties, myocardinfarct en tromboflebitis.

Een gestoorde erytropoëtineafhankelijke erytropoëse getriggerd door pro-inflammatoire cytokinen, een gestoorde ijzermobilisatie en een licht verkorte erytrocytenoverleving zijn betrokken bij de pathogenese.

Recent heeft men vastgesteld dat een verhoging van de pro-inflammatoire cytokinen (IL-6) leidt tot een toename van de hepcidineproductie in de lever, waardoor de ijzerabsorptie in het duodenum af- en de ijzeropstapeling in de macrofagen toeneemt.

Het gemeenschappelijk kenmerk van alle vormen van ACZ is een laag serumijzer, een laag serumtransferrine, een lage ijzerbindingscapaciteit, een lage saturatie-index en een adequate ijzerreserve gekenmerkt door een normaal tot verhoogd serumferritine. Bij de typische ACZ vindt men een matige, normocytaire anemie (Hb 9-11 g/dl of 5,6-6,8 mmol/l). Nochtans kan de anemie uitgesproken zijn (< 8 g/dl of < 5 mmol/l) en microcytair (15-30%) zijn.

De behandeling richt zich in hoofdzaak op de onderliggende oorzaak. In de casus zal de behandeling dus bestaan uit het voorschrijven van corticoïden. Behandeling met ijzerpreparaten is niet zinvol. De behandeling voor het hartfalen zal aangepast moeten worden en indien symptomen door anemie uitgelokt worden kan een transfusie overwogen worden. Over de behandeling met erytropoëtine zijn er (nog) geen algemeen aanvaarde richtlijnen.

Tabel 8.3 Oorzaken van anemie bij de ambulante 65-plusser[6]

	% anemie
Voedingstekort/verminderde resorptie/verlies	
• ijzertekort	16,6%
• foliumzuurtekort	6,4%
• vitamine-B_{12}-tekort	5,9%
• foliumzuur en vitamine-B_{12}-tekort	2,0%
• ijzertekort met foliumzuur- en/of vitamine-B_{12}-tekort	3,4%
Niet-voedingstekort	
• nierinsufficiëntie	8,2%
• anemie bij chronische ziekte zonder nierinsufficiëntie	19,7%
• anemie bij chronische ziekte met nierinsufficiëntie	4,3%
Onverklaard	33,6%

IJzerdeficiëntieanemie (IDA)

Een 80-jarige dame wordt naar de afdeling Spoedeisende hulp verwezen met rood anaal bloedverlies. Sedert enkele weken voelt ze zich futloos en is ze vlug moe. Het bloedonderzoek door de huisarts uitgevoerd toont de volgende resultaten: hemoglobine 7,9 g/dl (4,9 mmol/l), MCV 74 fl (normaal 80-100 fl), serumferritine 28 µg/l, (normaal 30-300 µg/l). Bij gastroscopie wordt een erosieve gastritis vastgesteld en bij colonoscopie wordt een rectaal adenocarcinoma gediagnosticeerd.

Beschouwing bij deze casus
Dit is het typische beeld van een patiënt met ferriprieve, microcytaire anemie. Indien een niet-gastro-intestinale oorzaak voor overvloedig bloedverlies is uitgesloten, bestaat de volgende stap uit een gastro-enterologisch onderzoek met gastroscopie en colonoscopie. De kans dat een oudere patiënt met een ijzerdeficiëntieanemie (IDA) en een normale gastroscopie een colontumor heeft, bedraagt 10-15%.
IJzerdeficiëntie wordt gedefinieerd als de pathologische toestand waarbij geen ijzerreserve meer aanwezig is. Hoewel meerdere stappen optreden alvorens een typische IDA ontstaat, zijn in de kliniek twee vormen belangrijk: ijzerdepletie of ijzerdeficiënte erytropoëse, waarbij de ijzerreserve uitgeput is zonder anemie, en de klassieke ijzerdeficiëntieanemie.
De standaarddiagnose van een IDA9 wordt gesteld door het aantonen van een afwezige ijzerreserve op een beenmergaspiraat met ijzerkleuring. De klassiek gebruikte niet-in-

vasieve biochemische parameters zijn serumijzer, transferrine, MCV, saturatie-index en vooral serumferritine. Het serumijzer is laag, zoals bij ACZ, en dit betekent dat een laag serumijzer geen betekenis heeft voor de differentiaaldiagnostiek van IDA en ACZ. Een lage hemoglobinewaarde en microcytose zijn een maat voor de ernst van de ijzerdeficiëntie, doch de meeste patiënten met ijzertekort zijn normocytair.

Naargelang de bestudeerde populatie zijn referentiewaarden beschreven voor het serumferritine tussen 12 en 100 µg/l als diagnostische parameter voor ijzertekort. Een serumferritinewaarde van 12 µg/l is historisch de meest gebruikte onderste referentiewaarde (statistisch berekend als −2 SD onder het gemiddelde) met een hoge specificiteit maar een lage sensitiviteit. Voor oudere patiënten is een ondergrens van 50 µg/l de beste discriminant om IDA te onderscheiden van non-IDA. Bijkomende laboratoriumtests verbeteren de diagnostische accuratesse nauwelijks.[9] Daarom moeten bepalingen zoals serumijzer, transferrine en de saturatie-index (ijzer gedeeld door totale ijzerbindingscapaciteit) op grond van de kosteneffectiviteit ook niet worden aangevraagd bij de eerste stap in de analyse van de anemie. Soms wordt bij specifieke aandoeningen zoals levercirrose, chronische nierinsufficiëntie, reumatoïde artritis een serumferritinewaarde < 100 µg/l gebruikt voor de diagnose van ijzerdeficiëntie. Bij twijfel kan een ijzerkleuring op beenmergaspiraat uitgevoerd worden.

Wanneer de diagnose IDA is gesteld, zal men eerst de onderliggende oorzaak moeten onderzoeken alvorens een behandeling in te stellen. Het onderzoek zal hoofdzakelijk gastro-intestinaal zijn, tenzij er tekenen zijn van een acute bloeding die niet van gastro-intestinale origine is. De behandeling bestaat uit het zo mogelijk behandelen van de oorzaak van het bloedverlies en symptomatische perorale of parenterale toediening van ijzerpreparaten op geleide van de klinische en laboratoriumparameters. Streefdoel is normalisatie van het hemoglobinegehalte en een serumferritinewaarde van circa 100 µg/l om de ijzerreserve aan te vullen.

Tabel 8.4 Verdeling van enkele biochemische en hematologische tests volgens arbitrair gekozen referentiewaarden bij oudere patiënten met ACZ en IDA[3]

	IDA (n = 34)	ACZ (n = 38)
CRP > 10 mg/l	53%	87%
Sedimentatie > 30 mm/h	65%	85%
MCV > 80 fl	74%	87%
Hb < 80 g/dl (4,8 mmol/l)	9%	8%
Serumijzer < 60 µg/dl	97%	90%
Saturatie-index < 25%	100%	87%

ACZ: Anemie bij chronische ziekte. IDA= IJzergebreksanemie.

Tabel 8.5 Differentiaaldiagnose van IDA en ACZ bij ouderen[9]

	IDA	ACZ
MCV	< 100 fl	< 100 fl
Serumferritine	< 50 µg/l	> 50 µg/l
IJzer in beenmerg	Afwezig	=/↑

= Normaal. ↑ Verhoogd.
De gebruikte referentiewaarden zijn indicaties.

Foliumzuur- en vitamine-B_{12}-tekort

Een 84-jarige alleenwonende dame wordt verwezen naar het ziekenhuis wegens sporadische abdominale pijn sinds vier maanden. Er is anorexie en vermagering van drie kilogram over de laatste twee maanden bij een goede energie-inname. De familie heeft opgemerkt dat ze nogal bleek ziet. Klinisch inclusief neurologisch onderzoek toont geen duidelijke afwijkingen behalve de bleke gelaatskleur en handpalmen. Hemoglobine bedraagt 11,6 g/dl (7,2 mmol/l), MCV 106 fl, reticulocyten 0,9%, trombocyten 92 × 10^9/l, leukocytentelling 6,4 × 10^9/l en serumferritine 186 µg/l. Gezien de macrocytaire anemie bepaalt men de serumconcentratie vitamine B_{12} (49 ng/l, normaal 170-800 ng/l) en folaat (4,9 µg/l, normaal 2,5-11 µg/l).
Omdat patiënte blijft afvallen wordt een gastroscopie verricht. Hierbij wordt een maagadenocarcinoom aangetroffen met doorgroei naar de distale slokdarm. Ook worden in het serum antistoffen tegen intrinsic factor (IF) gevonden. De uiteindelijke diagnose is maagadenocarcinoom geassocieerd met een pernicieuze anemie.

Beschouwing bij deze casus

Patiënte wordt opgenomen met anorexie en vermagering. Het bloedonderzoek toont een slechts matige anemie met beperkte macrocytose, maar ook een opvallende trombocytopenie. Het verlaagde serumvitamine B_{12} is uiteindelijk de wegwijzer naar een wat verrassende diagnose van een pernicieuze anemie die geassocieerd is met een verhoogde kans op maagkanker.
Vitamine-B_{12}- en foliumzuurtekort worden gekenmerkt door een laag gehalte van respectievelijk vitamine B_{12} en foliumzuur (en erytrocytair folaat) in het serum, samen met een macrocytaire anemie, een megaloblastisch beenmerg en neuropsychiatrische klachten. MCV-bepaling als enige screeningstest heeft maar een beperkte waarde bij een lichte verhoging, maar het belang neemt toe bij een duidelijk verhoogde waarde (> 110 fl) of wanneer een licht verhoogd MCV samengaat met andere afwijkende bevindingen zoals anemie, lage vitaminespiegels, leukopenie of trombocytopenie. Voor een MCV tussen 100 en 110 fl zijn alcoholabusus, leverziekte, hypothyreoïdie en cytostaticagebruik frequenter verantwoordelijk dan vitamine-B_{12}- of foliumzuurtekort. Slechts 15% van de patiënten ouder dan 70 jaar met een MCV > 100 fl heeft morfologische criteria voor een megaloblastaire hematopoëse.[11] Macrocytaire anemie is relatief frequent bij MDS en het morfologisch onderscheid met een vitamine-B_{12}- of foliumzuurtekort is niet altijd eenvoudig.

Pernicieuze anemie als het historisch voorbeeld van vitamine-B_{12}-tekort met de hematologische en neuropsychiatrische afwijkingen wordt steeds minder frequent gezien (geschatte prevalentie 0,1%) maar mogelijk ook ondergediagnosticeerd. Kenmerkend is de vitamine-B_{12}-malabsorptie. Voorheen werd hiervoor de schillingtest gebruikt, maar deze is in België niet meer beschikbaar en wordt in Nederland nauwelijks nog gebruikt. Een laag vitamine B_{12} met IF-antistoffen is diagnostisch bewijs voor een pernicieuze anemie, maar anderzijds zijn slechts bij de helft van de patiënten met pernicieuze anemie IF-antistoffen in het bloed aanwezig. Chronische atrofische gastritis met hypergastrinemie en hypo- of achloorhydrie is klassiek geassocieerd met een pernicieuze macrocytaire anemie, maar door de geassocieerde ijzermalabsorptie kan een typische pernicieuze anemie normo- en zelfs microcytair zijn. Indien men de diagnose pernicieuze anemie stelt, is gastroscopie aan te bevelen omdat het risico op maagtumor de eerste twee jaren verhoogd is.

Anderzijds zijn er vaker patiënten (tot 20% van de ouderen) die geen duidelijke klachten en geen macrocytose of anemie hebben maar toch, vaak als toevallige bevinding, een verlaagd tot laag-normaal vitamine B_{12}. Deze toestand van subklinisch vitaminetekort wordt vooral gekenmerkt door een verhoogd methylmalonzuur en/of homocysteïne in het bloed. Het beloop van deze vorm van vitamine-B_{12}-deficiëntie is niet goed bekend. Kenmerkend is niet het IF-tekort, maar een malabsorptie van eiwitgebonden vitamine B_{12} uit de voeding, vaak als gevolg van atrofische gastritis en daaraan gerelateerde pH-verandering in de maag. Een commerciële en gestandaardiseerde eiwitgebonden-vitamine-B_{12}-absorptietest is niet beschikbaar. Foliumzuurtekort wordt hoofdzakelijk veroorzaakt door onvoldoende inname met de voeding.

Er is geen gouden standaard voor de diagnostiek van vitamine-B_{12}- en foliumzuurtekort, en de controverse over de juiste interpretatie van de verschillende tests blijft bestaan. Vitamine-B_{12}-absorptietests zijn in de eerste lijn zéér moeilijk uit te voeren en worden tegenwoordig ook in het ziekenhuis steeds minder uitgevoerd wegens praktische problemen.[12]

Pernicieuze anemie moet behandeld worden, en wel met hoge doseringen vitamine B_{12} parenteraal. Een van de verschillende gevolgde regimes is starten met tien keer 1000 μg i.m. met intervallen van ten minste drie dagen, gevolgd door een onderhoudsdosis van 1000 μg i.m. eens per twee maanden.

Ter behandeling van eiwitgebonden-B_{12}-malabsorptie zijn veel lagere doseringen vitamine B_{12} voldoende, vaak kan ook oraal worden gesuppleerd. Foliumzuurtekort wordt oraal gesubstitueerd, 0,5-5 mg/dag.

Tabel 8.6 Diagnostische basistests bij vitamine-B_{12}- en foliumzuurtekort

Serumgehalte	Vitamine-B_{12}-tekort	Foliumzuurtekort	Vitamine-B_{12}- en foliumzuurtekort
Vitamine B_{12}	↓	=/↓	↓
Folaat	=/↑	↓	↓
Methylmalonzuur	↑	=	↑
Totaal homocysteïnezuur	↑	↑	↑

= Normaal. ↑ Verhoogd. ↓ Verlaagd.

Myelodysplastische syndromen (MDS)

> Een 78-jarige man wordt door de huisarts verwezen naar het geriatrisch dagziekenhuis voor gastroscopie en coloscopie, omdat hij op basis van de volgende laboratoriumanalyses een ijzerdeficiëntieanemie vermoedt: hemoglobine 7,9 g/dl (4,7 mmol/l), MCV 72 fl, leukocyten 7,8 × 10^9/l, trombocyten 397 × 10^9/l. Het bloedonderzoek wijst op een microcytaire anemie maar het in tweede instantie bepaalde serumferritine gaf als resultaat 1.389 µg/l (referentiewaarde 30-300 ng/ml). Het aantal reticulocyten was 1%. Onderzoek van het beenmerg leverde uiteindelijk de diagnose op van een myelodysplastisch syndroom, type refractaire anemie met ringsideroblasten (RARS).

Beschouwing bij deze casus

Hier wordt geïllustreerd dat het verraderlijk kan zijn bij de diagnose van een ijzerdeficiëntieanemie alleen rekening te houden met het MCV en serumijzer. Wanneer na grondig onderzoek geen duidelijke oorzaak gevonden wordt, kan men overwegen een beenmergpunctie uit te voeren om bijvoorbeeld een myelodysplasie aan te tonen zoals in deze casus.

Myelodysplastische syndromen zijn een morfologisch en klinisch heterogene groep van verworven stamcelaandoeningen die gekarakteriseerd worden door een ineffectieve en dysplastische hematopoëse in één of meer cellijnen en die voornamelijk voorkomen bij ouderen. Deze patiënten hebben gewoonlijk een anemie en dysplastische morfologische afwijkingen in één of meer cellijnen (bijvoorbeeld neutropenie, trombocytopenie, monocytosis of een combinatie van meerdere cytopenieën). De diagnose is gebaseerd op het morfologisch onderzoek van een perifeer bloeduitstrijkje, beenmerg of botbiopt. De therapeutische mogelijkheden zijn helaas vaak beperkt. Behandeling vindt plaats door of in samenwerking met de hematoloog.

Andere hematologische en niet-hematologische oorzaken van anemie

Incidenteel voorkomende onderliggende oorzaken van anemie bij oudere patiënten zijn hemolytische anemie, aplastische anemie, lymfoproliferatieve aandoeningen en paraproteïnemie (bijvoorbeeld ziekte van Kahler). Deze aandoeningen vereisen een specialistische hematologische aanpak.

Een bloedarmoede kan ook het gevolg zijn van acute of chronische nierinsufficiëntie, endocriene aandoeningen zoals hyper- en hypothyreoïdie, bijnier- en hypofyseaandoeningen, of van leverziekten zoals virale hepatitis en cirrose. De pathogenese is multifactorieel, de anemie wordt meestal vastgesteld in aanwezigheid van de primaire aandoening maar kan moeilijk te diagnosticeren zijn indien de primaire onderliggende ziekte sluipend verloopt.

Chronische nierinsufficiëntie is een belangrijke en frequente oorzaak van anemie bij de oudere patiënt. Deze vorm van anemie kan reeds voorkomen in een vroeg stadium van chronische nierinsufficiëntie (GFR < 60 ml/min/1,73 m²) en wordt duidelijker wanneer de nierinsufficiëntie toeneemt. In de praktijk definieert men deze anemie gewoonlijk als een anemie waarbij GFR < 45 ml/min, de nieraandoening minstens drie maanden duurt en geen andere oorzaak gevonden kan worden (IDA, bloeding, ACZ, vitamine-B_{12}- of foliumzuurdeficiëntie). De behandeling bestaat uit toediening van erytropoëtine als aan bepaalde voorwaarden voldaan wordt, met name voldoende ijzersubstitutie. Als het Hb hoger wordt dan 7,4 mmol/l of 12 gr/dl moet de toediening worden gestopt in verband met verhoogd risico op cardiovasculair overlijden.

Bestaat er een anemia of senescence?

Bij een belangrijk deel van de anemische oudere patiënten (17% in het ziekenhuis, 33% thuiswonend) wordt geen duidelijke oorzaak gevonden.[13] Dit kan deels verklaard worden door onvolledig onderzoek, waardoor sommige frequent voorkomende oorzaken, zoals IDA, anemie bij chronische ziekte of myelodysplastische syndromen, niet gediagnosticeerd worden. Ook na grondig onderzoek kan echter niet altijd voor elke anemie een oorzaak aangetoond worden. In de literatuur wordt dit beschreven als *anemia of unknown origin, anemia of senescence* (ouderdomsanemie), *unspecified anemia* en *unexplained anemia*. Men veronderstelt dat bepaalde leeftijdgerelateerde veranderingen in de erytropoëse een rol spelen in het ontstaan van deze vorm van anemie, maar het pathogenetische mechanisme blijft hypothetisch. Mogelijke onderliggende factoren zijn een gedaalde pluripotente hematopoëtische stamcelreserve, een verminderd erytropoëtine (bijvoorbeeld door verminderde nierfunctie) of andere groeifactoren, cytokinedisregulatie waarbij door een stijging van het IL-6 een stijging van het hepcidine optreedt, een androgeentekort of een subklinische, nog niet gediagnosticeerde myelodysplasie.

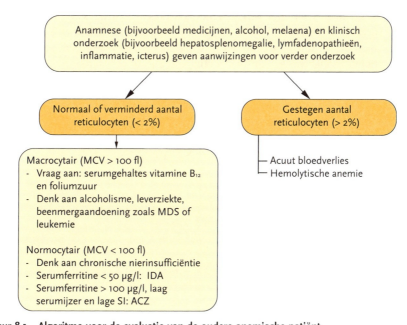

Figuur 8.1 Algoritme voor de evaluatie van de oudere anemische patiënt
ACZ Anemie bij chronische ziekte. IDA IJzerdeficiëntieanemie. MCV Mean corpuscular volume. SI IJzersaturatie-index.

Het perifeer bloeduitstrijkje is een belangrijk diagnostisch onderzoek. Een MCV < 80 fl sluit een ACZ niet uit. De meeste patiënten met IDA, vitamine-B_{12}- en foliumzuurtekort hebben een MCV tussen 80 en 100 fl. Vaak is er meer dan één onderliggende oorzaak voor de diagnose van bloedarmoede. Alleen wanneer na grondig onderzoek geen oorzaak aangetoond wordt, kan men denken aan 'ouderdomsanemie'.

Conclusie

Anemie of bloedarmoede is een belangrijk en veel voorkomend klinisch probleem bij ouderen. Het is niet goed bekend vanaf welke hemoglobinewaarde onderzoek gestart moet worden om zo efficiënt mogelijk tot een diagnose te komen. Er is geen reden om aan te nemen dat de onderliggende oorzaak van een milde anemie minder ernstig zou zijn dan van een meer uitgesproken anemie. Een goede anamnese en lichamelijk onderzoek blijft de hoeksteen van de algemene benadering. De klachten zijn meestal a-specifiek maar kunnen zeker aanvullende informatie geven. De diagnose wordt dan ook hoofdzakelijk gesteld op basis van laboratoriumtests die in de medische praktijk tot de meest gevraagde behoren. Hb, MCV en reticulocytentelling met daarbij 'routineonderzoeken' als ferritine en CRP zijn voldoende om de belangrijkste oorzaken van bloedarmoede op te sporen. Aan de hand van enkele casussen zijn frequent voorkomende valkuilen in de diagnostiek geïllustreerd en besproken. Het voorgestelde algoritme heeft niet tot doel volledig te zijn maar wel een praktische richtlijn te bieden voor de dagelijkse klinische praktijk.

Men mag zeker niet vergeten het totaalbeeld van de kwetsbare oudere patiënt voor ogen te houden, met diens eigen psychosociaal en lichamelijk functioneren, alvorens men beslist om uitgebreid en invasief onderzoek te plannen. Het kan bij bepaalde patiënten aangewezen zijn een matige anemie te aanvaarden, een afwachtende houding aan te nemen en enkel symptomatisch te behandelen.

Literatuur

1. Bain BJ. Diagnosis from the blood smear. N Engl J Med 2005;353:498-507.
2. Nilssohn-Ehle H, Jagenburg R, Landahl S, Svanborg A. Blood haemoglobin declines in the elderly: Implications for reference intervals from age 70 to 88. Eur J Haematol 2000;65:297-305.
3. Olde Rikkert MGM. Aanbevolen grenswaarden voor anemie bij oude mensen beperkt bruikbaar. Ned Tijdschr Geneeskd 2006;150:999-1001.
4. Izaks GJ, Westendorp RGJ. Grenswaarden voor anemie bij oude mensen. Ned Tijdschr Geneeskd 2006;150:1002-6.
5. Joosten E, Pelemans W, Hiele M, Noyen J, Verhaeghe R, Boogaerts MA. Prevalence and causes of anaemia in a geriatric hospitalized population. Gerontology 1992;38:111-7.
6. Guralnik JM, Eisenstaedt RVS, Ferrucci L, Klein HG, Woodman RC. Prevalence of anemia in persons 65 years and older in the United States: Evidence for a high rate of unexplained anemia. Blood 2004;104:2263-8.
7. Joosten E. Strategies for the laboratory diagnosis of some common causes of anaemia in elderly patients. Gerontology 2004;50:49-56.
8. Lelie J van der, Oers MHJ van, Von dem Borne AE. De diagnostiek van anemie. Ned Tijdschr Geneeskd 2001;145:866-9.
9. Rossum AP van, Boesten LSM, Vlasveld LT, Swinkels DW. IJzerdiagnostiek. Ned Tijdschr Geneeskd 2011;155:A2940.

10 Weiss G, Goodnough LT. Anemia of chronic disease. New Engl J Med 2005;352:1011-23.
11 Wickramasinghe SN. Diagnosis of megaloblastic anaemias. Blood Rev 2006;20:299-318.
12 Solomon LR. Cobalamin responsive disorders in the ambulatory care setting: Unreliability of cobalamin, methylmalonic acid and homocysteine testing. Blood 2005;105:978-85.
13 Ferrucci L, Guralnik JM, Bandinelli S, Semba RD, Lauretani F, Corsi A, et al. Unexplained anaemia in older persons is characterised by low erythropoietin and low levels of proinflammatory markers. Br J Haematol 2007;136:849-55.

9 De patiënt met plasproblemen

Anja Velghe en Jean Pierre Bayens

Inleiding

Casus
- De heer P.: asymptomatische bacteriurie
- Mevrouw S.: toenemende incontinentieproblemen
- De heer P. (vervolg)
- Mevrouw S. (vervolg)
- De heer P. (vervolg)
- Mevrouw S. (vervolg)

Achtergrondinformatie
- Epidemiologie
- Etiologie
- Behandeling

Conclusie

Literatuur

Inleiding

Urine-incontinentie wordt gedefinieerd als 'elk onvrijwillig verlies van urine'. Urine-incontinentie is geen levensbedreigende aandoening, maar de symptomen kunnen in belangrijke mate het lichamelijk, psychologisch en sociaal welbevinden van een individu aantasten. Vaak leidt urine-incontinentie tot een onhoudbare thuissituatie met als gevolg een opname in een verzorgings- of verpleeghuis. Minder dan de helft van de patiënten meldt dit probleem spontaan aan zijn arts. De redenen voor deze onderreportage zijn uiteenlopend: men beschouwt urine-incontinentie niet als iets abnormaals of ernstigs, maar als een normaal verouderingsverschijnsel, of men verwacht weinig effect van de behandeling en gaat ervan uit dat men het probleem zelf moet oplossen. Ook schaamte speelt een rol. Soms gaat het zelfs zo ver dat urine-incontinentie wordt verborgen voor familie en huisarts. Het actief opsporen van urine-incontinentie is dan ook een noodzakelijk onderdeel van elk geriatrisch assessment. Veel artsen reageren op urine-incontinentie door incontinentiemateriaal voor te schrijven zonder de oorzaak op te sporen. Dat is fundamenteel fout, aangezien incontinentie in veel gevallen verholpen kan worden.

> **Na bestudering van dit hoofdstuk kunt u:**
> - de verschillende vormen van urine-incontinentie en het bestaan van mengvormen onderkennen;
> - de meest voorkomende oorzaken van urine-incontinentie en de verschillen tussen man en vrouw bij urine-incontinentie benoemen;
> - het belang van anamnese en lichamelijk onderzoek onderschrijven en globaal een vervolg schetsen van de diagnostische aanpak;
> - de behandeling van de verschillende vormen van urine-incontinentie aangeven.

Vraag 1 *Hoe benadert men een probleem van urine-incontinentie bij de oudere?*

Het eerste doel is het opsporen van voorbijgaande en gemakkelijk behandelbare vormen van urine-incontinentie.[1-4] Acute aandoeningen van elk orgaansysteem kunnen acute voorbijgaande urine-incontinentie veroorzaken. Een tweede doel is het opsporen van pathologie die verder onderzoek noodzakelijk maakt. Bij een indicatie tot verdere evaluatie is deze gericht op de differentiaaldiagnostiek van urine-incontinentie. Dit moet leiden tot een adequate behandeling. In tegenstelling tot jongere individuen is de oorzaak van urine-incontinentie, zeker bij de kwetsbare oudere, meestal multifactorieel. Incontinentie is vaak te wijten aan een interactie tussen pathologie van de urinewegen, een verzwakking van de sfincter en/of de bekkenbodemspieren, comorbiditeit en medicatie in de setting van leeftijdgebonden veranderingen op het niveau van de urinewegen (figuur 9.1 en 9.2). Een uitgebreid geriatrisch onderzoek (zie hoofdstuk 1) waarbij men poogt om alle beïnvloedende factoren te detecteren is dan ook onmisbaar.

De patiënt met plasproblemen   159

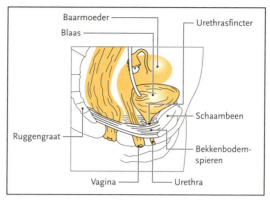

Figuur 9.1   Urinewegen van de vrouw

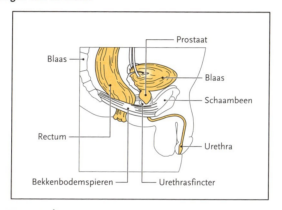

Figuur 9.2   Urinewegen van de man

Casus

De heer P.: asymptomatische bacteriurie

U bent huisarts en de heer P., 82 jaar, is sinds jaren bij u onder controle. Hij is vooral bekend met cardiale problemen. Na een acuut myocardinfarct enkele jaren terug onderging hij coronaire bypasschirurgie. De postoperatieve fase werd gecompliceerd door een *transient ischemic attack* (TIA). Twee jaar terug werd hij nog opgenomen in het ziekenhuis met een beeld van acuut longoedeem bij atriumfibrilleren. De laatste tijd was zijn lichamelijke toestand opnieuw stabiel. Toch gaf zijn echtgenote tijdens de laatste maanden bij herhaling aan dat haar man af en toe dingen vergat. Hoewel hij sociaal altijd zeer actief was en in het bestuur zat van meerdere verenigingen, ging hij de laatste tijd nog zelden naar vergaderingen. Huishoudelijke karweitjes bleven liggen en de moestuin oogde verwaarloosd. Het verhaal zou kunnen passen bij een onderliggend depressief beeld. U verwijst de heer P. door naar een psychiater. Drie dagen later wordt u in paniek gebeld door de echtgenote omdat haar man sinds enige uren hevige buikpijnklachten heeft. De pijn is vooral gelokaliseerd in de onderbuik en is continu aanwezig. Daarnaast vertelt hij ook onjuiste dingen. Er is geen koorts.

Mevrouw S.: toenemende incontinentieproblemen

> Bij u komt ook mevrouw S., een 95-jarige, vitale oudere dame, moeder van zeven kinderen, die inwoont bij haar oudste dochter. Op geestelijk vlak zijn er geen problemen. De voorgeschiedenis vermeldt een hysterectomie, een schouderprothese rechts na een val met humerusfractuur en een diabetes die onder controle is met dieetmaatregelen. Een cardiale evaluatie enkele jaren terug toonde een beperkte tricuspidalisinsufficiëntie en een mitralisinsufficiëntie graad 3/4 met een nog behoorlijke linkerventrikelfunctie. Zij komt niet meer buitenshuis. Binnenshuis verplaatst zij zich sinds haar laatste valpartij met een rollator. Sinds jaren verliest zij een kleine hoeveelheid urine bij hoesten of niezen en bij het opstaan uit bed. Mevrouw S. heeft dit altijd beschouwd als een ouderdomskwaaltje en heeft hierover aan u nooit iets verteld. Zij gebruikt hiervoor incontinentiemateriaal. Twee weken geleden zag u patiënte nog tijdens een huisbezoek. Er waren de laatste tijd toenemend klachten van dyspnée d'effort en orthopneu op basis van hartfalen, waarvoor u startte met het lisdiureticum furosemide. Vandaag wordt u dringend opnieuw in consult gevraagd omdat de thuissituatie volgens de dochter niet meer houdbaar is. Sinds een tiental dagen is er een duidelijke toename van de incontinentieklachten. 's Nachts is patiënte bovendien gevallen toen zij zich haastte om bijtijds het toilet te bereiken.

Vraag 2 Welke elementen dienen aan bod te komen in uw anamnese?

Aangezien incontinentie vaak niet wordt gerapporteerd, wordt aanbevolen om systematisch bij ouderen na te vragen hoe het staat met de controle over hun blaas- en darmfunctie. In de anamnese dient aandacht te worden besteed aan de voorgeschiedenis van de patiënt (bijvoorbeeld operaties, bevallingen), de aanwezigheid van comorbiditeit en familiale problemen zoals prostaatlijden. Op urologisch vlak vraagt men naar het tijdstip waarop de klachten zijn begonnen, evenals naar de duur van de klachten. Het begrip incontinentie moet verder worden uitgevraagd: de frequentie van het urineverlies, de hoeveelheid urineverlies, de aanwezigheid van nachtelijk urineverlies. Er wordt gevraagd naar geassocieerde symptomen (bijvoorbeeld pijn, *urge*, nadruppelen, gevoel van onvolledige blaaslediging).

Een groot aantal omkeerbare of voorbijgaande oorzaken van urine-incontinentie kan worden geïdentificeerd, vooral wanneer het om een nieuw ontstane incontinentie gaat of een duidelijke toename van een bekend incontinentieprobleem. Voor de cognitieve problemen die de heer P. de laatste tijd bij herhaling aangaf, is het nuttig de huidige cognitieve toestand te objectiveren. Enkele gerichte vragen aan de patiënt zelf en aan zijn familieleden kunnen de aanwezigheid van een delier aan het licht brengen. De gebruikte medicatie dient kritisch te worden geëvalueerd. Bij ouderen komt frequent asymptomatische bacteriurie voor. Toch dient ook steeds gevraagd te worden naar symptomen die kunnen duiden op een urineweginfectie, zoals dysurie of koorts.

Bij mevrouw S. is er bovendien het probleem van hartfalen. Ook kan het nuttig zijn om bloedsuikerwaarden te laten bepalen. Het stoelgangpatroon dient te worden nagevraagd evenals de (veranderingen in) mobiliteit. In de verdere uitwerking kan het ook nuttig zijn om een idee te hebben omtrent de financiële toestand van de patiënt en diens sociale contacten. De behandeling van urine-incontinentie (incontinentiemateriaal, medicatie, woningaanpassing) kan afhankelijk van de verzekering zwaar drukken op het gezinsbudget. Bovendien vraagt een optimale behandeling soms de permanente aanwezigheid van een mantelzorger of professionele zorgverlener.

Vraag 3   *Waarop let u bij het lichamelijk onderzoek?*

Bij ouderen is een evaluatie van de hydratietoestand belangrijk: pitting oedeem wordt in liggende houding geresorbeerd en kan aanleiding geven tot nachtelijke urge en incontinentie. Bij abdominaal onderzoek zoekt men naar littekens van vroegere operaties, voor zover deze antecedenten u niet bekend zijn. Bij palpatie en/of percussie kan men een uitgezette blaas detecteren. Gynaecologisch onderzoek geeft informatie omtrent de aanwezigheid van atrofische vaginitis of een uterusprolaps. Huidirritatie kan een aanduiding zijn voor urine-incontinentie of het gebruik van incontinentiemateriaal. Bij rectaal toucher krijgt men een idee van de tonus van de anale sfincter, de kracht van de bekkenbodemspieren, de grootte van de prostaat of eventuele aanwezigheid van fecale impactie. Extra aandacht wordt besteed aan de neurologische evaluatie, met name van de sacrale reflexen en de perineale gevoeligheid. Daarnaast dient men ook een idee te hebben van de mobiliteit van de patiënt. In de verdere aanpak wordt rekening gehouden met de mentale status van de patiënt en diens globaal functioneren. Het lijkt dan ook nuttig om hier bij een vervolgonderzoek dieper op in te gaan.

De heer P. (vervolg)

De mictie verliep reeds enige tijd moeilijker met het op gang komen van de mictie, persdrang en nadruppelen. De laatste twee dagen waren deze klachten plots sterk toegenomen. Bovendien bleek de heer P. de laatste dagen ook incontinent voor urine. Er is geen dysurie, noch hematurie. Het stoelgangpatroon blijkt de laatste tijd niet gewijzigd. Bij navraag naar de medicatie verneemt u dat de psychiater drie dagen terug een tricyclisch antidepressivum opstartte. Bij palpatie vindt u een gevoelige massa in de onderbuik die reikt tot net onder de navel. Tijdens het onderzoek hoest de heer P. plots, waarbij hij een kleine hoeveelheid urine verliest. Bij rectaal toucher vindt u een homogene, fors vergrote prostaat. Er zijn geen argumenten voor fecale impactie en de sfinctertonus is normaal.

Mevrouw S. (vervolg)

In de laatste weken was er een duidelijke toename van de incontinentie. Mevrouw S. was nu ook 's nachts incontinent. De mictiefrequentie was duidelijk toegenomen. Op momenten van mictiedrang moest zij zich naar het toilet haasten. Mede door haar beperkte mobiliteit en de verminderde inspanningstolerantie was zij vaak te laat. Na de valpartij van deze nacht klaagt zij over hevige pijn ter hoogte van de rechter heup die haar volledig immobiliseert. Toiletbezoek, zelfs met hulp van de dochter, is nu onmogelijk geworden.
Mevrouw S. is door de pijn volledig immobiel en kan niet meer naar het toilet. De zorgbelasting is op dit moment te groot voor de dochter. U besluit om mevrouw S. door te verwijzen naar het ziekenhuis.

Vraag 4 Hoe pakt u het probleem bij de heer P. verder aan?

Het klinisch beeld van de heer P. past bij een volle urineblaas bij een patiënt met een onderliggende prostaathypertrofie. U plaatst een blaaskatheter zodat de urine kan aflopen. Dit geeft een snelle verbetering van de abdominale pijn. Tricyclische antidepressiva kunnen door hun anticholinerge werking bij ouderen urineretentie veroorzaken, zelfs zonder voorafgaande obstructie. U stopt dan ook het antidepressivum. Gezien de vergrote prostaat bij rectaal toucher en de reeds eerder bestaande klachten maakt u voor de heer P. een afspraak bij de uroloog enkele dagen later.

Vraag 5 De te grote zorgbelasting is een belangrijke prikkel om mevrouw S. in het ziekenhuis op te nemen. Welke aanvullende onderzoeken zou u, als huisarts, normaal nog kunnen gebruiken in de verdere evaluatie van urine-incontinentie?

Een urineonderzoek is geïndiceerd. De interpretatie van een eventuele bacteriurie bij personen met urine-incontinentie is moeilijk, aangezien bij ouderen vaak een asymptomatische bacteriurie aanwezig is.[6] Deze hoeft meestal niet behandeld te worden. Met laboratoriumonderzoek kunnen oorzaken van polyurie zoals diabetes opgespoord worden. Daarnaast is het ook belangrijk om een idee te hebben over het blaasresidu na mictie. Onvolledige blaaslediging, zelfs in afwezigheid van een obstructie, is een frequent probleem bij ouderen. Een medicamenteuze behandeling voor blaasinstabiliteit kan dit probleem nog doen toenemen. Daarom zal men de patiënt éénmalig katheteriseren na mictie of gebruik maken van echografie om het blaasresidu te bepalen.
In de verdere differentiaaldiagnose kan een mictiedagboek een nuttig hulpinstrument zijn, zeker bij cognitief intacte ouderen. In een mictiedagboek noteert men per 24 uur de tijdstippen waarop men mictie heeft en het volume dat men plast. Voorts kan men ook de tijdstippen noteren waarop incontinentie optreedt, de hoeveelheid urine die men dan verliest, wat men aan het doen was, of en in welke mate urge aanwezig is, hoeveel men drinkt en het gebruikte incontinentiemateriaal. Meestal volstaat het om dit gedurende een drietal dagen te registreren.
Bij vermoeden van stressincontinentie kan men een provocatietest verrichten waarbij men de patiënt, bij voorkeur met volle blaas, laat hoesten en kijkt of er urineverlies optreedt.
Wanneer de diagnose onduidelijk blijft na deze relatief eenvoudige onderzoeken, kan de patiënt doorverwezen worden naar een uroloog voor een urodynamisch onderzoek of een cystoscopie. Urodynamisch onderzoek geeft een idee over de blaasvulling, de drukken in de blaas, het urinair debiet (stroomsnelheid per seconde) en het eventueel aanwezig zijn van een obstructie. Dit onderzoek vergt gespecialiseerde apparatuur en specifieke kennis en is bij ouderen niet altijd praktisch uitvoerbaar. Het is vooral nodig wanneer een operatie wordt overwogen, bij falen van een ingestelde proefbehandeling of bij het vermoeden van een complexe neurologische aandoening. Een cystoscopie is alleen geïndiceerd bij vermoeden van pathologie ter hoogte van de blaas, de urethra of de prostaat en bij noodzaak tot cystoscopische behandeling.

De heer P. (vervolg)

Vóór de consultatie bij de uroloog verricht u reeds een bloed- en urineonderzoek. Het urinesediment toont alleen een minimale hematurie, het meest waarschijnlijk als gevolg van een traumatische katheterisatie bij een patiënt met een belangrijke prostaathypertrofie. Het bloedonderzoek toont geen afwijkingen. De PSA wordt, gezien de leeftijd van de patiënt, niet bepaald. Het PSA-gehalte is immers gemiddeld altijd matig verhoogd op die leeftijd, mogelijk verder verhoogd door het plaatsen van de katheter en bovendien is het nuttige effect van screening op prostaatcarcinoom niet aangetoond. Twee dagen na het stoppen van de antidepressiva ziet u de patiënt opnieuw. Zowel de buikpijnklachten als het verwardheidsbeeld zijn verdwenen en u verwijdert de blaaskatheter. Het mictiepatroon herstelt zich, maar de initiële klachten blijven aanhouden. Een echografie, uitgevoerd door de uroloog, toont persisterend een belangrijk urineresidu na de mictie. Aanvullend wordt een cystomanometrie verricht die een normale detrusoractiviteit en een obstructief flowpatroon laat zien. In overleg met de heer S. wordt een transurethrale resectie van de prostaat gepland.

Mevrouw S. (vervolg)

Het bloedonderzoek toont een goed gecontroleerde diabetes en een licht beperkte nierfunctie. Het urinesediment is normaal. Er is geen residu na mictie. Een provocatietest bevestigt het vermoeden van stressincontinentie. Gynaecologisch onderzoek toont een atrofische vaginitis, een status posthysterectomie met verzwakking van de bekkenbodemspieren, maar geen belangrijke prolaps. Er wordt gestart met lokale hormoonsubstitutie (oestrogeen intravaginaal). Cardiale evaluatie toont geen aanwijzingen meer voor overvulling. Het cardiale kleplijden is stabiel en er is een matig verminderde linkerventrikelfunctie. Na enkele dagen rust is de pijn ter hoogte van de heup duidelijk beter en kan patiënte opnieuw gemobiliseerd worden. Het incontinentieprobleem verbetert echter niet en de dochter van mevrouw S. dringt aan op een plaatsing in een verzorgings- of verpleeghuis. Er wordt gestart met een mictiedagboek. De verpleging noteert de tijdstippen waarop patiënte naar het toilet moet gaan en het volume van de geproduceerde urine. Na enkele dagen lijkt zich toch een patroon af te tekenen waarbij zowel de mictiefrequentie, het mictievolume als het aantal incontinente episoden hoger is in de voormiddag. De arts beslist om furosemide te vervangen door een thiazide en dat zorgt voor spectaculaire verbetering van het klachtenpatroon. Voor de al langer bestaande klachten van stressincontinentie worden bekkenbodemspieroefeningen gestart.

Vraag 6 Welke diagnose(n) stelt u uiteindelijk?

Bij de heer P. worden de volgende diagnosen gesteld:
- een acute urineretentie na het starten van een tricyclisch antidepressivum bij een oudere patiënt;
- een al langer bestaande en symptomatische benigne prostaathypertrofie;
- een delirant beeld op basis van een acute urineretentie bij een patiënt met aanwijzingen voor een onderliggende milde cognitieve functiestoornis.

Bij mevrouw S. worden de volgende diagnosen gesteld:
- een al langer bestaande stressincontinentie;
- urge-incontinentie na het starten van diuretica, waarschijnlijk nog in de hand gewerkt door een probleem van overvulling;
- vallen ten gevolge van urgeklachten;
- functionele incontinentie door immobiliteit ten gevolge van pijn na een val.

Zoekopdracht
- Hoe wordt asymptomatische bacteriurie gedefinieerd en wanneer wordt deze behandeld?
- Bij (kwetsbare) ouderen ontbreken vaak de klassieke symptomen van een urineweginfectie (UWI). Welke criteria kunnen worden gehanteerd om het onderscheid te maken tussen asymptomatische bacteriurie en een urineweginfectie die behandeld moet worden?

Hint
Combineer in PubMed de MeSH-termen 'urinary tract infection' en 'aged' met 'asymptomatic bacteriuria'.

Achtergrondinformatie
Wij gaan hier vooral in op urine-incontinentie. Voor een uitgebreide bespreking van klachten van de lagere urinewegen bij de man en voor de behandeling van urineweginfecties bij ouderen verwijzen wij naar de literatuur.[7-8]

Epidemiologie
Cijfers omtrent de prevalentie van urine-incontinentie variëren zeer sterk. Globaal neemt men aan dat 50% van de 65-plussers die de woning niet meer verlaten of verblijven in een thuisvervangende instelling incontinent zijn. In de groep ouderen (> 65 jaar) die werden opgenomen in het ziekenhuis vanwege een acute medische aandoening is 25-30% van de patiënten incontinent op het moment dat zij het ziekenhuis verlaten. In de groep onafhankelijke, thuisverblijvende ouderen (60-plus) is 10-15% van de mannen en 20-35% van de vrouwen episodisch incontinent.

Etiologie
Er zijn allerlei omkeerbare of voorbijgaande oorzaken van een urine-incontinentie aan te wijzen, vooral bij een nieuw ontstane incontinentie of bij duidelijke toename van een bekend incontinentieprobleem. Deze transiënte vormen zijn het gevolg van externe factoren die inwerken op de urinewegen en een functionele incontinentie uitlokken. Een in de geriatrie bekend ezelsbruggetje van de Amerikaanse geriater Resnick, DIAPERS (= luiers), vat deze oorzaken samen.[5]
- *Delirium*: acute verwardheid kan het gevolg zijn van een acuut probleem (bijvoorbeeld een infectie), chirurgie of medicatie. Het delirante beeld kan er toe leiden dat patiënten mictiedrang niet meer herkennen, er geen belang meer aan hechten om

tijdig het toilet te bereiken of het toilet niet kunnen vinden. De incontinentie is secundair en verdwijnt wanneer de onderliggende oorzaak van het delier is behandeld.
- *Infection*: urineweginfecties kunnen leiden tot irritatie van de blaas en daardoor aanleiding geven tot incontinentie. Een kortdurende antibioticakuur kan dit verhelpen. Nota bene: bacteriurie komt vaak voor bij ouderen en duidt niet altijd op een urineweginfectie; het hoeft dus ook niet per se de oorzaak van de urine-incontinentie te zijn (zie hierna). Een urineweginfectie bij ouderen hoeft alleen behandeld te worden als er ook bijpassende klachten of symptomen zijn.[7]
- *Atrophic urethritis or vaginitis*: oestrogenen zijn noodzakelijk voor de opbouw van het vaginale en urethrale slijmvlies. Na de menopauze maakt het lichaam minder oestrogenen aan. Hierdoor wordt het slijmvlies dunner. Er treden gemakkelijk beschadigingen op die kunnen leiden tot irritatie en ontsteking waardoor incontinentie optreedt. Als behandeling is lokale applicatie van oestrogenen vaak voldoende.
- *Pharmaceuticals*: de belangrijkste groepen zijn hypnotica, narcotica en alcohol (sedatie, afname corticale onderdrukking van premature blaascontracties, spierrelaxatie), anticholinergica (detrusorhypotonie), calciumblokkers, NSAID's (perifeer oedeem) en ACE-remmers (hoest) (zie tabel 9.1).
- *Psychiatrics*: psychiatrische aandoeningen zoals een depressie kunnen in zeldzame gevallen urine-incontinentie veroorzaken.

Tabel 9.1 Veelgebruikte farmaca die kunnen leiden tot plasproblemen[5]

Medicatieklasse	Potentieel effect op continentie
Sedativa/hypnotica	Sedatie, delier, afname van de mobiliteit
Alcohol	Polyurie, toename van de mictiefrequentie, urge, sedatie, delier, afname van de mobiliteit
Anticholinergica	Urineretentie, overloopincontinentie, delier, impactie
Antipsychotica	Anticholinerge effecten, sedatie, rigiditeit, afname van de mobiliteit
Antidepressiva (tricyclisch)	Anticholinerge effecten, sedatie
Antiparkinsonmedicatie	Anticholinerge effecten, sedatie
Narcotische analgetica	Urineretentie, impactie, sedatie, delier
Alfa-adrenerge antagonisten	Urethrale relaxatie kan bij vrouwen stressincontinentie uitlokken of verergeren
Alfa-adrenerge agonisten	Urineretentie bij mannen
Calciumblokkers	Urineretentie, nachtelijke diurese ten gevolge van vochtretentie
Lisdiuretica (geen thiaziden)	Polyurie, toename mictiefrequentie, urge
NSAID's	Nachtelijke diurese ten gevolge van vochtretentie
ACE-remmers	Iatrogene hoest kan stressincontinentie uitlokken of verergeren bij vrouwen en bij mannen na prostatectomie
Vincristine	Urineretentie bij neuropathie
Thiazolidinedionen	Nachtelijke diurese gevolge van vochtretentie

- *Excess urine output*: een groot urinevolume kan het gevolg zijn van een grote vochtinname, alcoholhoudende dranken of internistische problemen (hyperglykemie, hypercalciëmie, congestief hartfalen, perifeer oedeem). Cafeïne werkt niet diuretisch, maar kan de detrusor wel prikkelen tot vaker contraheren.
- *Restricted mobility*: zowel endogeen (beperkte mobiliteit, gewrichtspijn, angst om te vallen) als exogeen (onvoldoende gebruik van loophulpmiddelen, infuusstandaard, sondes, bedhekken).
- *Stool impaction*: fecale impactie kan leiden tot urineretentie of urgeklachten, vaak in combinatie met fecale incontinentie op basis van overloopdiarree. Behandeling is gebaseerd op laxantia.

De belangrijkste vormen van persisterende urine-incontinentie zijn stressincontinentie, urge-incontinentie, overloopincontinentie en functionele incontinentie. Daarnaast worden ook frequent mengvormen gezien.

Stressincontinentie

Bij stressincontinentie schiet het afsluitmechanisme van de blaas tekort en treedt urineverlies op wanneer de intra-abdominale druk verhoogt, zoals bij hoesten, persen en lachen. Hierdoor overschrijdt de druk in de blaas de druk in de urethra zonder samentrekking van de m. detrusor. Een belangrijke oorzaak van stressincontinentie bij vrouwen is een verzwakking van de bekkenbodemspieren en -ligamenten, in de hand gewerkt door zwangerschap en vaginale bevalling, pelviene chirurgie (zoals hysterectomie), leeftijdgebonden veranderingen (atrofische urethritis) of een combinatie van deze factoren. Hierdoor verstrijkt de urethrovesicale overgang en worden blaashals en urethra hypermobiel (figuur 9.3). Bij de man komt stressincontinentie voornamelijk voor ten gevolge van beschadiging van de sfincter of de blaashals na radicale prostatectomie.

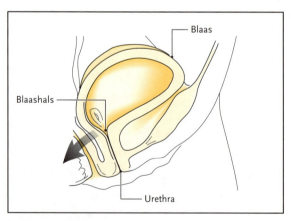

Figuur 9.3 Urethrale hypermobiliteit
De pijl duidt de richting aan van de druk die ontstaat bij onder andere hoesten, waardoor de blaashals en de urethra kortdurend openen.
Bron: Tim Phelps, Baltimore (MD).

Urge-incontinentie
Bij urge-incontinentie ervaart de patiënt een plotselinge en niet te onderdrukken mictiedrang, onmiddellijk gevolgd door het verlies van een matige tot grote hoeveelheid urine wanneer de patiënt niet in staat is om tijdig het toilet te bereiken. Daarnaast kent men ook nycturie en nachtelijke incontinentie. Urge-incontinentie is de meest frequent voorkomende vorm van urine-incontinentie bij de oudere populatie. Het wordt vaak in de hand gewerkt door het gebruik van diuretica.
Blaasinstabiliteit is een frequente oorzaak van urge-incontinentie. Hierbij trekt de m. detrusor intermitterend samen, zonder duidelijke reden. Blaasinstabiliteit kan idiopatisch optreden. Ook medicatie (diuretica), letsels in de frontale cortex (centrale inhibitie van de mictiereflex) ten gevolge van een dementieel beeld of een cerebrovasculair accident en outflowobstructie kunnen leiden tot blaasinstabiliteit. Niet zelden wordt een combinatie gezien van urge- en stressincontinentie of van urge-incontinentie en urineretentie.

Overloopincontinentie/retentieblaas
Overloopincontinentie is het gevolg van een obstructie van de urethra en wordt vooral gezien bij de man. De belangrijkste oorzaken zijn benigne prostaathypertrofie[6], een prostaatcarcinoom of een urethrastrictuur. Overloopincontinentie komt veel minder voor bij vrouwen, en indien aanwezig, vaak na voorafgaande incontinentiechirurgie of ten gevolge van een cystokèle. Ook fecale impactie kan aanleiding geven tot overloopincontinentie. Verder wordt een retentieblaas bij ouderen gezien bij urineweginfecties, waarbij de urethra opzwelt door de ontsteking en een tijdelijke obstructie veroorzaakt. Obstructie leidt tot chronische uitzetting van de blaas waardoor deze niet meer adequaat kan samentrekken en derhalve onvolledig wordt geledigd. Uiteindelijk wordt de druk in de blaas zo groot dat de patiënt telkens kleine hoeveelheden urine verliest: de blaas loopt als het ware over. Een forse urineretentie presenteert zich regelmatig als delier en vergroot mogelijk ook de kans op urineweginfecties.[7]

Functionele incontinentie
Functionele incontinentie ontstaat door een acuut of chronisch verlies of vermindering van zelfstandigheid en/of snelheid in de toiletgang. Deze incontinentie kan acuut en voorbijgaand zijn, maar is ook helaas vaak blijvend, wanneer het functieverlies niet reversibel is gebleken.

Behandeling
In wezen zijn de behandelingsmodaliteiten voor ouderen dezelfde als voor jongere personen. Kwetsbare ouderen zijn echter niet altijd in staat of bereid om bepaalde onderzoeken of behandelingen te ondergaan. In het verdere beleid dient steeds rekening te worden gehouden met de subjectieve last voor de patiënt en/of de mantelzorger, de motivatie en de mogelijkheden tot coöperatie, maar ook met de prognose en de levensverwachting.
Bij het opstarten van een behandeling richt men zich op de meest waarschijnlijke diagnose, of, in geval van gemengde vormen, op die vorm van incontinentie die de meeste symptomen veroorzaakt. Welke behandeling optimaal is, wordt per individu bepaald door zorgvuldige analyse van het probleem en hangt af van de ernst van de klacht. De

meeste mensen met urine-incontinentie kunnen worden genezen of aanzienlijk worden geholpen.

Aanpassingen in de levensstijl

Aanpassingen in de levensstijl kunnen een plaats hebben in de behandeling van stress- en urge-incontinentie. Gewichtverlies, dieetaanpassingen, vochtinname, stoppen met roken en het behandelen van constipatie kunnen klachten van urine-incontinentie verbeteren. Deze maatregelen kunnen zeker niet bij iedere oudere worden toegepast. Toch kan verbetering optreden door bijvoorbeeld stoffen te vermijden die de blaas irriteren, zoals cafeïnehoudende dranken, en door voldoende te drinken (zes tot acht glazen per dag) waardoor de urine niet te geconcentreerd wordt en de blaas getraind blijft. Geconcentreerde urine kan de blaas irriteren. Geneesmiddelen die een ongunstige invloed op de blaasfunctie hebben, kunnen het beste, indien mogelijk, worden gestopt.

Gedragsgerichte interventies

De termen mictie-, toilet- en blaastraining worden vaak door elkaar gebruikt om één of ander geschematiseerd toiletregime aan te duiden. In de literatuur onderscheidt men meestal vier typen van geschematiseerd toiletregime: *bladder training, timed voiding, habit training* en *prompted voiding* (vrij vertaald: blaastraining, plassen op uur, plassen op maat en plassen op vraag). De laatste drie schema's werden specifiek ontwikkeld voor de kwetsbare oudere met cognitieve en/of functionele beperkingen. Aangezien gedragsgerichte interventies, in tegenstelling tot medicatie, geen bijwerkingen hebben, verdienen zij de voorkeur in de behandeling van urine-incontinentie bij de oudere.

- *Bladder training* heeft meestal tot doel om het tijdsinterval tussen twee micties toenemend te verlengen totdat de patiënt de mictie enkele uren kan uitstellen zonder urineverlies. Blaastraining is voorbehouden aan ouderen die onafhankelijk zijn voor ADL, mictiedrang voelen en zelf als doel hebben continent te worden of het urineverlies te verminderen.
- *Timed voiding* is gebaseerd op een schema waarbij de patiënt op vaste tijdstippen (elke twee tot vier uur) naar het toilet wordt begeleid. Hierdoor poogt men urineverlies te voorkomen.
- *Habit training* berust op een meer geïndividualiseerd schema. Op basis van een mictiedagboek wordt het individuele mictiepatroon bepaald. Het tijdsinterval tussen twee toiletbezoeken wordt aangepast aan dit mictiepatroon en kan tijdens de 24 uur variëren. Het doel is om aan de patiënt een toiletbezoek aan te bieden voordat urineverlies kan optreden (mictie op maat van de patiënt).
- Bij *prompted voiding* wordt aan de patiënt op vaste tijdstippen gevraagd of hij nat of droog is waarna feedback wordt gegeven. Tegelijkertijd wordt ook telkens een toiletbezoek aangeboden. Op die manier poogt men de patiënt bewust te maken van zijn continentiestatus, de noodzaak om regelmatig naar het toilet te gaan en uiteindelijk zelf een toiletbezoek te initiëren.

Bekkenbodemreëducatie

Hoewel hieromtrent weinig onderzoeken bij ouderen beschikbaar zijn, kan in geval van zwakke bekkenbodemspieren, bekkenbodemreëducatie worden voorgeschreven aan cognitief intacte ouderen. Hierbij worden spieroefeningen voor de bekkenbodem aangeleerd door de kinesitherapeut (België) of fysiotherapeut (Nederland). Bij deze oefeningen worden de spieren meerdere malen per dag herhaaldelijk aangespannen om kracht op te bouwen en de spieren te leren gebruiken in situaties die incontinentie veroorzaken, zoals bij hoesten. Omdat het niet altijd eenvoudig is om te weten of de juiste spieren worden aangespannen, wordt vaak gebruik gemaakt van biofeedback waarbij een vaginale sonde registreert of en in welke mate de juiste spieren worden gebruikt. Hoewel het vooral gebruikt wordt in geval van stressincontinentie, kan het ook positieve resultaten opleveren bij urge-incontinentie.

Medicamenteuze therapie
Bij falen van een niet-medicamenteuze behandeling kan medicatie overwogen worden. Anticholinergica (oxybutinine, tolterodine, solifenacine) worden gebruikt bij urge-incontinentie. Bij ouderen kunnen zij aanleiding geven tot anticholinerge bijwerkingen, met name een droge mond, cognitieve problemen en tachycardie. Bovendien kunnen zij door overmatige relaxatie van de blaas aanleiding geven tot urineretentie en overloopincontinentie. Bij mannen met outflowobstructie op basis van prostaathypertrofie kan een proefbehandeling met alfablokkers worden overwogen.[7] De werking van alfablokkers zoals alfuzosine berust waarschijnlijk op een daling van de tonus van de gladde spieren in de blaashals en de prostaat. Bij een medicamenteuze behandeling dient steeds gestart te worden met een lage dosis die geleidelijk wordt opgehoogd tot het gewenste effect wordt bereikt of onaanvaardbare nevenwerkingen optreden (pas op voor orthostatische hypotensie).

Katheterisatie
In geval van overloopincontinentie op basis van een atone blaas of bij patiënten met een outflowobstructie die niet meer in aanmerking komen voor operatie kan katheterisatie overwogen worden. Intermitterende katheterisatie verdient de voorkeur, zeker bij vrouwen, doch is vaak niet realistisch in de praktijk omdat ouderen niet meer in staat of gemotiveerd zijn tot zelfkatheterisatie. Het alternatief is een verblijfskatheter transurethraal of, bij voorkeur bij langdurend gebruik, suprapubisch. Het grote nadeel van een verblijfskatheter is een sterk verhoogd risico op infecties in blaas en hogere urinewegen. Ook is er bij katheterzakken een verhoogd valrisico bij patiënten met cognitieve stoornissen.

Wanneer de initiële behandeling onvoldoende effect heeft en verder onderzoek nuttig lijkt om de continentiestatus en de levenskwaliteit te verbeteren kan een doorverwijzing naar een uroloog worden overwogen.

Wanneer de patiënt niet komt tot 'onafhankelijke continentie' (droog, onafhankelijk van elke vorm van behandeling) of 'afhankelijke continentie' (droog, mits hulp, gedragsgerichte interventie en/of medicatie) wordt 'verpakte incontinentie' ('droog', mits gebruik van aangepast incontinentiemateriaal) het behandelingsdoel.

Conclusie
Urine-incontinentie is geen levensbedreigende aandoening, maar de symptomen kunnen in belangrijke mate het lichamelijk, psychologisch en sociaal welbevinden van een individu aantasten. Vaak liggen omkeerbare of voorbijgaande oorzaken aan de basis

van een continentieprobleem. Deze dienen dan ook in eerste instantie opgespoord en behandeld te worden. De belangrijkste vormen van persisterende urine-incontinentie zijn stressincontinentie, urge-incontinentie en overloopincontinentie. Daarnaast worden ook frequent mengvormen gezien. In de verdere uitwerking en het beleid dient steeds rekening gehouden te worden met de subjectieve last voor de patiënt en diens levensverwachting. De diagnose kan meestal gesteld worden op basis van anamnese, lichamelijk onderzoek en enkele eenvoudige aanvullende onderzoeken. Aangezien gedragsgerichte interventies, in tegenstelling tot medicatie, geen bijwerkingen hebben, verdienen zij de voorkeur in de behandeling van urine-incontinentie bij de oudere. Specifieke schema's werden hierbij ontwikkeld voor de kwetsbare oudere met cognitieve en/of functionele beperkingen. Bij falen van een niet-medicamenteuze behandeling kan medicatie overwogen worden. Combinatiebehandeling (medicamenteus en niet-medicamenteus samen) is dan het meest effectief. Wanneer de patiënt niet komt tot 'onafhankelijke continentie' (droog, onafhankelijk van elke vorm van behandeling) of 'afhankelijke continentie' (droog met hulp, gedragsgerichte interventie en/of medicatie) wordt 'verpakte incontinentie' (met gebruik van aangepast incontinentiemateriaal) het behandelingsdoel.

Literatuur

1. Abrams P, Cardozo L, Khoury S, Wein A, editors. Incontinence. Plymouth: Health Publications, 2005.
2. Fung CH, Spencer B, Eslami M, Crandall C. Quality indicators for the screening and care of urinary incontinence in vulnerable elders. J Am Geriatr Soc 2007;55:S443-9.
3. Thirugnanasothy S. Managing urinary incontinence in older people. BMJ 2010;341:c3835.
4. Keilman LJ. Urinary incontinence: Basic evaluation and management in the primary care office. Prim Care Clin Office Pract 2005;32:699-722.
5. Resnick NM, Dosa D. Geriatric medicine. In Fauci AS, Kasper DL, Hauser SL, Longo DL, Jameson JL, Loscalzo J, editors. Harrison's principles of internal medicine. Vol. 1. 18th ed. New York: McGraw-Hill, 2011.
6. Cormican M, Murphy AW, Vellinga A. Interpreting asymptomatic bacteriuria. BMJ 2011;343:d4780.
7. Jones C, Hill J, Chapple C. Management of lower urinary tract symptoms in men: Summary of NICE guidance. BMJ 2010;341:c2354
8. Nicolle LE. Urinary tract infections in the elderly. Clin Geriatr Med 2009;25:423-36.

10 De tandeloze patiënt

Cees de Baat en Marcel Olde Rikkert

Inleiding

Casus
- 'Onbestaanbare' orale pijn
- Eerste consult
- Vervolgconsult

Achtergrond
- Epidemiologie
- Niet-prothetische oorzaken van pijn in de mond

Conclusie

Literatuur

Inleiding

In het maatschappelijk verkeer wordt pijn in de mond of in de omgeving van de mond vrijwel altijd geassocieerd met de tanden en de kiezen. Mensen die tandeloos dreigen of wensen te worden, slaken ter bemoediging van hun eigen situatie dan ook vaak de kreet: 'Dan ben ik in ieder geval van alle pijn en ellende verlost'. Mensen in de omgeving van het 'slachtoffer' zeggen dat vaak ook, om de patiënt een hart onder de riem te steken voor de behandeling die hem te wachten staat. Soms blijkt dat inderdaad het geval te zijn. Wanneer er een eind is gekomen aan regelmatig optredende pijnen door een desolaat (rest)gebit kan tandeloosheid inderdaad een verademing zijn. Een ander belangrijk argument om extractie van alle tanden en kiezen te overwegen, is dat men niet meer hoeft op te zien tegen of bang te zijn voor pijnlijke tandheelkundige behandelingen. Tandeloosheid betekent echter lang niet altijd dat men vrij is van mondproblemen, zoals bij een grote groep (langdurig) tandeloze mensen helaas genoegzaam bekend is. Zij hebben soms veel klachten, waaronder pijn, onvrede met het uiterlijk en moeite met afbijten, kauwen, spreken en slikken. In veel gevallen worden deze klachten veroorzaakt door een onvoldoende functionerende gebitsprothese.

In het kader van dit boek staat de tandeloze oudere patiënt model voor andere gezondheidsproblemen waarin artsen moeten samenwerken met een orgaanspecialist die zich bezighoudt met het hoofd-halsgebied. Zoals het verlies van de tanden en kiezen grote invloed heeft, geldt dat mutatis mutandis ook voor het verlies van het gezichtsvermogen of het gehoor. Al deze functies hebben gemeen dat ze bij huisartsen en orgaanspecialisten nogal eens een lage prioriteit hebben. Dat doet geen recht aan het belang dat de patiënt aan deze beperkingen toekent. De gevolgen van orale en zintuiglijke problemen zijn voor een oudere doorgaans van groot belang, zowel lokaal als voor zijn of haar algemene gezondheid en welbevinden. Omdat in dit boek de ruimte ontbreekt om deze onderbelichte problemen allemaal in een apart hoofdstuk te belichten, stellen wij in dit hoofdstuk één ervan centraal, tandeloosheid. Na een toelichting op de achtergronden biedt dit hoofdstuk een voorbeeld van wat een algemeen arts kan doen, welke mogelijkheden er zijn voor samenwerking met een orgaanspecialist, in casu een tandarts en/of kaakchirurg, en hoe dergelijke deelproblemen inwerken op de algemene gezondheid van ouderen.

> **Na bestudering van dit hoofdstuk kunt u:**
> - de gevolgen van langer bestaande tandeloosheid en de mogelijke oorzaken van pijn in de mond bij tandelozen benoemen;
> - beschrijven waaruit het onderzoek en de behandeling van een tandeloze patiënt met pijn in de mond bestaat;
> - de belangrijkste interacties aangeven naar oorzaken en gevolgen tussen tandeloosheid en de algemene gezondheid van ouderen;
> - beschrijven op welke manier een arts kan bijdragen aan goede mondzorg bij ouderen, zowel wat betreft preventie als behandeling.

Vraag 1 Wat zijn de belangrijkste gevolgen van tandeloosheid?

De processus alveolaris is het botdeel dat de tanden en de kiezen in boven- en onderkaak omgeeft. Na extractie van een tand of kies verliest het desbetreffende deel van de processus alveolaris zijn functie (figuur 10.1) en begint het, zoals alle organen en anatomische structuren die hun functie verliezen, te degenereren. Het natuurlijke continue ombouwproces van het bot wordt verstoord en raakt uit balans. Doordat de katabole osteoclasten relatief actiever worden dan de anabole osteoblasten krijgt botafbraak de overhand. Dit proces wordt reductie van alveolair bot genoemd (figuur 10.2). Als de processes alveolaris daarbij ook nog belast wordt door een gebitsprothese, wordt de reductie versterkt. Bot is, zoals bekend, uitstekend bestand tegen trekkrachten en wordt er zelfs sterker door. Bij duwkrachten, zoals door een gebitsprothese, gebeurt echter het omgekeerde. In de eerste drie tot zes maanden na extractie verloopt de reductie van alveolair bot vrij snel, daarna vertraagt en stabiliseert het tempo geleidelijk. Uit een aantal onderzoeken is gebleken dat in de stabiele fase de verticale reductie van tandeloos alveolair bot in de bovenkaak gemiddeld niet meer dan 0,5 mm bedraagt. In de onderkaak verloopt het reductieproces in de stabiele fase echter ongeveer vier keer zo snel. Dit verschil kan deels worden verklaard door het feit dat de structuur van het alveolaire bot van de bovenkaak compacter is dan dat van de onderkaak. Vermoedelijk is er ook een verschil in vascularisatiegraad en die zou dan in de bovenkaak groter zijn dan in de onderkaak. Als het reductieproces van de processus alveolaris sterk is voortgeschreden, spreekt men van een atrofische processus alveolaris.

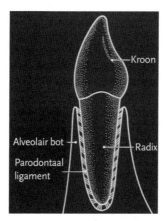

Figuur 10.1 De anatomische relatie tussen een tand en het omgevende kaakbot

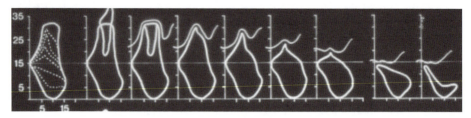

Figuur 10.2 Het proces van botreductie in de onderkaak in het verloop van enige jaren
De afbeelding laat een dwarsdoorsnede zien van de kaak ter hoogte van een snijtand.

Casus

'Onbestaanbare' orale pijn

> Mevrouw D. is een 73-jarige dame die sinds drie jaar weduwe is. Haar echtgenoot is overleden aan longkanker met hersenmetastasen. Zij woont zelfstandig en heeft veel steun van haar oudste dochter die vrijwel dagelijks haar moeder bezoekt. Haar 20-jarige kleinzoon, het oudste kind van haar oudste dochter, verleent regelmatig allerlei hand- en spandiensten voor zijn oma. Mevrouw D. heeft nog een andere dochter en ook nog een zoon, die beide op grotere afstand wonen maar wel regelmatig komen. Sinds ongeveer vier weken heeft zij pijn in haar mond. Het is begonnen met een geringe en vage pijn, maar de pijn is steeds heftiger geworden. De maaltijden zijn de pijnlijkste momenten van de dag, omdat de pijn erger wordt tijdens het kauwen van haar voedsel. Haar voedingspatroon heeft zij al aangepast door minder te gaan eten en bovendien alleen nog maar gemakkelijk kauwbaar of vloeibaar voedsel te nuttigen. Tegen haar kleinzoon en haar oudste dochter klaagt mevrouw D. bij elk bezoek over de pijn. Omdat zij echter vooral na het overlijden van haar echtgenoot nogal snel geneigd is tot klagen, horen haar dochter en kleinzoon de klacht aan en schenken er verder weinig aandacht aan. Naast de eetlust is ook de kwaliteit van de slaap verminderd en heeft ze minder energie voor activiteiten en sociaal contact. Op een dag komt haar jongste dochter op bezoek en zij begint direct over de pijn, die zij ook al bij het vorige bezoek meldde. Dit keer vertelt mevrouw D. erbij dat zij vreest dat zij ergens in haar mond of hoofd kanker heeft, de ziekte waaraan haar echtgenoot is overleden. Geschrokken besluit de jongste dochter direct contact op te nemen met haar zus. De zussen overleggen telefonisch. De oudste dochter veronderstelt eerst dat hun moeder een beetje overdrijft en alleen maar bang is. Volgens haar kan er ook geen sprake zijn van pijn in de mond, omdat haar moeder al meer dan veertig jaar zowel in de boven- als in de onderkaak een volledig kunstgebit heeft. Als echter de jongste zus zegt dat haar moeder tegen haar een angst voor kanker heeft geuit, neemt de oudste dochter de klacht direct zeer serieus. In onderling overleg bepalen de zussen dat de oudste hun moeder gaat adviseren een afspraak met de huisarts te maken. Mevrouw D. stemt direct in en twee dagen later gaat zij vergezeld door haar oudste dochter en haar kleinzoon naar de huisartsenpraktijk. De kleinzoon is door zijn moeder speciaal gevraagd mee te gaan, voor het geval de huisarts een slechte boodschap zou hebben. De oudste dochter vertrouwt haar zoon toe dat zij dit zo kort na het overlijden van haar vader niet zou kunnen verwerken.

Vraag 2 Is het juist om in geval van pijn in de mond bij een tandeloze patiënt primair te denken aan een ernstige afwijking?

Het is een misvatting te denken dat tandeloze mensen geen pijn meer in de mond kunnen hebben. Er zijn zelfs meerdere oorzaken voor de pijn mogelijk. Verreweg de meeste pijnklachten van tandelozen zijn gerelateerd aan de functie van de gebitsprothese en dan meestal aan de gebitsprothese in de onderkaak. De meest voorkomende oorzaken zijn een gebitsprothese met slechte pasvorm en een gebitsprothese met ondermaatse occlusie.

Een gebitsprothese kan een slechte pasvorm hebben door het ontbreken van een goede stabiliteit en/of retentie en/of door reductie van de processus alveolaris. Onder de stabiliteit van een gebitsprothese wordt verstaan het vermogen om horizontaal gerichte krachten te weerstaan. Retentie is de weerstand tegen verticaal gerichte krachten. Het onderscheid tussen stabiliteit en retentie is in de praktijk niet eenvoudig te maken, maar voor het stellen van de diagnose 'slechte pasvorm' die nog niet wordt gevolgd door een behandeling is dat niet van wezenlijk belang. Een gebitsprothese kan bijvoorbeeld een slechte pasvorm hebben als bij de vervaardiging van de gebitsprothese niet het technisch optimale resultaat is bereikt. Reductie van de processus alveolaris betekent in de loop van de tijd vermindering van het draagvlak voor een gebitsprothese. Zelfs van een perfect vervaardigde gebitsprothese met een uitstekende stabiliteit en retentie zal dus geleidelijk aan de pasvorm minder worden.

Een niet-gelijkmatig contact tussen de beide gebitsprothesen bij het dichtbijten noemt men een stoornis in de occlusie tussen een gebitsprothese in de bovenkaak en een gebitsprothese in de onderkaak. Als gevolg daarvan worden de gebitsprothesen niet gelijkmatig belast en daardoor schiet de gebitsprothese met de minste pasvorm bij elk contact van zijn plaats. Dit is meestal de gebitsprothese in de onderkaak.

Een gebitsprothese die door de mond 'zwabbert', kan bij elke functionele beweging mechanische schade toebrengen aan het mondslijmvlies en daardoor pijn veroorzaken. De meest voorkomende beschadigingen van het mondslijmvlies zijn een drukulcus, een irritatiefibroom en stomatitis prothetica.

Een drukulcus is alleen pijnlijk tijdens het dragen van de gebitsprothese. Als de patiënt de gebitsprothese enige tijd niet in de mond heeft, geneest het drukulcus en verdwijnt de pijn spontaan. Zodra de patiënt de gebitsprothese weer draagt, keert het drukulcus echter binnen afzienbare tijd terug. Om uit deze vicieuze cirkel te raken, dient de behandeling te bestaan uit een lokale correctie van de gebitsprothese en uit verbetering van de pasvorm.

Een irritatiefibroom kan soms pijnlijk zijn, vooral bij het in- en uitnemen van de gebitsprothese en bij intensief kauwen. De afwijking bestaat uit een fibreuze hyperplasie als reactie op constante mechanische beschadiging van het slijmvlies door de gebitsprothese. Het fibroom is vaak gesteeld. Irritatiefibromen komen vooral voor bij mensen die hun gebitsprothese gedurende het gehele etmaal dragen. Soms, als een irritatiefibroom nog niet al te lang aanwezig is, verdwijnt het na lokale correctie van de gebitsprothese. Meestal is echter een chirurgische excisie nodig. Na de wondgenezing dient ook de pasvorm van de gebitsprothese te worden verbeterd.

Stomatitis prothetica is een door roodheid gekenmerkte ontsteking van (een deel van) het door een gebitsprothese bedekte slijmvlies, meestal het slijmvlies van het palatum durum. Soms gaat de ontsteking gepaard met pijn. De oorzaak is onvoldoende reiniging van het slijmvlies in combinatie met een onvoldoende pasvorm van de gebitsprothese, die daardoor bij elke functionele beweging het slijmvlies irriteert. Stomatitis prothetica kan zich plaatselijk voordoen of diffuus zijn, en er is ook nog een papillomateuze variant, papillomatose of papillaire hyperplasie genoemd. De behandeling bestaat uit de combinatie van voorlichting en instructie met betrekking tot verbetering van de mondverzorging en professionele verbetering van de pasvorm van de gebitsprothese.

Het antwoord op de gestelde vraag kan dus luiden dat het op basis van prevalentiegegevens niet logisch is bij pijn in de mond van een tandeloze patiënt primair te denken aan een ernstige afwijking.

Eerste consult

> De huisarts luistert tijdens het consult geconcentreerd naar het verhaal van mevrouw D., die overigens niet rept over haar grote angst. De arts neemt naast een speciële anamnese van de orale klachten ook een algemene anamnese af om de gevolgen op voedingstoestand, stemming en functioneren in beeld te brengen. Mevrouw blijkt in het laatste halfjaar 4 kg te zijn afgevallen (6% bij een gewicht van 62 kg). Zij is ook bladgroente en fruit gaan mijden. Tevens heeft ze een aantal depressieve klachten, zonder dat ze voldoet aan de criteria voor een depressieve stoornis (zie hoofdstuk 18).
>
> Bij een kort onderzoek van de mond (zonder gebitsprothese), de orofarynx, de nasofarynx, de kaakgewrichten, de kauw- en mimische spieren en de oren kan de huisarts geen afwijking vaststellen. Daarna vraagt hij mevrouw D. of zij de plaats kan aanwijzen waar zij de pijn voelt. Mevrouw D. kan alleen aangeven dat de pijn zich waarschijnlijk bevindt in het achterste deel van de bovenkaak aan de rechterkant. Een extra inspectie van dit gebied levert wederom niets op. Verder bepaalt de huisarts bij deze gelegenheid zelf het gewicht en laat bovendien een bloedonderzoek uitvoeren om vitaminedeficiënties, zoals foliumzuur en vitamine B, na te gaan.
>
> De huisarts stelt voor mevrouw een analgeticum te geven en de klacht enige tijd aan te zien. Nu vertelt haar kleinzoon over de grote angst van zijn grootmoeder, waarop de huisarts zijn onderzoek volledig herhaalt. Vooralsnog kan hij echter geen enkele aanwijzing vinden die haar angst zou rechtvaardigen. Mevrouw D. krijgt een recept voor een analgeticum (paracetamol, 4dd 1 g) en de huisarts regelt een afspraak voor een hernieuwd consult na twee weken.

Vraag 3 *Als er geen aanwijzingen zijn dat pijn in de mond van een tandeloze patiënt direct wordt veroorzaakt door een gebitsprothese, wat zijn dan de meest voorkomende andere mogelijkheden die men dient te overwegen?*

Naast de directe gevolgen van een mindere functie van de gebitsprothese zijn er nog enkele andere redelijk frequent voorkomende oorzaken van pijn bij tandelozen: impacties in het kaakbot, anatomische veranderingen door atrofie van de processus alveolaris, anatomische bijzonderheden van het kaakbot, niet aan een gebitsprothese gerelateerde slijmvliesafwijkingen en mondbranden.

Impacties in het kaakbot
Bij tandeloze patiënten die klagen over pijn moet altijd rekening worden gehouden met de aanwezigheid van een geïmpacteerd gebitselement of een wortelrest of een restant van een restauratie van een gebitselement dat bij de extractie van het gebitselement in de kaakalveole is terechtgekomen. Door atrofiëring van de edentate processus alveolaris kunnen deze impacties in het kaakbot migreren en in contact komen met een in het bot verlopende zenuw en daarmee de oorzaak van pijn worden. De behandeling van een impactie is zorgvuldige chirurgische verwijdering zonder zenuwletsel te veroorzaken.

Anatomische veranderingen door atrofie van de processus alveolaris
Indien tijdens het atrofiëren van de edentate processus alveolaris het bedekkende slijmvlies niet of onvoldoende 'meeslinkt', resteert een dikke, beweeglijke, fibreuze slijmvlieslaag, een zogeheten *flabby ridge*. De beweeglijkheid van de *flabby ridge* beïnvloedt de stabiliteit en/of retentie van de gebitsprothese die erop rust. De flabby ridge kan door de prothese beschadigd worden of pijnlijk klem komen te zitten onder een protheserand. Chirurgische correctie, gevolgd door verbetering van de pasvorm van de gebitsprothese wanneer de wond genezen is, is dan de aangewezen behandeling.
Soms is de atrofie van de processus alveolaris in de onderkaak zo ernstig dat alle bot craniaal van de canalis mandibulae of het foramen mentale is verdwenen. De in de canalis mandibulae verlopende zenuw heeft dan geen botbedekking meer (figuur 10.3). Elke belasting door de gebitsprothese geeft druk op de n. alveolaris inferior of de n. mentalis en dat zorgt voor een opeenstapeling van pijnervaringen. In de bovenkaak kan zich hetzelfde proces voltrekken en kan het foramen incisivum, de uittreedplaats van de n. nasopalatinus dorsaal van de centrale snijtanden in het palatum durum, zijn caudale botbedekking verliezen. Als gevolg daarvan ontstaan bij belasting vervelende pijnsensaties van de n. nasopalatinus in het voorste deel van de bovenkaak.
Door een combinatie van een gebitsprothese met slechte pasvorm en onvoldoende verticale dimensie en een orale schimmelinfectie kan cheilitis angularis ontstaan. Dit is een branderige en bij aanraken pijnlijke ontsteking van de mondhoeken, die vooral voorkomt bij langdurig tandeloze ouderen. Meestal maakt het gezicht een sterk ingevallen indruk, zowel in verticale als in horizontale richting. Om het probleem te behandelen moet aandacht worden besteed aan deze etiologische factoren.

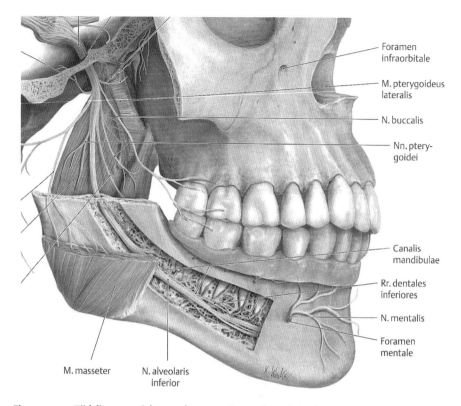

Figuur 10.3 Zijdelings aanzicht van de anatomie van de onderkaak

Anatomische bijzonderheden van het kaakbot

Anatomische bijzonderheden van het kaakbot, zowel in de boven- als in de onderkaak, kunnen de oorzaak zijn van persisterende of steeds weerkerende drukulcera van het bedekkende slijmvlies. Tot deze anatomische bijzonderheden kunnen worden gerekend: scherpe smalle botranden, ondersnijdingen van de processus alveolaris en exostosen. De linea mylohyoidea, de aanhechtingsplaats van de m. mylohyoideus aan de binnenzijde van de onderkaak (figuur 10.4), is anatomisch normaal al een scherpe rand, die door lokale botatrofie nog scherper kan worden. Dit zijn allemaal grotere of kleinere onregelmatigheden in het botoppervlak. Bij het in- of uitdoen van een gebitsprothese of bij een gebitsprothese die tijdens de functie niet stabiel op zijn plaats blijft, worden vooral de top of de randen van deze anatomische bijzonderheden extra en ongelijkmatig belast. Hierdoor raakt het slijmvlies chronisch geïrriteerd of beschadigd. Deze beschadigingen kunnen chronische pijn veroorzaken, maar ze zijn niet altijd als drukulcera zichtbaar.

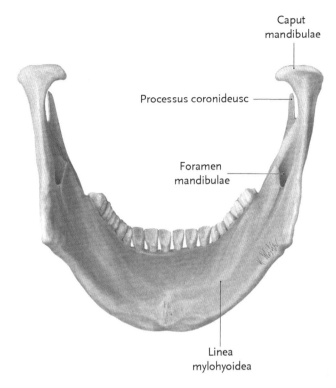

Figuur 10.4 Dorsaal aanzicht van de anatomie van de binnenzijde van de onderkaak

Pijnklachten door anatomische bijzonderheden van het kaakbot kunnen worden behandeld door de gebitsprothese ter plaatse te ontlasten. In lastigere gevallen waarbij prothetische aanpassingen onvoldoende soelaas bieden, kan chirurgische correctie en eventueel een behandeling met implantaten worden overwogen.

Niet aan een gebitsprothese gerelateerde slijmvliesafwijkingen
In en rond een edentate (oudere) mond voorkomende, niet aan een gebitsprothese gerelateerde benigne slijmvliesafwijkingen die pijn kunnen veroorzaken zijn aften, herpes simplex, herpes zoster, (erosieve) lichen planus en slijmvliespemfigoïd.

Mondbranden
Van mondbranden wordt gesproken als er klachten zijn van pijn, branderigheid of een onaangenaam gevoel van (een deel van) het mondslijmvlies en de tong of de boven- en de onderlip. Er zijn geen tekenen van ontsteking en de oorzaak van de klachten is onbekend. Vaak wordt gedacht aan een allergische reactie, maar bijna even vaak wordt dit niet ondersteund door de uitkomst van allergietests. Noch voor de pijn, noch voor de branderigheid is een afdoende behandeling voorhanden. Bij veel patiënten verminderen of verdwijnen de klachten op den duur spontaan.

Vervolgconsult

Tijdens het vervolgconsult twee weken later geeft mevrouw D. aan dat ook het analgeticum de pijn niet doet verdwijnen. Mevrouw maakt een hopeloze indruk en zegt dat ze het niet vertrouwt en naar een ziekenhuis wil worden verwezen voor een uitgebreid onderzoek van haar hoofd. De huisarts legt rustig uit dat hij in eerste instantie zijn uitgebreide onderzoek van twee weken geleden wil herhalen. Op aanraden van haar kleinzoon accepteert mevrouw D. dit.

Bij inspectie van het gehele mondslijmvlies met een mondspiegel valt de huisarts dorsaal van het tuber maxillare aan de rechterzijde een slijmvlieslaesie op. In zijn overwegingen legt hij een relatie met de gebitsprothese. Daarom adviseert hij mevrouw D. de gebitsprothese gedurende twee dagen niet in de mond te doen en de mond een aantal keren per dag te spoelen met waterstofperoxide. Hoewel mevrouw D. zegt dat zij zich geweldig geneert om zich te presenteren zonder gebitsprothese aanvaardt zij het voorstel, wederom op advies van haar kleinzoon. Er wordt een nieuw consult afgesproken voor twee dagen later. Gedurende die twee dagen heeft mevrouw D. geen pijn, maar eten zonder gebitsprothese ervaart ze als een ramp. Des te gelukkiger is zij als de huisarts vaststelt dat de slijmvlieslaesie vrijwel geheel is genezen. Ook het indoen van de gebitsprothese gaat zonder pijn te veroorzaken. Mevrouw D. is helemaal opgelucht en ook haar oudste dochter is nu gerustgesteld. De huisarts adviseert wel een consultafspraak te maken bij een tandarts. Dat vindt mevrouw D. eigenlijk maar vreemd, omdat de pijn verdwenen is, maar als de huisarts uitlegt dat er waarschijnlijk iets aan de gebitsprothese moet worden gecorrigeerd of dat het misschien wel nodig is een nieuwe gebitsprothese te laten maken, gaat zij akkoord. Thuisgekomen maakt de oudste dochter direct een consultafspraak met haar eigen tandarts. Een week later kan zij daar met haar moeder terecht.

Vijf dagen later begint mevrouw D. weer te klagen over pijn. Omdat zij inmiddels weet dat de pijn verdwijnt als zij de gebitsprothese niet indoet, doet zij tot de consultafspraak de gebitsprothese afwisselend wel en niet in. Bij de tandarts vertelt mevrouw D. haar verhaal. Bij inspectie van de mond diagnosticeert de tandarts de slijmvlieslaesie als een drukulcus van de gebitsprothese. Op de plaats van de gebitsprothese die correspondeert met de positie van de slijmvlieslaesie maakt de tandarts de rand van de gebitsprothese korter en hij adviseert mevrouw D. twee weken later terug te komen voor een inspectie van het gebied van de drukulcus. Mevrouw D. heeft nu geen enkele pijn meer en twee weken later blijkt het gehele slijmvliesgebied weer ongeschonden te zijn. De tandarts stelt bij nadere inspectie vast dat door atrofie van de processus alveolares de pasvorm van zowel de boven- als de onderprothese te wensen overlaat, dat de verticale dimensie onvoldoende is, dat de occlusie van de gebitsprothesen beter kan en dat mevrouw ontstoken mondhoeken heeft.

De diagnosen luiden dus: atrofie van de processus alveolares, slechte pasvorm en onvoldoende verticale dimensie van de gebitsprothesen en cheilitis angularis.

Vraag 4 Wat zijn de behandelmogelijkheden voor een tandeloze patiënt met slecht functionerende gebitsprothesen waaraan meerdere technische mankementen ten grondslag liggen?

Zonder kennis van en ervaring met de behandeling van langdurig tandeloze ouderen is men al snel geneigd te denken dat de vervaardiging van nieuwe gebitsprothesen het panacee is. Dit heeft ermee te maken dat een gebitsprothese vaak gezien wordt als een apparaat dat je bij een disfunctie eenvoudig kunt vervangen zoals je een kapotte fiets, auto of keukenapparaat zou vervangen. Het merkwaardige is dat de meeste mensen zich wel realiseren dat ouderen problemen kunnen hebben met nieuwe omstandigheden en nieuwe apparaten, maar dat zij de vertaalslag naar een prothese in een intiem en continu actief orgaansysteem als de mond meestal niet maken. Juist voor gebitsprothesen worden grote veranderingen uitermate moeilijk of helemaal niet geaccepteerd. Men dient daarmee dus uitermate terughoudend te zijn. Het is veel verstandiger stap voor stap kleine technische verbeteringen aan de bestaande gebitsprothesen aan te brengen dan rigoreus nieuwe gebitsprothesen te maken. In het geval van mevrouw D. zouden die verbeteringen achtereenvolgens kunnen bestaan uit: voorlichting en instructie over reiniging van de edentate mond en de gebitsprothesen en over het 's nachts niet dragen van de gebitsprothesen, verbetering van de pasvorm van de gebitsprothese in de bovenkaak, verbetering van de pasvorm van de gebitsprothese in de onderkaak, verbetering van de occlusie van de gebitsprothesen en verhoging van de verticale dimensie. Nog verstandiger is het tandeloze patiënten te adviseren hun gebitsprothesen regelmatig, ongeveer één keer per twee jaar, door een tandarts te laten controleren, ook als zij denken zeker te weten dat er geen enkel technisch mankement is. De patiënt moet zich realiseren dat technische mankementen geleidelijk ontstaan en dat men tegelijkertijd geleidelijk aan die mankementen gewend raakt. Bij regelmatige inspectie van de gebitsprothesen kan meestal worden volstaan met kleine technische aanpassingen die bij lange na niet zo'n grote impact hebben als de vervaardiging van nieuwe gebitsprothesen.

Vraag 5 Welk stroomschema kunt u gebruiken voor differentiatie van pijn in de mond bij tandelozen?

Op basis van de frequentie van voorkomen en het wel of niet gerelateerd zijn van de pijn aan de functie van de gebitsprothese of aan lokale factoren, kunt u via een beslisboom zoals die getoond wordt in figuur 10.5 snel tot een eerste analyse van de pijn in de mond komen.
Ongeveer 10% van de orale slijmvliesafwijkingen bij ouderen wordt veroorzaakt door andere oorzaken dan een slecht functionerende gebitsprothese.

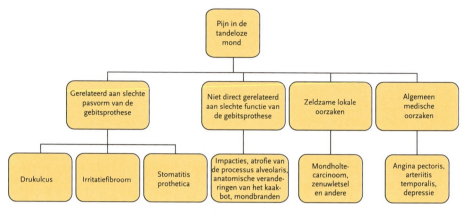

Figuur 10.5 Stroomschema pijn in de mond bij tandelozen

> **Zoekopdracht**
>
> Beantwoord met behulp van internet en PubMed de volgende vragen:
> - hoe groot zijn de preventie en incidentie van het mondholtecarcinoom?
> - hoe groot is de vijfjaarsoverleving van patiënten met een mondholtecarcinoom en welke factoren zijn bepalend voor de kans op overleving?
> - welke zijn de voorkeurslokalisaties in de mond voor het ontstaan van een mondholtecarcinoom?
>
> Zoek vervolgens via websites van medische centra en wetenschappelijke verenigingen naar informatie die beschikbaar is voor (familieleden van) patiënten met een mondholtecarcinoom. Is informatie op maat voor leken voldoende beschikbaar?

> **Discussievraag**
>
> Hebben huisartsen voldoende kennis van tandeloosheid en van de problemen die zich daarbij kunnen voordoen?

> **Hint**
>
> Het meest voorkomende mondholtecarcinoom is het plaveiselcelcarcinoom. Derhalve is *squamous cell carcinoma* een belangrijk trefwoord.

Achtergrond

Epidemiologie

Van het huidige cohort 70-plussers is 60-70% edentaat. Dit percentage is in jongere leeftijdscohorten aanmerkelijk lager. In alle leeftijdscohorten is in de laatste dertig jaar een gestage daling van dit percentage waarneembaar. Overigens is het verlies van tanden en kiezen op hoge leeftijd sterk gerelateerd aan slechte mondzorg. Slechte mondzorg wordt veel meer gezien bij personen met cognitieve stoornissen en verlies van zelfredzaamheid dan bij personen zonder deze problemen. Kwetsbare ouderen hebben dus een duidelijk verhoogd risico op verlies van tanden en kiezen. Pijn in de mond bij tandeloze ouderen komt redelijk frequent voor, waarbij de prevalentiecijfers van echte klachten worden geschat op 10-20%. Het blijkt dat de meestal daarbij behorende slijmvliesafwijkingen in ongeveer 90% van de gevallen zijn gerelateerd aan de gebitsprothese.

Het ligt voor de hand dat artsen die veel ouderen behandelen, zoals huisartsen, verpleeghuisartsen en geriaters, deze frequent voorkomende problemen kunnen herkennen en een symptomatische behandeling kunnen starten voor problemen zoals een drukulcus of een stomatitis prothetica. Goed kunnen samenwerken met tandartsen en weten wat goede mondzorg voor ouderen inhoudt, ook en juist in geval van tandeloosheid, zijn belangrijke vaardigheden om tot goede integrale zorg voor ouderen te kunnen komen.

Niet-prothetische oorzaken van pijn in de mond
Tot de minder frequent voorkomende, niet aan een gebitsprothese gerelateerde oorzaken van pijn in de mond van tandelozen behoren zenuwletsel, een slijmvlies- of huidtransplantaat, myocardischemie, mondholtecarcinoom en arteriitis temporalis.

Zenuwletsel
Bij chirurgische behandelingen van de processus alveolaris bestaat soms een risico op beschadiging van (eindvertakkingen van) zenuwen, vooral in de onderkaak. Chirurgische verwijdering van gebitselementen of wortelresten of het plaatsen van implantaten zijn behandelingen die uiterste zorgvuldigheid vereisen om letsels van de n. alveolaris inferior, de n. mentalis of de n. lingualis te voorkomen. Een zenuwletsel leidt meestal tot een sensibiliteitsstoornis die in de loop van de tijd kan verminderen. Sommige patiënten ervaren pijn in een gebied met een veranderde gevoelssensatie (anaesthesia dolorosa). In een tandeloze kaak kan het ook voorkomen dat een normaal niet-pijnlijke prikkel, zoals aanraking, pijnlijk is (allodynie) of dat een lichte pijnprikkel als heftig wordt ervaren (hyperalgesie). Deze pijnen worden aangeduid als neuropathische pijnen. Bij neuropathische pijn kan worden gedacht aan een microneurochirurgische behandeling en aan medicamenteuze behandeling. Toe te passen medicamenten zijn een pijnstillende gel, anticonvulsiva en tricyclische antidepressiva.

Slijmvlies- of huidtransplantaat
Vóór het tijdperk van de orale implantaten kon ter behandeling van een atrofische processus alveolaris met behulp van een vrij huid- of slijmvliestransplantaat een relatieve of absolute botvergroting worden uitgevoerd. Vooral oudere patiënten hebben in het verleden soms nog een dergelijke behandeling ondergaan. Een vrij slijmvliestransplantaat wordt nog wel preoperatief of bij het optreden van klachten toegepast om een gezond slijmvlies rond implantaten te krijgen. Een goed vrij slijmvlies- of huidtransplantaat hecht aan het periost, is niet beweeglijk, heeft de juiste dikte (0,2-0,6 mm) en vertoont geen wondcontractie of oedeem. Transplantaten die niet aan deze voorwaarden voldoen, kunnen een oorzaak zijn van pijn. Vooral een te dun transplantaat is moeilijk diagnosticeerbaar en patiënten kunnen soms jarenlang pijn lijden door een ogenschijnlijk gezond slijmvlies- of huidtransplantaat voordat de juiste diagnose wordt gesteld.

Myocardischemie

Klachten over pijn in een edentate mond waarvoor niet direct een orale oorzaak kan worden vastgesteld, kunnen symptomen zijn van myocardischemie. Ischemie wordt veroorzaakt door (athero)sclerose van de kransslagaders waardoor de bloedtoevoer naar het myocard wordt belemmerd of afgesloten. Een belemmering in de bloedtoevoer leidt tot angina pectoris en een volledige afsluiting tot een myocardinfarct. Symptomen van angina pectoris en een myocardinfarct zijn een pijnlijk of zwaar gevoel onder het borstbeen met uitstralende pijn naar de linker arm, de schouder(s), de rug tussen de schouderbladen en ook naar de kaken. In sommige gevallen is er alleen pijn in de kaken, enkelzijdig of dubbelzijdig.

Mondholtecarcinoom

Een belangrijke aandoening die mondpijn kan veroorzaken is het mondholtecarcinoom. Een predisponerende factor voor het ontstaan van een mondholtecarcinoom is de combinatie van veel roken en overmatige alcoholconsumptie. Chronische irritatie van een slecht passende gebitsprothese wordt niet tot de etiologische factoren gerekend. De gebitsprothese is echter ook niet met zekerheid uit te sluiten als etiologische factor, zeker niet in combinatie met roken en alcoholconsumptie. Als een patiënt vanwege een maligniteit een gecombineerde chemo- en radiotherapie in het hoofd-halsgebied moet ondergaan, kan een tijdelijk optredende mucositis zeer pijnlijk zijn. Ondanks alle onderzoek is er nog geen effectieve behandeling van mucositis beschikbaar.

Arteriitis temporalis

Een arteriitis temporalis geeft in klassieke gevallen hoofdpijn rond de temporale arteriën en eventueel gezichtsveldverlies. Klachten over kaakclaudicatio zijn ook klassiek en kunnen pijn veroorzaken. Er zijn echter ook veel atypische presentatievormen van een arteriitis temporalis, die ook aan het gelaat en/of de mond gerelateerd kunnen zijn. Dit kan natuurlijk ook voorkomen bij ouderen met een tandeloze mond.

Conclusie

Goede diagnostiek en behandeling van pijn in de mond bij een tandeloze oudere zijn voor de arts een grote uitdaging. Pijn in de mond is ook een probleem waarbij de arts, zeker wanneer hij tot de juiste diagnose kan komen, zich een ware generalist kan tonen. Dit kan zeer bevredigend zijn voor zowel patiënt als arts. Teamwork met de tandarts is vervolgens vaak nodig om de patiënt blijvend van de hinderlijke pijn te verlossen.

Bij alle terechte aandacht voor de lichamelijke kant van pijn in de tandeloze mond, moet ook de psychische pijn van een tandeloze niet worden vergeten. Niet zelden is het verlies van tanden en kiezen, net zoals het verlies van haren, gezichtsvermogen of gehoor, één van die gevoelige tegenvallers die men oploopt bij het ouder worden, maar waaraan men zich maar moeilijk kan aanpassen. De oudere, die zich van binnen eigenlijk vaak veel jonger voelt dan de kalender hem voorhoudt, wordt wel erg ruw op de feiten gedrukt als hij de gebitsprothesen in het glas op het nachtkastje ziet staan. Dit kan zeker aanvoelen als de indringende pijn van het ouder worden. Ook hierin ligt een grote uitdaging voor arts, patiënt en mantelzorger: komen tot een acceptabele aanpassing aan dit verlies. Aanhoudende fysieke pijn zal dit proces zeker in de weg staan en verdient dus ook vanuit dit perspectief een goede analyse.

Literatuur

1 Baat C de, Hof M van 't, Zeghbroeck L van, Özcan M, Kalk W. An international multicenter study on the effectiveness of a denture adhesive in maxillary dentures using disposable gnathometers. Clin Oral Invest 2007;11:237-43.
2 Baat C de, Os JH van. De langdurig edentate oudere patiënt. In: Kalk W, Waas MAJ van, Os JH van, Postema N, redactie. De volledige gebitsprothese in woord en beeld: Uitgangspunten voor diagnostiek en behandeling van de edentate patiënt. Houten/Diegem: Bohn Stafleu Van Loghum, 2001.
3 Dumans AG, Baat C de. Herstel van orale functies na een (partiële) mandibularesectie vanwege een mondholtecarcinoom. Ned Tijdschr Tandheelkd 2004;111:350-6.
4 Kalsbeek H, Baat C de, Kivit MM, Kleijn-de Vrankrijker MW de. Mondgezondheid van thuiswonende ouderen 1: Gebitstoestand, verleende professionele tandheelkundige zorg en mondhygiënisch gedrag. Ned Tijdschr Tandheelkd 2000;107:499-504.
5 Kalsbeek H, Baat C de, Kivit MM, Kleijn-de Vrankrijker MW de. Mondgezondheid van thuiswonende ouderen 2: Het subjectieve aspect van mondgezondheid. Ned Tijdschr Tandheelkd 2001;108:16-20.

11 De duizelige patiënt

Willibrord Hoefnagels en Marcel Olde Rikkert

Inleiding

Casus
- De heer A.
- Anamnese
- Lichamelijk onderzoek
- Beloop
- Mevrouw B.
- Afdeling Spoedeisende hulp
- Heteroanamnese
- Ontslag

Achtergrondinformatie
- Epidemiologie
- Etiologie
- Pathofysiologie

Conclusie

Literatuur

Inleiding

Duizeligheid is bij ouderen een veel voorkomende klacht. Vooral bij 75-plussers is duizeligheid een van de meest voorkomende redenen om de huisarts te consulteren. De patiënt voelt zich onzeker, instabiel en vaak ook angstig. Deze klachten kunnen grote gevolgen hebben. Niet alleen voelt de patiënt zich door de klachten in zijn bewegingsvrijheid beperkt, ook kunnen er valpartijen optreden met als gevolg een heupfractuur of andere lichamelijke verwondingen. Voor de arts die met een duizelige patiënt wordt geconfronteerd, betekent dit een uitdagend beroep op zijn diagnostische capaciteiten. Ondanks zorgvuldig onderzoek wordt echter niet bij alle oudere patiënten een oorzaak van de duizeligheid gevonden, maar bij de meeste patiënten komt men na zorgvuldige analyse wel tot een bruikbare werkhypothese. Daar zult u met dit hoofdstuk in belangrijke mate de kennis voor kunnen opdoen. Voor een goed begrip van het hoofdstuk is het relevant een aantal begrippen rond duizeligheid voor zover mogelijk te verduidelijken, met name vertigo of draaiduizeligheid, syncope, presyncopaal gevoel en *multisensory disequilibrium* (zie box 11.1). We moeten ons echter meteen ook realiseren dat een echte definitie van duizeligheid een onmogelijke en dus zinloze exercitie is: de patiënt bepaalt immers welk klachtenspectrum hij hiertoe rekent. Het is veel zinvoller de patiënt een aantal opties voor te leggen: zit de duizeligheid in het hoofd (dolheid of een licht gevoel), heeft deze betrekking op het gezichtsvermogen of op de benen (krachteloosheid, gevoelsvermindering). In de achtergrondinformatie bij dit hoofdstuk wordt nader ingegaan op de epidemiologie en pathofysiologie van deze klachten en de meestal daarbij aanwezige syndromen of ziekten.

> **Na bestudering van dit hoofdstuk kunt u:**
> - door een gerichte anamnese inzicht krijgen in de aard en verscheidenheid van duizeligheidklachten en deze relateren aan verschillende oorzaken met name benigne paroxismale positieduizeligheid, orthostatische hypotensie, hartritmestoornissen, neuropathie, psychiatrische stoornissen en combinaties daarvan;
> - de impact vaststellen van duizeligheid op het dagelijkse leven van de patiënt zoals valneiging en vallen met complicaties, onzekerheid, angst, zich terugtrekken uit (sociale) activiteiten en depressie;
> - duizeligheid bij ouderen analyseren als een geriatrisch syndroom. Dit betekent dat u de klacht duizeligheid allereerst kunt uiteenrafelen en de verschillende pathofysiologische processen die eraan ten grondslag liggen kunt combineren tot een multicausale verklaring, waarvoor een complex behandelplan kan worden opgesteld.

Casus

De heer A.

> De heer A., een 71-jarige man, bezoekt het spreekuur van de huisarts in verband met evenwichtsstoornissen. Sinds een week heeft hij klachten over duizeligheid. Hij heeft geen gezondheidsproblemen afgezien van zijn overgewicht en hoge bloeddruk. Hij gebruikt sinds een jaar antihypertensiva (metoprolol ZOC 100 mg 1dd 1 en chloortalidon

> 12,5 mg 1dd 1) en voorts acetylsalicylzuur 75 mg 1dd 1 en dipiridamol 150 mg 2dd 1, nadat hij een half jaar eerder een TIA met spraakstoornissen had doorgemaakt. Hij maakt zich ongerust en vraagt zijn huisarts om een medicijn tegen de duizeligheid.

Vraag 1 *Is het waarschijnlijk dat de klacht van patiënt wijst op een recidief TIA of een CVA?*

Duizeligheidsklachten veroorzaken onzekerheid en angst bij de patiënt. Vaak ervaart de patiënt het alsof de bodem onder de voeten wordt weggeslagen. Gezien de TIA die de heer A. doormaakte, is zijn ongerustheid te begrijpen. Een TIA of CVA kan weliswaar duizeligheid veroorzaken, maar deze aandoeningen gaan bijna altijd gepaard met meer specifieke tekenen van ischemie van hersenstam of cerebellum, zoals dubbelbeelden, slikstoornissen, ataxie en tremor. De diagnose vertebrobasilaire insufficiëntie is eveneens een veel te vaak gestelde diagnose die alleen moet worden overwogen bij de aanwezigheid van meerdere symptomen van hersenstamdisfunctie, zoals hierboven genoemd. Dergelijke symptomen ontbraken bij de heer A. Andere ernstige aandoeningen (zoals een hersentumor) zijn slechts zelden oorzaak van duizeligheid. De huisarts kan daarom aan de hand van anamnese en lichamelijk onderzoek de patiënt vaak geruststellen door te melden dat deze ernstige oorzaken onwaarschijnlijk zijn.

De eerste diagnostische overweging van de huisarts is of de hypertensie (of de antihypertensiva) de oorzaak van de klachten is. Het verdient inderdaad aanbeveling om bij oudere patiënten altijd eerst na te gaan of de klachten zouden kunnen berusten op een bijwerking van de gebruikte medicatie.

Het voorschrijven van medicijnen voor de duizeligheid heeft weinig zin, behalve wanneer de behandeling gericht is op vermindering van ermee geassocieerde misselijkheid en braken.

> **Box 11.1 Duizeligheid**
> Duizeligheid is een ondefinieerbare klacht die een veelheid aan onderliggende individuele sensaties kent. De klacht duizeligheid gaat gepaard met een verhoogde kans op vallen en verminderde mobiliteit. De volgende begrippen zijn van belang in dit hoofdstuk.
> - *Vertigo* of draaiduizeligheid: de sensatie dat de wereld om iemand heen draait, of de sensatie dat men zelf draait.
> - *Syncope*: kortdurend (seconden of minuten) bewustzijnsverlies gepaard gaand met een val, veroorzaakt door een tekortschieten van de cerebrale bloeddoorstroming.
> - *Presyncopaal gevoel*: duizeligheid, lichthoofdigheid, zwart worden voor de ogen en andere sensaties die veroorzaakt worden door een tekortschietende cerebrale bloeddoorstroming, bijvoorbeeld bij een dehydratie en/of orthostatische hypotensie. Het presyncopale gevoel is vaak de klacht bij symptomatische orthostatische hypotensie, (nog) niet leidend tot een syncope.
> - *Multisensorisch disequilibrium*: een gevoel van onzekerheid of duizeligheid veroorzaakt door tekortschieten van meer dan één van de zintuiglijke informatiebronnen die normaliter betrokken zijn bij het reguleren van een normale balans en houding. Zintuiglijke informatiebronnen die tekort kunnen schieten zijn propriocepsis, vitale of gnostische perceptie in de huid, evenwichtsorgaan en/of gezichtsvermogen.

Vraag 2 *Welke oriënterende vragen stelt de huisarts aan de patiënt?*

De anamnese bij een patiënt met duizeligheid is van cruciaal belang. Een goede anamnese en heteroanamnese leveren bij analyse van de klacht duizeligheid, zoals bij de meeste geriatrische problemen, meer informatie op dan een uitgebreid (vervolg)onderzoek. Op de eerste plaats moet worden vastgesteld wat de patiënt verstaat onder duizeligheid, omdat dit begrip door patiënten (en artsen!) lang niet altijd eenduidig wordt gebruikt. Er kunnen heel verschillende fenomenen mee worden bedoeld, een licht gevoel in het hoofd, een onzeker gevoel bij het lopen, het gevoel flauw te zullen vallen, een combinatie van deze drie of andere symptomen. Er kan dus gemakkelijk een spraakverwarring ontstaan. Gelukkig is dit vaak te voorkomen met het stellen van enkele gerichte vragen. Duizeligheid heeft soms betrekking op de sensatie alsof de omgeving draait of lineair zijwaarts beweegt, dan wel alsof de persoon zelf draait of beweegt. Er is dan sprake van draaiduizeligheid of vertigo. Wij adviseren de term duizeligheid te gebruiken als algemene term voor alle klachten die bij stoornissen van het evenwicht kunnen optreden. Voor draaiduizeligheid wordt de term 'vertigo' gehanteerd. We nemen hierin het perspectief van de patiënt over en gebruiken de in dit hoofdstuk gegeven probleemanalyse steeds wanneer de patiënt met deze klacht komt.

Box 11.2 Vragen ter verheldering van de klacht 'duizeligheid'
- Beschrijft u eens wat u voelt als u duizelig bent.
- Heeft u het gevoel alsof de wereld om u heen draait of dat u zelf ronddraait?
- Zit de duizeligheid in een onzeker gevoel in de benen, het hoofd of heeft hij te maken met uw gezichtsvermogen?
- Wanneer zijn de klachten voor het eerst opgetreden?
- Treden de klachten aanvalsgewijs op?
- Hoe lang duren de klachten?
- Wat zijn uitlokkende factoren?
- Voelt u zich bij de duizeligheid licht in het hoofd of heeft u het gevoel flauw te vallen?
- Is er een relatie met het gebruik van medicijnen?

Anamnese

De heer A. vertelt dat hij een week tevoren 's nachts opstond om naar het toilet te gaan. Vrijwel onmiddellijk kreeg hij echter een heftige sensatie in zijn hoofd, alsof hij naar de linkerzijde zou vallen, wat hij had kunnen voorkomen door zich vast te grijpen aan een stoel. Na amper een minuut was de sensatie weer geheel verdwenen. In de daaropvolgende dagen had hij elke ochtend wanneer hij opstond uit bed dezelfde kortdurende klachten gehad, hoewel minder ernstig. De klacht was ook eenmaal opgetreden toen hij een boek van de bovenste plank van de boekenkast wilde pakken. Hoewel hij enkele malen bijna was gevallen, had hij een val tot dusver kunnen voorkomen. Overdag had hij weinig klachten en kon hij zijn bezigheden (vooral werken in de tuin) normaal uitvoeren. De klachten waren verergerd na het starten van de dipiridamol.

Vraag 3   *Hoe typeert u de duizeligheid van patiënt en wat zou(den) de oorza(a)k(en) kunnen zijn?*

Zoals gezegd is het van belang om na te gaan onder welke omstandigheden de klachten optreden (bij opstaan, omdraaien, omhoog kijken, staan, lopen enzovoort), hoe lang geleden de klachten voor het eerst zijn opgetreden (acuut, chronisch) en of ze episodisch dan wel continu optreden.

Uit de anamnese blijkt dat de klacht getypeerd kan worden als vertigo (een zijwaartse bewegingssensatie valt onder de definitie van vertigo), sinds kort is opgetreden (acuut), een episodisch karakter heeft, bestaat uit kortdurende aanvallen (dertig seconden) en gerelateerd is aan de houding van het lichaam en het hoofd. Deze klachten worden vrijwel altijd veroorzaakt door aandoeningen van het evenwichtsorgaan zelf, hetzij perifeer gelokaliseerd (in de cochlea) hetzij in het centrale zenuwstelsel (medulla oblongata, cerebellum of cortex). Het acute en episodische karakter pleit voor een perifere lokalisatie in de cochlea. Bij ouderen komen dan, in volgorde van waarschijnlijkheid, de volgende cochleaire oorzaken aan de orde: benigne paroxismale positieduizeligheid (BPPD), ziekte van Menière of labyrinthitis. De beide laatste oorzaken zijn echter betrekkelijk zeldzaam, vergeleken met BPPD en doven uit op hoge leeftijd. De reden hiervan is tot op heden niet bekend. Het acute en episodische karakter en de korte duur van de aanvallen bij de heer A. pleiten voor een BPPD.

Tabel 11.1 Classificatie van duizeligheid met onderliggend mechanisme, begeleidende verschijnselen en voorbeeldziekte

Duizeligheidstype	Definitie	Mechanisme	Begeleidende verschijnselen	Voorbeeldziekte
Vertigo	De omgeving of de patiënt draait	Afwijking binnenoor of de hogere zenuwbanen	Misselijkheid, braken, doofheid, oorsuizen	Benigne paroxismale positieduizeligheid
Presyncope	Dreigende bewusteloosheid	Voorbijgaande cerebrale hypoperfusie	Bleekheid, transpireren, palpitaties	Orthostatische hypotensie, bijvoorbeeld bij uitdroging
Disequilibrium	Gevoel van onzekerheid en disbalans: ernstiger bij staan en lopen; geen abnormale gevoelens in het hoofd	Zeer diverse verklaringen; alle pathologie die op enigerlei wijze van belang is voor balans en mobiliteit	Combinaties van doof gevoel, zwakte, coördinatiestoornis, visusbeperking. (bij een enkelvoudig probleem is er vaak nog voldoende sensore reserve om niet duizelig te worden)	Polyneuropathie en retinopathie bij diabetes

Duizeligheidstype	Definitie	Mechanisme	Begeleidende verschijnselen	Voorbeeldziekte
Overige	Lichthoofdigheid anders dan vertigo, presyncope en disequilibrium	Niet specifiek; vaak geassocieerd met psychiatrische problematiek	Angst, paniek, kortademigheid, cognitieve of stemmings- stoornissen	Depressie

In tabel 11.1 worden de symptomen van duizeligheid en enkele van de onderliggende oorzaken samengev

Vraag 4 Wat is er 'typisch geriatrisch' aan het probleem duizeligheid bij kwetsbare ouderen?

In onderzoeken naar duizeligheid bij ouderen bleken of zeer verschillende oorzaken, of meerdere oorzaken tegelijk aanwezig. Er zijn echter ook cross-sectionele onderzoeken die risicofactoren hebben vastgesteld voor de aanwezigheid van duizeligheid, zonder daarbij dé oorzaak te willen vaststellen. Uit een aantal grote onderzoeken (onder vijfhonderd tot duizend ouderen) is gebleken dat ongeveer een kwart van de ouderen perioden van duizeligheid rapporteert voor de duur van minstens een maand. Deze duizeligheidsklachten worden door de meeste ouderen zeer verschillend omschreven. Risicofactoren voor deze klachten blijken: angst, depressie, slechthorendheid, polyfarmacie, orthostatische hypotensie, gestoorde balans en een myocardinfarct in het verleden. Er zijn dus stoornissen op meerdere domeinen geassocieerd met duizeligheid, zoals stoornissen op cardiovasculair, neurologisch, psychologisch en geneesmiddelgerelateerd terrein. Dit gevoegd bij de heterogeniteit van de klachten impliceert dat duizeligheid bij ouderen een geriatrisch syndroom is, waarbij meestal sprake is van multicausaliteit, zoals bij vallen en delier. Dit heeft tot gevolg dat het diagnostisch pad generalistisch moet zijn en moet uitgaan van een biopsychosociaal model. Toch blijft altijd de mogelijkheid bestaan dat één dominante ziekte het klinische beeld verklaart. Dat maakt de geriatrie ook boeiend en uitdagend: tussen de veelvuldig aanwezige multicausale syndromen moet men alert blijven op de mogelijkheid van een enkelvoudige oorzaak, klassiek of minder klassiek, met een typische dan wel atypische presentatie.

Lichamelijk onderzoek

> De heer A. is een gezond uitziende man van 88 kg bij een lengte van 1,75 m. De bloeddruk is 160/100 mmHg (liggend) en 145/95 mmHg (gemeten tussen de eerste en derde minuut na het gaan staan). Bij het staan is hij niet duizelig maar voelt zich wat licht in het hoofd. Over de rechter a. carotis wordt een vroegsystolische souffle gehoord. Aan het hart, de longen en de buikorganen zijn geen afwijkingen. Een audiogram toont beiderzijds een gehoorsverlies van 60 dB in het hogetonengebied. De visus is verminderd door een beginnend cataract. Er is geen spontane nystagmus. Bij de dix-hallpiketest blijkt er een bodemwaartse nystagmus bij draaiing van het hoofd naar rechts, waarbij de patiënt duizelig wordt. De proef van Romberg is positief. De vibratiezin en de positiezin van de grote teen zijn beiderzijds verminderd. De achillespeesreflex is beiderzijds afwezig.

Vraag 5 *Welke bevindingen van het lichamelijk onderzoek zijn bepalend voor het vaststellen van de oorzaak van de klachten en welke bevindingen kunnen een bijdrage leveren aan de klachten?*

Na twee minuten staan daalt de systolische bloeddruk van de heer A. met 15 mmHg en de diastolische bloeddruk met 5 mmHg. Hoewel deze bloeddrukdaling niet voldoet aan de criteria van orthostatische hypotensie is, gezien de variabiliteit van de bloeddruk, een orthostatische hypotensie nog geenszins uitgesloten na een eenmalige meting. De souffle over de a. carotis rechts wijst op een atherosclerotische afwijking. Deze is op zichzelf geen oorzaak van duizeligheid, maar kan wel, net als de orthostatische hypotensie, een bijdrage leveren aan de klachten door een verminderde cerebrale perfusie. Het audiogram toont het verlies van gehoor beiderzijds in het hogetonenbereik, wijzend op presbyacusis. Dit speelt echter geen rol van betekenis voor het ontstaan van duizeligheidsklachten. Ook wordt door de bevindingen op het audiogram de ziekte van Menière uitgesloten. Weliswaar veroorzaakt deze ziekte eveneens aanvalsgewijze vertigo, maar het patroon van de aanvallen met de daarbij optredende gehoorsvermindering onderscheidt deze aandoening duidelijk van BPPD. Voorts vindt men, in tegenstelling tot het normale, aan de leeftijd gerelateerde hogetonenverlies bij BPPD, op het audiogram van patiënten met de ziekte van Menière juist een verlies van de *lagetonenwaarneming*.

De positieve proef van Romberg en de verminderde vibratiezin aan de benen geven aan dat de proprioceptieve informatie over de stand van het lichaam in de ruimte mogelijk gestoord is. Dit kan een bijdrage leveren aan de klachten van de heer A., vooral omdat ook de visus is verminderd. In slecht verlichte ruimten kan de patiënt daardoor onvoldoende in staat zijn om een gestoorde propriocepsis visueel te corrigeren, met duizeligheid tot gevolg. Een belangrijke bevinding is de positieve dix-hallpiketest, die vrijwel bewijzend is voor de diagnose benigne paroxismale positieduizeligheid (BPPD). Correcte uitvoering van de test is essentieel en wordt daarom hier in detail besproken.

Benigne paroxismale positieduizeligheid
Naar de huidige inzichten wordt BPPD veroorzaakt door débris in het binnenoor. Dit zijn celresten en calciumcarbonaatkristallen die samen otoconia (oorsteentjes) worden genoemd. Het débris ontstaat door trauma, infecties of degeneratie. Bij bepaalde hoofdbewegingen, met name bij achterwaarts overstrekken van de halswervelkolom, verplaatsen de otoconia zich van de utriculus naar het achterste halfcirkelvormige kanaal, waardoor vertigo ontstaat. De symptomen van BPPD bestaan uit kortdurende aanvallen van vertigo die worden uitgelokt door veranderingen in lichaamshouding. Meestal ontstaan de klachten 's nachts bij het omrollen in bed of 's morgens bij het opstaan. Ook overstrekken van de halswervelkolom (bijvoorbeeld tijdens het haarwassen bij de kapper) kan een uitlokkend moment zijn, evenals overeind komen uit een gebukte houding. De aanvallen duren minder dan dertig tot zestig seconden en kunnen zich in de loop van enkele weken tot maanden herhalen. De diagnose wordt gesteld met de proef van Dix-Hallpike (figuur 11.1, zie ook de cd-rom). De patiënt wordt daarbij op de onderzoeksbank vanuit zittende positie plat neergelegd met het hoofd enigszins overstrekt. Deze procedure wordt tweemaal uitgevoerd, eenmaal met het hoofd 45° naar links en dan met het hoofd 45° naar rechts gedraaid. In geval van een BPPD ontstaat, na een

korte latentietijd van vijf tot tien seconden, een bodemwaarts gerichte nystagmus. Bij een aandoening van het linker evenwichtsorgaan treedt de nystagmus op als het hoofd naar links gedraaid wordt, bij een aandoening van het rechter evenwichtsorgaan als het hoofd naar rechts gedraaid wordt.

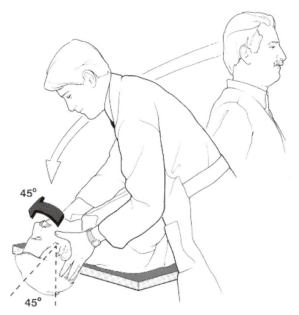

Figuur 11.1 De proef van Dix-Hallpike

Beloop

De heer A. wordt behandeld met fysiotherapeutische oefeningen volgens de zogeheten epleymanoeuvre en krijgt instructies om meermalen daags thuis zelf oefeningen te doen. Na drie weken komt hij ter controle op het spreekuur. Zijn klachten zijn dan, zoals hijzelf formuleert, voor 80% verdwenen!

Vraag 6 *Welke informatie geeft u aan de patiënt, als hij vraagt wat hij mankeert en waarom deze oefeningen moeten worden uitgevoerd?*

Een behandeling van BPPD is niet altijd nodig, omdat in de mildere gevallen de aandoening vanzelf verdwijnt in de loop van enkele weken tot maanden. Bij ernstigere klachten kan men de patiënt behandelen door een interventie met de zogeheten epleymanoeuvre.

De epleymanoeuvre wordt als volgt uitgevoerd: de arts draait het hoofd van de zittende patiënt over 45° naar de aangedane (in dit geval rechter) zijde. Vervolgens wordt de patiënt snel neergelegd met het hoofd rechtsgedraaid, afhangend over de rand van de onderzoeksbank. Vervolgens wordt het hoofd 90° naar de linkerzijde gedraaid en doorgedraaid totdat het linkeroor parallel is aan de grond. Ten slotte wordt de patiënt weer teruggebracht in zittende houding. Elke houding wordt dertig tot zestig seconden volgehouden. De manoeuvre wordt driemaal herhaald.

De patiënt kan deze eenvoudige manoeuvre ook zelf thuis uitvoeren, maar omdat soms ernstige duizeligheid en misselijkheid kunnen optreden is supervisie door een arts of fysiotherapeut gewenst. Medicamenteuze behandeling van de misselijkheid is dan geïndiceerd; deze is in 80% van de gevallen effectief. Recidieven treden in 30% van de gevallen van BPPD op.

De arts legt de patiënt aan de hand van een plaatje (figuur 11.2) uit wat oorsteentjes zijn en hoe deze zich met name bij achterwaartse hoofdbewegingen verplaatsen naar het achterste halfcirclevormige kanaal, waar zij het evenwichtsorgaan prikkelen. Ook legt hij uit hoe de otoconia met het uitvoeren van de manoeuvre gerepositioneerd worden in de utriculus. Het is voorts van belang om de patiënt te waarschuwen dat met de epleymanoeuvre een heftige draaiduizeligheid kan worden opgewekt. Omdat de arts heeft geconstateerd dat er contribuerende factoren bestaan (verminderde proprioceptis, verminderde visus en mogelijk een orthostatische hypotensie), is het waarschijnlijk op zijn plaats om de heer A. mee te delen dat de duizeligheid waarschijnlijk niet voor 100% zal verdwijnen na de eerste interventie gericht op de BPPD. In ieder geval dient het advies gegeven te worden om onverhoedse bewegingen zoveel mogelijk te vermijden, evenals snelle overgangen van liggen naar zitten of staan.

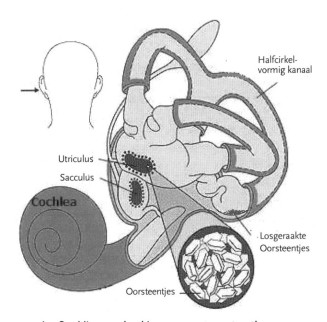

Figuur 11.2 Laterale afbeelding van het binnenoor met oorsteentjes

Achterwaarts buigen van het hoofd veroorzaakt een verplaatsing van otoconia van de utriculus naar het achterste halfcirkelvormige kanaal. Hierdoor ontstaan kortdurende aanvallen van vertigo.

In de volgende gevalsbeschrijving wordt een patiënte gepresenteerd bij wie de duizeligheid een syndromaal karakter heeft.

Mevrouw B.

> Mevrouw B., een 85-jarige zelfstandig wonende weduwe, komt vergezeld van haar dochter op de afdeling Spoedeisende hulp omdat zij thuis is gevallen en daarna niet meer overeind kon komen. De arts op de Spoedeisende hulp vraagt de klinisch geriater in consult, omdat patiënte verward is en veel medicijnen gebruikt.

Vraag 7 *Noem de belangrijkste punten waarover de klinisch geriater zich wil informeren.*

Het is in de klinische geriatrie, en zeker op de afdeling Spoedeisende hulp, van belang na te gaan welke informatie men snel wil (moet) weten en welke informatie ook later kan worden verkregen (zie box 11.3). De afdeling Spoedeisende hulp is voor geriatrische patiënten geen ideale omgeving. In de daar heersende hectiek bestaat de kans dat de patiënt gedesoriënteerd en verward raakt. Het is dus van belang om snel en doelmatig te handelen. Een arts met weinig ervaring in de klinische geriatrie kan echter gemakkelijk overweldigd worden door de veelheid aan problemen waarmee de patiënt hem confronteert, en loopt de kans door de bomen het bos niet meer te zien. Het is dus belangrijk om steeds in het oog te houden wat op de eerste plaats moet worden gedaan, volgens het principe *first things first (box 11.3).*

> **Box 11.3 Onderzoek van de geriatrische patiënt op de afdeling Spoedeisende hulp**
> - Bewustzijn en oriëntatie.
> - Vitale kenmerken (temperatuur, bloeddruk, hartfrequentie, ademhaling).
> - Hydratietoestand (huid, oksel, tong).
> - Trauma (blauwe plekken, fracturen).
> - Bewegingsapparaat (actief en passief bewegen).
> - Intoxicatie (medicijnen).

Afdeling Spoedeisende hulp

> Uit de anamnese blijkt dat de dochter, toen zij om 8 uur 's morgens haar moeder kwam helpen met aankleden, haar onder aan de trap had aangetroffen, liggend op de grond. Zij was versuft, klaagde over pijn en was niet in staat om met hulp van de dochter overeind te komen. Hierop had de dochter 112 gebeld. Mevrouw B. had de laatste weken al vaker over 'dolheid' in het hoofd geklaagd. Zij had enkele malen ternauwernood een val weten te voorkomen door snel te gaan zitten. De dochter heeft een plastic zak bij zich met daarin zeven doosjes medicijnen: amitriptyline, digoxine, furosemide, metformine, vitamine B_{12}, acetylsalicylzuur en nifedipine.
> Bij het lichamelijk onderzoek is patiënte wel aanspreekbaar, maar zij valt telkens na aanspreken weer in slaap. Zij is gedesoriënteerd in tijd en plaats. Haar lichaamshygiëne is matig. Zij maakt een vermagerde indruk. De temperatuur is 34,5 °C, ademhaling 20/

min, bloeddruk 110/70 mmHg, pols 120/min irregulair. Patiënte heeft een droge tong, droge slijmvliezen en geen vochtige oksels. Er is geen nystagmus. Er zijn geen verlammingen aan de ledematen, maar er blijkt wel een beginnende decubitus, bestaande uit een rode huid met begin van blaarvorming op de stuit. Aan de benen wordt een lichte rigiditeit vastgesteld. De achillespeesreflexen zijn afwezig. De overige peesreflexen zijn symmetrisch aanwezig. Bij onderzoek van het bewegingsapparaat zijn er, behalve een bewegingsbeperking van de halswervelkolom, geen afwijkingen aan de gewrichten. Endorotatie van de rechter heup veroorzaakt pijn.

Het röntgenonderzoek van het bekken toont geen femurhalsfractuur. Ook de X-thorax toont geen afwijkingen. Laboratoriumuitslagen: BSE 50 mm, Hb 9,0 mmol/l, leukocyten $12,3 \times 10^9$/l, Na^+ 145 mmol/l, K^+ 3,5 mmol/l, Ca^{++} 2,6 mmol/l, albumine 39 g/l, fosfaat 1,20 mmol/l, creatinine 189 mol/l, ureum 20,4 mmol/l, creatinefosfokinase (CPK) 800 IE/l, glucose 15 mmol/l. De geschatte glomerulaire filtratiesnelheid met de MDRD is 35 ml/min, maar omdat patiënte gedehydreerd is en dus niet in een steady state verkeert, mag de MDRD-formule eigenlijk niet worden gebruikt. De klinisch geriater besluit om mevrouw B. op te nemen op de afdeling Klinische geriatrie.

Vraag 8 Noem op basis van de huidige gegevens drie oorzakelijke factoren die bij mevrouw B. een rol zouden hebben kunnen gespeeld bij haar klacht over 'dolheid'.

Hoewel de arts op de eerste plaats aandacht zal geven aan de gevolgen van de valpartij, zal hij ook al snel nagaan wat de mogelijke oorzaken zijn. De voorlopige werkhypothese is dat patiënte door duizeligheid al enige tijd een valneiging had, die zij meestal had weten te couperen, maar die nu toch tot een ernstige val van de trap had geleid. Van sommige bevindingen bij het onderzoek is direct duidelijk dat zij het gevolg zijn van de val en het langdurig liggen op de (koude) grond: de ondertemperatuur (34,5 °C), de decubitus op de stuit en de rabdomyolyse (verhoogde CPK). Er zijn ook tekenen van dehydratie (lage bloeddruk, snelle onregelmatige pols, droge tong, slijmvliezen en oksels, hypernatriëmie en een gestoorde nierfunctie), die zowel oorzaak als gevolg van de val kunnen zijn. In dit stadium van onderzoek kan men de oorzaken nog niet met zekerheid vaststellen. Orthostatische hypotensie (medicamenten), hartritmestoornissen (boezemfibrilleren met snelle kamerfrequentie), intoxicatie (digoxine), algehele slechte conditie en vermagering zijn enkele andere oorzaken die men kan overwegen.

Het is duidelijk dat patiënte nu in een ernstige toestand verkeert, zoals ook blijkt uit het aanwezige delier (verlaagd bewustzijn, desoriëntatie), hetgeen een opname op de afdeling Geriatrie noodzakelijk maakt. De behandeling bestaat uit intraveneuze vochttoediening (fysiologisch zout met toevoeging van KCl, 2 l/24 uur). De monitoring bestaat uit een controle van het delier, de temperatuur, het gewicht, de bloeddruk, de pols en de urineproductie.

Alle medicamenten worden voorlopig gestaakt. Analyse van de medicijnen is altijd van belang bij duizeligheid. Vele medicijnen kunnen duizeligheid geven, dat blijkt alleen al uit het zeer hoge aantal keren dat dit als mogelijke bijwerking wordt gemeld. Dit heeft alles te maken met het feit dat meerdere orgaansystemen betrokken zijn bij het behoud van evenwicht en balans. Geneesmiddelen die het meest gerelateerd zijn aan duizeligheid zijn antipsychotica, antidepressiva, hypnotica of sedativa, cardiovasculaire medicatie die orthostatische hypotensie kan geven en geïsoleerde middelen zoals digoxine. Als men de medicatie kritisch beschouwt, blijkt vrijwel altijd dat aanpassingen gewenst zijn – tot reductie aan toe. Hoewel het niet strikt wetenschappelijk onderzocht is voor alle medicatie, is een effect op duizeligheid zeker te verwachten.

Heteroanamnese

> Met hulp van de dochter en de huisarts is inmiddels de volgende informatie verkregen. De echtgenoot van mevrouw B. is een half jaar eerder plotseling overleden. De voorgeschiedenis van patiënte vermeldt: diabetes mellitus type 2, hypertensie, boezemfibrilleren en lichte cognitieve stoornissen. Twee maanden eerder werd de medicatie wegens het vermoeden op een depressie uitgebreid met antidepressiva (amitriptyline). Daarnaast was de huisarts toen ook gestart met furosemide wegens enkeloedeem. Sinds kort was haar stemming wel wat verbeterd. Vanwege sinds enige weken opgetreden duizeligheidsklachten kwam zij echter de deur niet meer uit. Patiënte had een licht gevoel in het hoofd, vooral bij opstaan uit bed of stoel. Hoewel zij nog geheel zelfstandig was, kwam de dochter voor de zekerheid iedere ochtend even bij haar langs.
> Drie dagen na opname op de afdeling Geriatrie is patiënte verbeterd. Het bewustzijn is helder, maar zij kan zich van de voorafgaande dagen weinig herinneren. Er zijn geen ernstige cognitieve stoornissen. Zij kan nu weer zelfstandig eten en drinken. Het gevoel van 'dolheid' in het hoofd is verdwenen. Zij kan zelfstandig lopen. Het looppatroon is echter niet stabiel en toont een lichte ataxie. Met een rollator weet zij zich aardig te redden, maar het gevoel van onzekerheid blijft. Zij heeft het gevoel dat zij haar benen niet goed kan sturen. Het lichaamsgewicht is gestegen van 42 kg bij opname tot 45 kg. De bloeddruk is liggend gemeten 180/95 mmHg en na twee minuten staan 160/85 mmHg, waarbij geen duizeligheid optreedt. De polsfrequentie is 90/min irregulair. Er zijn geen uitdrogingsverschijnselen. De visus is links 0,5 D en rechts 0,7 D. De dix-hallpiketest is negatief. De koorddansersgang is positief, evenals de proef van Romberg. De vibratiezin aan de benen is tot aan de knie afwezig. Laboratoriumuitslagen: BSE 25 mm, Hb 8,5 mmol/l, leukocyten 6,7 × 10^9/l, Na^+ 140 mmol/l, K^+ 3,8 mmol/l, Ca^{++} 2,3 mmol/l, fosfaat 0,90 mmol/l, creatinine 90 mol/l, GFR 60 ml/min, ureum 15,4 mmol/l, CPK 70 IE/l, glucose 12 mmol/l.

Vraag 9 *Welke causale en contribuerende factoren voor de duizeligheid kunt u in deze casus ontdekken?*

Uit de nieuwe informatie blijkt dat de klacht over 'dolheid' in het hoofd was opgetreden kort nadat de huisarts furosemide en amitriptyline aan de medicatie had toegevoegd. De furosemide was gestart in verband met enkeloedeem, dat werd toegeschreven aan het gebruik van nifedipine. Voorts was de huisarts wegens het vermoeden op een depressie gestart met het antidepressivum amitriptyline. Dit laatste nu was geen gelukkige keuze. Vanwege de sterk anticholinerge werking bestaat het gevaar dat amitriptyline de lichte cognitieve stoornissen van patiënte doet verergeren. Daarnaast is orthostatische hypotensie een beruchte bijwerking van het middel. De kans hierop neemt nog verder toe door mogelijke interactie met de antihypertensiva die zij gebruikt.

Er zijn veel medicamenten die, om verschillende redenen, evenwichtsstoornissen bij ouderen kunnen veroorzaken (zie tabel 11.2). De onderliggende mechanismen kunnen heel verschillend zijn: orthostatische hypotensie, cerebellaire ataxie, parkinsonisme, aantasting van het evenwichtsorgaan of een combinatie van deze oorzaken.

Tabel 11.2 Medicatie die bij ouderen duizeligheidsklachten kan geven

Anti-epileptica	• fenytoïne
	• carbamazepine
Antihypertensiva	• calciumantagonisten
	• diuretica
Alfablokkers	
Antidepressiva	• tricyclische antidepressiva
Sedativa	• benzodiazepinen
Gentamycine	
Antiparkinsonmedicatie	• levodopa
	• carbidopa

Na het stoppen van medicatie en adequate rehydratie blijkt dat weliswaar de oorspronkelijke klacht van 'dolheid' is verdwenen, maar dat toch onzekerheid bij het lopen resteert. Men kan dus concluderen dat medicijnen (amitriptyline en furosemide) en dehydratie een belangrijke rol hebben gespeeld bij de duizeligheidsklachten. De resterende klachten over onzekerheid bij het lopen hebben vermoedelijk een andere oorzaak. Patiënte geeft aan dat zij haar benen niet goed kan sturen. Bij het lichamelijk onderzoek werd een gestoorde propriocepsis vastgesteld, (verminderde vibratiezin aan de benen, koorddansersgang positief) hetgeen aanleiding kan geven tot evenwichtsstoornissen en een atactisch looppatroon. De oorzaak van de gestoorde propriocepsis kan, behalve in het gebruik van medicamenten, gelegen zijn in een perifere neuropathie als complicatie van de diabetes mellitus of een achterstrengaandoening als gevolg van vitamine-B_{12}-deficiëntie. Ook kan een (ernstige) cervicale artrose door myelumcompressie, de propriocepsis hebben verminderd. Ten slotte laat het lichaamsgewicht van patiënte (42 kg) een ernstige ondervoeding zien, mogelijk het gevolg van de depressie. In die periode had patiënte geen eetlust en schoot de zelfzorg, met name voedings- en vochtinname, tekort.
Conditieverlies door een ziekteperiode vormt regelmatig een factor die bijdraagt aan niet eenduidig te kwalificeren duizeligheid.
De casus van mevrouw B. illustreert dat duizeligheid bij ouderen niet altijd eenvoudig is te categoriseren volgens de eerder genoemde indeling. Bovendien treedt bij onze patiënte in de loop van de tijd een verschuiving op van het type klachten. Aanvankelijk had patiënte vooral een licht gevoel in het hoofd (presyncope), later had zij disequilibriumklachten. Het is echter goed mogelijk dat de presyncopale klachten die van het disequilibrium hebben gemaskeerd, omdat zij tijdens de periode met presyncope veel minder heeft gelopen.

Daarnaast illustreert deze casus dat anamnese en onderzoek bij de acute geriatrische patiënt het beste kunnen worden opgesplitst: op de Spoedeisende hulp wordt op de eerst plaats onderzoek verricht naar de mogelijk aanwezige spoedeisende gevolgen van de val (heupfractuur, uitdroging, rabdomyolyse, delier, ondertemperatuur, decubitus enzovoort), terwijl later op de afdeling Geriatrie onderzoek wordt gedaan naar de resterende oorzaken van de duizeligheid.

Een systematische inventarisatie van de factoren die kunnen bijdragen aan duizeligheid als geriatrisch syndroom kan helpen om op betrekkelijk eenvoudige wijze diagnostiek te verrichten en een multicausale behandeling in te stellen. Na een tweedeling in acuut en chronisch volgen een typering van de duizeligheid, een inventarisatie van uitlokkende factoren en begeleidende verschijnselen en provocatietests, leidend tot een multicausale diagnostiek en behandeling. Ook om na te gaan of de patiënt gebaat is bij een verwijzing naar een andere medisch specialist is een systematische inventarisatie van causale en contribuerende factoren vaak nuttig (figuur 11.3).

Ontslag

Na een opname van twee weken wordt mevrouw B. naar huis ontslagen.

Vraag 10 *Wat adviseert u de huisarts voor de verdere behandeling en begeleiding van mevrouw B.?*

Duizeligheid bij ouderen is, zoals meermalen betoogd, een geriatrisch syndroom. Er spelen derhalve meerdere pathofysiologische processen. De consequentie is dat voor een optimale behandeling het probleem langs verschillende wegen moet worden aangepakt.

Bij ontslag wordt de huisarts gevraagd om patiënte verder te begeleiden. Het is belangrijk om haar angst om opnieuw te vallen weg te nemen. Een rollator voor gebruik buitenshuis is daarbij zeer nuttig. Voorts wordt geadviseerd om de digoxine, acetylsalicylzuur, metformine en vitamine B_{12} te continueren, maar de nifedepine en furosemide te stoppen. De bloeddruk (liggend en staand) moet regelmatig worden gecontroleerd. Zo nodig dienen opnieuw antihypertensiva te worden voorgeschreven, bijvoorbeeld metoprolol en chloortalidon. Zou een behandeling met antidepressiva nodig zijn, dan hebben selectieve serotonineheropnameremmers de voorkeur boven tricyclische middelen vanwege hun geringere anticholinerge werking. De diabetes mellitus moet worden gecontroleerd, hoewel verbetering van de polyneuropathie door betere instelling van de diabetes niet mag worden verwacht. De huisarts kan de oogarts consulteren met de vraag of een cataractextractie in dit stadium zinvol en mogelijk is. Ten slotte is een verbetering van de voedingstoestand dringend gewenst. Een maaltijdvoorziening aan huis is de beste garantie daarvoor. Controle van lichaamsgewicht en vochtinname zal voorlopig noodzakelijk blijven.

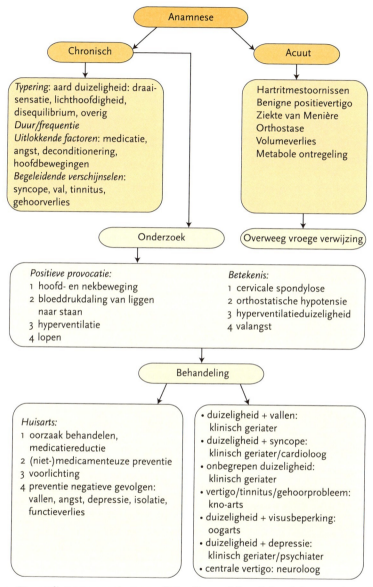

Figuur 11.3 Stroomdiagram voor de protocollaire diagnostiek en behandeling van duizeligheid bij oudere patiënten

Achtergrondinformatie

Epidemiologie

In de Nederlandse huisartsenpraktijk zijn de incidentie en prevalentie van de klacht duizeligheid sterk afhankelijk van de leeftijd. De incidentie bij 25- tot 44-jarigen en 75-plussers bedraagt respectievelijk 6 en 34 per 1000 patiënten per jaar, de prevalentie in deze leeftijdsgroepen bedraagt 7 en 45. De meest frequente oorzaak bij ouderen is benigne paroxismale positieduizeligheid (BPPD). Boven de 80 jaar wordt bijna 50% van de duizeligheid veroorzaakt door BPPD. De diagnose is echter zelden enkelvoudig. Vaak spelen contribuerende factoren een rol (bijvoorbeeld bijwerking van medicamenten, een verminderde visus en een gestoorde propriocepsis), waardoor duizeligheid bij ouderen een syndromaal karakter heeft.

Etiologie

Men kan de oorzaken van duizeligheid bij ouderen verdelen in drie categorieën (zie tabel 11.3).

Tabel 11.3 Oorzaken van duizeligheid bij ouderen

Otologisch	• BPPD
	• Ziekte van Menière (zelden)
	• Vestibulaire neuritis en labyrinthitis
	• Bilaterale vestibulopathie (ototoxische medicatie, bijvoorbeeld gentamycine)
Neurologisch	• CVA van hersenstam of cerebellum
	• Verminderde propriocepsis (diabetes, vitamine-B_{12}-deficiëntie)
	• Schedeltrauma
Overig	• Bijwerking medicamenten
	• Orthostatische hypotensie
	• Hypertensie
	• Cardiale ritmestoornissen
	• Psychische oorzaken
	• Angst en paniekaanvallen
	• Hyperventilatie
	• Depressie
	• Somatisatie
	• Conditieverlies

Pathofysiologie

De pathofysiologie van duizeligheid bij ouderen is, gezien de dominantie van meervoudige oorzaken, meestal niet op een enkelvoudig mechanisme terug te voeren. Ongeacht het onderliggende mechanisme is altijd sprake van een sensatie (duizeligheid) die het gevolg is van onjuiste of ontbrekende informatie over de feitelijke positie van hoofd en lichaam in de ruimte. Stabiliteit is afhankelijk van het samenspel van een aantal mechanismen: afferente zenuwimpulsen (visus, evenwichtsorgaan, propriocepsis), centrale verwerking en integratie van informatie (cerebrale cortex, cerebellum en hersenstam) en efferente zenuwimpulsen (spierkracht en coördinatie van met name heup- en beenspieren). Bij ouderen is benigne paroxismale positieduizeligheid (BPPD) een enkelvoudige oorzaak van duizeligheid die vooral op hoge leeftijd frequent voorkomt. Het pathofysiologisch mechanisme van BPPD is opgehelderd en de diagnostiek en behandeling zijn betrekkelijk gemakkelijk in de onderzoekkamer uitvoerbaar. Om deze redenen hebben wij in het voorafgaande een korte bespreking aan BPPD gewijd.

> **Zoekopdracht**
> - Zoek in de literatuur op wat bekend is van de diagnostische waarde van de dix-hallpike-test voor het stellen van de diagnose BPPD bij ouderen.
> - Zoek in de literatuur op welke oefeningen een patiënt met BPPD zelfstandig en veilig thuis kan uitvoeren als onderdeel van de behandeling. Bestudeer met name hoe de epleymanoeuvre er bij uitvoering uitziet en wat de kans op succes is.
>
> **Hint**
> Gebruik de MeSH-term 'positional nystagmus (or dizziness) for BPPD'.

Conclusie

In dit hoofdstuk zijn twee oudere patiënten met duizeligheidsklachten gepresenteerd. De eerste casus is een patiënt met BPPD, een betrekkelijk onschuldige, vaak voorkomende oorzaak, die middels een met lege artis uitgevoerde bedside-interventie redelijk gemakkelijk gediagnosticeerd en behandeld kan worden. In de tweede casus wordt een patiënt opgevoerd bij wie de klachten zijn ontstaan door verschillende oorzaken. De casus demonstreert dat een systematische inventarisatie van alle factoren die kunnen bijdragen aan de duizeligheid, en vervolgens de behandeling daarvan, de kans op een succesvolle behandeling vergroot. Duizeligheid bij de oude patiënt kan in diagnostiek en behandeling het best worden benaderd als een geriatrisch syndroom.

Literatuur

1. Baloh RW. Dizziness in older people. J Am Geriatr Soc 1992;40:713-21.
2. Epley JM. The canalith repositioning procedure: For treatment of benign paroxysmal positional vertigo. Otolaryngol Head Neck Surg 1992;107:399-404.
3. Kao AC, Nanda A, Williams CS, Tinetti ME. Validation of dizziness as a possible geriatric syndrome. J Am Geriatr Soc 2001;49:72-5.
4. Tinetti ME, Williams CS, Gill TM. Dizziness among older adults: A possible geriatric syndrome. Ann Intern Med 2000;132:337-44.

12 De patiënt met een wegraking

Nathalie van der Velde en Tischa J.M. van der Cammen

Inleiding

Casus
- Voorgeschiedenis en anamnese
- Lichamelijk onderzoek
- Aanvullend onderzoek
- Beloop

Achtergrondinformatie
- Epidemiologie
- Etiologie
- Preventie en behandeling

Conclusie

Literatuur

Inleiding

Een wegraking, ook wel syncope genoemd, kenmerkt zich door een plotseling en abrupt bewustzijnsverlies. Dit bewustzijnsverlies is tijdelijk. In de meeste gevallen is een patiënt binnen enkele seconden tot een paar minuten weer bij bewustzijn.[1] Meestal vallen patiënten tijdens een wegraking, omdat tijdens het bewustzijnsverlies de spiertonus die nodig is om overeind te blijven niet kan worden gehandhaafd. Het onderliggende pathofysiologische mechanisme is een tijdelijke cerebrale hypoperfusie.[2] Een wegraking is niet zozeer een ziekte op zich maar een symptoom, het uiteindelijke gevolg van een onderliggende aandoening.

> **Na bestudering van dit hoofdstuk kunt u:**
> - de verschillende oorzaken van een wegraking of syncope bij een oudere patiënt benoemen;
> - met behulp van symptomen en de klinische tekenen tot een adequate differentiaaldiagnose komen;
> - aangeven welk aanvullend onderzoek men moet aanvragen om tot een adequate diagnose te komen;
> - benoemen welke behandelingen aangewezen zijn voor de verschillende oorzaken van wegrakingen.

Vraag 1 *Wat is de typische presentatie van een oudere patiënt met een wegraking of syncope?*

Uiteraard is het hoofdsymptoom van de wegraking, het bewustzijnsverlies, een in het oog springend fenomeen. De kans is groot dat de patiënt meteen naar een afdeling Spoedeisende hulp van een naburig ziekenhuis wordt gebracht indien er omstanders ooggetuige van de wegraking zijn geweest. Dit zal zeker het geval zijn wanneer de wegraking van langere duur is. Wanneer één of meer ooggetuigen meekomen naar het ziekenhuis is er meestal een duidelijk verhaal van bewustzijnsverlies en andere bijkomende symptomen. Met dit verhaal kan dan een adequate differentiaaldiagnose worden opgesteld. Veelal is het bewustzijnsverlies echter slechts van korte duur en het kan makkelijk over het hoofd worden gezien. En nog belangrijker, ongeveer de helft van de oudere syncopepatiënten kan zich het bewustzijnsverlies niet herinneren en zal zich bij de arts presenteren met een verhaal van vallen, zeker als er geen ooggetuigen waren.[3] Ook is het zeer wel mogelijk dat slechts per toeval het verhaal van vallen of wegrakingen naar boven komt, bijvoorbeeld bij de tractusanamnese. Dit omdat veel ouderen geneigd zijn dergelijke zaken te duiden als passend bij veroudering en er geen hulp voor zoeken, totdat er een letsel optreedt waarvoor medische hulp noodzakelijk is.

Vraag 2 *Welke gevolgen hebben wegrakingen op de lichamelijke en geestelijke gezondheid van ouderen?*

Los van de eventuele negatieve gezondheidsgevolgen van de onderliggende aandoening is ook de kans op (ernstig) letsel als gevolg van een wegraking groot. Zoals hierboven beschreven, zal de wegraking in de meeste gevallen ook leiden tot een val. De kans op

ernstig letsel, zoals een fractuur of een subduraal hematoom, bedraagt circa 12%. In totaal is er in ruim 40% van de gevallen sprake van licht tot ernstig letsel.[4]
Net als bij valincidenten kunnen ook wegrakingen ernstige psychosociale problematiek veroorzaken zoals anticipatieangst en vermijdingsgedrag. Dit kan op zijn beurt weer leiden tot sociale isolatie met daaruit voortkomende eenzaamheidsproblematiek. Om deze redenen kunnen wegrakingen de kwaliteit van leven ernstig nadelig beïnvloeden.

Casus

Voorgeschiedenis en anamnese

> De heer H., 64 jaar, meldt zich op de polikliniek Klinische geriatrie in verband met klachten van duizeligheid en vallen met regelmatig een wegraking.
> De voorgeschiedenis vermeldt een hypothyreoïdie waarvoor hij tweemaal daags levothyreoxine 0,025 mg gebruikt. Daarnaast is hij drie jaar tevoren gediagnosticeerd met de ziekte van Menière, waarvoor hij zonder succes betahistine driemaal daags 16 mg voorgeschreven heeft gekregen. Tevens is daaraan acetazolamide eenmaal daags 250 mg toegevoegd.
> De heer H. vertelt dat hij sinds ruim drie jaar last heeft van duizeligheid bij het overeind komen en ook bij het vooroverbuigen. Deze klachten zijn het ergste wanneer hij s'ochtends uit bed komt. Bij navragen is er geen sprake van draaiduizeligheid maar van een licht, draaierig gevoel in het hoofd. In de ochtend kan dit zelfs overgaan in een korte wegraking. Zelf kan hij zich dit niet altijd herinneren maar zijn echtgenote is dit vaker opgevallen. De heer H. ziet nooit zwart voor de ogen en ook niet wazig voorafgaand aan een wegraking of val. Er is nooit sprake van misselijkheid, braken of oorsuizen. De heer H. zegt dat de medicatie de klachten heeft doen verminderen, maar bij navragen blijkt de frequentie van de wegrakingen en duizelingen in de afgelopen jaren alleen maar te zijn toegenomen. Zijn vrouw heeft nooit bijkomende symptomen bemerkt zoals trekkingen, urine-incontinentie of krachtverlies. De frequentie van de wegrakingen is de laatste tijd toegenomen. De heer H. heeft inmiddels circa tweemaal per maand een wegraking. Vanwege het feit dat de wegrakingen eigenlijk vooral optreden op het moment dat hij langer stil moet staan, probeert de heer H. situaties zoals langdurig wachten in een rij uit de weg te gaan. Er zijn geen andere uitlokkende factoren, zoals omhoog of opzij kijken, het dragen van strakke boorden of hoesten. Hij drinkt zelden alcohol, alleen op feestjes. Zijn gewicht is stabiel en hij drinkt per dag circa twee liter vocht.

Vraag 3   Welke symptomen en tekenen zijn klinisch relevant om tot één of meerdere diagnosen te komen en welke gegevens ontbreken nog?

Opvallend is dat de patiënt zich in eerste instantie presenteert met een drietal symptomen (duizeligheid, vallen en wegrakingen), die bij navraag in elkaar over blijken te gaan. Daarnaast valt op dat de patiënt niet het verhaal vertelt dat past bij een klassieke menièreaanval, er is immers nooit sprake geweest van oorsuizen, misselijkheid of braken.

Bij duizeligheid, vallen en wegrakingen is het belangrijk om na te gaan of er uitlokkende factoren of symptomen aan het voorval voorafgaan, omdat dit meer duidelijkheid geeft over de onderliggende oorzaak.[5] De patiënt geeft een aantal uitlokkende factoren aan, zoals 'opstaan uit bed en uit de stoel', 'vooroverbukken' en 'lang stilstaan'. Het is echter nog niet uitgevraagd of de klachten ontstaan na inspanning, na de maaltijden, na de inname van medicatie of tijdens mictie of defecatie (persen). Ook dient uitgebreid stilgestaan te worden bij uitlokkende omstandigheden zoals hoge omgevingstemperatuur en emotionele en stressvolle momenten (bloedprikken, begrafenis).

Behalve naar zwart voor de ogen worden of wazig zien kan ook gevraagd worden naar pijn in de cervicale regio, de zogeheten 'kleerhangerpijn' die kan ontstaan door hypoperfusie ter plaatse. Daarnaast is het belangrijk om uit te vragen hoe de patiënt er uitziet tijdens een wegraking, of hij bleek is of rood, en of er sprake is van transpireren. Gevraagd kan worden naar trekkingen, naar een eventuele tongbeet en naar urine-incontinentie. Bij krachtverlies is het belangrijk om na te gaan of dit gelokaliseerd of diffuus is en of er sprake is geweest van afasie of dysartrie. Wel is het belangrijk om zich hierbij te realiseren dat een wegraking bij een TIA zeldzaam is, en alleen optreedt bij een TIA in het vertebrobasilaire stroomgebied. Een wegraking zonder neurologische symptomen berust nooit op een TIA (zie ook hoofdstuk 11).

Lichamelijk onderzoek

> Algemeen lichamelijk onderzoek levert bij de heer H. geen bijzonderheden op, behoudens een bloeddrukdaling bij het overeind komen. Bij liggen is de bloeddruk 129/65 mmHg met een pols van 53/min. Na drie minuten staan daalt de bloeddruk naar 108/63 mmHg met een pols van 54/min. Bij neurologisch onderzoek worden geen afwijkingen geconstateerd.

Vraag 4 *Welk aanvullend onderzoek verricht u om uw differentiaaldiagnose verder te onderbouwen?*

Met betrekking tot laboratoriumonderzoek is het belangrijk om te onderzoeken of er aanwijzingen zijn voor dehydratie (ureum, creatinine, plasmanatrium, Hb en Ht), omdat uitdroging de orthostatische en vasovagale problematiek kan verergeren. Een ernstig gestoorde nier- of leverfunctie kan door metabole toxiciteit op het cerebrum leiden tot sufheid en vallen, en uiteindelijk tot wegrakingen. Bij onze patiënt is dit, gezien het verhaal, minder waarschijnlijk. Vitaminedeficiënties (B en D) kunnen leiden tot een verslechtering van de mobiliteit en tot valincidenten, maar wegrakingen ten gevolge van deze vitaminedeficiënties zijn onwaarschijnlijk, behalve secundair aan een val met hoofdletsel. Ditzelfde geldt voor hypothyreoïdie.

Een ecg kan bijdragen aan het stellen van de diagnose en eventuele ritmestoornissen aan het licht brengen. Men moet zich daarbij realiseren dat veel ritmestoornissen gemist worden omdat ze paroxismaal kunnen optreden. Bij verdenking op een ritmestoornis kan dan ook beter een holter-ecg verricht worden, bij voorkeur voor een duur van twee weken. Een alternatief met relatief hoge opbrengst is een geïmplanteerde hartritmeregistrator. Deze wordt geactiveerd bij ritmestoornissen en kan ook extern geactiveerd worden door de patiënt wanneer de klachten optreden. Het nadeel hiervan is echter dat de kosten aanzienlijk zijn en dat er een kleine operatie voor nodig is, die vergelijkbaar is met een pacemakerplaatsing.[6]

Bij onze patiënt staan – gezien de symptomen – cardiovasculaire oorzaken zoals orthostatische hypotensie, vasovagale collaps of sinuscaroticusovergevoeligheid (zie de cd-rom) hoog in de differentiaaldiagnose. Voor het bevestigen of uitsluiten van deze diagnosen kan een kanteltafeltest verricht worden. Orthostatische hypotensie was bij deze patiënt al geconstateerd bij het lichamelijk onderzoek. Veelal is een eenmalige bloeddrukmeting echter negatief, ondanks passende klachten. Dit kan enerzijds komen doordat orthostatische hypotensie variabel over de dag aanwezig is en dus bij een éénmalige meting gemist kan worden, en anderzijds omdat met een discontinue bloeddrukmeting tevens kortdurende dalingen gemist kunnen worden. Zodoende kan bij een bloeddrukmeting het beste een continue bloeddrukmeter gebruikt worden, zodat alle dalingen geregistreerd worden.[7] Ter opsporing van orthostatische hypotensie dient de bloeddruk eerst in liggende positie na een rustperiode (liggend) van tien tot vijftien minuten gemeten te worden. Aansluitend wordt de bloeddruk gemeten in staande positie, bij voorkeur continu, gedurende minimaal drie tot (optimaal) vijf minuten. Indien met een handbloeddrukmeter wordt gewerkt, dient de bloeddrukmeting iedere minuut herhaald te worden.

Behalve naar orthostatische hypotensie wordt met de kanteltafeltest ook onderzoek gedaan naar het ontstaan van een vasovagale collaps, het gewone flauwvallen. Dit wordt gedaan door de patiënt te kantelen van 0° naar 60-90° gedurende dertig tot veertig minuten. Het passieve staan is een belangrijke trigger voor de vasovagale collaps. Ten slotte kan men de kanteltafeltest gebruiken ter opsporing van een sinuscaroticusovergevoeligheid. In eerste instantie wordt de test liggend, in tweede instantie staand uitgevoerd. Hierbij wordt beiderzijds de sinus caroticus gedurende vijf tot tien seconden gemasseerd. In het geval van een overgevoeligheid treedt een bloeddrukdaling op van 50'mmHg of meer en/of een asystole van drie of meer seconden. Klachten die kunnen wijzen op een sinuscaroticushypersensitiviteit zijn: wegrakingen bij omhoogkijken of bij het dragen van strakke boorden. Symptoomherkenning tijdens massage van de sinus caroticus is van belang voor het stellen van de diagnose sinuscaroticusovergevoeligheid.[5,6,8]

Bij verdenking op cardiale afwijkingen, zoals een aortaklepstenose of -insufficiëntie of een andere ernstige structurele hartafwijking, is het belangrijk om een echocardiogram te verrichten. Bij verdenking op neurologische afwijkingen, zoals epilepsie, dienen een eeg en een CT- of MRI-scan van het cerebrum verricht te worden. [5,6,8]

Aanvullend onderzoek

> Bij het laboratoriumonderzoek en het ecg werden bij de heer H. geen afwijkingen gevonden. Ook TSH en vrij T_4 waren niet afwijkend. Bij de kanteltafeltest was er net geen sprake van orthostatische hypotensie. Wel trad na twaalf minuten staan een vasovagale collaps op, waarbij de patiënt een wegraking doormaakte. De bloeddruk was hierbij 77/56 mmHg met een pols van 49/min. Een sinuscaroticusovergevoeligheid werd niet gevonden. Wat opviel was dat patiënt ten tijde van de vasovagale collaps de eerder als menièreaanval geduide klachten herkende.

Vraag 5   *Hoe verklaart u de klachten van duizeligheid en wegrakingen bij de heer H.?*

Bij het lichamelijk en aanvullend onderzoek werd zowel een orthostatische hypotensie als een vasovagale collaps vastgesteld. Tevens herkende de patiënt de symptomen tijdens het optreden van de vasovagale collaps. Anamnestische klachten kenmerkend voor een vasovagale collaps waren het optreden bij lang staan en het presyncopale symptoom van een licht of draaierig gevoel in het hoofd. Ook had de patiënt klachten die passen bij orthostatische hypotensie, zoals duizeligheid of lichtheid in het hoofd bij overeind komen, vooral bij het opstaan 's ochtends, en dezelfde klachten bij het vooroverbukken.

Orthostatische hypotensie kan ontstaan door een primaire of een secundaire autonome disfunctie. Onder primaire autonome disfunctie vallen het shy-dragersyndroom, ziekte van Parkinson, multipele systeematrofie (MSA) en verwante aandoeningen. Secundaire autonome disfunctie kan ontstaan bij diabetes mellitus, nier- of leverfalen, amyloïdosis, het gebruik van bepaalde medicamenten of alcohol. Dehydratie kan de klachten fors verergeren.[9]

Bij de heer H. lijkt er, gezien het ontbreken van een specifieke oorzaak, sprake te zijn van een primaire autonome disfunctie die is verergerd door de geneesmiddelen (betahistine en acetazolamide) die voorgeschreven waren ter bestrijding van de klachten van een vermeende ziekte van Menière.

Vraag 6   *Hoe behandelt u bij de heer H. de wegrakingen en de duizeligheid?*

Allereerst is het van belang om de betahistine en acetazolamide af te bouwen. Omdat deze medicamenten in de afgelopen jaren zijn enige 'wapen' waren tegen de wegrakingen, zal het voor patiënt niet gemakkelijk zijn deze medicatie in één keer te stoppen. Het is dus noodzakelijk hem goed uit te leggen waarom dit belangrijk is en dat de medicatie indien nodig te allen tijde herstart kan worden. Indien onvoldoende uitleg wordt gegeven bestaat de kans dat patiënt de adviezen niet opvolgt (lage patiëntcompliance).

Daarnaast zijn leefstijladviezen aangewezen om de primaire autonome disfunctie te verminderen. Het advies aan patiënt is om voldoende te drinken, ten minste twee tot tweeënhalve liter per dag, en ook voldoende zout te nemen. Hiermee wordt de intravasculaire vulling optimaal gehouden. Daarnaast is lichaamsbeweging belangrijk, omdat hierdoor de primaire disfunctie vermindert. Bedlegerigheid verergert de disfunctie sterk en veroorzaakt bij vrijwel iedereen orthostatische klachten. Verder kan het helpen om 's nachts het hoofdeinde van het bed te verhogen teneinde de vochtredistributie te verminderen (al is dit niet geheel evidence based). Op het moment van klachten moeten de beenspieren worden gespannen, bijvoorbeeld door de benen te kruisen. Hierdoor wordt het bloedvolume in de onderste extremiteiten verminderd en verbetert de cerebrale perfusie. Alcoholgebruik dient te worden afgeraden of in ieder geval te worden geminimaliseerd, aangezien dit de autonome disfunctie fors kan versterken, mede door vasodilatatie en dehydratie.

Beloop

In overleg met de heer H. wordt eerst de acetazolamide gestaakt en daarna wordt in wekelijkse stappen ook de betahistine verlaagd totdat deze uiteindelijk in het geheel is gestopt. Tot verbazing van de patiënt nemen hiermee de klachten drastisch af. De wegrakingen zijn geheel verdwenen en de duizeligheid komt veel minder vaak voor. Ook helpt het als hij de benen kruist zodra hij merkt dat de klachten ontstaan. De heer H. is erg tevreden met deze verbetering en heeft vooralsnog geen behoefte aan verdergaande behandeling.

Vraag 7 *Wat zou uw volgende stap geweest zijn indien medicatieaanpassing en leefstijladviezen niet voldoende waren geweest om de orthostatische en vasovagale klachten adequaat te behandelen?*

Het dragen van hoge steunkousen (tot in de lies en met buikband!) is mogelijk effectief gebleken.[10,11] Aangezien dit over het algemeen echter als oncomfortabel wordt ervaren, zijn deze maatregelen in de praktijk niet voor iedereen bruikbaar. Gelet op hun aangetoonde werkzaamheid kan het nuttig zijn om deze maatregelen uit te proberen indien aanpassingen van leefstijl en medicatie onvoldoende hebben geholpen.

Daarnaast is het geven van zouttabletten bij een aantal patiënten effectief, al moet vermeden worden dat hierdoor hypertensie ontstaat. De ervaring leert wel dat dit zelden het geval is. Als ook dit niet helpt, zijn er nog een aantal medicamenteuze mogelijkheden. Voor de effectiviteit van deze geneesmiddelen bestaat echter maar een beperkte wetenschappelijke basis, en ook deze geneesmiddelen hebben bijwerkingen. Ook om die reden is het nodig om voldoende controlemomenten in te bouwen.[12,13]

Fludrocortison kan door zijn mineraalocorticoïde werking (zout- en vochtretentie) een vermindering van de autonome disfunctie teweegbrengen. Mogelijke bijwerkingen zijn hypertensie, oedeem, cardiomegalie, hartfalen en kaliumverlies. Deze treden met name op bij langdurig gebruik. Daarnaast kunnen vooral ook bij oudere patiënten psychiatrische stoornissen optreden zoals een delier, insomnia, depressie en andere stemmingsstoornissen.

Midodrine is een alfa-1-adrenerg middel dat effectief is gebleken in observationele onderzoeken. RCT's ontbreken echter. Bijwerkingen die kunnen optreden zijn paresthesieën, jeuk, urineretentie, delier en gastro-intestinale klachten.

Bij vasovagale collaps zijn er tevens aanwijzingen dat bètablokkers het aantal events kunnen verlagen, de onderzoeksuitkomsten hierbij zijn echter tegenstrijdig. Dit geldt ook voor SSRI's. Per patiënt zal beoordeeld moeten worden of deze middelen in aanmerking komen en werkzaam zijn. Beide klassen geneesmiddelen kunnen ook juist orthostatische hypotensie en autonome disfunctie veroorzaken.

Indien bij patiënten met een vasovagale collaps de cardio-inhibitoire symptomen (dat wil zeggen de bradycardie) op de voorgrond staan, kan een cardiale pacemaker overwogen worden. Onderzoeken hiernaar hebben wisselend positieve effecten gevonden.

Vraag 8 *Welke complicaties van de wegrakingen wilt u in ieder geval voorkomen?*

Aangezien een wegraking over het algemeen leidt tot een val, zijn de risico's op letsel fors. In ruim 20% van de gevallen is medische hulp noodzakelijk en zoals eerder genoemd is er in ruim 12% van de wegrakingen sprake van ernstig letsel, zoals een fractuur of een ernstige bloeding. Daarom is het zaak om de wegrakingen zoveel mogelijk te voorkomen.

Daarnaast is de kans op sociale restricties met als gevolg isolatie en eenzaamheid groot indien de klachten aanwezig zijn. Zoals patiënt zelf al had aangegeven bleek hij uitlokkende momenten al uit de weg te gaan. Voor de heer H. bleek het al voldoende te weten dat hij door de benen te kruisen een wegraking kon voorkomen. Dit gaf patiënt voldoende rust en zekerheid om zich weer in de moeilijkere situaties te begeven.

> **Zoekopdracht**
> Welke medicamenten kunnen duizeligheid, vallen en/of wegrakingen veroorzaken?

> **Hint**
> Combineer in PubMed de MeSH-termen 'drugs' en 'falls' of 'syncope' en 'aged, 65 and over'

Achtergrondinformatie

Epidemiologie

Bij ouderen is de incidentie van syncope circa 2-6% per jaar. Bij deze patiënten vindt in circa een derde van de gevallen nogmaals een wegraking plaats binnen twee jaar. Deze percentages zijn waarschijnlijk een behoorlijke onderschatting van de werkelijkheid, omdat er bij ouderen vaak een amnesie is vóór het doorgemaakte bewustzijnsverlies. Het blijkt dat slechts 50% van de ouderen die een wegraking doormaakt zich herinnert dat er bewustzijnsverlies of überhaupt duizeligheid of andere klachten zijn geweest.

Niet alleen de kans op letsel neemt toe met het ouder worden, maar ook de incidentie van wegrakingen stijgt met de leeftijd. Dit is waarschijnlijk het gevolg van leeftijdgerelateerde veranderingen van hartritme, bloeddruk, baroreflexgevoeligheid, cerebrale doorbloeding, frequent voorkomende comorbiditeit en toegenomen medicijngebruik.

De meest voorkomende oorzaak van syncope is orthostatische hypotensie. Orthostatische hypotensie is in 15-30% van de gevallen de onderliggende oorzaak van de wegrakingen. Sinuscaroticusovergevoeligheid is ook een veel voorkomende oorzaak voor syncope bij ouderen. De incidentie hiervan stijgt fors met de leeftijd en veroorzaakt waarschijnlijk rond de 20% van de syncope-incidenten op oudere leeftijd. Vasovagale collaps is in circa 10-15% van de gevallen de oorzaak. Voor cardiale oorzaken van syncope zoals ritmestoornissen en hartklepafwijkingen liggen de percentages respectievelijk rond de 15-20% en 5%. Voor neurologische wegrakingen (cerebrovasculair en epilepsie) ligt de incidentie lager, rond de 3%, en voor hypoglykemie rond 0,5%. In ongeveer een derde van de gevallen blijft de diagnose onduidelijk.[14]

Tabel 12.1 Oorzaken van wegrakingen[1,2,5,6,8]

Neurologisch gemedieerd	Vasovagale syncope
	Sinuscaroticusovergevoeligheid
	Situationele syncope:
	• acute bloeding
	• hoesten, niezen
	• gastro-intestinale stimulatie (slikken, defecatie, viscerale pijn)
	• post mictie
	• postprandiaal
	• overige (gewichtheffen, blaasinstrument spelen)
	Glossofaryngeale neuralgie
Orthostatische hypotensie	Autonome insufficiëntie
	Primair (puur autonoom falen, multipele systeematrofie, ziekte van Parkinson)
	Secundair (diabetische neuropathie, amyloïdneuropathie)
	Na inspanning
	Postprandiaal
	Medicatie (cardiovasculair, psychotroop)
	Alcohol
	Volumedepletie (dehydratie, bloeding, diarree, ziekte van Addison)
Cardiaal, ritmestoornissen	Sinusknoopdisfunctie
	Atrioventriculaire geleidingssysteemaandoeningen
	Paroxismale supraventriculaire en ventriculaire tachycardieën
	Erfelijke aandoeningen (lange-QT-syndroom, brugadasyndroom)
	Malfunctie van bijvoorbeeld pacemaker of ICD
	Geneesmiddelgerelateerde proaritmie
Cardiaal, structurele afwijkingen	Obstructieve cardiale klepafwijkingen (aortaklep, mitralisklep)
	Pulmonale hypertensie, pulmonale embolie
	Acuut myocardinfarct of ischemie
	Obstructieve cardiomyopathie
	Atriaal myxoom
	Acute aorta dissectie
	Pericardiale tamponade

Cerebrovasculair	Vasculaire stealsyndromen
Neurologisch	Vertebrobasilaire TIA, CVA
	Epileptische aanval
Metabool	Hypoglykemie
	Ernstig lever- of nierfalen
	Intoxicaties
	Hypoxie
	Hyperventilatie met hypocapnie

Etiologie

De oorzaken voor wegrakingen kunnen worden onderverdeeld in neurogemedieerd, orthostatische hypotensie, cardiaal aritmisch, cardiaal structureel, cerebrovasculair, neurologisch en metabool. In tabel 12.1 vindt u de belangrijkste oorzaken.

Er zijn vele medicamenten die een wegraking kunnen veroorzaken, soms als gevolg van een bijwerking en soms als gevolg van een (relatieve) overdosering. Zowel cardiovasculaire, psychotrope als specifieke medicatie (bijvoorbeeld medicatie met sederende of hypoglykemische werking) kan ten grondslag liggen aan een wegraking. Medicatie kan langs verschillende wegen een wegraking veroorzaken, maar de belangrijkste is de cardiovasculaire route, dat wil zeggen door beïnvloeding van de bloeddrukregulatie of de ritmeregulering.

Preventie en behandeling

Behandeling van de patiënt met een wegraking en preventie van recidieven is uiteraard afhankelijk van de onderliggende diagnose. Zo is het belangrijk om het diagnostische traject zorgvuldig te doorlopen. De Taskforce on Syncope van de European Society of Cardiology heeft hiervoor een richtlijn geschreven. In het gemodificeerde stroomdiagram kunt u zien welke stappen in welke volgorde genomen dienen te worden (figuur 12.1).[5] Het initiële onderzoek bestaat uit het uitvragen van de voorgeschiedenis, anamnese, het verrichten van een uitgebreid lichamelijk onderzoek, inclusief neurologisch onderzoek en meting van de bloeddruk liggend en staand en een ecg (tabel 12.2 en 12.3). Indien hier een suspecte diagnose uitkomt, dient deze te worden bevestigd met specifieke tests. Dit zijn respectievelijk cardiale tests zoals echocardiografie, holter-ecg, elektrofysiologisch onderzoek en zo nodig een implanteerbare hartritmeregistrator, en neurogemedieerde tests, zoals de kanteltafeltest inclusief sinuscaroticusmassage. Bij verdenking op een neurologische wegraking zijn een eeg en een CT- of MRI-scan van het cerebrum aangewezen, en voor metabole oorzaken laboratoriumonderzoek.

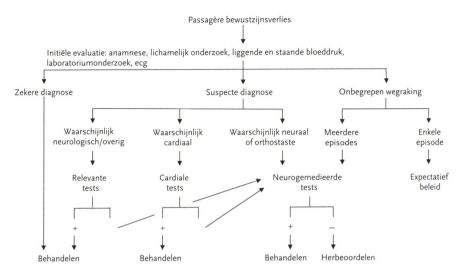

Figuur 12.1 Stroomdiagram voor de diagnostiek van passagère bewustzijnsverlies[5]

Tabel 12.2 Symptomen van specifieke oorzaken van wegrakingen[2,5,6,8]

Neurologisch gemedieerd	Afwezigheid van een cardiale aandoening
	Lange voorgeschiedenis van wegrakingen
	Na een onprettige ervaring (visueel, auditoir, olfactorisch, pijn)
	Bij lang staan of in drukke, warme gelegenheden
	Misselijkheid, braken bij wegraking
	Tijdens of gedurende vertering van een maaltijd
	Bij draaien van het hoofd, omhoogkijken
	Bij druk op de sinus caroticus (strakke boord, scheren, tumor)
	Na inspanning
	Spierspasmes, urine-incontinentie (bij langere duur cerebrale hypoperfusie)
Orthostatisch hypotensief	Na het opstaan
	Temporele relatie met starten van medicatie of dosisverandering
	Bij lang staan, met name in drukke, warme gelegenheden
	Aanwezigheid van autonome neuropathie of ziekte van Parkinson
	Na inspanning
	Wazig zien, zwart voor de ogen
	Kleerhangerpijn
	Volumedepletie (dehydratie, bloeding, diarree, ziekte van Addison)

Cardiaal	Aanwezigheid van ernstige structurele hartafwijking
	Na inspanning
	Ontstaan in liggende houding
	Voorafgegaan door hartkloppingen of angina pectoris
	Familie-anamnese van acute hartdood
Cerebrovasculair	Bij armbewegingen
	Bloeddrukverschil tussen beide armen
Neurologisch	Bijkomende neurologische symptomen (krachtverlies, dysartrie, afasie)
	Trekkingen, spierspasmen
	Tongbeet
	Urine-incontinentie
Metabool	Cyanose
	Ernstig gestoorde nier- of leverfuncties

Tabel 12.3 Ecg-afwijkingen suggestief voor aritmische syncope[5]

- Bifasciculair blok (linker- of rechterbundeltakblok + links anterior of links posterior fasciculair blok)
- Andere intraventriculaire geleidingsafwijkingen (QRS-duur $\geq$ 12 sec)
- Mobitz I tweedegraads atrioventriculair blok
- Asymptomatische sinusbradycardie (< 50/min), sinoatriaal blok of sinuspauze $\geq$ 3 sec in afwezigheid van negatief chronotrope medicatie
- Premature ecg-complexen
- Verlengd QT-interval
- Rechterbundeltakblok met ST-elevatie in V1-V3 (brugadasyndroom)
- Negatieve T-golven in de rechter precordiale afleidingen, epsilongolven en ventriculaire late potentialen, suggestief voor aritmogene rechterventrikeldysplasie (rechterventrikeldysplasie die hartritmestoornissen veroorzaakt)
- Q-golven suggestief voor een myocardinfarct

De behandeling van wegrakingen is uiteraard ook afhankelijk van de onderliggende oorzaak. Bij vraag 6 en 7 hebben we besproken wat de mogelijke behandeling is van orthostatische hypotensie en vasovagale collaps. De behandeling van sinuscaroticusovergevoeligheid is vrijwel gelijk aan die van vasovagale collaps, met de toevoeging dat indien de sinuscaroticusovergevoeligheid voornamelijk van cardio-inhibitoire aard is, een pacemaker effectief kan zijn. Een samenvatting van de behandeling van neurogemedieerde, orthostastische en cardiale syncope vindt u in tabel 12.4.

Tabel 12.4 Behandeling van specifieke oorzaken van wegrakingen[1,2,5,11,12]

Neurogemedieerd	Educatie en geruststelling (voorkomen, vocht- en zoutintake)
	Isometrische spierspanning (kruisen benen, spannen kuit- en beenspieren)
	Volume-expansie met behulp van zouttabletten
	Trainingsprogramma (meer bewegen)
	Hoofdeinde van het bed 10-20° ophogen
	Training op kanteltafel
	Bij cardioinhibitoire variant sinus caroticus hypersensitiviteit: pacemaker plaatsen
	Bètablokkers (cave verergering)
	Selectieve serotonineheropnameremmers (cave verergering)
Orthostatisch hypotensief	Educatie en geruststelling (voorkomen, vocht- en zoutintake)
	Isometrische spierspanning (kruisen benen, spannen kuit- en beenspieren)
	Volume-expansie met behulp van zouttabletten
	Trainingsprogramma (meer bewegen)
	Hoofdeinde van het bed 10° ophogen
	Fludrocortison, midrodine (cave medicatiebijwerkingen)
Cardiaal	Operatieve of percutane hartklepcorrectie of -vervanging
	Medicamenteus (ventrikelfunctie optimaliseren, ritme stabiliseren)
	Plaatsing pacemaker, intracardiale defribrillator
Cerebrovasculair	Obstructie wegnemen
Neurologisch	Medicamenteus
	Onderliggende oorzaak behandelen
Metabool	Onderliggende oorzaak behandelen

Indien medicatie (mede) de veroorzaker zou kunnen zijn van de wegraking, dan verdient het aanbeveling deze zo mogelijk af te bouwen of te stoppen. Hierbij moet goed gecontroleerd worden op negatieve effecten van het afbouwen, zoals het herontstaan van de problemen waarvoor het middel was gestart. Ook moeten eventuele ongewenste langetermijneffecten van afbouwen van medicatie in ogenschouw genomen worden. Indien één van deze zaken speelt, kan uiteraard besloten worden om een verwant medicament met minder kans op ontstaan van een wegraking voor te schrijven. Daarnaast is het belangrijk dat gecontroleerd wordt of het beoogde effect (verdwijnen of verminderen van de aandoening die de wegrakingen veroorzaakte) ook daadwerkelijk optreedt.

Met betrekking tot preventie van wegrakingen dient bij ouderen regelmatig gevraagd te worden naar het voorkomen van vallen en wegrakingen. Ook klachten als duizeligheid en lichtheid in het hoofd dienen hierbij aan bod te komen. Hiervoor is jaarlijkse controle gewenst. Tijdens deze controle kan dan meteen gekeken worden naar eventuele overbodige of relatief te hoog gedoseerde medicatie aangezien bijwerkingen bij ouderen een groot probleem vormen, waarvan vallen en wegrakingen een belangrijk onderdeel zijn.

Conclusie

Een wegraking bij ouderen is een ernstig symptoom met een groot risico op morbiditeit en mortaliteit. Bij 12% van de wegrakingen ontstaat ernstig letsel. Daarnaast kan ook het onderliggend lijden zorgen voor toename van de ziekte- en sterftekans. De belangrijkste oorzaken voor een wegraking zijn cardiaal, neurogemedieerd of orthostatisch. Bij ouderen is de kans groot dat de onderliggende oorzaak een geneesmiddel betreft, omdat door afname van de fysiologische reservecapaciteit en toename van de comorbiditeit de kans op medicatiebijwerkingen fors stijgt met de leeftijd. Voor analyse van de onderliggende oorzaak is initieel met name de anamnese, het lichamelijk onderzoek, inclusief liggende en staande bloeddrukmeting en een ecg van belang. Veelal is het echter nodig om verder onderzoek te doen in de zin van een kanteltafeltest, echocardiografie of uitgebreider hartritmeonderzoek. Het is van belang dat ook atypische presentaties van wegrakingen onderkend worden. Zo presenteert de helft van de oudere patiënten met een wegraking zich met een val, omdat zij zich het bewustzijnsverlies niet herinneren.

Regelmatige controle op vallen en wegrakingen (jaarlijks) is noodzakelijk om de negatieve fysieke en psychologische gezondheidsgevolgen te beperken en daarmee ook de kwaliteit van leven van ouderen te verbeteren.

Literatuur

1 Olshansky B. Pathogenesis and etiology of syncope. Up to Date 2007;15.3:1-16. http://www.uptodate.com/contents/pathogenesis-and-etiology-of-syncope, geraadpleegd februari 2012.
2 Wohrle J, Kochs M. Syncope in the elderly. Z Gerontol Geriatr 2003;36:2-9.
3 Shaw FE, Kenny RA. The overlap between syncope and falls in the elderly. Postgrad Med J 1997;73:635-9.
4 Kapoor W, Peterson J, Wienand HS, Karpf M. Diagnostic and prognostic implications of recurrences in patients with syncope. Am J Med 1987;83:700-8.
5 The Task Force on Syncope, European Society of Cardiology. Guidelines on management (diagnosis and treatment) of syncope – update 2004. Eur Heart J 2004;25:2054-72.
6 Strickberger SA, Benson DW, Biaggioni I, Callans DJ, Cohen MI, Ellenbogen KA, et al. AHA/ACCF scientific statement on the evaluation of syncope. Circulation 2006;113:316-27.
7 Romero-Ortuno R, Cogan L, Foran T, Kenny RA, Fan CW. Continuous noninvasive orthostatic blood pressure measurements and their relationship with orthostatic intolerance, falls, and frailty in older people. J Am Geriatr Soc 2011;5:655-65.

8   Linzer M, Yang, EH, Estes NA 3rd, Wang P, Vorperian VR, Kapoor WN. Clinical guideline: Diagnosing syncope. Part 2: Unexplained syncope. Ann Intern Med 1997;127:76-86.
9   Consensus Committee of the American Autonomic Society and the American Academy of Neurology. Consensus statement on the definition of orthostatic hypotension, pure autonomic failure, and multiple system atrophy. J Neurol Sci 1996;144:218-9.
10 Gupta V, Lipstiz LA. Orthostatic hypotension in the elderly: Diagnosis and treatment. Am J Med 2007;120:841-7.
11 Wieling W, Smit AA, Lieshout JJ van. Body positions which increase orthostatic tolerance. Ned Tijdschr Geneeskd 1996;140:1394-7.
12 Freeman R. Clinical practice: Neurogenic orthostatic hypotension. N Engl J Med 2008;358:615-24.
13 Blair P, Grub MD. Neurocardiogenic syncope. N Engl J Med 2005;352:1004-10.
14 Mathias CJ, Deguchi K, Schatz E. Observations on recurrent syncope and presyncope in 641 patients. Lancet 2001;357:348-53.

13 De patiënt met vermindering van spierkracht

Ivan Bautmans en Tony Mets

Inleiding

Casus
- De oud-wielrenner
- Lichamelijk onderzoek
- De futloze man

Conclusie

Literatuur

Inleiding

De leeftijdgebonden afname in spierkracht en spiermassa, gedefinieerd als sarcopenie, is op hogere leeftijd een duidelijk herkenbaar fenomeen (voor het verschil met cachexie, zie hoofdstuk 5). Verschillende auteurs hebben operationele definities voorgesteld om de prevalentie van sarcopenie te berekenen. De beste definitie lijkt vermindering van spiermassa in combinatie met verminderde spierkracht of verminderd fysiek functioneren.[1,2]
De prevalentie van sarcopenie neemt in belangrijke mate toe bij oudere leeftijdsgroepen en loopt op van 6% bij 55-plussers tot 31% en 52% bij respectievelijk vrouwen en mannen van 80 jaar of ouder. Het gaat dan ook met aanzienlijke kosten gepaard. Vanwege de toenemende vergrijzing in onze samenleving is te verwachten dat deze kosten in de toekomst niet zullen afnemen.

Sarcopenie wordt in de literatuur beschouwd als de belangrijkste fysieke component van kwetsbaarheid (*frailty*), een van de dominante geriatrische syndromen. Tijdens het ouder worden nemen zowel de trage type-1- als de snelle type-2-spiervezels af in omvang en aantal, waarbij de type-2-spiervezels in grotere mate atrofiëren. De spieratrofie is al meetbaar op jongvolwassen leeftijd en verloopt daarna sluipend, met gemiddeld 1% verlies per jaar. Vanaf 70-jarige leeftijd neemt het verlies van spierkracht toe tot 3,5% per jaar. Zodoende vereisen gewone dagelijkse activiteiten voor oudere mensen inspanningen die dicht bij hun maximale capaciteit liggen. Opstaan uit een stoel en trappenlopen kan bij mensen boven de leeftijd van 80 jaar meer dan 80% van de maximale kracht vergen.

> **Na bestudering van dit hoofdstuk kunt u:**
> - de leeftijdgebonden veranderingen van het spierapparaat benoemen, de daarmee gepaard gaande functiebeperkingen en de situaties die het proces kunnen versnellen;
> - een differentiaaldiagnose en evaluatie van de spierkracht bij verzwakte geriatrische patiënten opstellen;
> - verzwakte geriatrische patiënten verwijzen naar adequate revalidatie en het beloop vervolgen.

Vraag 1 *Wat zijn de onderliggende mechanismen van sarcopenie?*

Er is aanzienlijke heterogeniteit in de mate van spierzwakte onder ouderen. Ook is moeilijk te voorspellen op welke leeftijd sarcopenie tot functiebeperking zal leiden. Grotendeels kan dit verklaard worden door de complexiteit van de factoren die bijdragen aan leeftijdgebonden spierzwakte. Hoewel de exacte onderliggende mechanismen nog niet volledig bekend zijn, kan een onderverdeling gemaakt worden in afgenomen anabole en toegenomen katabole processen (zie tabel 13.1). Situaties gekenmerkt door toegenomen katabole activiteit gaan samen met inflammatoire processen. Sarcopenie is dan ook gerelateerd aan de concentratie van ontstekingsmediatoren in de bloedbaan, met name interleukine 6 (IL-6) en tumornecrosefactor alfa (TNF-alfa), die toenemen met het ouder worden. Deze ontstekingsmediatoren versterken de afbraak van spiereiwitten en remmen de contractiecapaciteit van de spieren. Ook bij gezonde ouderen is een verhoogde inflammatoire status vastgesteld. Leeftijdgebonden veranderingen, onder andere binnen het immuunsysteem, zouden leiden tot een verhoogde aanwezigheid van

IL-6 bij ouderen. Er blijkt daarbij een relatie te bestaan tussen functieverlies bij ouderen en de aanwezigheid van bovengenoemde inflammatoire cytokinen in de bloedsomloop.[3,4] Deze ontstekingsprocessen zijn sluimerend aanwezig en doorgaans niet detecteerbaar met de klassieke bepalingen van bijvoorbeeld C-reactief proteïne. Een van de factoren die bijdragen aan sarcopenie is een tekort aan fysieke activiteit. Bijgevolg zou men kunnen veronderstellen dat senioratleten die op hogere leeftijd op hoog niveau blijven trainen gevrijwaard blijven van leeftijdgebonden spieratrofie. Hoewel wetenschappelijke gegevens schaars zijn, lijkt de leeftijdgebonden afname van de spierkracht bij senioratleten die van niet-atleten te benaderen en eveneens rond 1% per jaar te liggen.

Tabel 13.1 Factoren die bijdragen aan de ontwikkeling van sarcopenie

	Type	Factor
Afname anabolisme	Endogeen	Afname van hormonale stimulatie (groeihormoon, IGF-1, testosteron, oestrogeen, schildklierhormoon)
		Verlies van motorneuronen, denervatie van spiervezels
		Toename van niet-contractiel weefsel in spieren
	Exogeen	Afname van fysieke activiteit
		Bedrust, immobilisatie
		Ondervoeding, tekort aan vitamine D
Toename katabolisme	Endogeen	Stijging van het basaal inflammatoir profiel (IL-6, TNF-alfa)
	Exogeen	Stressgeïnduceerde inflammatie: life-events, depressie
		Ziekte

Casus

De oud-wielrenner

> Een 80-jarige man, professioneel wielrenner tot de leeftijd van 35 jaar, nadien zaakvoerder, is gepensioneerd sinds de leeftijd van 65 jaar. Hij vertoont zowel in de voorgeschiedenis als op dit ogenblik geen bijzondere ziekten. Wel is er sprake van een goed gecontroleerde hypertensie, behandeld met een calciumantagonist en een diureticum. Na zijn wielersportcarrière heeft hij geen enkele sport- of gymnastiekactiviteit meer beoefend. Sinds een vijftal jaren voelt hij zich fysiek zwakker. Het voorbije jaar lukte het niet meer om de zwaardere huishoudelijke klussen te doen. Het opgaan van een trap is moeilijk; hij komt kracht te kort om twee trappen te lopen, hoewel hij 'voldoende adem' heeft.

Vraag 2 *Wat weet u van de differentiaaldiagnostiek van sarcopenie? Wat voor een differentiaaldiagnose stelt u op voor de oud-wielrenner uit de casus?*

In een aantal gevallen heeft spierzwakte een specifieke oorzaak. Meestal zullen neurologische afwijkingen herkend worden door de specifieke klinische tekenen die aanwezig zijn (bijvoorbeeld hemiparese bij CVA). In sommige gevallen kan de differentiaaldiagnose moeilijker zijn, zoals bij neurogene claudicatio ten gevolge van lumbale medullaire stenose, waarbij de spierzwakte doorgaans symmetrisch is en beide benen treft. Arteriële insufficiëntie ter hoogte van de onderste ledematen is meestal asymmetrisch en gemakkelijk te onderscheiden vanwege de kenmerkende pijnklachten en de zwakke of afwezige perifere arteriële pulsaties. Chronisch hartfalen is zeer frequent aanwezig op hogere leeftijd en kan leiden tot inspanningsbeperking. De aanwezigheid van inspanningsgebonden dyspneu (vaak reeds uitgelokt door lichte activiteiten zoals het ochtendtoilet) en/of perifeer oedeem zijn hier richtinggevend. Ongecontroleerd boezemfibrilleren kan eveneens leiden tot afgenomen inspanningstolerantie. COPD is een andere aandoening waaraan gedacht dient te worden. COPD komt ook frequent voor in combinatie met sarcopenie. Meestal hebben de andere aandoeningen overigens een ongunstige invloed op het sarcopenieproces. Dit sluit aan bij de wetenschap dat sarcopenie bij ouderen meestal niet één maar meer oorzaken tegelijk heeft.

Sommige geneesmiddelen, zoals benzodiazepinen en glucocorticoïden kunnen spierzwakte veroorzaken. Ook hypokaliëmie ten gevolge van diureticagebruik kan bijdragen aan spierzwakte. Er zijn ook aanwijzingen dat vitamine-D-deficiëntie, een zeer frequent probleem bij ouderen, bijdraagt aan spierzwakte.[5]

De 80-jarige in de casus heeft een verlies van spierkracht. Dit kan veroorzaakt worden door sarcopenie. Bijvoorbeeld de al geruime tijd bestaande hypertensie zou inmiddels diastolisch hartfalen veroorzaakt kunnen hebben, met secundair sarcopenie als gevolg. Andere oorzaken van sarcopenie zijn ook mogelijk: van vitamine-D-deficiëntie tot schildklierdisfunctie of een zeldzamere aandoening zoals myasthenia gravis.

Lichamelijk onderzoek

> Bij het lichamelijk onderzoek blijkt de algemene toestand zeer goed te zijn. Bloeddruk en pols zijn normaal; de BMI bedraagt 28 kg/m². Aanvullend laboratoriumonderzoek toont een lichte hypokaliëmie (3,2 mmol/l) en een hypovitaminose D (25-OH-vitamine-D-spiegel van 8 µg/l).
>
> Twee maanden later, na correctie van het kalium door middel van aangepast dieet en van het vitamine-D-gehalte door een supplement (colecalciferol, retardpreparaat van 25.000 IE p.o. om de veertien dagen) is er geen noemenswaardige verbetering van de klachten.

Vraag 3 *Hoe kan men in de klinische praktijk de spierfunctie bij oudere patiënten evalueren?*

De spiermassa kan worden gemeten met bio-impedantieanalyse, een methode die de hoeveelheid spier, vet en water meet. Een uitgebreide CT- of MRI-scan is preciezer maar duurder en geeft stralingsbelasting. Aangezien oudere patiënten vaak reeds functionele beperkingen en/of valangst vertonen, is het doorgaans niet mogelijk om hen aan de klassieke inspanningstests (loopband of fietsergometer) te onderwerpen. Passief testen en nagaan of men tegen de zwaartekracht dan wel tegen weerstand kan bewegen, geeft een globale indruk van de spierkracht. Actief testen van de spierkracht kan door de patiënt dagelijkse bewegingen te laten uitvoeren zoals aankleden, gaan staan, lopen, snel lopen. Hierbij zijn echter naast spierkracht ook de gewrichts-, zenuw- en hersenfuncties betrokken en wordt dus vooral naar fysiek functioneren als geheel gekeken. De handknijpkracht is een gangbare en gestandaardiseerde test voor clinici en onderzoekers ter identificatie van sarcopenie en kwetsbaarheid. Een zwakke handknijpkracht, evenals een plotselinge afname in knijpkracht, hebben een sterk voorspellende waarde voor het optreden van afhankelijkheid en mortaliteit.[6] De handknijpkracht is bijzonder eenvoudig te evalueren en heeft een ongeveer even groot discriminerend vermogen als de spierkracht van de kniestrekkers bij ouderen met loopproblemen.[1]

Maximale handknijpkracht

De patiënt wordt gepositioneerd met de schouder in adductie en neutrale rotatie, 90° gebogen elleboog, voorarm in neutrale positie en pols in lichte dorsiflexie (0-30°). Vervolgens wordt de patiënt gevraagd om zo hard mogelijk te knijpen. De hoogste score van drie pogingen wordt genoteerd als de maximale knijpkracht, aangezien deze waarde overeenkomt met de reële maximale kracht van de patiënt.[7]

De handknijpkracht is groter bij mannen dan bij vrouwen en neemt af met de leeftijd. Daarom dient de handknijpkracht van individuele patiënten vergeleken te worden met geslacht- en leeftijdspecifieke referentiewaarden. Tabel 13.2 toont de normwaarden voor maximale handknijpkracht per geslacht en leeftijdscategorie bij twee veelgebruikte meetinstrumenten, de Jamar® en de Martin Vigori® (zie ook figuur 13.1).

Tabel 13.2 Referentiewaarden (kPa) voor de maximale handknijpkracht[8]

	Mannen				Vrouwen			
	Jamar		Martin Vigori		Jamar		Martin Vigori	
Leeftijd	Gemiddelde (kg)	95%-BI	Drempelwaarde (kPa)	Mediaan (kPa)	Gemiddelde (kg)	95%-BI	Drempelwaarde (kPa)	Mediaan (kPa)
60-64 jaar	41,7	36,8-46,7	83	106	25,9	22,2-29,6	63	76
65-69 jaar	41,7	35,5-47,9	74	97	25,6	22,5-28,8	58	71
70-74 jaar	38,2	32,0-44,5	66	91	24,2	20,7-27,8	54	67
74+ jaar	28,0	12,7-31,0			18,0	16,0-19,9		
74-79 jaar			57	82			48	63
80-84 jaar			50	75			43	59
85+ jaar			37	64			35	54

De drempelwaarde komt overeen met de grenswaarde op 0,05 niveau. 95%-BI = 95 %-betrouwbaarheidsinterval.

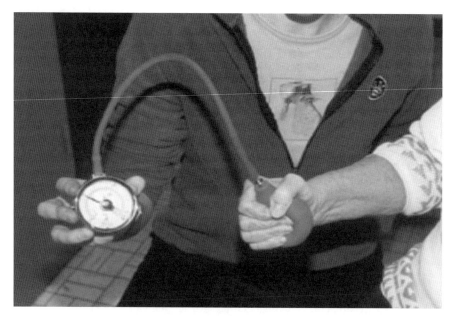

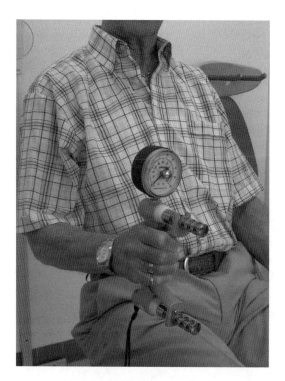

Figuur 13.1 Meetinstrumenten voor handknijpkracht: Martin Vigori® (A) en Jamar® (B)

Spiervermoeibaarheid

Nadat de maximale handknijpkracht gemeten is, verzoekt men de patiënt om (vanuit dezelfde uitgangspositie) opnieuw zo hard mogelijk in de rubberen peer te knijpen en de inspanning dit keer zo lang mogelijk vol te houden. De therapeut verifieert of de startwaarde overeenkomt met de maximale knijpkracht en als deze te laag is, moedigt hij de patiënt aan om zo hard mogelijk te knijpen. Het aantal seconden, gemeten met een digitale chronometer, waarbinnen de handknijpkracht afneemt tot 50% van de maximale waarde is een maat voor de spiervermoeibaarheid.[9] De patiënt wordt op een gestandaardiseerde manier aangemoedigd ('blijven knijpen, niet loslaten') telkens wanneer de knijpkracht afneemt. Tijdens de evaluatieprocedure mag de patiënt de aflezing van de manometer niet volgen en wordt erop toegezien dat de elleboog 90° gebogen blijft.

Recent onderzoek heeft aangetoond dat de spiervermoeibaarheid bij geriatrische patiënten een veel gevoeliger maat is voor veranderingen in de klinische toestand dan de maximale handknijpkracht[9], maar er zijn nog geen referentiewaarden beschikbaar. Aangezien veranderingen in spiervermoeibaarheid sneller detecteerbaar zijn dan veranderingen in handknijpkracht is het belangrijk om deze evaluatieprocedure toe te voegen in de beoordeling van het beloop van de functionele toestand tijdens de revalidatie van geriatrische patiënten.

Vraag 4   Is sarcopenie behandelbaar?

Fysieke oefening heeft bij ouderen een gunstig effect op onder meer spierkracht, uithoudingsvermogen, cholesterol, bloeddruk, rustmetabolisme, botdensiteit, evenwicht en valpreventie. Daarom worden ouderen steeds meer aangemoedigd om deel te nemen aan verschillende typen fysieke activiteiten van uiteenlopende intensiteit. Er blijkt een dosis-responsrelatie te bestaan tussen de oefenvorm en het behaalde effect. Talrijke RCT's hebben aangetoond dat intensieve krachttraining de meest effectieve oefenvorm is om sarcopenie te bestrijden (zie figuur 13.2).[10,11] De ideale trainingsprikkel bestaat uit drie reeksen van tien herhalingen met een intensiteit van 70-80% van de maximale weerstand, twee- tot driemaal per week. Na acht weken training kan bij oudere mensen (van 65- tot 90-plussers) een toename van spierkracht tot 170% worden behaald. De toename wordt voor een deel verklaard door hypertrofie van de nog aanwezige spiervezels. De kortetermijnwinst is voornamelijk toe te schijven aan neurologische adaptaties zoals motorisch leren en coördinatie. Na stopzetten van de training blijft de krachtwinst min of meer bewaard gedurende twaalf weken, waarna zowel de krachtwinst als de hypertrofie significant afnemen, met een belangrijker verlies bij ouderen dan bij jonge mensen. Om dit verlies te voorkomen is één intensieve krachttrainingssessie per week noodzakelijk. De normale dagelijkse activiteiten zijn daarvoor onvoldoende intensief, tenzij patiënten al kwetsbaar zijn en de dagelijkse activiteiten al 80% van hun maximale inspanning vragen.[12,13]

Krachttraining levert ook aanzienlijke functionele winst op. In de jaren negentig verrichtte de onderzoeksgroep van Fiatarone[14] baanbrekend werk door aan te tonen dat ook geïnstitutionaliseerde geriatrische patiënten (ouder dan 90 jaar) spectaculaire krachtwinst kunnen bereiken door middel van weerstandstraining. Het lukte daardoor meer dan één patiënt de overstap te maken van rollator naar wandelstok. Zelfs bij fragiele geriatrische patiënten met matige dementie is krachttraining haalbaar en leidt na zes weken tot significante verbeteringen in spierkracht, *sit-to-stand*-tijd, wandelsnelheid en Timed-Up-and-Go Test. Bovendien is krachttraining zelfs een essentieel onderdeel van de moderne revalidatie van patiënten met reumatoïde artritis, chronisch hartfalen, geriatrische patiënten opgenomen in het ziekenhuis en patiënten die recent een heupartroplastiek hebben ondergaan.

Medicamenteuze behandeling met bijvoorbeeld ACE-remmers, bètablokkers en cytokineremmers verkeren nog in de onderzoeksfase. Ook is er meer aandacht voor het levensperspectief, waarbij de behaalde maximale spierkracht op jongvolwassen leeftijd waarschijnlijk een deel van de variatie in spierkracht op oudere leeftijd bepaalt.

Intensieve training vraagt intensieve begeleiding

In een aantal regio's bestaan er voor kwetsbare ouderen oefenprogramma's, individueel en in groepsverband onder begeleiding van een speciaal hierin geschoolde oefentherapeut (kinesitherapeut/fysiotherapeut). Een voorbeeld van een dergelijk programma: de eerste twee weken wordt gestart met een intensieve begeleiding van drie oefensessies per week en een oefenprogramma voor thuis. Aangezien de geriatrische patiënt per definitie een onstabiele gezondheidstoestand heeft, staat de wekelijkse begeleide oefensessie garant voor bijsturing en een progressieve opbouw in intensiteit van het thuisoefenprogramma. Het is bovendien een extra stimulans (*social support*) om het oefenprogramma vol te houden. Voorafgaand aan deelname is het belangrijk te bepalen wat de aandachtspunten en risico's zijn van het oefenprogramma gezien de kwetsbaarheid en vaak meerdere gezondheidsproblemen van de oudere. Fittere ouderen die niet voor deze programma's in aanmerking komen, vinden in commerciële fitnesscentra doorgaans bekwame begeleiders (fysiotherapeuten) om aan kracht- en conditietraining te doen.

Bij dit alles is de uitdaging niet alleen om ouderen die weinig bewegen actief te krijgen, maar vooral ook om ze actief en in beweging te *houden*.

Na een uitgebalanceerde trainingsopbouw bij de vitamine-D-suppletie is de conditie van patiënt sterk verbeterd en loopt hij met gemak trap.

De futloze man

> Een 85-jarige man woont samen met zijn echtgenote in een appartement. Hij is sinds vorige week terug uit het ziekenhuis waar hij veertien dagen verbleef wegens een luchtweginfectie. Sinds zijn terugkeer thuis kan hij moeilijk uit de voeten. Hij voelt zich voortdurend erg moe (zelfs opstaan uit de stoel en naar het toilet gaan is een hele opdracht). Vóór zijn luchtweginfectie hield hij zich graag bezig met zijn collectie postzegels, maar nu is hij helemaal futloos. Hij heeft een lichte lichaamsbouw (63 kg bij een lengte van 1,70 m) en geen noemenswaardige gezondheidsproblemen. Zijn echtgenote is bezorgd om de toestand van haar man en heeft gisteren de huisarts gebeld.

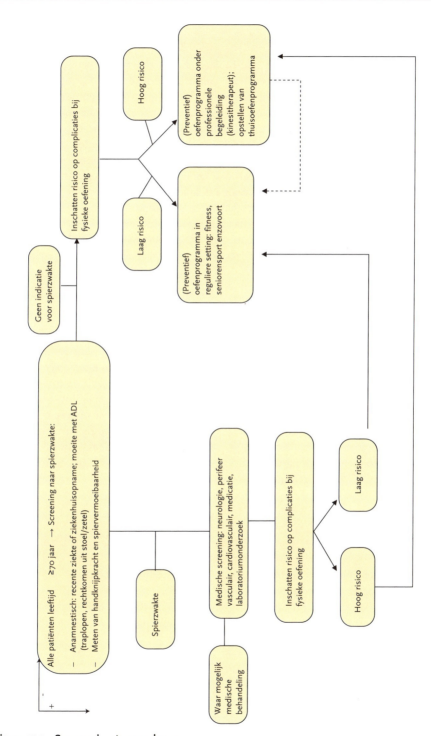

Figuur 13.2 Sarcopenie, stroomschema

Vraag 5 *Onder welke omstandigheden treedt sarcopenie in versneld tempo op?*

Extra bedreigend voor de spierfunctie van oudere mensen zijn omstandigheden waarin toegenomen katabole processen, zoals ontstekingsprocessen, optreden samen met afgenomen anabole processen, bijvoorbeeld bedlegerigheid. Kenmerkende situaties zijn infecties en chirurgie. Zo blijken geriatrische patiënten opgenomen in het ziekenhuis met een ontsteking een significant zwakkere handknijpkracht (23%) en een toegenomen spiervermoeibaarheid (43%) te hebben dan patiënten zonder ontstekingsproces.[8,15] Een slechtere spierfunctie hing significant samen met een hogere mate van ontsteking. De spiervermoeibaarheid herstelde redelijk bij patiënten zonder ontsteking (+30%), maar verslechterde vaak, ondanks adequate behandeling van de onderliggende ziekte en fysiotherapie, bij de patiënten met een ontsteking. Patiënten die waren opgenomen met een ontsteking hadden bij hun ontslag uit het ziekenhuis een significant zwakkere handknijpkracht dan gemiddeld voor hun leeftijd. Zij hebben waarschijnlijk een intensiever revalidatietraject nodig na ontslag om hun spierkracht en functie weer te herwinnen.

Conclusie

De leeftijdgebonden achteruitgang van het spierstelsel kan tot op zekere hoogte als een 'normaal' verouderingsverschijnsel beschouwd worden. Wanneer sarcopenie bijzonder uitgesproken wordt, leidt zij tot fragiliteit en zijn spierversterkende maatregelen nodig. Uiteraard is het aangewezen om steeds zo vroeg mogelijk te interveniëren door een preventief programma. Het nut van spierversterkende oefeningen is overtuigend aangetoond. Een goed gestructureerd programma, waarbij de oudere oefent onder begeleiding van een kinesitherapeut, kan een aanmerkelijke verbetering geven die een gunstige weerslag heeft op het dagelijks functioneren. Geassocieerde pathologie (onder andere chronisch hartfalen) dient steeds behandeld te worden en een tekort aan mineralen of vitamine D moet gecorrigeerd worden.

Literatuur

1. Cruz-Jentoft AJ, Baeyens JP, Bauer JM, Boirie Y, Cederholm T, Landi F, et al. Sarcopenia: European consensus on definition and diagnosis: Report of the European Working Group on Sarcopenia in Older People. Age Ageing 2010;39:412-23.
2. Sayer AA. Sarcopenia. BMJ 2010;341:c4097.
3. Penninx BW, Kritchevsky SB, Newman AB, Nicklas BJ, Simonsick EM, Rubin S, et al. Inflammatory markers and incident mobility limitation in the elderly. J Am Geriatr Soc 2004;52:1105-13.
4. Bautmans I, Njemini R, Predom H, Lemper JC, Mets T. Muscle endurance in elderly nursing home residents is related to fatigue perception, mobility, and circulating tumor necrosis factor-alpha, interleukin-6, and heat shock protein 70. J Am Geriatr Soc 2008;56:389-96.
5. Pearce SH, Cheetham TD. Diagnosis and management of vitamin D deficiency. BMJ 2010;340:b5664.

6 Taekema DG, Gussekloo J, Maier AB, Westendorp RG, Craen AJ de. Handgrip strength as a predictor of functional, psychological and social health. A prospective population-based study among the oldest old. Age Ageing 2010;39:331-7.
7 Roberts HC, Denison HJ, Martin HJ, Patel HP, Syddall H, Cooper C, et al. A review of the measurement of grip strength in clinical and epidemiological studies: Towards a standardised approach. Age Ageing 2011;40:423-9.
8 Bohannon RW, Peolsson A, Massy-Westropp N, Desrosiers J, Bear-Lehman J. Reference values for adult grip strength measured with a Jamar dynamometer: A descriptive meta-analysis. Physiotherapy 2006;92:11–15.
9 Helbostad JL, Sturnieks DL, Menant J, Delbaere K, Lord SR, Pijnappels M. Consequences of lower extremity and trunk muscle fatigue on balance and functional tasks in older people: A systematic literature review. BMC Geriatr 2010;10:56
10 Mangione KK, Miller AH, Naughton IV.Cochrane review: Improving physical function and performance with progressive resistance strength training in older adults. Phys Ther 2010 ;90:1711-5.
11 Studenski S. What are the outcomes of treatment among patients with sarcopenia? J Nutr Health Aging 2009;13:733-6.
12 Trappe S, Williamson D, Godard M. Maintenance of whole muscle strength and size following resistance training in older men. J Gerontol A Biol Sci Med Sci 2002;57:B138-43.
13 Bautmans I, Njemini R, Vasseur S, Chabert H, Moens L, Demanet C, et al. Biochemical changes in response to intensive resistance exercise training in the elderly. Gerontology 2005;51:253-65.
14 Fiatarone MA, Marks EC, Ryan ND, Meredith CN, Lipsitz LA, Evans WJ. High-intensity strength training in nonagenarians: Effects on skeletal muscle. JAMA 1990;263:3029-34.
15 Bautmans I, Njemini R, Lambert M, Demanet C, Mets T. Circulating acute phase mediators and skeletal muscle performance in hospitalized geriatric patients. J Gerontol A Biol Sci Med Sci 2005;60:361-7.

14 De vergeetachtige patiënt

Marcel Olde Rikkert, Roy Kessels, Raymond Koopmans en Myrra Vernooij-Dassen

Inleiding

Casus
- Voorgeschiedenis
- Eerste onderzoek
- Anamnese
- Nadere diagnostiek
- Lichamelijk en psychiatrisch onderzoek
- Onderzoek op de geheugenpoli
- Diagnose
- Behandeling
- Follow-up

Achtergrondinformatie
- Epidemiologie
- Etiologie
- Preventie en behandeling

Conclusie

Literatuur

Inleiding

De diagnostiek van dementie en van de ziektebeelden die dementie veroorzaken, zoals de ziekte van Alzheimer, wordt steeds verfijnder. De diagnose dementie is een syndroomdiagnose en doet derhalve geen uitspraak over onderliggende ziekten. Nieuwe beeldvormende technieken en betere neuropsychologische tests, alsmede een toename in de referentiegegevens van deze tests, maken dat de diagnostiek van dementie én de diagnostiek van de onderliggende ziekten steeds betrouwbaarder wordt en dat deze diagnosen ook steeds eerder kunnen worden gesteld. Andere technieken zoals genetisch risico-onderzoek en liquordiagnostiek zijn beschikbaar als aanvullend diagnostisch onderzoek.[1] De diagnose dementie is echter nog steeds een klinische diagnose. Het betrouwbaar vaststellen van de onderliggende ziekte vraagt meestal aanvullende diagnostiek. De belangrijkste klinische criteria zijn die volgens de DSM-IV-TR. Ook veelgebruikt maar meer op onderzoek gericht zijn de criteria volgens het National Institute of Neurological and Communicative Disorders and Stroke, die meestal in één adem genoemd worden met de Alzheimer's Disease and Related Disorders Association (NINCDS-ADRDA) en de Association Internationale pour la Recherche et l'Enseignement en Neurosciences (NINCDS-AIREN).[2]

De klinische diagnose ziekte van Alzheimer wordt in bijna 90% van de gevallen bij obductie bevestigd. In de overige 10% blijkt bij obductie een andersoortige pathologie in het brein aanwezig. Zo blijkt er in het brein van (met name oudere) patiënten veel vaker gemende pathologie: zowel alzheimerlaesies als vasculaire schade. Dit komt voor tot in 40-50% bij zeer oude patiënten (> 90 jaar). De klinische criteria hebben dus hun beperkingen en recent zijn nieuwe klinische criteria voor alzheimerdementie samengesteld.[3]

De problematiek rond het stellen van de diagnose dementie wordt mede bepaald door het feit dat er in een aantal gevallen een behandelbare en mogelijk zelfs reversibele dementie speelt. In feite doen de DSM-criteria dan ook geen uitspraak over de prognose van een dementie. Door het wegnemen van de oorza(a)k(en) (bijvoorbeeld geneesmiddelen, endocriene stoornis, alcohol, infectie) wordt een aantal patiënten 'genezen' van hun dementie. Patiënten en mantelzorgers zullen een diagnose dementie doorgaans echter interpreteren als een neurodegeneratieve aandoening. Hier moet men als arts in ieder geval goed rekening mee houden. Zowel een terecht gestelde diagnose dementie als een foutpositieve of foutnegatieve diagnose heeft grote gevolgen voor patiënt en familie. Dat is, gevoegd bij de hoge frequentie van voorkomen, voldoende reden om de dementiediagnostiek en de aansluitende behandeling en begeleiding te belichten in het onderhavige hoofdstuk.

> **Na bestudering van dit hoofdstuk kunt u:**
> - aangeven op grond van welke criteria een onderscheid gemaakt kan worden tussen normale en abnormale vergeetachtigheid bij oudere patiënten;
> - de belangrijkste ziekten noemen die kunnen leiden tot mentale achteruitgang en dementie bij ouderen en aangeven op welke wijze de (differentiaal)diagnostiek plaatsvindt;
> - aangeven hoe u objectief vast kunt stellen wat de beperkingen zijn op het terrein van cognitie en zelfredzaamheid bij ouderen;
> - aangeven wat het betekent voor een partner of familie als iemand een dementie krijgt en benoemen welke vormen van hulp of ondersteuning effectief zijn.

Vraag 1 Welk type stoornissen kan bijdragen aan het ontstaan van vergeetachtigheid bij ouderen?

Uit huis-aan-huisonderzoek blijkt dat veel ouderen geheugenklachten hebben. Zowel patiënten als de betrokken familieleden wijten de klachten vaak aan het ouder worden en bezoeken hun huisarts pas als er sprake is van ernstige ontregeling in de thuissituatie, vaak zelfs pas bij het ontstaan van een acute hulpvraag. Uit neuropsychologisch onderzoek onder zeer oude personen, zoals de Nederlandse mevrouw Van Andel, die 115 jaar is geworden, en de Franse mevrouw Calment, de oudste mens ooit, die 122 is geworden, is gebleken dat oud worden niet noodzakelijkerwijs samengaat met het ontstaan van een dementie. Sterker nog, mevrouw Van Andel bleek het brein van een 65-jarige te hebben. Gemiddeld wordt wel enige achteruitgang van de inprenting van nieuwe gebeurtenissen en het ophalen van vastgelegde informatie waargenomen naarmate de leeftijd toeneemt, maar er blijkt grote variatie te bestaan in het beloop en de ernst hiervan. Uit onderzoek is gebleken dat veranderingen in de hippocampus en de prefrontale cortex (hersenstructuren die essentieel zijn voor een normale geheugenfunctie) de belangrijkste oorzaken vormen. De met leeftijd geassocieerde achteruitgang in het geheugen heeft normaliter geen invloed op het zelfstandig functioneren (tabel 14.1). Is dat wel het geval, dan is de geheugenverandering niet meer alleen leeftijdgerelateerd, maar is er sprake van bijkomende pathologie.

Tabel 14.1 Differentatie tussen goedaardige en pathologische vergeetachtigheid

Klachten passend bij goedaardige vergeetachtigheid	Klachten die op pathologie kunnen wijzen
Bovenaan de trap vergeten zijn waarvoor men naar boven ging	Vragen herhalen
Bij het boodschappen doen enkele zaken vergeten	Vergeten dat een bepaald verhaal al is verteld
De weg kwijtraken in een relatief nieuwe omgeving	De weg kwijtraken op een bekende route
Vergeten van afspraak bij (tand)arts	Niet goed leren aanpassen aan een nieuwe situatie, bijvoorbeeld op vakantie niet kunnen oriënteren
Angst voor dementie	Namen van naaste familieleden vergeten

We kunnen verschillende geheugenfuncties onderscheiden. De belangrijkste tweedeling is het onthouden van bewust toegankelijke kennis of informatie, naast het leren en onthouden van vaardigheden, hetgeen vaak meer automatisch verloopt. Deze functies worden respectievelijk het expliciete of declaratieve en het impliciete geheugen genoemd. De goedaardige geheugenachteruitgang die bij velen met de jaren optreedt, heeft vooral betrekking op het expliciete, bewuste geheugen. Het impliciete geheugen blijft normaliter niet alleen lang intact bij gezonde veroudering, maar ook bij (beginnende) dementie. Naast het onderscheid tussen bepaalde geheugenfuncties, kunnen binnen het geheugen drie processen worden onderscheiden. Allereerst is er de inprenting van nieuwe informatie, waarbij aandachtsprocessen een belangrijke rol spelen. Vervolgens moet informatie gedurende langere tijd worden opgeslagen en tot slot moet eenmaal opgeslagen informatie weer toegankelijk worden (opdiepen). Bij dementie is met name het inprenten van nieuwe informatie gestoord, bij leeftijdgerelateerde vergeetachtigheid is het vooral het opdiepen van opgeslagen informatie dat minder gemakkelijk gaat.

Bij deze leeftijdgeassocieerde geheugenbeperking blijken naast organische veranderingen ook allerlei psychosociale factoren een rol te spelen. Zo wordt het naar boven halen van oude herinneringen gehinderd, wanneer juist andere informatie wordt aangeboden. Dat komt waarschijnlijk vaker voor bij ouderen, die nu eenmaal meer hebben meegemaakt. Die rijke ervaring is anderzijds vaak zeer behulpzaam bij het snel oplossen van een probleem dat men al eens eerder is tegengekomen. Deze op ervaring berustende 'gekristalliseerde intelligentie', neemt gemiddeld toe met de jaren. 'Vloeiende intelligentie', het snel kunnen oplossen van nieuwe problemen, neemt net als de geheugenfunctie gemiddeld af met toenemende leeftijd. Psychosociale stress, bijvoorbeeld door angst, schaadt de geheugenprestaties, terwijl een goed sociaal netwerk juist beschermend werkt voor het behoud van mentale functies.

Ontstaat er een snelle toename van de goedaardige geheugenbeperkingen, of zijn de beperkingen van invloed op het dagelijks functioneren, dan is het zinvol na te gaan of en zo ja welke onderliggende pathologie een rol speelt. Een groot aantal factoren kan de geheugenfunctie negatief beïnvloeden, waaronder zowel neurologische, psychiatrische als metabole en vasculaire stoornissen. Recent onderzoek heeft aangetoond dat diabetes mellitus en hartfalen de geheugenfunctie aantasten op een wijze die vergelijkbaar is met een met twee tot drie jaar versnelde cognitieve veroudering. Depressies, angststoornissen en psychosen hebben meestal ook effect op de geheugenfunctie, waarbij de verschillende psychiatrische stoornissen elk op een eigen complexe wijze interacteren met de geheugenfunctie. Depressies verminderen de geheugenfunctie, maar zijn ook een risicofactor voor het ontstaan van blijvende cognitieve stoornissen. Ten slotte spelen neurodegeneratieve ziekten die gepaard gaan met dementie een rol bij de achteruitgang van geheugenfunctie.

Casus

Voorgeschiedenis

Mevrouw T., oud-lerares Nederlands, is een gezond ogende dame van 79 jaar. Ze is al jaren samen met haar man in uw praktijk. Het is nu al weer tien jaar geleden dat ze behandeld is voor een coloncarcinoom en sedertdien heeft u haar niet veel meer gezien. Nu komt ze op uw spreekuur met de klacht dat ze momenteel veel vergeet, maar dat het nog erger is geweest de voorgaande maanden. Ze vergat toen boodschappen die ze wilde doen, wist af en toe de weg niet meer en was vaak dingen kwijt. Daarna is ze dingen gaan opschrijven en zichzelf gaan trainen in het beter opletten, wat vruchten heeft afgeworpen. Verder gaat het goed met haar. Ze voelt zich niet somber en is ook fysiek in redelijk goede doen. Over haar geheugenproblemen maakt ze zich echter wel veel zorgen.

Vraag 2   *Welke andere mentale functies zijn voorwaarde voor een goed geheugen? Hoe onderzoekt u deze functies?*

Een helder bewustzijn en een goede aandacht en concentratie zijn noodzakelijk om nieuwe informatie te kunnen opnemen, vastleggen en reproduceren. Goede aandacht en concentratie zijn dus voorwaardelijk voor een goede geheugenfunctie, maar ook voor het goed uitvoeren van andere cognitieve taken. In feite kan het vaststellen van aandacht en concentratie beschouwd worden als een detaillering van het bewustzijnsniveau, dat kan variëren van hyperalert tot comateus. Een normaal bewustzijn is een voorwaarde voor goede aandacht en concentratie. Concentratie duidt hierbij vooral op volgehouden aandacht. Het delier is het meest voorkomende klinische syndroom met een wisselend bewustzijn: nu eens is de patiënt redelijk helder, maar later weer suf of zelfs subcomateus, met daardoor ook cognitieve stoornissen. Bij een delier is de patiënt verhoogd afleidbaar en zijn aandacht en concentratie slecht. Bij een beginnend dementieel beeld zijn aandacht en concentratie echter meestal ongestoord. Bij een depressie is de aandacht meestal ongestoord, maar door interesseverlies soms moeilijk te trekken en gepreoccupeerd.

Het geheugen is bij een delier altijd aangetast, maar de ernst kan van uur tot uur (of nog sneller) wisselen, afhankelijk van de bewustzijnstoestand.

Bij een delier is de oriëntatie in persoon meestal ongestoord, maar zijn andere onderdelen van het declaratieve geheugen, zoals de oriëntatie in tijd en plaats, vaak gestoord. Bij aanwijzingen voor een medicamenteuze of somatische oorzaak van de bewustzijnsverandering en cognitieve stoornissen, maar ook bij een plotselinge achteruitgang of onduidelijkheid over het tijdsverloop, moet altijd eerst een delier worden uitgesloten en herstel worden afgewacht. Pas daarna mogen cognitieve stoornissen worden toegeschreven aan chronische pathologie. In de praktijk nemen we een periode van drie maanden als minimale herstelperiode na een delier om het cognitieve functioneren betrouwbaar te kunnen onderzoeken en eventueel een dementie te kunnen vaststellen. In tabel 14.2 zijn de belangrijkste verschillen tussen delier, dementie en depressie nog eens op een rijtje gezet.

Vraag 3   *Hoe onderzoekt u deze cognitieve functies?*

De anamnese en heteroanamnese bij de partner en/of mantelzorger vormen de hoeksteen van de dementiediagnostiek. De huisarts beoordeelt de aanwezigheid en ernst van een geheugenstoornis door vragen te stellen over het verleden. Hij vraagt bijvoorbeeld eerst naar wat de patiënt gisteren heeft gedaan of gegeten, dan wel naar bepaalde nieuwsitems. Als de patiënt daarover weinig kan vertellen, kan de arts vragen naar zaken en gebeurtenissen uit het verdere verleden (beroep, kinderen, huwelijk). Uit de heteroanamnese kan duidelijk worden of de patiënt recente gesprekken, gebeurtenissen of afspraken vergeet, of vaak dingen kwijt is. Zeer vaak is er een façade: de patiënt verhult cognitieve achteruitgang door een grapje, door leemtes in te vullen (confabuleren) en door te pretenderen dat hij allerlei (huishoudelijke) activiteiten zelf doet die in feite door anderen worden uitgevoerd.

De huisarts beoordeelt vervolgens de aanwezigheid en ernst van andere cognitieve stoornissen.

- Kan de patiënt moeilijker op een woord komen, minder goed iets uitleggen, minder goed een conversatie volgen of haalt hij zaken door elkaar (afasie)?
- Heeft de patiënt moeite met ingewikkelde taken zoals koken of aankleden of het bedienen van apparaten (apraxie)?
- Heeft de patiënt moeite met het herkennen van voorwerpen (agnosie)?
- Is de patiënt langzamer van begrip geworden en overziet hij het huishouden of andere activiteiten, zoals het regelen van financiële zaken, minder goed (stoornis in de uitvoerende functies)?
- Heeft de patiënt minder interesse in de omgeving of is zijn karakter veranderd?

Tevens is het gewenst vanaf het begin van de diagnostiek na te gaan hoe zwaar de mantelzorger de zorg voor de patiënt ervaart.

Tabel 14.2 Symptomen van delier, dementie en depressie

Kenmerk	Delier	Dementie	Depressie
Begin	Acuut (uren tot dagen)	Sluipend (maanden tot jaren)	Variabel, geleidelijk
Verloop	Symptomen fluctueren, toename 's nachts	Relatief stabiel, na lange tijd waar te nemen achteruitgang	Dagschommelingen, vooral 's morgens symptomen
Duur	Uren tot dagen, minder dan een maand	Maanden tot jaren	Ten minste twee weken, maanden tot jaren
Bewustzijn	Gedaald bewustzijn, fluctuerende alertheid	In beginstadium: bewustzijn en alertheid normaal	Bewustzijn en alertheid normaal
Aandacht	Gestoord, fluctuerend	In beginstadium: normaal	Aandacht zwakker, interesseverlies of negatieve gedachtegang
Oriëntatie	Gestoord	Gestoord	Niet gestoord
Geheugen	Verstoord kortetermijngeheugen	Verstoord korte- en langetermijngeheugen	Geheugen intact
Gedachtegang	Gefragmenteerd, gedesoriënteerd	Moeilijkheden met abstract denken, verarmde gedachten, woordvindingsproblemen	Intact, maar gevoelens van minderwaardigheid, hopeloosheid of hulpeloosheid
Hallucinaties en wanen	Doorgaans aanwezig (inhoudelijk niet complex): visuele meer dan auditieve	Doorgaans afwezig in beginstadia. Wel vaak paranoïde wanen	Bij klein aantal patiënten aanwezig
Slaap-waakcyclus	Verstoord	Gefragmenteerde slaap	Verstoord, vroegtijdig ontwaken, overmatig slapen

Aan het einde van de anamnese in engere zin kan men ook het bewustzijn, de concentratie en aandacht en de cognitieve functies testen. Het is wel goed dat u deze verandering in werkwijze (van gesprek naar testen) toelicht. Een simpele aandachtstest is het herhalen van cijferreeksen. Hierbij laat men de patiënt een opklimmend aantal willekeurig gekozen cijfers herhalen. Een oudere met goede aandacht en concentratie moet een reeks van ongeveer vijf cijfers kunnen herhalen. Een andere veelgebruikte aandachtstest is de patiënt vijfmaal het getal zeven te laten aftrekken van honderd (dus 93, 86, 79, 72, 65). Deze opdracht test echter ook de rekenfunctie.

Eerste onderzoek

> Mevrouw T. reageert adequaat op aanspreken. Een eenvoudige vraag, zoals: 'Vertelt u eens, heeft u ook ergens last van?', begrijpt ze goed en ze geeft er vlot antwoord op. Haar aandacht is goed vast te houden tijdens het gesprek. Op de cijferherhaaltest kan ze zes cijfers nazeggen. U concludeert dat bewustzijn en aandacht ongestoord zijn.

Vraag 4 Welk onderzoek voert u vervolgens uit als huisarts?

Als er signalen zijn die wijzen op ernstigere geheugenstoornissen bij een helder bewustzijn en in beginsel goede aandacht, dan moeten er meer gegevens worden verzameld om duidelijkheid over het beloop, de ernst en aard te verkrijgen. Dit is de eerste stap in de ziektediagnostiek. Een eerste cognitieve screening kan gemaakt worden met de MMSE (zie de cd-rom). Bedenk wel dat dit voor de patiënt een confronterend instrument kan zijn (hoe zou u het zelf vinden wanneer u deze test ineens zou moeten doen bij de huisarts?). Afname van de MMSE vraagt een goede introductie, waarin u uitlegt wat voor soort instrument het is en waarom u het afnemen van de test zinnig acht. Uitleg nadien over de interpretatie van de score is ook noodzakelijk.
Er is ook een Observatielijst Vroege Symptomen bij Dementie (OLD, zie www.tno.nl). Dit instrument vraagt geen testsituatie en kan aan de hand van spreekuurobservatie worden ingevuld. Afhankelijk van de ernst van de stoornissen is nader onderzoek gewenst, in de vorm van intern, neurologisch en psychiatrisch onderzoek, aangevuld met specifiek laboratoriumonderzoek.
De huisarts stelt de diagnose dementie bij een combinatie van geheugenstoornissen en stoornissen in andere hogere cognitieve functies (fasis, gnosis, praxis of uitvoerende functies) die zodanig zijn dat ze een relevante vermindering van het dagelijks functioneren opleveren.
Soms is er sprake van een objectief aantoonbare geheugenstoornis, al dan niet in combinatie met andere cognitieve stoornissen, zonder dat het dagelijks functioneren daar echter onder lijdt. Deze zogeheten 'lichte cognitieve stoornis' *(mild cognitive impairment)* is lang niet altijd een voorstadium van dementie en blijkt soms te kunnen verbeteren, bijvoorbeeld na verandering van medicatie.

Anamnese

Er blijken de nodige strubbelingen tussen de echtelieden door de geheugenbeperkingen. Mevrouw T. kan zich niet losmaken van haar geheugenproblemen. Dit heeft te maken met het feit dat haar moeder de laatste jaren voor haar overlijden ook in de war is geweest. Patiënte is bang dat haar hetzelfde lot beschoren zal zijn. Haar echtgenoot ziet dat ze een stap terug moet doen in het dagelijks functioneren. Het bereiden van maaltijden, waaraan ze altijd veel plezier beleefde, doet ze nog wel, maar eenvoudiger. Ze blijkt sneller vermoeid dan vroeger en wil 's avonds eerder naar bed. Wel is ze weer begonnen met pianospelen. Dit deed ze vroeger ook veel en het lukt weer aardig. Het wordt er wat gezelliger van in huis. De gezelligheid had de laatste maanden ernstig te lijden onder haar langzaam toenemende psychische beperkingen en de echtelijke strubbelingen. Mevrouw T. kan zich moeilijk losmaken van ingrijpende gebeurtenissen en lijkt af en toe het gevoel voor plaats en tijd kwijt.

De invloed van de klachten op het echtpaar is erg groot en gaat met de nodige emoties gepaard. U weet echter niet goed wat de oorzaak van de klachten is. Naast verdere diagnostiek wilt u een behandel- en begeleidingsadvies. Voldoende redenen om haar door te verwijzen naar de geheugenpolikliniek.

Vraag 5 Hoe ziet het verdere diagnostische traject eruit?

Wanneer de huisarts twijfelt aan de diagnose dementie of behoefte heeft aan nader onderzoek naar bijvoorbeeld het type dementie of behandelbaarheid van de dementie, is er een aantal mogelijkheden. De meest voor de hand liggende route is verwijzing naar een gespecialiseerde geheugenpolikliniek – een aantal regio's heeft samenwerkingsverbanden waarin de ketenzorg voor dementie anders wordt gerealiseerd. Een geheugenpolikliniek streeft naar een goede diagnostiek en behandeling van geheugenproblemen en andere niet-aangeboren cognitieve stoornissen. Behandeling vraagt een zorgvuldige nosologische (ziektekundige) classificatie volgens internationaal geaccepteerde criteria. Naast aandacht voor ziektediagnostiek is het van belang direct te starten met zogeheten 'zorgdiagnostiek'. Het goed in kaart brengen van de functionele problemen en zorgtekorten in de thuissituatie is van groot belang bij het bepalen van het beleid. Indien er aanwijzingen zijn voor gevaar zal daar direct op moeten worden ingespeeld. Vaak is het door het tijdig ontlasten van mantelzorg mogelijk om spoedopname in zieken- of verpleeghuis te voorkomen.

Nadere diagnostiek

Het aanvullend onderzoek omvat MRI en psychologisch testonderzoek, dat noodzakelijk is voor het betrouwbaar vaststellen van de onderliggende pathologie. De diagnostiek is complex, omdat mevrouw T. een hoog cognitief uitgangsniveau heeft en daardoor wellicht lang kan compenseren bij eenvoudig screenend onderzoek. De uitdieping van de klacht maakt duidelijk dat mevrouw T. vooral last heeft van een achteruitgang van het declaratieve geheugen. Zij is episoden uit het recente verleden kwijt en kan niet goed nieuwe informatie opnemen. De verdere tractusanamnese en het vragen naar geriatrische syndromen (vallen, loopstoornissen, incontinentie, gewichtverlies) levert geen bijzonderheden op. Mevrouw T. blijkt nog actief en doet éénmaal per week mee aan schilder- en tekenles. Haar dagen omschrijft ze als goed gevuld. Wanneer u vraagt wat de toekomst zou moeten brengen, geeft mevrouw T. aan 'iets met psychologie te willen doen'.

In de heteroanamnese bevestigt haar echtgenoot in grote lijnen het verhaal van patiënte. Hij heeft wel een aantal alledaagse klusjes van haar overgenomen. De dagen van mevrouw T. zijn leger dan zij het zelf doet voorkomen. Van geldzaken en het regelen van praktische dingen houdt zij zich tegenwoordig verre, terwijl ze vroeger een goede organisator was.

De score op de Mini-Mental State Examination is 21 uit 30, met vooral fouten bij geheugengerelateerde taken. De kloktekentest voert ze foutloos uit. Mevrouw T. loopt snel (Timed-Up-and-Go Test over drie meter in veertien seconden), met een redelijk goede balans (balans- en looptest van Tinetti 22 uit 28). Depressiescores zijn laag (Geriatric Depression Scale: 4 uit 15). In de taken van het dagelijks leven is ze nog redelijk zelfstandig, maar leunt wel steeds meer op haar echtgenoot (barthelscore voor algemene dagelijkse levensverrichtingen zoals wassen en aankleden 20 uit 20; lawtonscore voor instrumentele algemene dagelijkse levensverrichtingen 7 uit 8).

Vraag 6 Mevrouw T. gebruikt haar man ook als 'extern geheugen' of 'geheugenprothese'. Hoe ziet u dat?

Wanneer u patiënte een vraag stelt, kijkt zij direct opzij naar haar man om hem duidelijk te maken dat hij moet helpen. Dit *head turning sign* maakt de prothesefunctie duidelijk. Wanneer de onderzoeker ongetraind is en de echtelieden goed op elkaar ingespeeld zijn, kan de onderzoeker de aanwezige geheugenstoornissen volledig miskennen op deze manier. Het *head turning sign* is een belangrijke aanwijzing voor ernstigere cognitieve stoornissen.

Lichamelijk en psychiatrisch onderzoek

Mevrouw T. maakt een niet-zieke indruk. Ze ziet er verzorgd uit en oogt jong voor haar kalenderleeftijd. Haar bewustzijn is helder. Bij intern geneeskundig onderzoek treft u geen afwijkingen aan borst- en buikorganen en extremiteiten. Neurologisch onderzoek levert geen focale uitvalsverschijnselen op. De hersenzenuwen zijn intact en er zijn geen pseudobulbaire reflexen. Ook de grijpreflex is afwezig. U merkt geen stoornissen in praxis, gnosis of fasis. Ze loopt antalgisch vanwege een deformatie in de enkel, opgelopen na een gecompliceerde fractuur een aantal jaren terug.

Bij psychiatrisch onderzoek blijkt ze breedsprakig en probeert ze de geheugenbeperkingen te camoufleren met een fraaie façade. Wanneer u haar toch een keer voorzichtig met haar vergeetachtigheid confronteert, wordt ze wat opstandig. Ze is intellectueel goed ontwikkeld, ze heeft hbs-b gedaan en daarna een hogere beroepsopleiding gevolgd. Het geheugen voor dingen die ze vroeger heeft meegemaakt is duidelijk verminderd. Het aanbieden van *cues* (geheugensteuntjes) helpt haar niet. Het autobiografisch geheugen lijkt grotendeels behouden. Het denken en waarnemen zijn ongestoord. De stemming is normaal en haar affect moduleert goed. Haar persoonlijkheid lijkt intact en onveranderd. Ze slaapt doorgaans goed.

Vraag 7 Welk onderzoek voert u uit op de geheugenpolikliniek?

U verricht eerst een compleet geriatrisch onderzoek, dat bestaat uit anamnese, heteroanamnese, onderzoek van de vitale functies en een internistisch, neurologisch en psychiatrisch onderzoek. De nadruk hierbij ligt op de biologische en psychische functies die direct van invloed zijn op de cognitie en het zelfstandig functioneren.

De anamnese, heteroanamnese en een algemeen lichamelijk onderzoek worden eerst uitgevoerd. Dit wordt aangevuld met eenvoudig laboratoriumonderzoek naar onder meer nierfunctie, schildklierfunctie, glucose, hemoglobine en hematocriet. Op indicatie kan dit uitgebreid worden met bepalingen van vitamine B_1, B_6, B_{12} en foliumzuur, natrium en kalium, en luesreacties. Neuropsychologisch onderzoek levert vaak een belangrijke bijdrage aan de ziektegerichte diagnostiek. Het wordt samengesteld op basis van inventariserend onderzoek door de arts.

Op klinische gronden kan een vermoeden van vasculaire dementie opkomen, maar ter bevestiging van de diagnose is beeldvormend onderzoek van de hersenen nodig. MRI verdient daarbij de voorkeur vanwege de grotere sensitiviteit. MRI is ook superieur als het gaat om het aantonen van vasculaire laesies bij vasculaire dementie en om atrofie van de hippocampus, passend bij een dementie van het alzheimertype. Beeldvormend onderzoek kan ook noodzakelijk zijn om structurele laesies (bijvoorbeeld een tumor) aan te tonen dan wel uit te sluiten, met name wanneer er focale neurologische uitval is. Op indicatie kan het aanvullend onderzoek worden uitgebreid met bijvoorbeeld liquoronderzoek, een eeg of een SPECT-scan.

Onderzoek op de geheugenpoli

> Bij het laboratoriumonderzoek blijkt alleen een te lage vitamine-B_{12}-spiegel (112 pmol/l; normaal > 160 pmol/l), overigens zonder hematologische afwijkingen.
>
> Aanvullend neuropsychologisch testonderzoek leert dat er een forse inprentingsstoornis is, met op meerdere geheugentests een prestatieniveau van meer dan −2 SD onder de opleidings- en leeftijdgecorrigeerde referentiewaarde. Daarnaast is er een verminderd abstractievermogen. Bij de beoordeling hiervan is ook rekening gehouden met haar premorbide niveau. Er zijn geen stoornissen in taal, handelen of uitvoerende functies, noch is er sprake van mentale traagheid. Patiënt heeft wel moeite voorwerpen juist te benoemen.
>
> Om de diagnose te ondersteunen en reversibele oorzaken uit te sluiten laat u een MRI-scan van de hersenen maken. De scan toont lichte corticale en subcorticale atrofie, die echter meer is toegenomen ter plaatse van de mediale temporaalkwab en met name de hippocampus.
>
> Het ecg toont een normaal sinusritme met normale QRS-complexen.

Vraag 8 Wat is uw differentiaaldiagnose?

Van de corticale beelden zijn de ziekte van Alzheimer, frontotemporale dementie en diffuse lewy-body-dementie (LBD) de belangrijkste. Bij mevrouw T. denkt u op basis van de verzamelde gegevens op de eerste plaats aan de ziekte van Alzheimer.

Bij frontotemporale dementie (FTD) staan in het begin gedragsveranderingen (ontremming of juist sociale terugtrekking) vaak meer op de voorgrond dan geheugenproblemen, al dan niet in combinatie met een taalstoornis (zie hoofdstuk 16). Soms begint het proces met toegenomen dwangmatigheid en inflexibel gedrag. Bij het voortschrijden van de ziekte neemt apathie sterk toe. De woordvloeiendheid vermindert en deze patiënten vertonen stoornissen in hun oordeelsvermogen, de planning van hun gedrag en de uitvoerende of executieve functies. Ze hebben zeer weinig inzicht in hun problematiek en vaak ontkennen ze zelfs dat ze een probleem hebben (anosognosie). Meer dan de helft van deze patiënten trekt zich terug uit sociale activiteiten. Ook excessief eten wordt waargenomen. De apathie kan evolueren naar een mutistisch-akinetische toestand. Genoemde symptomen kunnen gepaard gaan met een (vrij langdurige) relatief intacte geheugenfunctie. Meestal worden bij deze vorm van dementie ook zeer weinig praxisstoornissen of stoornissen van de visuospatiële functies waargenomen. Wanneer de taalstoornissen (aanvankelijk) dominant zijn wordt het onderscheid gemaakt in een semantische dementie en een primair-progressieve afasie. Het klinische beeld van mevrouw T. past niet goed bij de beschrijving van een frontaalkwabdementie.

Patiënten met lewy-body-dementie (LBD), een dementieel syndroom dat wordt veroorzaakt door een diffuse stapeling van lewylichaampjes in de cortex, vertonen ernstige en snel wisselende stoornissen in de aandacht en/of het bewustzijn. Daarnaast hebben ze cognitieve uitval, die lijkt op die van de ziekte van Alzheimer en tekenen van extrapiramidale stoornissen. Stoornissen in de taal (woordvloeiendheid) en in visuospatiële vaardigheden zijn prominenter aanwezig bij LBD dan bij de ziekte van Alzheimer. Geheugenstoornissen daarentegen zijn veel minder prominent dan bij de ziekte van Alzheimer en kunnen verbeteren wanneer gerichte aanwijzingen (*cues*) worden aangeboden. Andere karakteristieken van deze vorm van dementie zijn visuele hallucinaties, die ook vaak worden uitgelokt of vererger door de behandeling met antipsychotica, wanen, extrapiramidale verschijnselen en valneiging.

Van de subcorticale dementievormen komt vasculaire dementie het meest voor. Kenmerken zijn de stapsgewijze achteruitgang, het fluctuerende verloop en het meer vlokkige of focale patroon van de geheugendeficits. Deze aandoening wordt meestal veroorzaakt door multipele, discrete infarcten, corticaal of subcorticaal, maar zij kan ook het gevolg zijn van enkelvoudige strategische infarcten (bijvoorbeeld in de hippocampus of thalamus) of van uitgebreide diffuse wittestofschade (meer dan 25% van de totale witte stof).

De dementie bij de ziekte van Parkinson is een meer subcorticale vorm van dementie, met vooral verlies van executieve functies. Andere zeldzamere oorzaken van subcorticale dementie, zoals dementie bij de ziekte van Huntington en dementie bij normaledrukhydrocefalie blijven hier buiten beschouwing.

Alzheimerdementie werd vroeger vastgesteld bij uitsluiting van andere oorzaken. Tegenwoordig dragen ook de biomarkers (MRI, liquoronderzoek, PET-scan) in positieve zin bij.

De prevalentiecijfers van de verschillende oorzaken van dementie wisselen sterk met het geraadpleegde onderzoek en de onderzochte populatie. Overeenstemming is er wel over het feit dat de dementie van het alzheimertype het meest frequent voorkomt (50-70%). De belangrijkste twee andere vormen zijn de vasculaire dementie (20-35%) en LBD (15-25%). Een complicerende factor is dat patiënten dikwijls voldoen aan de klinische criteria van meer dan één etiologisch beeld. Mengbeelden van alzheimer- en vasculaire dementie komen vaak voor, evenals mengbeelden van alzheimer- en lewy-body-dementie.

Bij mevrouw T. denkt u vanwege de symptomen, de MRI-scan met voornamelijk hippocampusatrofie beiderzijds en lichte gegeneraliseerde corticale atrofie, het geleidelijke beloop en de afwezigheid van aanknopingspunten voor andere etiologie, op de eerste plaats aan de ziekte van Alzheimer. Op grond van de klinische gegevens zijn een LBD, FTD of vasculaire dementie niet waarschijnlijk. De vitamine-B_{12}-deficiëntie draagt mogelijk bij aan de symptomen, al geeft vitamine-B_{12}-suppletie meestal geen positief effect op de cognitie.

Diagnose

> U stelt op basis van de gegevens uit anamnese, heteroanamnese en het lichamelijk en aanvullend onderzoek vast dat er sprake lijkt te zijn van een dementie, gedomineerd door de geheugenstoornissen. Het neuropsychologische profiel en de klinische presentatie passen het meest bij de ziekte van Alzheimer.

Vraag 9 Welke criteria gelden voor de diagnose ziekte van Alzheimer?

De criteria voor de ziekte van Alzheimer zijn recent herzien.[3] Mevrouw T. voldoet aan deze criteria, een diagnose die nu ook in positieve zin gesteld wordt.

Tabel 14.3 Diagnostische criteria voor dementie

Cognitieve en neuropsychiatrische symptomen die:
• interfereren met het normale functioneren en activiteiten
• ervoor zorgen dat het functioneren is afgenomen ten opzichte van voorheen
• niet worden veroorzaakt door een delier of ernstige andere psychiatrische aandoening
• blijken uit (hetero)anamnese en uit objectieve cognitieve tests
De cognitieve stoornissen en neuropsychiatrische symptomen bestaan uit twee of meer van de volgende:
• moeite met leren en onthouden van nieuwe informatie
• de uitvoering van complexe taken en het oordeelsvermogen zijn verminderd
• verminderde visuospatiële vaardigheden
• taalproblemen
• veranderingen in persoonlijkheid

Tabel 14.4 Diagnostische criteria voor de ziekte van Alzheimer

Kenmerken van de diagnose WAARSCHIJNLIJK ziekte van Alzheimer	De aanwezigheid van een ziekte van Alzheimer wordt onwaarschijnlijk als
Voldoet aan de algemene criteria voor dementie	Substantiële hoeveelheid cerebrovasculaire schade aanwezig is (beroerte in de voorgeschiedenis die in tijd gerelateerd is aan ontstaan van de cognitieve stoornissen, meerdere of grote infarcten of ernstige witte stof afwijkingen)
Sluipend begin	Aanwezigheid van de kernsymptomen van lewy-body-dementie anders dan de dementie zelf
Duidelijke (hetero)anamnese of resultaten van cognitieve tests met verslechtering van de cognitie	Het op de voorgrond staan van kenmerken van de gedragsvariant van frontotemporale dementie, primaire progressieve afasie of semantische dementie
De eerste en meest prominente cognitieve problemen zijn:	Bewijs van een actieve neurologische ziekte of andere medische conditie of medicatiegebruik met een substantieel effect op de cognitie
• 'amnestische' presentatie met het leren van nieuwe informatie en ophalen van recent geleerde informatie (komt het vaakste voor) • 'niet-amnestische' presentatie (met ook stoornissen in andere cognitieve domeinen): • taal: opvallende woordvindingsproblemen • visuospatieel: gestoorde herkenning, bijvoorbeeld van voorwerpen en gezichten • executieve functiestoornissen: problemen met logisch redeneren, verminderd probleemoplossend vermogen en oordeels- en kritiekstoornissen	

Behandeling

Mevrouw T. en haar echtgenoot wordt de diagnose meegedeeld. Voor mevrouw is dat een verrassing en een schok. Toch is zij blij dat de diagnose haar is meegedeeld. Voor de echtgenoot is het een bevestiging van wat hij al vermoedde en het geeft ook erkenning van de belasting die hij ervaart in de zorg voor zijn vrouw. Er wordt stilgestaan bij de onzekere prognose. Rekening houdend met functies die niet zijn aangedaan wordt een behandel- en begeleidingsplan opgesteld. De behandeling bestaat uit een symptomatische behandeling met een acetylcholinesteraseremmer. Galantamine wordt in vier weken langzaam opgehoogd tot een dosering van 16 mg eenmaal daags. Patiënte verdraagt de medicatie goed, na een initiële fase van misselijkheid en maag-darmklachten. Door de sociaal-psychiatrisch verpleegkundige worden adviezen gegeven om de belas-

> ting voor de partner beperkt te houden. Met name van belang daarbij is coaching hoe om te gaan met het feit dat patiënte zichzelf vaak herhaalt en fouten maakt in afspraken. Er wordt geregeld dat er twee keer per week een aantal uren iemand van de hulpdienst komt, zodat de echtgenoot naar zijn leesclub kan gaan.
>
> Patiënte en echtgenoot krijgen verder bezoeken van de ergotherapeut thuis die hen adviezen en training geeft over de omgang met elkaar en de beste uitvoering van de dagelijkse levensverrichtingen, bijvoorbeeld het koken en het doen van de was. Deze taken blijken in de praktijk steeds meer door haar man uitgevoerd te worden.

Vraag 10 *Wat zijn de huidige medicamenteuze behandelmogelijkheden en welke nieuwe therapievormen zijn binnen afzienbare tijd te verwachten?*

Geneesmiddelen met bewezen werkzaamheid op de cognitieve achteruitgang bij ziekte van Alzheimer zijn pas sinds enkele jaren voorhanden. Tot op heden is daarvan echter alleen een symptomatisch effect aangetoond: zij vertragen de achteruitgang met ongeveer zes maanden. Er wordt veel wetenschappelijk onderzoek naar nieuwe geneesmiddelen gedaan, maar er is nog steeds geen preventieve of neuroprotectieve behandeling beschikbaar.

Sinds ongeveer 1980 heeft in het denken over de ziekte van Alzheimer de cholinerge hypothese centraal gestaan. Volgens de cholinehypothese is een tekort aan acetylcholinerge transmissie in de hersenen (met name vanuit de nucleus basalis van Meynert) de belangrijkste oorzaak van het verlies van cognitieve functies. De cholinehypothese heeft als eerste geleid tot de ontwikkeling van specifieke geneesmiddelen tegen de ziekte van Alzheimer. Deze geneesmiddelen stimuleren de cholinerge transmissie. De belangrijkste zijn de acetylcholinesteraseremmers. Inmiddels is een tweede generatie acetylcholinesteraseremmers beschikbaar, hiervan zijn in Nederland rivastigmine en galantamine geregistreerd. Galantamine stimuleert naast de acetylcholinerge transmissie ook de nicotinereceptoren. De verschillende cholinesteraseremmers zijn helaas onderling niet goed vergeleken in RCT's. Afzonderlijk zijn galantamine en rivastigmine, met name in hogere dosering (respectievelijk 16-24 en 6-12 mg/dag), wel werkzamer gebleken dan placebo. Het *number needed to treat* (NNT), het aantal patiënten dat behandeld moet worden om bij één patiënt een duidelijke verbetering te zien, varieert bij deze dosering voor beide middelen tussen zeven en vijftien. Het *number needed to harm* (NNH), het aantal patiënten dat behandeld kan worden voordat er één patiënt zo duidelijke bijwerkingen ondervindt dat deze stopt met behandeling ligt rond de tien. De getallen variëren echter nogal in de verschillende publicaties, afhankelijk van het gebruikte responscriterium. De criteria om met cholinesteraseremmers te stoppen zijn enerzijds gebaseerd op het optreden van bijwerkingen en anderzijds op een systematische evaluatie van het effect op cognitie en zelfredzaamheid. Deze evaluatie wordt zinvol geacht om de zes maanden, waarbij stabilisatie op beide domeinen, of verbetering op één of beide domeinen, als een geslaagd behandelingresultaat wordt beschouwd. Bij het verslechteren op één van beide domeinen moet worden overwogen te stoppen.

De dominante hypothese voor het ontstaan van de ziekte van Alzheimer is op dit moment de amyloïdcascadehypothese, die neerslag van bèta-amyloïd als de belangrijkste schadelijke prikkel ziet. De cholinehypothese maakt hier onderdeel van uit: het acetylcholinetekort kan als resultaat van neuronale celdood worden gezien (zie figuur 14.1). Het onderzoek naar stoffen die op deze cascade ingrijpen, van stoffen die de amyloïdneerslag remmen tot vaccins die opruimacties stimuleren, verkeren momenteel in verschillende klinische stadia (fase 1 t/m 3). De kansen op werkzaamheid zijn groter dan bij de medicatie die voortkwam uit de cholinehypothese, al is een echte genezende therapie, gezien de complexiteit van de ziekte, nog lang niet in beeld.

Een derde ingang is de preventie van zowel de amyloïdneerslagen als de vasculaire schade die ook vaak bij de ziekte van Alzheimer aanwezig is. Onderzoeken hiernaar zijn gaande en moeten de komende jaren vruchten gaan afwerpen.

Vraag 11 *Wat zijn de behandelmogelijkheden van gedragsstoornissen bij dementie?*

Bij probleemgedrag bij dementie moet gedacht worden aan: dwalen, slapeloosheid, agitatie en agressie, roepgedrag, eetstoornissen en seksuele ontremming. In het kader van probleemgedrag bij dementie is het allereerst van belang na te gaan of er geen delier speelt. Bij het delier is het allereerst zaak de lichamelijke oorzaak hiervan op te sporen en te behandelen.

Is een delier uitgesloten of onwaarschijnlijk, dan moet worden nagegaan of niet-medicamenteuze veranderingen in de leefomgeving de (chronische of intermitterende gedragsstoornissen) kunnen verbeteren (zie vraag 13). Pas bij grote belasting van patiënt of familie, gevaar van de patiënt voor zichzelf en anderen of moeilijke verpleegbaarheid zal medicatie gebruikt moeten worden. Specifieke observatie van de gedragsproblemen moet vervolgens aantonen of een behandeling werkzaam is. Dit geldt zowel voor medicamenteuze als voor niet-medicamenteuze behandelingen. Helaas is er nog betrekkelijk weinig gecontroleerd en gerandomiseerd onderzoek verricht naar de werkzaamheid van geneesmiddelen bij specifieke gedragsproblemen.

Alleen wanneer de patiënt lijdt aan onrust, angst, agressie of hallucinaties, of wanneer complicaties dreigen te ontstaan door het verwarde gedrag, kan een antipsychoticum noodzakelijk zijn. Antipsychotica blijken echter vooral effectief indien er sprake is van agressief gedrag. Een benzodiazepine kan als adjuvans noodzakelijk zijn. De onzekerheid over het effect van antipsychotica bij gedragsproblemen is mede gebaseerd op het feit dat ook met placebo een hoog percentage van de patiënten een verbetering laat zien van agressieve symptomen.

Op het niveau van de individuele patiënt betekent dit alles dat medicamenteuze en niet-medicamenteuze interventies weloverwogen moeten worden toegepast en via trial-and-error moeten worden bijgesteld. Zorgvuldige en periodieke evaluatie van symptomen en medicatie is noodzakelijk, waarbij naast specifieke doelsymptomen ook de effecten op het algemeen functioneren van belang zijn. Tevens zijn de potentiële bijwerkingen en interacties van de genoemde geneesmiddelen in relatie tot de comorbiditeit en het medicatiegebruik van de patiënt van groot belang bij het maken en evalueren van een keuze. Hierbij kan helaas nog geen geneesmiddel per type gedragsprobleem worden geadviseerd (zie hoofdstuk 15). Het is belangrijk om rekening te houden met het feit dat de gedragsstoornissen komen en gaan, ook zonder medicatie. De mediane duur van een gedragsstoornis bij dementie is ongeveer acht maanden. Het is daarom nodig om na enige tijd de medicatie te stoppen om te zien of deze nog nodig is.

Vraag 12 Wat is er bekend over de gevolgen van dementie voor de mantelzorger en hoe zijn deze gevolgen te beperken?

Mantelzorg voor een patiënt met dementie is intensief. Zonder goede ondersteuning hebben mantelzorgers een sterk verhoogde kans op depressie, infectieziekten en daarnaast een verhoogd mortaliteitsrisico. Vaak wordt de arts pas met problemen van mantelzorgers geconfronteerd als er een crisis ontstaat. In een eerder stadium zijn mantelzorgers niet geneigd om iets voor zichzelf te vragen en stellen huisartsen zich tamelijk passief op omdat zij het gevoel hebben dat zij niets kunnen bieden. Dit gevoel leidt er vaak toe dat huisartsen veel later in het beloop in een crisiscontact inderdaad niet meer te bieden hebben dan opname in een verpleeghuis tijdens zo'n crisis. Dat is een gemiste kans omdat in een eerder stadium wel degelijk effectief kan worden geholpen. Er zou eerder een begeleidingsplan moeten worden opgesteld voor de patiënt en de mantelzorger, zodat een vorm van samenwerking kan worden opgebouwd en keuzen uit verschillende vormen van hulp mogelijk zijn. Van belang is dat bij herhaling in het beloop van de ziekte wordt vastgesteld in hoeverre de mantelzorger de zorg aankan en of er aanvullende zorg noodzakelijk is. De NHG-Standaard *Dementie*[4] bevat een korte checklist met vragen die nagaan of de mantelzorger het gevoel heeft de zorg aan te kunnen. Educatie van de mantelzorger is daarna een potentieel krachtige interventie. Als de mantelzorger het idee heeft dat hij wordt gemanipuleerd doordat de patiënt zich beter gedraagt als er bezoek is, kan de hulpverlener hem uitleggen dat de patiënt geweldig zijn best doet als er bezoek is en daarna zo uitgeput is dat er een terugval volgt. De patiënt rust gunnen na het bezoek en erop bedacht zijn dat deze terugslag kan komen, voorkomt ergernis en stress. Veel mantelzorgers hebben het gevoel dat zij zeven dagen per week 24 uur klaar moeten staan en niets voor zichzelf mogen vragen. Het is van groot belang duidelijk te maken dat de patiënt goede zorg verdient, maar dat de eisen aan de mantelzorger redelijk en haalbaar moeten zijn zodat deze ook nog een persoonlijk leven kan hebben. Ondersteuning die rekening houdt met de mogelijkheden en onmogelijkheden van zowel de patiënt als de mantelzorger beïnvloedt de kwaliteit van leven van beiden positief. De zorg thuis kan daardoor langer doorgaan. De huisarts staat gelukkig niet alleen in de zorg voor mensen met dementie. Geheugenpoliklinieken en ggz-instellingen kunnen helpen met diagnostiek bij psychiatrische comorbiditeit, gedragsproblemen en zorgadviezen. Specialisten Ouderengeneeskunde kunnen partners in deze zorg worden en helpen om een reële kijk op de mogelijkheden tot zorg in een verpleeghuis te krijgen.

Vraag 13 Wat is er bekend over de effecten van psychosociale interventies bij demente mensen met gedragsproblemen?

'Aan dementie kun je niets doen', is nog steeds een veelgehoorde mening, die echter niet strookt met de werkelijkheid. De ziekte is inderdaad niet te genezen, maar zoals al eerder aangegeven zijn cognitieve symptomen en gedragsproblemen wel degelijk te beïnvloeden. Het veranderde en onbegrijpelijke gedrag maakt de communicatie moeilijker en wekt vaak een machteloos gevoel op. Gedragsproblemen hebben veel meer dan cognitieve beperkingen, een negatief effect op de zorgverleners en vereisen een speciale benadering.

Wat nodig is om gedragsproblemen aan te pakken is kennis over gedragsproblemen, communicatieve vaardigheden om kennis toe te passen, flexibiliteit, begrip voor de persoon met dementie en oprechte betrokkenheid. De benadering van mensen met dementie is erop gericht om hun aanwezige capaciteiten te benutten en de defecten te compenseren. Dit vereist een geïndividualiseerde aanpak. Zie verder hoofdstuk 15.

Follow-up

Bij een volgend bezoek aan de geheugenpolikliniek blijkt mevrouw T. twee punten verbeterd op de MMSE en verder stabiel te zijn gebleven in haar vermogen taken van het dagelijks leven uit te voeren. De zorgbelasting voor de echtgenoot is verminderd na het starten van ondersteuning door vrijwilligers.

Het echtpaar heeft een aantal vragen opgeschreven om het met u over te hebben naar aanleiding van het voorgaande gesprek. Ze hebben de familiegeschiedenis nog eens nageplozen en hebben ontdekt dat meerdere familieleden een dementie hebben gehad. Het betreft de moeder van mevrouw T. en twee van haar zussen – uit een gezin van vijf. Verderop in de familie van moederszijde zijn er mogelijk nog enkele gevallen van dementie. Voor zover ze hebben kunnen achterhalen zijn de ziektegeschiedenissen van deze familieleden begonnen rond het 75e levensjaar. De familie van patiënte is van origine niet Nederlands maar woonde in Rusland in de buurt van de Wolga. Het echtpaar heeft door deze familiaire belasting zorgen gekregen over de kans op dementie bij hun vier eigen kinderen, inmiddels allen veertigers, en hun twaalf kleinkinderen. Hun belangrijkste vraag aan u is of er nu familieonderzoek noodzakelijk is.

Zoekopdracht

- Wat zijn de meest voorkomende oorzaken van familiair voorkomende ziekte van Alzheimer?
- Welke genlocatie komt voor bij de familiale vorm van de ziekte van Alzheimer die voorkomt in de streek waar de familie van mevrouw T. vandaan komt?

Discussievraag

Gaat u genetisch onderzoek uitvoeren bij patiënte en haar familie?

Hints

1. Combineer in PubMed de MeSH-termen 'Alzheimer disease' en 'Volga'. De sleutelpublicatie is die van Levy-Lahad.[5]
2. Kijk vervolgens op de prachtige continue-meta-analysesite www.alzforum.org en klik op Alzgene (het rechter venster onder *Gene databases*).
3. Zoek nu het gen dat Levy-Lahad en zijn groep hebben gevonden in het zoekvenster voor genlocaties. Bekijk de resultaten van de meta-analyse voor polymorfismen op deze genlocatie voor de sporadische vormen van de ziekte van Alzheimer (klik op *view meta-analysis*). Hoe groot is volgens de laatste inzichten de odds-ratio van het hier gelegen polymorfisme?

4 Vergelijk dit eens met de laatste meta-analyse voor het APO-E4-allel, dat waarschijnlijk nog steeds op de eerste plaats staat bij de *top Alz-gene results*. Dit zijn de genlocaties met de grootste voorspellende waarde voor de sporadische, niet-familiale vormen van de ziekte van Alzheimer.

Achtergrondinformatie

Epidemiologie

Geschat wordt dat er anno 2010 in Nederland ongeveer 235.000 patiënten met een dementie waren, van wie ongeveer 155.000 met de ziekte van Alzheimer. De incidentie van het dementiesyndroom stijgt snel met de leeftijd: van 1 per 100 persoonsjaren voor 65- tot 69-jarigen tot 9 per 100 persoonsjaren voor personen ouder dan 85 jaar. De prevalentie van dementie bedraagt 1-2% bij personen met een leeftijd tussen 65 en 70 jaar, maar neemt in westerse landen zeer snel toe met de leeftijd, zodat deze voor personen tussen 85 en 90 ligt tussen 20 en 40% en voor de 90- tot 94-jarigen tussen de 30 en 55%, waarbij meer dan de helft een lichte of matige ernst van dementie heeft. Een goede diagnostiek en behandeling is dan ook van groot belang voor de oudere patiënt.

Wanneer wordt uitgegaan van een gemiddelde overleving van zeven tot negen jaar na het tijdstip van diagnose is de vraag naar symptomatische behandeling van de cognitieve achteruitgang bij dementie relevant voor naar schatting 100.000 patiënten. Dit aantal zal navenant toenemen met de verwachte verdubbeling van het aantal patiënten van circa 235.000 nu, naar meer dan 400.000 in 2040.

Etiologie

De dominante hypothese voor het ontstaan van de ziekte van Alzheimer is op dit moment nog steeds de amyloïdcascadehypothese (zie ook vraag 10), die stelt dat bèta-amyloïdneerslagen in seniele plaques buiten de cellen de belangrijkste schadelijke prikkels vormen. Door mutaties in genen die betrokken zijn bij het metabolisme van bèta-amyloïd zijn allerlei familiaire vormen van de ziekte ontstaan. Ook bestaan er vele polymorfismen die een verhoogde kans op de sporadische vorm van de ziekte geven. Het bekendste en belangrijkste polyformisme is dat van apolipoproteïne-E, waarvan de E4-allelen zorgen voor een verhoogd risico, met name op oudere leeftijd.[6,7] De rol van de intracellulaire neerslag van tau-proteïne is nog niet bekend. Ook is er nog geen sluitend bewijs voor de neurotoxiciteit van de amyloïdcascade. Zo zijn er bij autopsie amyloïde plaques in hersenen gevonden bij mensen zonder alzheimerdementie. Recent is de invloed van hypertensie en andere vasculaire schade op de amyloïdneerslagen duidelijk geworden (figuur 14.1)[8], hetgeen ook nieuwe wegen voor interventies opent.

De vergeetachtige patiënt **251**

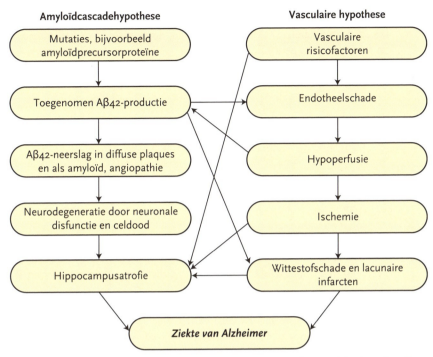

Figuur 14.1 Samenhang tussen de amyloïdcascadehypothese en de vasculaire hypothese[9]

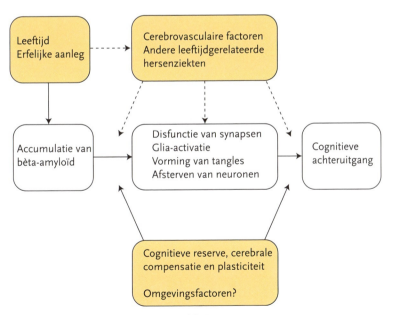

Figuur 14.2 Pathofysiologie van de ziekte van Alzheimer

Preventie en behandeling

De geneesmiddelen die worden ingezet bij de de ziekte van Alzheimer moeten worden onderscheiden in geneesmiddelen die de symptomen verminderen en geneesmiddelen die het ziektebeloop blijvend vertragen. Symptomatisch werkzame middelen verschuiven het natuurlijke ziektebeloop, maar de snelheid van achteruitgang blijft uiteindelijk hetzelfde. Een oorzakelijke, neuroprotectieve behandeling zoals vaccinatie met antilichamen tegen bèta-amyloïd zou de achteruitgang theoretisch moeten vertragen, maar tot op heden is niet aangetoond dat dit gebeurt.

De relatie tussen cerebrovasculaire wittestofschade en de ziekte van Alzheimer doet vermoeden dat strikte bloeddrukregulatie kan bijdragen tot het vertragen of zelfs voorkomen van de ziekte. Deze hoopvolle aanwijzingen komen tot nu toe echter maar uit één trial (de zogeheten SystEur-trial), en er zijn momenteel onderzoeken gaande naar de beschermende effecten van zeer strikt cardiovasculair risicomanagement op de cognitieve uitkomstmaten.

In algemene zin is de preventiestrategie erop gericht accumulatie van cellulaire en genetische schade te voorkomen. Daarbij wordt een veelheid van interventies onderzocht, variërend van lichamelijke inspanning tot diëten en combinaties van leefstijlinterventies.

Er zullen in de komende jaren de nodige nieuwe remmers en symptoombestrijdende geneesmiddelen voor de ziekte van Alzheimer op de markt komen, en er zullen combinaties worden onderzocht van middelen die afzonderlijk effectief zijn gebleken. Voor de dagelijkse praktijk zijn dergelijke combinaties en nieuwe geneesmiddelen echter pas geschikt als hun werkzaamheid en doelmatigheid zijn aangetoond in goed uitgevoerd onderzoek. De gegevens moeten vervolgens ook nog worden vertaald naar de specifieke eigenschappen van de individuele patiënt (bijvoorbeeld comorbiditeit).

Conclusie

Met een goede anamnese en een zorgvuldige heteroanamnese is goedaardige vergeetachtigheid veelal goed te onderscheiden van abnormale vergeetachtigheid. In een aantal gevallen, bijvoorbeeld bij hoogopgeleide personen of als er ook depressieve symptomen zijn, is dat moeilijker. Dementie is in de eerste lijn meestal betrouwbaar vast te stellen met anamnese, lichamelijk onderzoek, laboratoriumonderzoek en eenvoudig screenend cognitief onderzoek. Wel is aanvullend onderzoek, zoals dat wordt uitgevoerd in multidisciplinaire geheugenpoliklinieken, meestal noodzakelijk om onderliggende ziekteprocessen vast te stellen.

Naast ziektediagnostiek is zorgdiagnostiek van groot belang om optimale zorg voor patiënt en mantelzorger te kunnen inzetten.[8] Op dit terrein zijn de laatste jaren veel vorderingen gemaakt.

Van (combinaties van) medicamenteuze interventies die volgens de meest recente pathofysiologische hypotheses aangrijpen is in de toekomst wellicht meer te verwachten dan van de huidige cholinerge geneesmiddelen. Vooralsnog zijn psychosociale interventies echter het meest werkzaam gebleken, waarbij het streven naar continuïteit van zorg zeer belangrijk is voor patiënt en naaste.

Literatuur

1. Blennow K, Leon MJ de, Zetterberg H. Alzheimer's disease. Lancet 2006;368:387-403.
2. Gool WA van, Hagemeijer A, Barkhof F, Brouwer KJ, Eefsting JA, Eikelenboom P, et al. Richtlijn diagnostiek en medicamenteuze behandeling van dementie. Woerden: Van Zuiden Communications, 2005. http://www.diliguide.nl/document/969/dementie.html, geraadpleegd februari 2012. *(Noot van de redactie: in 2012 verschijnt naar verwachting een herziening.)*
3. McKhann GM, Knopman DS, Chertkow H, Hyman BT, Jack CR Jr, Kawas CH, et al. The diagnosis due to Alzheimer's disease: Recommendations from the National Institute on Aging-Alzheimer's Association workgroups on diagnostic guidelines for Alzheimer's disease. Alzheimers Dement 2011;7:263-9.
4. Wind AW, Gussekloo J, Vernooij-Dassen MJFJ, Bouma M, Boomsma LJ, Boukes FS. NHG-Standaard dementie (tweede herziening). Huisarts Wet 2003;46:754-67. *(Noot van de redactie: in 2012 verschijnt naar verwachting de derde herziening.)*
5. Levy-Lahad E, Wijsman EM, Nemens E, Anderson L, Goddard KA, Weber JL, et al. A familial Alzheimer's disease locus on chromosome 1. Science 1995;269:970-3.
6. Neuropathology Group of MRC CFAS. Pathological correlates of late-onset dementia in a multicentre, community-based population in England and Wales. Lancet 2001;357:169-75.
7. Ott A, Breteler MM, Harskamp F van, Claus JJ, Cammen TJ van der, Grobbee DE, et al. Prevalence of Alzheimer's disease and vascular dementia, association with education: The Rotterdam study. BMJ 1995;310:970-3.
8. Olde Rikkert MGM, Flier WM van der, Leeuw FE de, Verbeek M, Jansen RW, Verhey F, et al. Multiple diagnostic tests are needed to assess multiple causes of dementia. Arch Neurol 2006;63:144-6.
9. Leeuw FE de, Norden AG van, Flier WM van der, Olde Rikkert MG, Scheltens P. Ziekte van Alzheimer en behandeling van vasculaire risicofactoren. Ned Tijdschr Geneeskd 2005;149:2844-9.

15 De agressieve of geagiteerde patiënt met dementie

Frans Verhey en Marjolein de Vugt

Inleiding

Casus
- Voorgeschiedenis
- Huisbezoek
- Heteroanamnese
- Beloop

Achtergrondinformatie
- Epidemiologie
- Etiologie
- Behandeling

Literatuur

Inleiding

Agitatie betekent opgewondenheid of onrust, en omvat een cluster van vaak aan elkaar verwante verschijnselen zoals prikkelbaarheid, motorische onrust, agressief gedrag en andere hinderlijke gedragingen zoals roepen en schelden. Agitatie is een veel voorkomend probleem bij mensen met dementie. In het recente MAASBED-onderzoek onder tweehonderd ambulante patiënten met dementie kwam agitatie bij één op de vijf patiënten voor[1], onder demente verpleeghuisbewoners zelfs bij twee op de drie.[2,3] Agitatie kan door verschillende factoren worden veroorzaakt. Een goede differentiaaldiagnose en een volledige inventarisatie van factoren die kunnen leiden tot agitatie is daarom van groot belang.

> **Na bestudering van dit hoofdstuk kunt u:**
> - verschillende vormen van agitatie benoemen;
> - de gevolgen van agitatie voor de patiënt en zijn omgeving benoemen;
> - de factoren benoemen die bijdragen aan het ontstaan van agitatie;
> - veelgebruikte meetinstrumenten beschrijven;
> - beschrijven waar het onderzoek van een geagiteerde patiënt uit bestaat;
> - een aantal psychosociale interventies benoemen;
> - de mogelijkheden en bijwerkingen van medicatie benoemen.

Vraag 1 *In welke vormen kan agitatie zich presenteren bij mensen met dementie?*

Zoals gesteld komt agitatie betrekkelijk vaak voor onder personen met dementie. De wijze waarop agitatie zich voordoet, is sterk afhankelijk van het stadium van de dementie, de onderliggende oorzaak van de dementie, de premorbide persoonlijkheid, de lichamelijke gesteldheid en de omgeving van de patiënt. Een precieze beschrijving van de onrust is de eerste stap van de behandeling.

Wanneer de agitatie vrij plotseling ontstaat (uren tot dagen) en gepaard gaat met wisselend bewustzijn (vooral 's nachts), verminderde concentratie – zoals blijkt bij het voeren van een gesprek –, hallucinaties, desoriëntatie en verward denken, is er waarschijnlijk sprake van een delier (zie hoofdstuk 2).

Agitatie bij niet-delirante dementiepatiënten omvat ongepaste verbale, vocale en motorische activiteiten[4], zowel agressieve als niet-agressieve:
- agressieve motorische gedragingen, zoals slaan, schoppen, trappen en spugen, zijn gericht op personen of objecten en treden doorgaans op in de latere stadia van dementie. Agressieve patiënten vertonen meestal ernstiger cognitieve stoornissen dan niet-agressieve patiënten. De agressie doet zich vaak op momenten voor dat anderen iets van de patiënt willen, zoals wassen, aankleden enzovoort;
- agressieve verbale of vocale gedragingen zijn bijvoorbeeld schelden, roepen, dreigen, vloeken en beschuldigen;
- niet-agressieve geagiteerde motorische gedragingen zijn bijvoorbeeld rondzwerven, ijsberen, trappelen of rammelen aan de bedrailing;
- niet-agressieve geagiteerde verbale of vocale gedragingen zijn onder meer repetitief gillen of het herhaaldelijk roepen van woorden ('Zúster ...!') of uiten van klanken (hummen).

Vraag 2 *Wat zijn de gevolgen van agitatie voor de patiënt en diens omgeving?*

Agitatie heeft vaak grote gevolgen voor de patiënt zelf en voor de omgeving. Ondanks een beperkt ziektebesef is de lijdensdruk vaak groot. Doorlopende onrust kan leiden tot uitputting, slaapgebrek of zelfbeschadiging. Ook de kans op valincidenten is vergroot bij motorische onrust. Agitatie heeft vaak eveneens grote sociale gevolgen, bijvoorbeeld doordat de geagiteerde patiënt zich uitgestoten voelt door de medebewoners van het verpleeghuis.

De omgeving van de patiënt staat vaak onder grote druk. De kans dat de verzorgende partner met agressief gedrag reageert is toegenomen, waardoor een vicieuze cirkel kan ontstaan. Geagiteerde patiënten lopen een grotere kans op opname in een verzorgings- of verpleeghuis, en omgekeerd blijkt agressie de belangrijkste reden voor opname. Langdurige agitatie kan leiden tot burn-outklachten en ziekteverzuim onder het instellingspersoneel en leidt vaak tot beperkende maatregelen (zoals fysieke fixatie) en (over)medicatie.

De volgende casus maakt duidelijk dat het meestal verschillende factoren zijn die bijdragen aan het ontstaan en in stand houden van agitatie.

Casus

Voorgeschiedenis

De heer A., 78 jaar, is achttien maanden eerder op een geheugenpoli gediagnosticeerd met een dementie, mogelijk van het alzheimertype (*possible AD*). De MMSE-score was toen 24 uit 30. In het verleden heeft hij langdurig grote hoeveelheden alcohol gebruikt, maar sinds zijn opname in een verzorgingshuis vorig jaar zou hij dit sterk beperkt hebben. Zijn leven kende een aantal dramatische dieptepunten: hij is driemaal gescheiden en leefde de laatste tien jaar alleen, tot vorig jaar. Zijn vier kinderen hebben allen het contact met hem verbroken. Een zus treedt op als contactpersoon.

De laatste jaren zijn er enkele contacten geweest met de afdeling Ouderenzorg van de ambulante ggz, maar gebrek aan motivatie bij patiënt leidde ertoe dat deze bemoeienissen een incidenteel karakter hadden. Hoewel er nooit een 'officiële' persoonlijkheidsstoornis is vastgesteld, stond de heer A. bekend als een lastige en mopperende baas die met iedereen snel ruzie kreeg. Ook in het verzorgingshuis heeft hij weinig contacten. Overdag neemt hij deel aan de groepsverzorging.

De laatste maanden stelt de heer A. zich steeds negatiever op. De verzorging heeft hem 's nachts een aantal malen horen schreeuwen en hij is een aantal malen midden in de nacht aangekleed aangetroffen in de ontvangsthal van het verzorgingshuis. Aanvankelijk liet hij zich nog wel terugsturen naar zijn kamer, maar de laatste tijd is hij daarin steeds moeilijker te corrigeren. Hij trekt zich overdag steeds meer terug op zijn kamer, en als een verzorgende hem daar het eten brengt en komt verzorgen wordt ze uitgescholden. Een aantal malen heeft hij iemand van het personeel in het gezicht geslagen. Het hoofd van de verzorging vraagt nu de huisarts erbij.

Vraag 3 *Hoe zou u als huisarts de hulpvraag van de verzorging aanpakken?*

Agitatie bij dementie is bij uitstek een probleem waarbij zowel een medische als psychosociale benadering op zijn plaats is. Beide benaderingen vullen elkaar aan en dienen niet apart plaats te vinden. Het consequent toepassen van een biopsychosociaal model biedt de meeste aanknopingspunten voor succesvolle interventies.

Wat betreft het somatisch functioneren is de medische voorgeschiedenis en een geriatrisch onderzoek van belang.

Een heteroanamese (bij de zus van patiënt) kan duidelijkheid verschaffen over de premorbide persoonlijkheid en mogelijk ook aanknopingspunten voor een beter begrip.

Een analyse van de sociale omstandigheden waarin de agitatie zich met name voordoet levert inzicht in de factoren die direct aanleiding geven tot de agitatie.

Huisbezoek

De huisarts besluit een bezoek af te leggen bij de heer A. in het verzorgingshuis. Het medisch dossier vermeldt weinig bijzonderheden over de voorgeschiedenis. In de brief van de geheugenpoli (achttien maanden eerder) wordt gewag gemaakt van boezemfibrilleren en een subklinische hyperthyreoïdie: een verlaagd TSH met een normaal T_4. Zijn medicatielijst vermeldt digoxine 0,25 mg; furosemide 20 mg.

Wanneer de huisarts de heer A. bezoekt is deze weinig mededeelzaam. Een onderzoek naar de cognitieve vermogens (MMSE) wordt geweigerd – 'Hou toch op met dat kinderachtige gedoe!' –, maar een lichamelijk onderzoek staat hij wel toe. Het valt de huisarts op dat de heer A. een stuk magerder is geworden dan zoals hij hem kende, maar precieze gegevens over het eerdere gewicht ontbreken. Behalve het bekende atriumfibrilleren vindt hij bij het lichamelijke onderzoek geen bijzonderheden.

Vraag 4 *Welk onderzoek voert u nu verder uit? Hoe handelt u nu verder?*

De agitatie, de vermagering en het boezemfibrilleren zouden kunnen wijzen op een verhoogde schildklierwerking. Daarom is een bepaling van TSH en T_4 op zijn plaats, evenals het uitsluiten van een digoxine-intoxicatie.

Daarnaast dienen de gedragsproblemen van de heer A. geëvalueerd en begeleid te worden door de regionale ambulante geestelijke gezondheidszorg. Ten slotte is het van belang het probleemgedrag in maat en getal vast te leggen, om het beloop ervan te kunnen bepalen. Een aantal schalen is hiertoe geschikt. In het algemeen wordt de NeuroPsychiatric Inventory vaak gebruikt[5], die ook voor het Nederlandse taalgebied is vertaald en gevalideerd (zie de cd-rom).[6] Bij specifieke vormen van probleemgedrag kunnen meer toegespitste schalen worden gebruikt, zoals de Cohen-Mansfield Agitation Inventory[7] bij patiënten met agitatie.

Heteroanamnese

Een sociaal-psychiatrisch verpleegkundige (SPV) van de afdeling Ouderenzorg van de regionale ggz bezoekt de heer A. in het verzorgingshuis en neemt contact op met de

zus van patiënt voor een heteroanamnese. Uit dit laatste komen de volgende punten naar voren:
De heer A. is altijd een stugge en zeer lastige persoon geweest, zowel voor zichzelf als voor zijn omgeving. Dit heeft ook geleid tot de echtscheidingen en het verbreken van het contact met zijn kinderen. In de Tweede Wereldoorlog heeft de heer A. in het verzet gezeten. Bij een actie is hij opgepakt en verbleef enige tijd in een concentratiekamp in Nederland. Over deze tijd weet zijn zus weinig details te melden, de heer A. sprak er niet over. Wel weet zij te melden dat hij 's nachts regelmatig nachtmerries heeft en zich bedreigd voelt. De laatste twintig jaar, sinds de laatste echtscheiding, was de heer A. alleen. Ieder weekend at hij bij zijn zus en zwager, door de week zorgde hij voor zichzelf. Dit ging redelijk, maar wel bezocht hij dagelijks het café, waar hij een groot aantal jenevertjes nuttigde. In die tijd is contact gezocht met de ggz, maar zonder duidelijke hulpvraag kon die niets voor de heer A. betekenen. Ook het Consultatiebureau voor Alcohol en Drugs (CAD) kon niets beginnen met een niet-gemotiveerde patiënt. Het overmatig alcoholgebruik heeft jaren bestaan en gaf regelmatig aanleiding tot problemen, zoals van de trap afvallen. Duidelijke ontwenningsverschijnselen hebben zich toen nooit voorgedaan, voor zover bij zijn zus bekend. De laatste tijd heeft de heer A. voor zover zijn zus weet, niet of nauwelijks alcohol gedronken.
De SPV maakt voorts een analyse van de situatie van de heer A. met het verzorgende personeel van het verzorgingshuis. Daaruit komen de volgende punten naar voren. De heer A. stond altijd al bekend als de mopperaar van de afdeling en had weinig aanspraak met medebewoners. Sinds enige tijd is ook het eten een probleem. Medebewoners wensten niet meer met hem de maaltijden te gebruiken, omdat hij regelmatig aanleiding gaf tot ruzie. Daarom is besloten dat de heer A. beter alleen kon eten. Maar dat doet hij niet uit zichzelf. Verzorgers hebben op diverse wijzen geprobeerd hem aan het eten te krijgen, maar te veel aandringen werkte alleen maar averechts: hij werd er agressiever door. Eenmaal heeft een stagiaire een flinke klap gekregen. Het best werkt het nog wanneer de heer A. met gepaste afstand benaderd wordt en men niet te veel blijft aandringen.

Vraag 5 Wat is uw probleemanalyse van het geagiteerde gedrag van de heer A.?

Voor de heer A. kunnen we nu een probleemanalyse opstellen op grond van het biopsychosociale model.
– Mogelijke biologische of somatische factoren:
  • mogelijke ziekte van Alzheimer;
  • langdurig overmatig alcoholgebruik met waarschijnlijk schade cerebraal; agitatie in het kader van onttrekking is minder waarschijnlijk omdat diverse bronnen bevestigen dat de heer A. de laatste tijd geen alcohol heeft gebruikt;
  • vermoeden van hyperthyreoïdie (verminderd gewicht, boezemfibrilleren);
  • differentiaaldiagnostisch kan ook een digoxine-intoxicatie overwogen worden, ook gezien de lage *lean body mass*;
  • vermagering.
– Mogelijke psychologische factoren:

- premorbide persoonlijkheidsproblemen (lastig voor zijn omgeving, mogelijk sprake van wantrouwen);
- kampverleden, mogelijk aanwijzingen voor een posttraumatische stressstoornis met verlaat begin;
- sluit uit: psychose, depressie, delier.
– Sociale omgevingsfactoren die aanleiding geven tot agitatie:
  - uitstoting in verzorgingshuis;
  - problemen rond eetmomenten, aandringen van personeel om de heer A. te laten eten;
  - met name de jongere personeelsleden (stagiaires) zijn het doelwit van gerichte agressieve daden;
  - gevolgen van agressieve uitingen: verdere uitstoting, toename van de achterdocht, het team is bang, voelt zich machteloos en uitgeput, heeft het gevoel te falen.

Bovenstaande schematische probleemanalyse is een manier om factoren van verschillende aard te inventariseren en tot een plan van aanpak te komen. Bedenk daarbij dat er sprake is van diverse vicieuze cirkels door factoren die elkaar kunnen beïnvloeden. Bijvoorbeeld: een door sociale omstandigheden verstoord eetgedrag kan leiden tot extra vermagering met consequenties voor de digoxinespiegel. Dit kan weer leiden tot misselijkheid met verminderde eetlust.

Vraag 6   *Welke diagnosen stelt u?*

Voor de diagnose wordt gebruik gemaakt van de DSM-IV-TR. De DSM is ontwikkeld onder verantwoordelijkheid van de American Psychiatric Association, aanvankelijk voor wetenschappelijk onderzoek, maar wordt tegenwoordig gehanteerd als internationale standaard voor de classificatie van psychiatrische stoornissen. De DSM volgt systematisch het biopsychosociale model en classificeert persoonlijkheidsstoornissen langs vijf assen waarmee alle relevante aspecten van de problematiek worden beschreven.

In het geval van de heer A. luidt de vijfassige diagnose volgens de DSM-IV-TR als volgt.

As I   Toestandsbeeld, klinische stoornis: dementie, mogelijk de ziekte van Alzheimer en mogelijk alcoholdementie. Posttraumatische stressstoornis, verlaat begin. Sluit uit: delier, dementie met psychose of dementie met depressie.
As II Persoonlijkheid of persoonlijkheidstrekken: persoonlijkheidsstoornis nog niet beschreven.
As III Lichamelijke aandoeningen: vermagering, verdenking op hyperthyreoïdie, verdenking op digoxine-intoxicatie.
As IV Psychosociale stressoren en omgevingsfactoren: problemen rond verzorging, uitstoting.
As V   Global Assessment of Functioning (GAF-score), een schaal voor het algeheel functioneren): 40-50 op een schaal van 100 punten.

Vraag 7   *Welke behandeling stelt u in?*

Uit bovenstaande analyse blijkt dat de behandeling van het geagiteerde gedrag van de heer A. multifactorieel dient te zijn, gericht op het verbeteren van alle factoren die een rol spelen bij het ontstaan en het onderhouden van het gedrag. Een strikt medische benadering richt zich slechts op een deel van deze factoren en moet dus aangevuld worden met interventies gericht op de psychosociale factoren. Er kunnen mogelijk somatische aanknopingspunten voor een behandeling worden gevonden wanneer gegevens over schildklierfunctie, digoxinespiegel, ecg, oriënterend bloedonderzoek, calorie-inname en gewichtsverloop bekend zijn. Alvorens een medicamenteuze behandeling van de agressie of agitatie wordt overwogen, zullen eerst meer gegevens verkregen moeten worden over de psychische toestand van de heer A. Aan de verzorging kan worden gevraagd om uit verdere observatie gegevens te verzamelen over het psychiatrische toestandsbeeld.

– Delier: is de heer A. 's nachts verward, is er sprake van een wisselend bewustzijn?
– Depressie: hoe reageert de heer A. op situaties die hij vroeger als plezierig zou hebben beleefd (zoals een bezoek van de zus), zijn er uitingen van verdriet?[8,9]
– Posttraumatische stressstoornis: zijn er aanwijzingen voor nachtmerries, herbelevingen, vermijdingsreacties? Hoe reageert de heer A. wanneer de oorlog ter sprake komt?
– De directe situatie: rond de problemen met het eten en de agressieve momenten kan de SPV samen met het verzorgend personeel een functionele analyse maken volgens het ABC-schema voor probleemgedrag (zie hierna). Hiermee worden verschillende aanknopingspunten geformuleerd die een rol zouden kunnen spelen bij het agressieve en geagiteerde gedrag van de heer A.

Beloop

Na deze interventies werd het gedrag van de heer A. goed reguleerbaar.

Zoekopdrachten

1 De laatste jaren wordt in richtlijnen steeds meer aandacht gevraagd voor het belang van psychosociale interventies bij probleemgedrag bij mensen met dementie. Dit heeft te maken met nieuwe onderzoeksgegevens waaruit een beperkt effect blijkt van de meest gangbare medicamenteuze opties, samen met een aantal specifieke bijwerkingen. Wanneer zou u besluiten de gedragsproblemen van de heer A. medicamenteus te behandelen en wat mag daarvan worden verwacht?[5]

2 De symptomen van een depressie bij de ziekte van Alzheimer verschillen van een depressieve stoornis bij een patiënt zonder dementie; zo zijn de DSM-criteria in belangrijke mate gebaseerd op normale verbale vermogens van een patiënt, terwijl deze bij een patiënt met dementie vaak gestoord zullen zijn. Recent zijn consensuscriteria opgesteld voor een depressieve stoornis bij de ziekte van Alzheimer.[8,9] Wat zijn de kenmerken van depressie in combinatie met dementie?[5,6]

Achtergrondinformatie

Epidemiologie

Gedragsproblemen komen veel voor bij patiënten met dementie. Uit het Nederlandse MAASBED-onderzoek, waarbij tweehonderd ambulante patiënten met dementie twee jaar lang werden gevolgd, bleek dat apathie, depressie en bewegingsonrust op alle tijdstippen de meest voorkomende gedragssymptomen waren. Apathie en agitatie namen sterk toe in de beginstadia van de ziekte en waren daarna blijvend aanwezig. Depressies daarentegen namen af in prevalentie en ernst gedurende het beloop van de dementie. Psychotische symptomen kwamen juist het meest voor in de voorlaatste stadia van de ziekte. Zestig procent had ergens in het beloop verschijnselen van agitatie, zoals prikkelbaarheid, motorische onrust of agressie, 95% had één of meer gedragssymptomen. In het WAALBED-onderzoek, een Nijmeegs vervolgonderzoek onder bewoners van verpleeghuizen, bleek zelfs 85% van de onderzochte patiënten één of meer verschijnselen van agitatie te vertonen: vooral rusteloosheid (44%), maar ook verbale uitingen zoals vloeken, voortdurend aandacht vragen, klagen en roepen kwamen vaak voor. Fysiek agressief gedrag zoals slaan, trappen en bijten deed zich bij 13% voor.

Etiologie

Agitatie is een neutraal beschrijvende term die niets zegt over de oorzaak. Uit de bovenstaande analyse mag duidelijk worden dat er in de regel niet één oorzakelijke factor is, maar verschillende die elkaar beïnvloeden en ook in hun samenhang moeten worden beoordeeld. Het voert hier te ver om op al deze factoren afzonderlijk in te gaan. Wel kan worden gesteld dat een volledige beoordeling van de psychiatrische toestand van groot belang is. Gerichte observatie is dan aangewezen. Agitatie gaat vaak gepaard met agressie. Agitatie en psychotische verschijnselen komen bij dementie in verhoogde mate tegelijk voor. Wanen en hallucinaties kunnen samenhangen met stoornissen in het cognitief functioneren, bijvoorbeeld: 'Dit is niet mijn huis' of paranoïde wanen. Psychotische verschijnselen kunnen ook duiden op een delier. Agitatie kan onderdeel zijn van depressie en angststoornissen, waaronder de posttraumatische stressstoornis. Agitatie en agressie kunnen veroorzaakt worden door een veelheid van lichamelijke factoren – bijvoorbeeld pijn – of samenhangen met prikkels in de omgeving.

Behandeling

Deze hangt nauw samen met de factoren die geïdentificeerd zijn in een volledige probleemanalyse. Een volledige analyse van het probleemgedrag, inclusief de ABC-benadering (zie hierna), kan leiden tot een beter inzicht en begrip van de geobserveerde agitatie. De eerste interventies moeten het psychosociale milieu betreffen, omdat ze ervoor zorgen dat gedragsproblemen een meer structurele aanpak krijgen binnen een systeem (patiënt-mantelzorger, afdeling), omdat de effecten van medicatie in het algemeen beperkt zijn en omdat de bijwerkingen in belangrijke mate de toepassing ervan beperken.
De laatste decennia zijn er steeds meer psychosociale interventies ontwikkeld voor mensen met dementie. Van geen ervan staat de effectiviteit buiten kijf, vooral vanwege de magere methodologische kwaliteit van de onderzoeken. Er is een aantal veelbelovende benaderingen, met name belevingsgerichte zorg, reminiscentie, snoezelen, ge-

dragsmanagement, psycho-educatie voor verzorgers en cognitieve stimulatie. Bij snoezelen, het geven van velerlei zintuiglijke stimuli in een ontspannen en veilige omgeving, wordt aangetekend dat het effect van korte duur is. Belevingsgerichte zorg legt de nadruk op de emotionele wereld van de persoon met dementie, daarbij proberend de wereld van deze persoon te betreden met het doel zijn of haar perspectief te begrijpen in plaats van een eigen realiteit aan de persoon op te leggen. Reminiscentie stimuleert het ophalen van gebeurtenissen en herinneringen uit het verleden. Bij psycho-educatie wordt naasten en professionals geleerd hoe om te gaan met de gedragsproblemen van een bepaalde persoon met dementie. Wanneer een gerichte behandeling van deze factoren niet, nog niet of niet voldoende mogelijk is, doet zich een aantal medicamenteuze opties voor.[10]

Gedragstherapie
Het geagiteerde gedrag is te analyseren als uitgelokt en in stand gehouden door kenmerken van de persoon zelf, door omgevingsfactoren en door de wijze waarop de patiënt wordt benaderd. Daaraan ligt de leertherapeutische visie ten grondslag dat ons gedrag bestaat uit een keten van stimulus, respons en consequenties. Er gebeurt iets (stimulus), waar een persoon (organisme) vanuit zijn fysieke en cognitieve toestand, levensgeschiedenis en persoonlijkheid op reageert (respons). Deze respons, bestaande uit emoties, gedachten en gedrag, heeft gevolgen (consequenties) die plezierig of onplezierig kunnen zijn. De aard van deze gevolgen beïnvloedt vervolgens de kans dat de persoon in dezelfde omstandigheden op gelijke wijze zal reageren. Deze gedragsanalyse levert hypotheses op die een gerichte inzet van psychosociale interventies mogelijk maken. Een eenvoudig schema om gedrag in de praktijk te observeren en analyseren is het ABC-schema voor probleemgedrag.[11]

ABC-schema voor probleemgedrag: *antecedents, behaviour, consequences*
- De A staat voor *antecedents*, oftewel de interne en externe factoren die aan het gedrag voorafgaan. Vragen die hierbij gesteld worden zijn: welke stimuli zijn er aanwezig? Wat gaat er aan het geagiteerde gedrag vooraf? In welke omgeving gebeurde het? Wat gaat er in de persoon om? Hoe verloopt de interactie tussen de persoon en de omgeving?
- De B staat voor *behaviour*, oftewel het concrete gedrag. Welk concreet gedrag vormt een probleem? Voor wie vormt dit een probleem en waarom? Hoe ernstig is het gedrag en hoe vaak komt het voor? Welke gedachten en gevoelens lijken een rol te spelen?
- De C staat voor *consequences*, oftewel de stimuli (prikkels) die op het gedrag volgen. Wat zijn de gevolgen van het gedrag? Wie ondervindt de gevolgen? Zijn deze positief of negatief? Hoe reageert de omgeving? Is er sprake van een negatieve escalatie?

Aan de hand van een ABC-analyse leert men het geagiteerde gedrag beter te begrijpen en te zien dat het gedrag niet betekenisloos of onvoorspelbaar is. Vervolgens dient er op basis van de analyse een concreet doel geformuleerd te worden voor de interventies die worden ingezet. Deze interventies zijn gericht op het veranderen van de geïdentificeerde antecedenten en/of de consequenties van het gedrag. Interventies die een intrinsiek positieve betekenis hebben zijn het meest effectief. De nieuwe stimuli en conse-

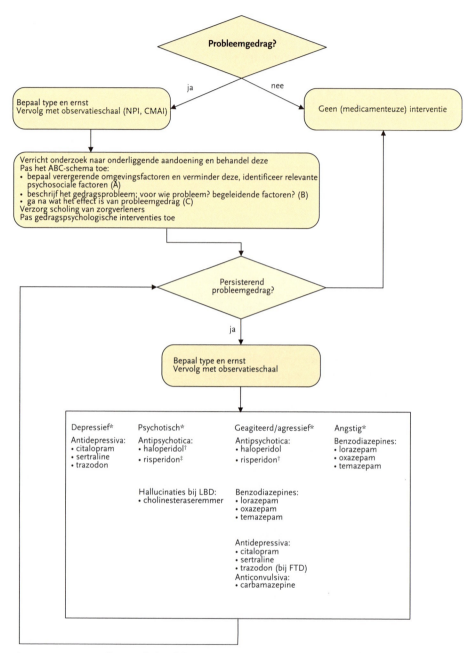

Figuur 15.1 Stroomdiagram behandeling van probleemgedrag bij dementie[5]
FTD = Frontotemporale dementie. LBD = Lewy-body-dementie.
* De volgorde is willekeurig.
†Pas op bij een verlengde QT-tijd op het ecg.
‡ Gecontra-indiceerd bij cardiovasculair risico.

quenties zorgen ervoor dat de agitatie minder wordt uitgelokt en gewenst gedrag wordt bekrachtigd.

Diverse onderzoeken wijzen uit dat een gedragstherapeutische aanpak effectief is in de behandeling van gedragsproblemen bij dementie.[12] Deze benadering laat met name goede effecten zien bij beginnende en matige dementie. Naarmate de dementie vordert dienen er interventies ingezet te worden die zich meer richten op het reduceren van prikkels die spanning oproepen en het aanbieden van rustgevende stimuli, zoals prettige muziek, aangename geuren en zachte aanraking.[13] Naast de invloed van bovenstaande benadering op afname van het ongewenste gedrag ervaart de omgeving minder stress door een groter gevoel van controle in het omgaan met het probleemgedrag. Een adequate aanpak volgens deze benadering kan wellicht ook leiden tot verminderd gebruik van psychofarmaca. Wanneer de psychosociale interventies echtger onvoldoende effect hebben, kan aanvullende medicatie overwogen worden.[14]

Antipsychotica
Antipsychotica zijn van oudsher de meest voorgeschreven klasse van geneesmiddelen bij agitatie. Onderscheid kan worden gemaakt tussen klassieke middelen (met name haloperidol) en de atypische middelen (vooral risperidon en olanzapine). Diverse reviews lieten zien dat antipsychotica wel effectiever zijn dan placebo in het bestrijden van agitatie, maar de grootte van dit effect is gering: slechts één op de vijf demente patiënten heeft baat bij antipsychotica boven behandeling met placebo. Het standaardmiddel, haloperidol, is niet overtuigend werkzaam tegen agitatie, maar wel tegen agressie. Haloperidol moet dus bij voorkeur worden voorgeschreven aan geagiteerde demente patiënten bij wie ook sprake is van agressie. In verschillende onderzoeken werden relatief lage doseringen (van 0,5-2 mg) haloperidol gebruikt, terwijl in één onderzoek gebleken is dat hogere doseringen (2-3 mg) effectiever zijn. Geen van de klassieke antipsychotica heeft overtuigende voordelen boven de ander.

Van de nieuwere antipsychotica risperidon en olanzapine is een beperkt effect aangetoond bij de behandeling van agitatie of agressie. De drievoudig toegenomen kans op cerebrovasculaire aandoeningen en de verhoogde mortaliteit bij atypische antipsychotica moet zorgvuldig worden afgewogen tegen de meerwaarde van deze middelen ten opzichte van de klassieke antipsychotica. Olanzapine wordt door de fabrikant niet meer aanbevolen voor gebruik bij personen met dementie. Risperidon wordt ontraden voor demente patiënten met een CVA of TIA, hypertensie of diabetes in de anamnese.

Deze overwegingen leiden tot de aanbeveling dat antipsychotica pas dienen te worden gebruikt wanneer psychologische interventies en interventies in de omgeving onvoldoende effectief zijn gebleken. Een op het individu toegepaste behandeling, en evaluatie hiervan, is aangewezen. Langdurig gebruik van antipsychotica moet zoveel mogelijk worden vermeden.

Na het voorschrijven van antipsychotica dient goed te worden gecontroleerd op bijwerkingen. Op korte termijn zijn dit vooral de extrapiramidale bijwerkingen (zoals rigiditeit), sedatie en valneiging. Deze verschijnselen kunnen al na enkele dagen tot weken optreden. Verschijnselen op langere termijn zijn loopdwang (akathisie) en tardieve dyskinesieën. De prognose van deze bijwerkingen is slecht, ook na het staken van de antipsychotica. Daarom is het van groot belang dat de middelen niet langer dan strikt noodzakelijk worden gebruikt. Herhaaldelijk moet worden geprobeerd of stoppen mogelijk is.

Cholinesteraseremmers en memantine
Onderzoeken met cholinesteraseremmers met agitatie als de primaire uitkomstmaat zijn beperkt en laten geen effecten zien op agitatie. Daarom kunnen deze middelen niet worden aanbevolen voor de behandeling van agitatie bij dementie.
Onderzoek naar de directe effecten van de NMDA-receptorantagonist memantine is eveneens schaars, maar uit een recente *Cochrane review* kwamen suggesties dat de incidentie van agitatie bij memantinegebruik mogelijk iets lager zou zijn dan bij placebo.

Anticonvulsiva
Het werkingsmechanisme van anticonvulsiva op agitatie is divers, maar een GABA-agonistische werking is waarschijnlijk relevant. Met carbamazepine en valproaat is een klein aantal RCT's verricht, alle met agitatie of agressie bij dementie als primaire uitkomstmaat. Hieruit is is aannemelijk gemaakt dat met name carbamazepine agitatie bij patiënten met dementie kan reduceren, maar ook gepaard kan gaan met bijwerkingen (vooral ataxie en desoriëntatie). Natriumvalproaat (zes weken) is niet effectief bij agitatie en/of agressief gedrag.
Daarom wordt aanbevolen om, in het geval dat psychosociale interventies onvoldoende effect hebben en antipsychotica ineffectief zijn of bijwerkingen geven, bij agitatie carbamazepine te overwegen. Natriumvalproaat wordt niet aanbevolen.

Overige middelen
Er zijn aanwijzingen dat het serotonerg werkende antidepressivum trazodon in een dosering van 150-300 mg effectief kan zijn bij de behandeling van probleemgedrag bij patiënten met frontotemporale dementie. Een selectieve betrokkenheid van de serotonerge transmissie zou hierbij een rol spelen.
Daarnaast zijn er aanwijzingen dat benzodiazepinen effectief kunnen zijn, maar hun toepassing wordt beperkt doordat gewenning en afhankelijkheid kunnen optreden. In het algemeen wordt aangeraden benzodiazepinen niet langer dan veertien dagen zonder onderbreking voor te schrijven. De voorkeur gaat uit naar benzodiazepinen met een relatief korte halveringstijd, zoals lorazepam, temazepam of oxazepam. Daarnaast kunnen benzodiazepinen worden toegevoegd aan antipsychotica, wanneer deze onvoldoende effectief zijn.

Literatuur

1. Aalten P, Vugt ME de, Jaspers N, Jolles J, Verhey FR. The course of neuropsychiatric symptoms in dementia. Part I: Findings from the two-year longitudinal Maasbed study. Int J Geriatr Psychiatry 2005;20:523-30.
2. Zuidema S, Koopmans R, Verhey F. Prevalence and predictors of neuropsychiatric symptoms in cognitively impaired nursing home patients. J Geriatr Psychiatry Neurol 2007;20:41-9.
3. Zuidema SU, Jonghe JF de, Verhey FR, Koopmans RT. Neuropsychiatric symptoms in nursing home patients: Factor structure invariance of the dutch nursing home version of

the neuropsychiatric inventory in different stages of dementia. Dement Geriatr Cogn Disord 2007;24:169-76.
4 Cohen-Mansfield J, Billig N. Agitated behaviors in the elderly I: A conceptual review. J Am Geriat Soc 1986;34:711-21.
5 Cummings JL, Mega M, Gray K, Rosenbergh-Thompson S, Carusi DA, Gornbein J. The neuropsychiatric inventory: Comprehensive assessment of psychopathology in dementia. Neurology 1994;44:2308-14.
6 Kat MG, Jonghe JF de, Aalten P, Kalisvaart CJ, Droës RM, Verhey FR. [Neuropsychiatric symptoms of dementia: Psychometric aspects of the Dutch Neuropsychiatric Inventory (NPI)]. Tijdschr Gerontol Geriatr 2002;33:150-5.
7 Cohen-Mansfield J. Agitated behaviors in the elderly II: Preliminary results in the cognitively deteriorated. J Am Geriat Soc 1986;34:722-7.
8 Olin JT, Katz IR, Meyers BS, Schneider LS, Lebowitz BD. Provisional diagnostic criteria for depression of Alzheimer disease: Rationale and background. Am J Geriatr Psychiatry 2002;10:129-41.
9 Olin JT, Schneider LS, Katz IR, Meyers BS, Alexopoulos GS, Breitner JC, et al. Provisional diagnostic criteria for depression of Alzheimer disease. Am J Geriatr Psychiatry 2002;10:125-8.
10 Gool WA van, Hagemeijer A, Barkhof F, Brouwer KJ, Eefsting JA, Eikelenboom P, et al. Richtlijn diagnostiek en medicamenteuze behandeling van dementie. Alphen a/d Rijn: Van Zuiden Communications, 2005. http://www.diliguide.nl/document/969/dementie.html, geraadpleegd februari 2012.
11 Hamer T. Probleemgedrag bij dementie: De gedragstherapeutische visie in de zorg. Psychopraxis 2002;6:244-9.
12 Logsdon RG, McCurry SM, Teri L. Evidence-based psychological treatments for disruptive behaviors in individuals with dementia. Psychol Aging 2007;22:28-36.
13 Hamer T, Vink M. Gedragsanalyse en ABC-training voor verzorgenden. In: Pot AM, Broek P, Kok R, redactie. Gedrag van slag: Gedragsproblemen bij ouderen met dementie. Houten: Bohn Stafleu van Loghum, 2001. p. 77-85.
14 Handreiking werken aan probleemgedrag. Utrecht: Verenso, specialisten in ouderengeneeskunde, 2008.

16 De patiënt met gedragsverandering

Joost Sanders, Dora van Zonneveld en Yolande Pijnenburg

Inleiding

Casus
- De heer B.
- Eerste consult
- Opname
- Heteroanamnese
- Neuropsychologisch onderzoek
- MRI
- De heer H.
- Psychiatrisch onderzoek
- Lichamelijk en neurologisch onderzoek
- Opname
- Beschouwing

Achtergrondinformatie

Conclusie

Literatuur

Inleiding

Een gedragsverandering bij een patiënt stelt de clinicus voor een uitdagend probleem. Hierbij moet altijd gedacht worden aan een functiestoornis van de frontaalkwabben. Deze wordt vaak niet herkend, zodat diagnose en adequate behandeling achterwege blijven.

Dat het onderkennen van een gedragsverandering juist bij ouderen niet altijd eenvoudig is, heeft meerdere oorzaken. Wanneer een gedragsverandering geleidelijk optreedt, zijn naasten vaak geneigd deze te wijten aan de leeftijd of aan *life-events* zoals een pensionering. Een andere oorzaak van late herkenning is sociale isolatie, als er geen naaste is die de verandering kan opmerken. Ook een medische voorgeschiedenis kan een beperking vormen, wanneer de nieuw optredende verandering wordt toegeschreven aan comorbiditeit uit de voorgeschiedenis. Ook een *doctors delay* is mogelijk, door onbekendheid met de symptomen; wanneer men bekend is met de frontale functiestoornissen is herkenning niet moeilijk meer.

Tot de functies van de frontaalkwabben behoren die activiteiten die het individu in staat stellen zich te handhaven in de omgeving. Ook zijn de frontaalkwabben betrokken bij de integratie van de omgeving en het interne milieu, zich onder andere uitend in de regulatie van emoties.[1] Een meer complexe functie is het zich kunnen verplaatsen in de emoties en beweegredenen van derden, de zogeheten *theory of mind*. Wanneer deze functies – door welke oorzaak dan ook – gestoord zijn, spreekt men van een frontaal syndroom.[2]

Het frontaal syndroom is bekend geworden door de gevalsbeschrijvingbeschrijving van Phineas Gage, een spoorwegarbeider die in 1848 bij een bedrijfsongeluk een ijzeren staaf door zijn orbitofrontale cortex kreeg. Hij overleefde, maar bleek te zijn veranderd van een doelgerichte, hardwerkende en geliefde voorman in een impulsieve, ongeïnteresseerde en onredelijke man.

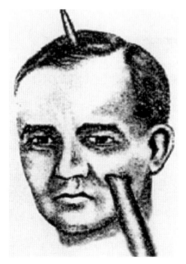

Figuur 16.1 Phineas Cage, bij wie het hoofd door een explosie werd doorboord met een ijzeren staaf (tekening uit 1921)

Het frontaal syndroom wordt wel onderverdeeld in drie klinische typen, elk gerelateerd aan een neuroanatomisch substraat (zie hierna).[3,4]
- Bij het dysexecutieve type zijn er stoornissen in het vasthouden van informatie in het werkgeheugen, planning en organisatie, abstract redeneren, het adequaat wisselen van de aandacht (mentale flexibiliteit). Dit kan zich uiten in een scala van gedragsmatige, cognitieve en emotionele veranderingen, zoals het niet goed kunnen afwisselen van of blijven hangen in een bepaalde activiteit (perseveratie, zie figuur 16.2), het automatisch en doelloos gebruiken van voorwerpen in de omgeving (utilisatiegedrag, omgevingsafhankelijkheid) en het niet goed kunnen plannen van een complexe taak. Bij deze opdracht wordt de proefpersoon verzocht de lijn vanaf de pijl voort te zetten met de afwisselend vierkante en driehoekige vormen, zonder de pen van het papier los te laten.

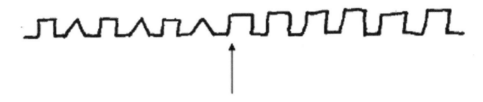

Figuur 16.2 Voorbeeld van een gestoorde meandertest met perseveratie op het blokfiguur

- Bij het ontremde type kan de patiënt zichzelf niet meer in toom houden, zoals dat voor hem tevoren gebruikelijk was. Er wordt geen rekening gehouden met de consequenties van het gedrag. Patiënten negeren sociale omgangsvormen: zo zijn ze impulsief, tactloos in gesprekken en lopen, bijvoorbeeld, te fluiten op een begrafenis. Ook kan hyperseksualiteit en decorumverlies optreden of voor de persoon ongewoon agressief gedrag ontstaan.
- Het apathische type uit zich in gebrek aan interne motivatie tot het initiëren van nieuwe doelen; ook kan de patiënt moeilijk door externe stimuli worden gemotiveerd. De stemming wordt door anderen ervaren als leeg, of als een onrealistisch gevoel van welbevinden bij de patiënt. Op cognitief domein is er moeite met het genereren van gedachten. Het denken kan vertraagd verlopen. Ook het bewegen kan verminderd, vertraagd of zelfs afwezig zijn. In extreme vorm kunnen afwezige spraak en bewegingloosheid optreden, met bijvoorbeeld incontinentie als gevolg.

De symptomen van de drie prototypische frontale syndromen lopen in de praktijk nogal eens door elkaar. De etiologie is divers en omvat neurologische, psychiatrische en internistische aandoeningen. Eenmaal onderkend heeft het frontaal syndroom een logische diagnostische uitwerking. Nadat een diagnose is gesteld kan vaak gerichte behandeling plaatsvinden en psycho-educatie worden gegeven.

Vooral bij ouderen is het niet altijd mogelijk een bevredigende etiologische diagnose te stellen. Maar ook in deze gevallen is het vaststellen van het frontaal syndroom een eerste stap in een behandeling, die dan zal bestaan uit adequate uitleg, ondersteuning, leefadviezen en eventueel een periodieke heranalyse.

De hieronder beschreven casussen illustreren de diversiteit van de symptomen en de differentiaaldiagnose van het frontaal syndroom.

> **Na bestudering van dit hoofdstuk kunt u:**
> - het frontaal syndroom en zijn subtypen herkennen;
> - de differentiaaldiagnose benoemen;
> - de diagnostische uitwerking geven, met het belang van de heteroanamnese, bedside-tests en schalen;
> - de etiologie en pathogenese van frontale functiestoornissen begrijpen.

Casus

De heer B.

> De heer B. is 63 jaar. Hij heeft een eigen bedrijf in metaalbewerking gehad, dat hij twee jaar geleden heeft overgedragen aan zijn zoon. Hij woont samen met zijn echtgenote en heeft als hobby's autorijden en accordeon spelen. De somatische voorgeschiedenis vermeldt hypertensie; als medicatie gebruikt hij hydrochloorthiazide.
> De echtgenote van patiënt komt op het huisartsenspreekuur voor haar pijnlijke artrotische knie. Terloops vermeldt ze dat haar man zich de laatste tijd vreemd gedraagt. Zo koopt hij de laatste tijd veel luxe artikelen, waaronder een dure auto waaraan hij veel spaargeld heeft uitgegeven. Ook parkeert hij de auto onzorgvuldig in, met krassen in de lak als gevolg. Wanneer zij haar man daarop aanspreekt reageert hij ongewoon geïrriteerd.

Vraag 1 *Als huisarts stelt u mevrouw B. voor een nieuwe afspraak te maken om over haar man te praten. Hoe organiseert u dit? Nodigt u de heer B. hierbij uit, of juist niet?*

Een belangrijk kenmerk van patiënten met een frontaal syndroom is dat de meeste diagnostische informatie niet van de patiënt zelf verkregen kan worden. De patiënt herkent vaak zelf de problemen niet. Het ontbrekende ziekte-inzicht is het gevolg van een gestoord feedbackmechanisme. Een heteroanamnese is daarom van belang. Daarbij is de reactie van de patiënt op het vaak confronterende verhaal van de mantelzorger van diagnostische waarde. Reageert de patiënt adequaat, laat het hem koud of wordt hij juist kwaad? Een adequate reactie die getuigt van introspectief vermogen pleit tegen een frontaal syndroom.

Eerste consult

> Een week later komt het echtpaar B. bij de huisarts op het spreekuur. Mevrouw B. vertelt dat de problemen met haar man bij nader inzien wel meevallen en dat ze net een leuk weekend over de grens in Brugge hebben doorgebracht. De heer B. vertelt alleen te zijn meegekomen omdat zijn echtgenote dat graag wilde. Het overdragen van de zaak aan zijn zoon heeft wel een verandering betekend, hij besteedt nu veel tijd aan

auto's, een van zijn hobby's. Ze hebben wel wat meer ruzie, maar dat verklaart hij doordat ze elkaar nu dichter op de huid zitten. Geheugenstoornissen worden door zowel de heer B. als zijn vrouw ontkend. De huisarts ziet een coöperatieve man, die geïrriteerd reageert bij confronterende vragen over zijn veranderde uitgavenpatroon. De heer B. is goed georiënteerd, de MMSE-score is 28 uit 30 en het standaard neurologisch onderzoek vertoont geen afwijkingen.

Vraag 2 *De MMSE en het standaard neurologisch onderzoek tonen weinig afwijkingen. Wat is hiervan de waarde?*

De MMSE test een aantal cognitieve domeinen, waarbij het accent ligt op de oriëntatie en het geheugen. Echter, ziekten waarbij frontale pathologie op de voorgrond staat vertonen op het cognitief domein vooral stoornissen in de planning, het oplossen van ongewone problemen of het bewaren van overzicht. Pathologie in de frontale structuren gaat in de regel niet gepaard met focale neurologische symptomen; een standaard neurologisch onderzoek zonder afwijkingen geeft dan ook geen uitsluitsel over de aanwezigheid van frontale pathologie of een frontaal syndroom.

Opname

In het jaar erna ziet de huisarts mevrouw B. een enkele keer in verband met haar artrotische knieën. Ze heeft er veel pijn aan en de moeite die zij hiermee heeft kan ze niet goed kwijt bij haar man, het lijkt hem niet te boeien. Ze maakt een matte indruk. De huisarts biedt zijn hulp aan, maar hierop gaat ze niet in. Hierna komen meerdere signalen dat het niet goed gaat met het echtpaar B. Er is veel ruzie en burenoverlast.
In een weekend wordt de heer B. opgenomen op de geriatrische afdeling van een psychiatrisch ziekenhuis in verband met een woede-uitbarsting waarbij hij zijn vrouw met een mes bedreigd had. U bent als klinisch geriater in opleiding op weg naar de patiënt om de opname te doen. U beschikt over de informatie van de huisarts. Mevrouw B. is zo overstuur dat zij niet aanwezig is bij het opnamegesprek. De heer B. zelf vertelt bij opname niet te weten wat de reden van opname is; hij erkent wel een woordenwisseling met zijn vrouw te hebben gehad, maar begrijpt niet waarom men er zo'n heisa over maakt. Hij wil wel vrijwillig blijven als dit zijn familie gelukkig maakt.
U doet hierna de volgende bevindingen. Bij psychiatrisch onderzoek wordt een coöperatieve, matig verzorgde man gezien met een helder bewustzijn. In het contact is hij overdreven amicaal; het spreken verloopt vloeiend, er zijn enige woordvindingsstoornissen. Patiënt blijft bij eerder gestelde vragen steken, ook wanneer de onderzoeker nieuwe vragen stelt. De oriëntatie in de tijd is licht gestoord. Het geheugen vertoont geen hiaten. De waarneming is ongestoord. Het denken is normaal van tempo en coherent, er zijn geen waandenkbeelden. De stemming is normofoor, bij confrontatie reageert patiënt kortdurend dysfoor; dan staat hij ook abrupt op en laat hij zich met moeite weer tot rust brengen.
Bij het lichamelijk onderzoek en verder standaard neurologisch onderzoek worden geen bijzonderheden gevonden; dit geldt ook voor het laboratoriumonderzoek.

Vraag 3 *Welke informatie mist u nog en welke bedsidetests zou u willen verrichten om frontale pathologie waarschijnlijker te maken?*

Het vaststellen van een frontaal syndroom begint met een goede en betrouwbare heteroanamnese. De patiënt zelf heeft immers geen inzicht in zijn disfunctioneren. U kunt vragen naar de aanwezigheid en het beloop van karakterverandering in de afgelopen periode. Aangezien dit voor leken een nogal abstract begrip is, is het van belang om voorbeelden aan te dragen, bijvoorbeeld: overziet hij de consequenties van zijn gedrag; is het eetgedrag veranderd (gulziger, minder remming); onderneemt hij nog iets uit zichzelf of moet u hem aansturen? Een tweede heteroanamnese, bijvoorbeeld bij een van de kinderen, kan aanvullende waarde hebben, juist omdat vele gedragsaspecten gepaard gaan met een zekere schaamte bij de partner, of omdat de gedragingen door de partner soms gemakkelijk worden toegeschreven aan verklarende omstandigheden.

Bij verdenking op een frontaal syndroom zijn vooral bedsidetests die gericht zijn op executieve functiestoornissen van diagnostische waarde. Allereerst is observatie van het gedrag van belang. Is de patiënt goed verzorgd, getuigt hij van inzicht, is er decorumverlies? Hoe schat u het affect van de patiënt in?

De Frontal Assessment Battery (FAB)[5] is een recent ontwikkelde bedsidetest, die eenvoudig en in korte tijd is af te nemen. Deze heeft zeven onderdelen waarin achtereenvolgens getest worden: de conceptualisatie, de mentale flexibiliteit, het motorisch programmeren, de interferentiegevoeligheid, de inhibitoire controle en de autonomie ten opzichte van de omgeving.

Heteroanamnese

Een dag na opname bent u in de gelegenheid een heteroanamnese bij de zoon af te nemen. Deze vertelt zich eigenlijk al zeker twee jaar zorgen te maken over zijn vader, bij wie hij een geleidelijke achteruitgang ziet. Het was eigenlijk allemaal begonnen rond de overname van de zaak, waarbij bleek dat zijn vader een aantal verliesgevende contracten had afgesloten. In de periode na de overdracht maakten zijn ouders meer ruzie dan gebruikelijk. De heer B. besteedde minder aandacht aan zijn zelfhygiëne en schoor zich minder. Hij ging onlangs met een vlek op zijn das naar de kerk. Geheugenstoornissen heeft de zoon niet bemerkt. Vader kan genieten van de kleinkinderen, wanneer deze op bezoek komen. Zijn hobby's interesseren hem niet meer.

U doet navraag bij mevrouw B. Er blijkt geen sprake van een verstoord slaappatroon. Sinds drie jaar toont patiënt geen seksuele interesse meer. Er is haar nooit neurologische uitval opgevallen. De familieanamnese is negatief voor dementie.

Vraag 4 *Welke neuropsychiatrische symptomen die passen bij het frontaal syndroom herkent u bij de heteroanamnese en het psychiatrisch onderzoek?*

Bij de heer B. doen meerdere symptomen denken aan frontale pathologie; er is sprake van een verstoring van de impulsregulatie; zo geeft hij voor zijn doen excessief veel geld uit en reageert hij veel impulsiever dan normaal op kritiek. Daarnaast is er sprake van sociaal decorumverlies met verminderde zelfhygiëne en slordiger kleden. Het slordiger inparkeren kan een symptoom zijn van een gestoorde visus of een motorische beperking, maar lijkt in dit geval het gevolg van een gestoord inschattingsvermogen en gebrek aan inzicht in de consequenties. Bovendien is patiënt op emotioneel gebied minder betrokken bij zijn naasten en lijkt hij zijn echtgenote niet goed meer aan te voelen. In het gesprek met patiënt vallen verder het ontbreken van inzicht, het steeds terugkomen op eerdere gespreksthema's (perseveraties) en impulsiviteit (ontremming) op.

Neuropsychologisch onderzoek

> Op de afdeling vertoont patiënt geen agressie en een aangepast gedrag. Hij gaat akkoord met een neuropsychologisch onderzoek. Hierbij worden significante frontale disfuncties bevestigd. Er zijn slechts beperkte inprentingsstoornissen.

Vraag 5 *Er zijn voldoende aanwijzingen om te spreken van een frontaal syndroom. Wat is op dit moment de differentiaaldiagnose? Wat is een belangrijk argument voor een neurodegeneratieve ziekte? Welke aanvullende onderzoeken zijn nu geïndiceerd?*

De differentiaaldiagnose van het frontaal syndroom kent diverse neurologische, psychiatrische en internistische ziektebeelden (zie tabel 16.1). Neurodegeneratieve ziekten zoals frontotemporale dementie en lewy-body-dementie, maar ook vasculaire schade aan de hersenen, kunnen een beeld van ontremming veroorzaken. Ook bij de ziekte van Alzheimer kunnen frontale functiestoornissen op de voorgrond staan, hoewel dit in een minderheid van de patiënten het geval is.

Hoog in de differentiaaldiagnose staat ook een delier, dat zich kan presenteren met kenmerken van een ontremd of apathisch frontaal syndroom. Een primaire manie kan op latere leeftijd optreden, maar een organische oorzaak moet dan wel worden uitgesloten. Ook kan een psychose voor het eerst optreden op latere leeftijd en dan kenmerken vertonen van frontale functiestoornissen.

Bij patiënt is sprake van ontremming, overzichtsverlies, perseveratie en emotionele afvlakking; deze gedragsveranderingen zijn geleidelijk progressief. Bij een man in de zevende decade met een blanco psychiatrische voorgeschiedenis, is een psychiatrische stoornis mogelijk maar minder waarschijnlijk. Cruciaal is de geleidelijke progressie, waarbij het beeld al zeker twee jaar bestaat. Dit maakt een delier onwaarschijnlijk, omdat er daarbij altijd sprake is van een abrupt begin; ook bij een cerebrovasculair incident is het begin vaak abrupt. Voor een manie is het beloop niet kenmerkend en zijn er behoudens het verhoogde uitgavenpatroon geen andere criteria aanwezig; zo is er geen duidelijke stemmingscomponent behoudens enige dysforie, is de slaap goed en zijn er geen overwaardige ideeën. Psychotische belevingen worden niet geobjectiveerd. Cerebrale nieuwvormingen, inflammatoire en infectieuze processen en andere neurologische aandoeningen die een geleidelijke progressie kennen, moeten nog worden uitgesloten.

Vraag 6 U suggereert uw supervisor een MRI-scan van de hersenen te verrichten. Hij vraagt u waarom beeldvormend onderzoek noodzakelijk is en waarom dan een CT-scan niet volstaat.

De waarde van aanvullend beeldvormend onderzoek is tweeërlei; allereerst ter uitsluiting van structurele, potentieel behandelbare oorzaken, zoals in tabel 16.1 vermeld. Ten tweede kan juist MRI een specifieke etiologische diagnose meer waarschijnlijk maken, omdat een aantal ziekten op de MRI-scan een specifiek patroon laat zien.[6]

MRI

Er wordt besloten bij de heer B. een MRI van de hersenen te vervaardigen (zie figuur 16.3).

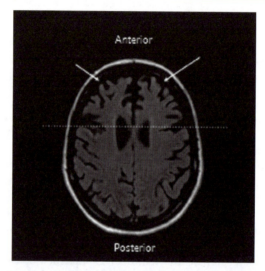

Figuur 16.3 MRI (transversale FLAIR-opname) van de hersenen van de heer B.
Zichtbaar is een uitgesproken frontale corticale atrofie; vergelijk de anterieure met de posterieure sulci.

Vraag 7 Wat is nu de diagnose bij de heer B.?

Met deze aanvullende informatie kan bij patiënt op klinische gronden de diagnose FTD worden gesteld, want hij voldoet aan de vijf kerncriteria voor FTD:
1 een sluipend begin met langzame progressie;
2 een gestoorde gedragsregulatie (ontremming, agitatie, apathie);
3 achteruitgang in sociaal functioneren (sociale omgangsnormen, etiquette);
4 emotionele vervlakking;
5 gebrek aan ziekte-inzicht.
De diagnose wordt ondersteund door de typische afwijkingen op de MRI-hersenen.

> **Zoekvraag**
> Wat is de sensitiviteit en specificiteit van de kerncriteria voor FTD, zonder en in combinatie met het aanvullend onderzoek?

> **Hint**
> Combineer in PubMed het *MeSH major topic* (MAJR) 'frontal lobe pathology' met de MeSH-term 'sensitivity and specificity'.

Vraag 8   *Welke therapeutische opties zijn er voor patiënt?*

Er zijn geen oorzakelijke behandelmogelijkheden. Acetylcholinesteraseremmers zijn niet geïndiceerd, omdat er bij FTD vooral een deficiëntie van serotonerge neurotransmitters optreedt. De gedragsstoornissen die patiënt thuis vertoonde zijn opvallend afwezig tijdens opname; dit wordt vaak gezien bij patiënten met FTD en is te verklaren door de gevoeligheid voor externe structuur (omgevingsafhankelijkheid). Dit is ook de hoeksteen van de behandeling wanneer patiënt weer naar huis gaat. Een weekstructuur met bijvoorbeeld regelmatige dagopvang is cruciaal. Op impulsieve plannen kunnen deze patiënten met onrust reageren.

Apathie en ontremming blijken voor mantelzorgers een belangrijke oorzaak van ervaren stress en overbelasting. Nu de gedragsveranderingen verklaard kunnen worden is psycho-educatie van de echtgenote beter mogelijk. De impulsiviteit kan mogelijk behandeld worden met trazodon, waarvan bij een kleine groep patiënten met FTD en gedragsstoornissen in een dosering tot 300 mg/dag effectiviteit werd aangetoond.

De heer H.

> Een waarnemend huisarts biedt de heer H., 71 jaar, aan voor opname in een psychiatrisch ziekenhuis in verband met toenemende zelfverwaarlozing. De voorgeschiedenis is hem niet bekend. Patiënt gebruikt glimepiride en enalapril. De heer H. is een voormalig taxichauffeur, gescheiden, kinderloos en alleenwonend.
>
> Bij opname vertelt patiënt dat hij vanwege schulden verwacht uit zijn huis gezet te zullen worden. Verder is hij weinig spraakzaam. Een betrokken buurvrouw vertelt dat zij zich al enige maanden om de heer H. bekommert. Er zou inderdaad sprake zijn van schulden, maar van een uithuiszetting is de buurvrouw niet op de hoogte. Haar was opgevallen dat hij zijn brievenbus niet meer leegde en zijn huis steeds minder uitkwam. Daarom is zij boodschappen voor hem gaan doen. Zijn eetlust was goed, maar hij kookte nauwelijks meer. Het lukte de buurvrouw niet om patiënt hierin te stimuleren. Koffie zetten ging steeds trager en ze zag hem een boterham in plaats van een mes in de jampot dopen. Zij is geleidelijk steeds meer voor hem gaan koken. Ook viel haar op dat hij soms halverwege een handeling bleef steken, of dat hij zich doelloos meerdere keren aan- en uitkleedde. Een maand voor opname vertelde hij eens weinig zin in het leven te hebben en bleef hij langer op bed liggen. Eenmaal bleef hij een hele nacht op zijn stoel in de huiskamer zitten en liet hij zijn urine lopen. De reden voor de buurvrouw om aan de bel te trekken is dat zij een week met vakantie zal gaan en er niemand is die voor hem kan zorgen.

Vraag 9 Wat zijn uw eerste gedachten bij het aanhoren van de werkelijke aanleiding voor de opname?

Een acuut zorgprobleem kan aanleiding zijn voor het aanbieden van een patiënt aan het (psychiatrisch) ziekenhuis. Weliswaar moet zorgvuldige afweging plaatsvinden voor het accepteren van iedere opname, maar vaak schuilt er achter een zorgvraag een reëel en potentieel behandelbaar medisch probleem. Dit geldt zeker voor patiënten met een beperkt netwerk en hen die zich slecht kunnen uiten.

Psychiatrisch onderzoek

> Bij psychiatrisch onderzoek wordt een matig verzorgde man gezien met een helder bewustzijn. De aandacht is goed te trekken, maar minder goed vast te houden. Patiënt komt onverschillig over, niet somber of angstig, en er lijkt geen lijdensdruk te bestaan. Hij is vriendelijk in het contact. Het gesprek verloopt moeizaam door trage antwoorden. Het begrip is intact, terwijl patiënt geheugenverlies ervaart. Hij kan niet zeggen welke dag het is. Er zijn geen waarnemingsstoornissen. Het denken is vertraagd, maar wel te volgen (coherent). Inhoudelijk is er een preoccupatie met financiële problemen. Bij navraag naar zijn stemming ontkent patiënt somberheid. Er zijn weinig dingen die hem interesseren. Het affect is vlak. Patiënt zit rustig in zijn stoel.

Vraag 10 Welke neuropsychiatrische symptomen vallen op? Zijn er kenmerken van een frontaal syndroom herkenbaar en zo ja, welk type? Wat is de voorlopige differentiaaldiagnose?

Uit de heteroanamnese van de buurvrouw valt op dat patiënt minder onderneemt dan voor hem gebruikelijk is, zodanig zelfs dat zijn zelfzorg tekortschiet. Anderen hebben hier weinig invloed op. Koffie zetten en brood smeren lukken niet goed. Het is nog onduidelijk of dit het gevolg is van een (subtiele) motorische of sensorische uitval, dan wel ten gevolge van planningsstoornissen (executieve stoornis) door een gebrek aan motivatie. Het herhaald aan- en uitkleden kan wijzen op perseveratie. Er is een aandachtsstoornis en hoewel het cognitief onderzoek beperkt is verricht, vertoont dit wel afwijkingen. Er zijn geen objectief waarneembare emoties, het affect is vlak en patiënt heeft moeite met het formuleren van antwoorden. Dit laatste lijkt eerder voort te komen uit vertraagd denken dan uit een fatische stoornis. Er is een preoccupatie met schulden, hiervan is het werkelijkheidskarakter moeilijk in te schatten.

De heer H. vertoont vele kenmerken van de apathische variant van het frontaal syndroom. Hij is moeilijk te motiveren door zichzelf of door anderen om zijn normale bezigheden te volbrengen, zijn stemming is moeilijk in te schatten, daarnaast zijn er kenmerken van vertraagd denken te onderscheiden. Het bewegen is vertraagd.

De differentiaaldiagnose is lang en bevat onder andere depressie, angststoornis en (*very late onset*) schizofrenie. Gezien de aandachtsstoornis hoort ook het apathisch delier hoog op de lijst. Daarnaast kunnen meerdere neurodegeneratieve ziekten zich met apathie presenteren, zoals FTD, de ziekte van Alzheimer, vasculaire dementie met frontale kenmerken en lewy-body-dementie. Ook zou er een frontale hersentumor in het spel kunnen zijn.

Als bij apathie tegelijkertijd ernstige hypokinesie optreedt, moet gedacht worden aan de ziekte van Parkinson, multipele systeematrofie en een aantal andere neurodegeneratieve ziekten. Ook katatonie dient men in overweging te nemen. Katatonie wordt binnen de psychiatrische literatuur beschreven als een psychomotorisch syndroom, waarbij een van de uitingsvormen een sterk geremde motoriek is. De symptomen en differentiaaldiagnose vertonen grote overeenkomsten met akinetisch mutisme zoals deze optreedt bij het apathisch type frontaal syndroom. Het is goed mogelijk dat wat in de psychiatrische literatuur als katatonie wordt betiteld in de neurologische literatuur wordt beschreven als akinetisch mutisme. Akinetisch mutisme of katatonie in het kader van een psychiatrische aandoening (vaak depressie of schizofrenie) behoeft een eigen behandeling, naast de behandeling van het onderliggend lijden. Zie de literatuur voor een uitgebreide beschrijving.

Lichamelijk en neurologisch onderzoek

> Bij lichamelijk onderzoek worden geen bijzonderheden gevonden. Bij het standaard neurologisch onderzoek heeft patiënt een gestoord looppatroon met startproblemen en een verminderde armzwaai. Er is geen sprake van rigiditeit, tremor of tandradfenomeen. Het laboratoriumonderzoek (inclusief glucosemetabolisme) en het ecg zijn zonder afwijkingen. Met behulp van een bladderscan wordt blaasretentie uitgesloten.
> De MMSE-score is 20 uit 30, met stoornissen in tijdsoriëntatie, recall, visuoconstructie en inprenting. De FAB is afwijkend met een score van 5 uit 18. Patiënt benoemt tweemaal een verschil in plaats van een overeenkomst, kan slechts twee woorden noemen die beginnen met de letter s (*fluency*), heeft moeite met de handsequenties en tikt bij herhaling het ritme van de onderzoeker mee. De grijpreflex is afwezig.

Vraag 11 *Wat zijn op dit moment de differentiaaldiagnostische overwegingen en welke aanvullende onderzoeken zou u afspreken?*

De frontale functiestoornissen worden geobjectiveerd. Belangrijke negatieve bevinding is de afwezigheid van extrapiramidale verschijnselen, zoals stijfheid of een rusttremor. Ziekte van Parkinson en verwante neurodegeneratieve aandoeningen zijn hiermee vrijwel uitgesloten. Op internistisch gebied worden geen afwijkingen gevonden. Een apathisch delier wordt daarmee minder waarschijnlijk, maar blijft tot de mogelijkheden behoren. Een psychiatrische aandoening staat hoog in de differentiaaldiagnose, naast een aantal neurodegeneratieve en neurologische aandoeningen, hoewel het relatief korte beloop tegen FTD en andere dementieën pleit.

Een MRI kan belangrijke aanvullende diagnostische informatie opleveren, naast gegevens uit verpleegkundige observatie inzake vitale kenmerken van een depressie, psychotische belevingen, cognitieve stoornissen en delirante kenmerken.

Opname

> De MRI toont milde gegeneraliseerde atrofie en in lichte mate periventriculaire en subcorticale wittestofafwijkingen. Deze afwijkingen kunnen passen bij de leeftijd van de patiënt en wijzen niet in de richting van een specifieke diagnose.
>
> In de eerste week na opname valt op dat de heer H. goed eet en slaapt. Bovendien blijkt hij snel goed georiënteerd op de afdeling. Uit zichzelf onderneemt hij geen ADL-activiteiten, hierbij moet hij geholpen worden. Ook is hij passief bij groepstherapieën. Eenmaal laat hij op de gang zijn broek zakken, legt zijn gebitsprothese op de grond en kleedt zich uit. Patiënt reageert niet op aandrang van mictie of defecatie. Hij waarschuwt de verpleging niet en bevuilt zich. Tevens valt op dat hij op meerdere momenten geen besluiten kan nemen. Hij geeft aan zich waardeloos en 'niets' te voelen. Het beeld wisselt, soms gaat het 's ochtends beter, dan weer 's avonds. Tijdens deze observatie is door de patiënt met de hulp van de verpleging de GDS-15 ingevuld. De score bedraagt 10 uit 15.
>
> Inmiddels is de voorgeschiedenis in kaart gebracht. Veertig jaar geleden is patiënt opgenomen geweest in verband met mutisme en apathie. De diagnose luidde destijds hysterische depressie. Zeventien jaar later heeft hij een psychiatrische behandeling gehad in verband met veel praten, het maken van grote schulden, bewegingsdrang en ontremdheid. In deze periode is zijn vrouw bij hem weggegaan. Waarschijnlijk was er toen sprake van een manische episode. De diagnose is niet meer terug te vinden, evenmin als zijn medicatiegebruik in deze periode. Verder blijkt dat patiënt nu opnieuw schulden heeft gemaakt en dat er thuis veel spullen staan die op afbetaling zijn besteld. Van een uithuiszetting is echter geen sprake. Een jaar geleden heeft patiënt een auto-ongeluk veroorzaakt, waarover hij zich zeer schuldig heeft gevoeld.

Vraag 12 *Wat zijn op dit moment uw diagnostische overwegingen?*

De MRI-bevindingen sluiten een behandelbare structurele oorzaak en vasculaire dementie uit. Uit de observaties op de afdeling blijken lijdensdruk en twijfelzucht meer aanwezig dan aanvankelijk het geval leek. Dit pleit voor een depressie. Er zijn reële financiële problemen, maar de overwaardige betekenis die hij eraan geeft wijst op een armoedewaan. De nihilistische uitspraken passen bij een stemmingscongruente waan. Beide wanen worden vaak bij een psychotische depressie gezien, terwijl bij schizofrenie de wanen een meer bizar karakter hebben. Tegen depressie pleiten de afwezigheid van belangrijke vitale kenmerken (eetlustvermindering en slaapstoornis, vooral het vroege ontwaken) en de dagschommeling met 's avonds een beter gevoel dan 's ochtends.

Op basis van het toestandsbeeld in combinatie met de voorgeschiedenis wordt uiteindelijk de diagnose psychotische depressie gesteld, waarschijnlijk in het kader van een bipolaire stoornis. Dit vanwege een eerder doorgemaakte depressie en doorgemaakte manische episode.

Vraag 13 U besluit de depressie bij patiënt te gaan behandelen. Naast het vervolgen van het beloop van de depressie wilt u het beloop van de apathie vervolgen. Welke schalen gebruikt u hiervoor?

De GDS-15 is een eenvoudige, speciaal voor ouderen ontwikkelde schaal om een depressie in kaart te brengen. Deze lijst met vijftien eenvoudige vragen is oorspronkelijk ontwikkeld als screeningsinstrument, maar hij geeft ook een indruk van de ernst en de mate van verandering van een depressie. Bij een score > 6 is de kans op klinisch relevante depressiviteit groot en dient nadere diagnostiek plaats te vinden. Ook de Montgomery-Åsberg Depression Rating Scale (MADRS) is een goede schaal om met name de ernst en het beloop van een depressie te meten. Bij ernstige cognitieve stoornissen (MMSE-score lager dan 15) zijn deze schalen niet betrouwbaar en wordt de Cornell Scale for Depression in Dementia (CSDD) aanbevolen.

Om apathie te meten is de Apathie Evaluatie Schaal (AES) ontwikkeld, waarvan een Nederlandse vertaling beschikbaar is. De AES bevat achttien items en heeft een totale score van 18-72 punten, waarbij een hogere score meer apathie aanduidt. Een AES-score > 38 wordt gebruikt als afkapwaarde voor een apathiesyndroom.

Apathie als symptoom komt ook onder gezonde ouderen voor. Slechts 6% van de gezonde ouderen voldoet ook aan de criteria van apathiesyndroom (AES > 38 punten). De schaal wordt ingevuld op basis van klinische inschatting, auto- en heteroanamnese.

Beschouwing

> Vanwege de ernst van de depressie wordt gestart met een tricyclisch antidepressivum (TCA). Voordat de behandeling startte scoorde patiënt op de GDS-15 10 uit 15 en op de AES 66 uit 72 (sterk verhoogd). Na zes weken TCA in een adequate dosering wordt patiënt spraakzamer en neemt het initiatief toe. Wel persevereert hij in zijn handelingen. Patiënt zegt nu duidelijk somber te zijn en het erg te vinden dat hij niet uit zijn woorden komt en zichzelf bevuilt. Hij herkent dit van een eerdere depressie. De sombere stemming verbetert geleidelijk, maar verdwijnt niet geheel. De MMSE stijgt. Na lithiumadditie gaat de depressie geheel in remissie. De GDS-15 is genormaliseerd en de AES is gedaald naar 36. Een neuropsychologisch onderzoek laat dan milde executieve functiestoornissen zien, waaronder perseveraties. Patiënt gaat met ontslag naar zijn eigen woning met intensief gestructureerde dagbehandeling. Hij is weer ADL-zelfstandig.

Achtergrondinformatie

De hier gepresenteerde casussen laten zien hoe divers de aandoeningen zijn die een frontale functiestoornis kunnen veroorzaken. De heer B. vertoonde disinhibitie en executieve functiestoornissen. Bij de heer H. was er sprake van een ernstige apathie, waardoor hij zowel motorisch als cognitief vertraagd raakte. Na herstel van de depressie resteerde een aantal frontale functiestoornissen, iets wat vaker gezien wordt bij patiënten wanneer de depressie gepaard gaat met executieve functiestoornissen. Belangrijk voor het stellen van de juiste diagnose waren klinische herkenning van het frontaal syndroom[7], een betrouwbare heteroanamnese en het beloop. De indicatie voor aanvullend onderzoek was duidelijk, hoewel dit niet in beide gevallen de factor was die naar de juiste diagnose leidde.

De frontaalkwabben beslaan bij de mens 30% van de cortex en kunnen op basis van hun anatomie ingedeeld worden in drie delen, de motorische, de premotorische en de prefrontale cortex. Die laatste wordt belangrijk geacht voor het gedrag. De frontocorticale regio's zijn verbonden met een aantal subcorticale structuren en vormen hiermee een circuit; verbindingen lopen van de frontale cortex naar het striatum en via de thalamus weer terug naar de frontale cortex. Deze frontosubcorticale circuits lopen parallel aan en gescheiden van elkaar. Ook delen de circuits overeenkomstige neurotransmitters.

De prefrontale cortex kan worden onderverdeeld in een dorsolaterale-prefrontale (DLPF), een orbitofrontale (OF) en een mediaal-frontale of anterieur-cingulaire (AC) regio. Recent werd aannemelijk gemaakt dat er meer prefrontale regio's te onderscheiden zijn. Aan ieder circuit wordt een eigen functie toegeschreven en verstoring ervan geeft een kenmerkend klinisch syndroom, dat overeenkomt met de drie eerder beschreven subtypen. Zo vertonen patiënten met het DLPF-syndroom executieve stoornissen, geeft het OF-syndroom stoornissen in het interpersoonlijke, sociale contact met onder andere disinhibitie en wordt het AC-syndroom gekenmerkt door apathie met in extreme vorm akinesie en mutisme. Doordat er sprake is van een circuit kan een verstoring op corticaal of subcorticaal niveau eenzelfde syndroom tot gevolg hebben. Bij patiënten kan een overlap van de syndromen worden gezien.

Afhankelijk van de lokalisatie van het ziekteproces kan een neurologische aandoening zich presenteren met meer of minder frontale functiestoornissen.[8,9] Er zijn enkele neurologische aandoeningen waarbij de frontale cortex de primaire ziektelocatie is. Een voorbeeld hiervan is frontotemporale dementie. Bij de ziekte van Alzheimer kunnen ook frontale symptomen voorkomen, maar hierbij staan andere symptomen meestal op de voorgrond, zoals stoornissen in de inprenting.

Ook andere, niet-neurodegeneratieve aandoeningen kunnen door schade aan de fronto-subcorticale circuits frontale symptomen geven. Zo kunnen ook psychiatrische ziektebeelden zich met frontale functiestoornissen presenteren. Patiënten met schizofrenie vertonen executieve functiestoornissen en er is grote overeenkomst tussen de 'negatieve symptomen' bij schizofrenie en de symptomen van bijvoorbeeld een frontaal hersentrauma. Beeldvormende technieken laten op groepsniveau afwijkingen zien aan de frontale kwabben bij patiënten met schizofrenie. Ook een depressie kan zich presenteren met een apathisch syndroom, zoals bij de heer H. werd beschreven. Bij depressies worden vaak executieve functiestoornissen gezien, mogelijk worden deze meer gezien bij wittestofafwijkingen in de hersenen, iets wat bij ouderen vaak voorkomt.

Het delier is een syndroom met een (sub)acute start. Apathie en ontremming worden vaak gezien bij het delier. Zo kunnen metabole stoornissen, maar ook urineweginfecties, decompensatio cordis en een hele scala van interne en neurologische aandoeningen aanleiding geven tot een beeld met meer of minder kenmerken van het frontaal syndroom. Opnieuw onderschrijft dit het belang van het nauwkeurig in kaart brengen van het beloop en het toestandsbeeld bij een patiënt met frontale functiestoornissen, omdat daarmee het delier goed herkend kan worden. Zie voor een opsomming van ziekten die aanleiding tot een frontaal syndroom kunnen geven tabel 16.1.

Tabel 16.1 Ziekten die frontale functiestoornissen kunnen geven

Neurodegeneratief	Frontotemporale dementie
	Lewy-body-dementie
	Ziekte van Alzheimer
Vasculair	Strategisch infarct
	Vasculaire dementie
Traumatisch	Contusio cerebri
	Anderszins traumatisch
Demyeliniserend	Multipele sclerose
Neoplasmatisch	Frontaal gelokaliseerde hersentumor
Infectieus	Herpessimplexencefalitis
Inflammatoir	Systemische lupus erythematodes
Toxisch	Chronische alcoholabusus
Depressie	
Schizofrenie	
Psychose	
Obsessieve-compulsieve stoornis	
Delier met disinhibitie of apathie	

Conclusie

Een gedragsverandering op oudere leeftijd bij een patiënt zonder psychiatrische voorgeschiedenis is altijd een indicatie voor nadere diagnostiek. De diagnostische zoektocht bij een frontaal syndroom is vooral bij ouderen lastig; door een beperkt steunsysteem is een heteroanamnese niet altijd voorhanden, door comorbiditeit is de ziektepresentatie eerder atypisch en door de leeftijd is de differentiaaldiagnose langer en eerder orgaanspecialismeoverstijgend. Daarmee is een gedragsverandering op oudere leeftijd een geriatrisch probleem, waarbij expertise en bereidheid tot samenwerking met neuroloog en (ouderen)psychiater een voorwaarde voor goede zorg is.
De frontale kwabben sturen het gedrag aan dat de mens het meest van dieren onderscheidt. Wanneer bij de mens frontale functiestoornissen ontstaan, is dit reden voor een diagnostische work-up naar de achterliggende diagnose; pas dan kan een juiste therapie worden ingesteld. Dit vereist expertise en multidisciplinaire samenwerking.

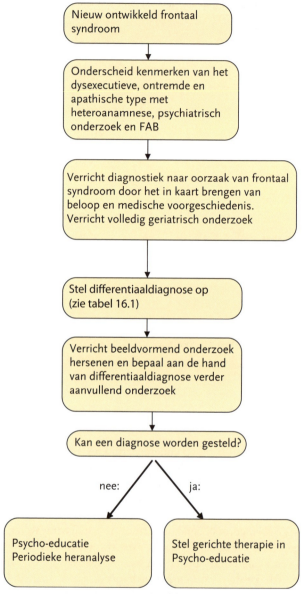

Figuur 16.4 Diagnostisch stroomdiagram bij patiënten met verdenking op een frontaal syndroom

Tabel 16.2 De Frontal Assessment Battery (FAB)

1.	Wat is de overeenkomst tussen een banaan en een sinaasappel?	0/1	
	Wat is de overeenkomst tussen een tafel en een stoel?	0/1	
	Wat is de overeenkomst tussen een tulp, een roos en een madelief?	0/1	
2.	Noem zoveel mogelijk woorden beginnend met de letter S. Geen persoons- en plaatsnamen.	0	(< 3 w)
		1	(3-5 w)
		2	(6-9 w)
		3	(> 9 w)
3.	Luria (vuist-rand-palm)		
	Drie series samen met patiënt	0	(niet)
		1	(niet zelf)
		2	(3-5 series)
		3	(> 6 series)
4.	Tik één keer wanneer ik twee keer tik; tik twee keer wanneer ik één keer tik		
	Serie 1-1-2-1-2-2-2-1-1-2	0	(> 3 fout)
		1	(3 fout)
		2	(1-2 fout)
		3	(foutloos)
5.	Tik één keer wanneer ik één keer tik. Tik niet wanneer ik twee keer tik.		
	Serie 1-1-2-1-2-2-2-1-1-2	0	(> 3 fout)
		1	(3 fout)
		2	(1-2 fout)
		3	(foutloos)
6.	'Pak mijn handen niet vast'	0	(steeds)
		1	(spontaan wel, na instructie niet)
		2	(aarzelt)
		3	(niet)

De maximale score is 18 punten, een score < 13 is afwijkend.

Literatuur

Nederlandse vertalingen van de genoemde schalen zijn te downloaden via de website van het Nederlands Kenniscentrum Ouderenpsychiatrie: http://www.ouderenpsychiatrie.nl.

1 Caroff, SN, Mann SC, Francis A, Fricchione, GL, editors. Catatonia: From psychopathology to neurobiology. Washington (DC), American Psychiatric Publishing, 2004.
2 Stuss DT, Gallup GG Jr, Alexander MP. The frontal lobes are necessary for 'Theory of Mind'. Brain 2001;124;279-86.
3 Mast R van der, Heeren TJ, Kat MG, Stek ML, Vanbulcke M, Verhey F, redactie. Handboek ouderenpsychiatrie. 3e dr. Utrecht: De Tijdstroom, 2010.
4 Lhermitte F. Human autonomy and the frontal lobes. Part II: Patient behavior in complex and social situations: The 'environmental dependency syndrome'. Ann Neurol 1986;19:335-43.
5 Dubois B, Slachevsky LI, Pillon B. The FAB: A frontal assessment battery at bedside. Neurology 2000:55;1621-6.
6 Schott JM, Warren JD, Barkhof F, Rossor N, Fox NC. Suspected early dementia. BMJ 2011;343:d5568.
7 Westra BR, Sanders JB, Kok RM. Het frontaal syndroom: Een casus met een herkenbaar klinisch beeld doch zonder duidelijke etiologie. Tijdschr Psychiatr 2007;49:399-403.
8 Piguet O, Hornberger M, Mioshi E, Hodges JR. Behavioural-variant frontotemporal dementia: Diagnosis, clinical staging, and management. Lancet Neurol 2011;10:162-72.
9 Seelaar H, Rohrer JD, Pijnenburg YA, Fox NC, Swieten JC van. Clinical, genetic and pathological heterogeneity of frontotemporal dementia: A review. J Neurol Neurosurg Psychiatry 2011;82:476-86.

17 De problematische familie

Luc Van de Ven

Inleiding

Casus
- Voorgeschiedenis
- Vermoeden van agressie
- De crisis
- Diagnostiek en behandeling

Achtergrondinformatie
- Prevalentie
- Omstandigheden en risicofactoren
- Anticiperend rouwen

Conclusie

Literatuur

Inleiding

Professionele hulpverleners, zowel in de thuiszorg als op de afdeling Geriatrie, worden meer dan eens geconfronteerd met 'problematische families'. De gedragingen van deze families (of van enkele leden van deze families) stellen het geduld van de hulpverleners vaak danig op de proef: ze hinderen onze werkzaamheden, het is tijdrovend, we worden voor onze inspanningen niet beloond met positieve feedback, soms wordt een goede behandeling van 'onze' patiënt tegengewerkt of zelfs onmogelijk gemaakt. Bovendien kan men vaststellen dat dit gedrag ook een negatieve invloed kan hebben op het welbevinden of de therapietrouw van de patiënt. Terzelfder tijd merken we echter dat in vele gevallen deze families zélf lijden, gebukt gaan onder een stresserende situatie en conflictueuze geschiedenis met zich meezeulen. Het is daarom wellicht beter te spreken van 'families die problematisch gedrag stellen' en dit zowel in functie van het verkrijgen van een klare kijk op de zaak (de familiale diagnostiek) als van een deskundige begeleiding.

> **Na bestudering van dit hoofdstuk kunt u:**
> - de determinanten van problematisch gedrag bij familieleden inschatten;
> - het belang inzien van een deskundige begeleiding van families;
> - een voorstel voor familiebegeleiding uitwerken met aandachtspunten voor de verschillende leden van het multidisciplinair team en dit zowel in de thuiszorg als op de afdeling Geriatrie.

Vraag 1 *Waarom is het aangewezen tijd en energie te steken in de begeleiding van de familie van 'onze' patiënt?*

In de klinische praktijk wordt men geconfronteerd met verschillende vormen van problematisch gedrag. De meest voorkomende typen zijn de volgende.
- Veeleisend gedrag. De hulpverlener worden om de haverklap tekortkomingen aangewreven; er is kritiek op de organisatie van de zorg; de familie wil dagelijks een gesprek met de arts en dan nog liefst met de hoogste in rang ('de professor').
- Manifestaties van bemoeilijkte rouw. De familie lijdt zwaar onder het verlies (de ziekte of handicap, het verlies van mogelijkheden bij de patiënt) én onder het in de toekomst te verwachten verlies (bij een slechte prognose). We zien grote droefheid en wanhoop, verpletterende schuldgevoelens, agressieve gevoelens ten opzichte van de hulpverlener maar soms ook ten opzichte van de patiënt.
- Ouderenmishandeling. De arts vermoedt dat de somatische problemen die hij bij patiënt vaststelt, het gevolg kunnen zijn van verwaarlozing of fysieke agressie. Psychische mishandeling kan zich uiten in de vorm van spottende, verwijtende of beschuldigende uitspraken jegens de patiënt.
- Behandelingdoorkruisend gedrag. Adviezen van de arts worden naast zich neergelegd. Het dieet wordt niet gevolgd; in plaats van de patiënt voldoende beweging te geven wordt hij steeds in bed gelegd; aan een lange reeks artsen wordt een second opinion gevraagd. De weloverwogen en gedocumenteerde raad om over te gaan tot opname in een verzorgingshuis wordt naast zich neergelegd.

Deze typen van problematisch gedrag vormen geen strikt afgelijnde categorieën. Zo zal een bemoeilijkte rouw bij het ene familielid ook meespelen in het tot stand komen van veeleisend gedrag, terwijl dit bij een ander veeleer meespeelt in een naast zich neerleggen van een voorgestelde behandeling.

Vraag 2 Welke gedragingen van familieleden zijn eerder een uiting van betrokkenheid en bezorgdheid dan van overbezorgdheid?

De term 'problematische familie' roept bij velen nogal eens het idee op dat het voornamelijk gaat om gemarginaliseerde gezinnen en mensen met een psychiatrische problematiek. Ondanks het feit dat we in de thuiszorg en in het ziekenhuis ook met deze families worden geconfronteerd, kunnen we vaststellen dat problematisch gedrag lang niet altijd tot deze groep beperkt blijft. Een klein experiment ter illustratie: wellicht werden velen onder ons (hulpverleners, artsen in opleiding) in het nabije verleden geconfronteerd met een ernstige ziekte bij een geliefd familielid of een goede vriend, eventueel gepaard gaande met een hospitalisatie. Laten we even een antwoord formuleren op de volgende vragen. Hoe percipieerden wij de hulpverleners van de afdeling? Hadden wij het gevoel voldoende geïnformeerd te worden? Kreeg ons familielid een in onze ogen adequate behandeling en voldoende aandacht? Werd er geluisterd naar onze bezorgdheid of angst? Werd ons verdriet au serieux genomen? En ook, welk beeld hebben wij nagelaten bij deze hulpverleners?

Kortom, het mag duidelijk zijn dat vele families (wanneer het noodlot maar op de juiste manier toeslaat en ons op onze zwakke plek treft) in aanmerking komen om als problematisch te worden omschreven.

Casus

Voorgeschiedenis

De heer en mevrouw A., beiden 77 jaar oud, wonen samen in een landelijke gemeente. Ze hebben twee dochters die beiden gehuwd zijn en in de buurt wonen. Er zijn vijf kleinkinderen en het eerste achterkleinkind is op komst.
De heer A. is een ondernemend man. Als zelfstandige leidde hij een bloeiend bedrijf in landbouwmachines, dat tot zijn tevredenheid werd overgenomen door één van zijn dochters. Daarnaast is hij bestuurslid in tal van verenigingen en tot op heden is hij actief in de plaatselijke politiek. Bij deze laatste bezigheid is zijn motto: 'De jongeren doen meestal of ze het warm water hebben uitgevonden, maar zonder de ervaring van een oude krokodil zouden er vele fouten worden gemaakt. Ik ken het klappen van de zweep; mij maken ze niks meer wijs'.
Sinds enkele maanden maken de dochters zich zorgen om het gedrag van hun moeder. Ze neemt niet meer deel aan de bijeenkomsten van de plattelandsvrouwen en de gepensioneerdenvereniging, ze zit vaker dan voorheen urenlang in de zetel en haar geheugen is in korte tijd duidelijk achteruitgegaan. Gealarmeerd door de berichten van de dochters laat de huisarts mevrouw A. onderzoeken op de geheugenkliniek van een universitair ziekenhuis. Daar luidt de diagnose ziekte van Alzheimer, met naast de geheu-

> genproblemen stoornissen in de executieve functies. De huisarts neemt de tijd om deze diagnose toe te lichten aan de echtgenoot en de dochters. Ondanks het feit dat hij de indruk heeft dat de heer A. de boodschap goed begrepen had, merkt hij in de weken nadien dat deze hem een aantal keren aanspreekt over de toestand van zijn vrouw, en dit op een manier alsof de informatie omtrent de diagnose niet geheel tot hem is doorgedrongen: 'Dokter, wat is dat nu met mijn vrouw, ze wordt zo lui. Ze weet toch dat het goed is actief te blijven op je oude dag. Daarbij luistert ze niet meer naar mij, terwijl ik het toch goed meen! Soms heb ik zelfs de indruk dat ze dingen doet om mij te pesten ... niet tijdig beginnen aan het bereiden van de warme maaltijd ... slordig zijn bij het poetsen ... ze wil niet meer met mij buitenshuis alsof ze verlegen is met mij gezien te worden. Dit alles werkt erg op mijn zenuwen; ik kan er niet tegen. Ze moet toch beseffen dat ik mijn deel van het werk wél doe. Maar ge moet karakter hebben en doorzettingsvermogen, daar gaat het om!'

Vraag 3 Hoe zou u als huisarts omgaan met deze situatie, waarbij de partner een eerste boodschap omtrent de diagnose en de gevolgen ervan klaarblijkelijk niet goed begrepen heeft?

Het voeren van een slechtnieuwsgesprek is voor veel artsen een belangrijk onderdeel van de praktijk. Het informeren omtrent de diagnose en de prognose is noodzakelijk, niet alleen in functie van de verdere behandeling maar vaak ook ter voorbereiding van een voor de patiënt en diens familie stresserende nabije toekomst. Meer dan eens moet men evenwel vaststellen dat de betrokkenen de boodschap, hoe zorgvuldig en uitgebreid ook verwoord, niet geheel of helemaal niet goed hebben begrepen. Met dit fenomeen wordt men niet in het minst in de ouderenzorg geconfronteerd. Toch hebben we op het einde van een eerste gesprek vaak de indruk dat de boodschap wél goed begrepen wordt. De signalen die wijzen op een misverstand komen meestal nadien: het familielid of de patiënt zelf blijft steeds weer dezelfde vragen stellen, of men stelt vast dat een familielid zich tegenover de patiënt gedraagt alsof hij nog nooit heeft gehoord van de diagnose en het (beperkte) toekomstperspectief.

Dergelijke situaties kunnen de arts en andere professionele hulpverleners danig irriteren ('Ik ben toch duidelijk geweest; we spreken toch dezelfde taal. De praktijk is zo druk dat ik wel wat anders omhanden heb dan steeds maar hetzelfde deuntje te moeten afdraaien'). Toch is het herhalen van zo'n informerend gesprek geen overdreven luxe. Integendeel, het is aangewezen dat de arts bij een volgende ontmoeting, zoals in deze casus met de heer A., even nagaat in hoeverre de boodschap is overgekomen, of hij de consequenties verbonden aan de diagnose tot zich heeft kunnen laten doordringen.

In het geval van de familie A. is een tweede gesprek met de partner en de dochters noodzakelijk. Zeker als de arts twijfelt aan het feit of de partner de boodschap goed begrepen heeft, is het betrekken van de kinderen meer dan aangewezen; zij kunnen dan immers later, wanneer ze bij de ouder vaststellen dat een en ander toch nog onduidelijk blijft, naar dit gesprek verwijzen en zo als het ware medewerkers worden van de arts.

Vermoeden van agressie

> In de periode na het tweede familiegesprek legt de arts wekelijks een huisbezoek bij de familie A. af. Deze contacten doen zijn bezorgdheid niet afnemen, integendeel: hij merkt een blijvend onbegrip en een toegenomen irritatie bij de heer A. op, die zich steeds weer ergert aan het gedrag van zijn vrouw. Op een dag stelt de arts blauwe plekken aan de bovenarm van mevrouw A. vast. Wanneer hij de heer A. hiermee confronteert, geeft die een onduidelijke en vermijdende uitleg: 'Ik weet niet hoe dat komt ... ze zal tegen de kast aangelopen zijn ... ja, ze is de laatste tijd wat wankel op de benen'. De arts merkt dat de man erg verveeld zit met dit gespreksonderwerp en snel over iets anders begint: 'Wat ik me afvraag is of de medicatie niet moet worden aangepast ... ze is zo lusteloos, heeft geen energie meer ...'

Vraag 4 *Hoe ga je als huisarts om met een vermoeden van agressie door de centrale zorgdrager ten aanzien van de patiënt?*

Vooreerst dit: wanneer overduidelijk is dat er sprake is van mishandeling die lichamelijk letsel tot gevolg heeft, moet men zich richten tot de juridische instanties. Dit betekent dan meestal het einde van de hulpverleningsrelatie. In de meeste gevallen gaat het echter om een (vaag) vermoeden van (lichamelijke of psychische) agressie, waarbij het – zeker in eerste instantie én vanuit de hoop een belangrijke verbetering in de toestand te bewerkstelligen – aangewezen is de hulpverleningsrelatie te onderhouden en zelfs verder uit te bouwen.

Bij (fysieke) agressie zullen in de meeste gevallen noch de centrale zorgdrager, noch de patiënt een duidelijke (aan)klacht formuleren. Meestal zal de arts bij een lichamelijk onderzoek of de thuisverpleegkundige bij de verzorging letsels vaststellen die agressie doen vermoeden. Deze vaststellingen zijn uiteraard geen bewijzen, maar ze moeten hoe dan ook ernstig worden genomen en grote alertheid tot gevolg hebben. In dergelijke situaties is een individueel gesprek onder vier ogen meer dan aangewezen. Belangrijke aandachtspunten zijn dan de volgende.

– Het opbouwen van een vertrouwensrelatie. Het aanwezig zijn van een vertrouwensrelatie tussen de arts en de centrale zorgdrager is, zeker wanneer er een vermoeden van agressie bestaat, van het grootste belang. Het werken aan dit vertrouwen is uiteraard een opdracht ten aanzien van elke patiënt en familie; het is een basisvoorwaarde van een goede professionele hulpverlening. Wanneer men naar aanleiding van een vermoeden van agressie voor het eerst een persoonlijk gesprek tracht te voeren, komt men meestal hopeloos te laat. Bij het opbouwen van dit vertrouwen is de basisattitude van de arts, waarbij het onbevooroordeeld luisteren en het inlevingsvermogen (empathie) centraal staan, van het grootste belang. Dit veronderstelt dat men voldoende tijd neemt om de patiënt en diens familie op verhaal te laten komen. Bij zo'n gesprek speelt ook de non-verbale communicatie een grote rol; lichaamshouding en mimiek kunnen vaak meer dan woorden alleen de betrokkenheid en het engagement duidelijk maken.

– Niet beschuldigen. Bij een vermoeden van agressie is de minste zweem van beschuldiging vaak de kortste weg om u als hulpverlener buitenspel te zetten. De beste diagnostiek, therapie en preventie worden mogelijk gemaakt door het tonen van begrip ('In uw situatie zou ik het moeilijk hebben om mijn zenuwen onder controle te houden'). Op die manier creëert men de mogelijkheid voor de betrokkene om woorden te geven aan zijn gevoelens van frustratie en machteloosheid, en eventueel ook te spreken over die momenten waarop hij zijn kwaadheid niet langer onder controle heeft kunnen houden.

– Beschikbaarheid. Het engagement van de hulpverlener wordt nog duidelijker als deze zijn beschikbaarheid vergroot: 'Bel me op als je hierover nog wat te vragen hebt. Je stoort me niet; ik heb liever dat je me belt en achteraf misschien de indruk hebt dat je wat te snel contact hebt gezocht, dan dat je me om één of andere reden te laat belt'. Vooral als de arts erin geslaagd is om zijn niet-culpabiliserende houding duidelijk te maken, zal de betrokkene ook daadwerkelijk van deze beschikbaarheid gebruik maken.

Bij een vermoeden van een uit de hand lopende familiesituatie kan de huisarts het best ook een beroep doen op andere hulpverleners. Verpleegkundigen, maatschappelijk werkers en bejaardenhelpers kunnen niet alleen een bijdrage leveren in de praktische en emotionele ondersteuning van de centrale zorgdrager en de andere familieleden, maar houden mee een oogje in het zeil. Alleen al hun (tijdelijke) aanwezigheid zal het gevaar voor agressie doen afnemen. Toch zal de huisarts, als spil van de thuiszorg, een eenzame positie blijven innemen, alleen al omdat zijn standpunt van doorslaggevende aard is als er beveiligende maatregelen moeten worden genomen. Hij kan zich evenwel in deze positie laten adviseren en ondersteunen. Regelmatig overleg met andere professionele hulpverleners is – zeker in situaties waar agressie wordt vermoed – geen overdreven luxe.

Deze eenzame positie is uiteraard het meest uitgesproken wanneer de familie de andere professionele hulpverleners de deur wijst. De huisarts is dan de enige die nog op het territorium wordt toegelaten, terwijl hij alleen op puur somatisch-medische aangelegenheden wordt aangesproken. Begrijpelijkerwijs is dit voor velen nogal frustrerend: 'Ik vermoed agressie of het gevaar ervoor, maar moet me beperken tot het meten van de bloeddruk. Het inschakelen van andere hulpverleners wordt afgewezen'. Ondanks deze beperkte slagkracht kunnen zijn huisbezoeken als preventie voor mishandeling van groot belang blijven: hij houdt een voet tussen de deur (als men beseft dat men slechts weinig kan doen, kan men dit weinige ook blijven doen).

De crisis

Op een dag slaan de stoppen door. De heer A. heeft twee namiddagvergaderingen achter de rug en keert huiswaarts in de verwachting een warme maaltijd aan te treffen. Maar ondanks het late uur is zijn vrouw nog helemaal niet aan de voorbereidingen begonnen; integendeel, ze loopt in de woonkamer wat heen en weer en met een beate glimlach om de lippen vertelt ze dat het nu toch tijd wordt om een bosje bloemen naar haar moeder te brengen. De heer A. reageert woedend. Hij slaat met zijn vuist in haar gezicht zodat ze pal achterover dwars door de glazen deur valt. De vele snijwonden zorgen voor een bloederig tafereel. De man belt in paniek de huisarts. Deze laatste stelt ter plaatse gekomen vast dat de verwondingen al bij al redelijk meevallen, maar gezien de voorgeschiedenis en het feit dat de man geen bevredigende uitleg kan geven over

> wat er is gebeurd ('Ze is gewoon achterover gevallen') laat hij de patiënte met spoed opnemen op een afdeling Geriatrie.

Vraag 5 *Waarom is een ziekenhuisopname in deze situatie aangewezen?*

De alom bekende richtlijn luidt dat men ouderen zo lang mogelijk in het vertrouwde thuismilieu moet laten verblijven. In dit geval is het uiteraard glashelder dat een opname – ondanks de uiterst beperkte somatische problematiek – meer dan aangewezen is, al is het maar om het acute gevaar op (verdere) agressie in te dammen. De opname gebeurt ter bescherming van de patiënte. Toch is dit per definitie slechts een tijdelijke oplossing. Wanneer het probleem in de loop van het verblijf op de geriatrische afdeling niet grondig wordt aangepakt, zal de gevaarlijke situatie zich thuis wellicht snel opnieuw installeren.

Een opname kan voor alle betrokkenen een time-out betekenen: de patiënte, de echtgenoot, de kinderen én de professionele hulpverleners kunnen enigszins tot rust komen; men kan reflecteren over de uit de hand gelopen toestand, deze van op afstand wat laten bezinken. Deze tijdwinst is echter enkel constructief als de hulpverleners op de afdeling de zaak in handen nemen. Het vertrekpunt hierbij is een goede communicatie tussen de verwijzende arts en de geriater: een open gesprek over het vermoeden van agressie, de hierbij gehanteerde argumenten, de twijfels enzovoort.

Bij de aanpak van complexe familiale situatie, zoals bij een vermoeden van agressie, is de positie van de hulpverlener binnen het ziekenhuis doorgaans comfortabeler dan die van zijn collega in de thuiszorg. De eerste speelt op eigen terrein, terwijl de familie (en de patiënt) een 'uitwedstrijd' speelt. In de thuiszorg zijn de posities omgekeerd: de hulpverlener komt op het territorium van de ander, waarbij hij zich moet voegen in de familiale gewoonten en afspraken. Hem kan, als puntje bij paaltje komt, de deur worden gewezen.

Er is nog een tweede verschil. Bij moeilijkheden tijdens de contacten met een patiënt of diens familie, bijvoorbeeld bij grove verwijten of wanneer de hulpverlener het gevoel heeft dat deze zich compleet heeft vastgereden in een gesprek, kan men in het ziekenhuis bijna op het moment zelf advies vragen aan een collega. In de thuiszorg is dit meestal niet mogelijk; in het beste geval kan men later op de dag of in de loop van de daaropvolgende dagen een collega om raad vragen. De professionele hulpverlener in de thuiszorg zit hoe dan ook in een meer solitaire positie dan zijn collega in het ziekenhuis.

Diagnostiek en behandeling

> De heer A. bezoekt dagelijks zijn vrouw op de afdeling Geriatrie. Hij stelt zich erg kritisch op ten opzichte van de hulpverleners en de wijze waarop de afdeling wordt georganiseerd. Alles wordt door hem kritisch beoordeeld en bij de minste onvolkomenheid interpelleert hij de hoofdverpleegkundige. Wanneer de assistent-geriater hem informeert over de medische toestand van mevrouw, wordt deze bijzonder hooghartig toegesproken: 'Zijt gij al afgestudeerd? Ik wil wel de professor spreken, die heeft toch de eindverantwoordelijkheid! Met uitleg van een student ben ik niet gediend'.

> Op een dag, lang voor het bezoekuur, tracht de ergotherapeute mevrouw A. te motiveren om deel te nemen aan een groepsactiviteit. Mevrouw A. zegt dat ze geen zin heeft. De ergotherapeute laat het daar niet bij en neemt haar bij de arm. De patiënte blijft tegenstribbelen waarop de therapeute zich iets kordater opstelt: 'We gaan het toch proberen. Kom, ik help je recht'. Ze neemt mevrouw A. vast onder de oksel en tilt haar op. De heer A. staat in de deuropening het tafereel lijkbleek en met opengesperde ogen te bekijken. 'Wat doet ge daar allemaal ... laat los! Laat los, zeg ik je!' Hij rent naar het lokaal van de hoofdverpleegkundige, gooit de deur open en slaat op tafel. 'Wat zit ge hier te doen achter uw computer? Gij moet uw personeel in 't oog houden, dat is uw werk. Dat mens daar, die therapeute ... dat zoiets hier mag rondlopen ... ge moet haar ontslaan ... in de privé zou dat op staande voet gebeuren ... zoals zij harteloos en hardhandig met mijn zieke vrouw omgaat ... dat is onmenselijk!'

Vraag 6 *Hoe kan een team omgaan met veeleisend gedrag van de kant van een familielid of een familie?*

Een eerste aandachtspunt betreft de algemene strategie voor de begeleiding van de familie bij de opname van elke patiënt. Het geven van heldere informatie staat hierbij centraal. De familie moet worden ingelicht over de werking van de afdeling en de verschillende disciplines die hieraan deelnemen. Men dient hierbij te beseffen dat, gezien de emotionele context waarmee vele opnamen gepaard gaan, een deel van deze informatie verloren gaat. Het is daarom aangewezen om duidelijk te vermelden bij wie men voor verdere informatie terecht kan ('beschikbaarheid'). Het vertrouwen van en de samenwerking met de familie zal bovendien verbeteren wanneer men zich niet-defensief opstelt ('Het enige dat we expliciet kunnen stellen is dat we ons best gaan doen. Dit wil niet zeggen dat hier alles perfect verloopt. Als u onvolkomenheden vaststelt, aarzel dan geen seconde om het ons te melden. We vinden dit niet vervelend; zo helpt u ons immers om het werk beter te doen en eigenlijk helpt u zo ook uw zieke familielid'). Ook kunnen tegenstellingen en conflicten worden overbrugd door patiënt, familie enerzijds en behandelaars anderzijds gezamenlijke doelen te laten formuleren om tijdens de opname aan te werken.

Toch zal elke afdeling, ondanks pogingen om te komen tot een open en constructieve communicatie, geconfronteerd blijven met familieleden die veeleisend gedrag stellen (of behandelingdoorkruisend gedrag of een bemoeilijkte verwerking van ziekte of handicap). Het merendeel van zulk veeleisend gedrag komt op het bord terecht van de hulpverleners die dagelijks en rechtstreeks de zorg op zich nemen (verpleegkundigen, artsen ...). Het is aangewezen om beroep te kunnen doen op deskundigen in de familiebegeleiding, medewerkers die bovendien niet rechtstreeks met de zorg te maken hebben, die zich als het ware aan de rand van het team situeren (maatschappelijk werker; klinisch ouderenpsycholoog). Diagnostiek en begeleiding of behandeling lopen hierbij in de tijd door elkaar:

– vertrekpunt is een attitude van luisterbereidheid, ondersteuning en begrip, een positieve houding ten opzichte van de bezorgdheid en de goede bedoeling van de betrokkenen;

- diagnostiek, hoe kan het gedrag van deze persoon of deze familie worden begrepen? Zo kan veeleisend gedrag bijvoorbeeld passen binnen een gecompliceerd anticiperend rouwproces (zie hierna).
- familiale diagnostiek, enige kennis over de familiale geschiedenis is meer dan noodzakelijk om zicht te krijgen op de onderlinge machtsverhoudingen, de normen die worden gehanteerd, de schuldhuishouding enzovoort. In deze context is een grondige analyse van de ouder-kindrelatie obligaat. Zo probeert men na te gaan of de kinderen in staat zijn de nieuwe verantwoordelijkheden ten opzichte van hun ouder(s) op zich te nemen (als zorgdrager of als steun van de ouder-zorgdrager);
- een gesprek eindigt met het maken van samenwerkingsafspraken, waarbij in vele gevallen een houding van geven en nemen de meeste kans op slagen biedt. Wat men zeker 'geeft' is de bereidheid om elkaar later opnieuw te spreken om de gang van zaken te evalueren. Wat men 'neemt' zijn afspraken die te maken hebben met de werking van de afdeling (bijvoorbeeld het respecteren van de bezoekuren) en de behandeling (bijvoorbeeld de arts de tijd geven om de nodige diagnostische onderzoekingen te verrichten).

In sommige gevallen zijn individuele gesprekken met het veeleisende familielid voor de hand liggend, maar meestal geniet het voeren van één of enkele familiegesprekken de voorkeur. Als men de andere familieleden expliciet mee uitnodigt en het probleem – zonder te beschuldigen – kan benoemen, creëert men de mogelijkheid dat de familie zelfregulerend met de situatie omgaat.

Ondanks het feit dat het inschakelen van deskundigen in de familiebegeleiding meestal meer dan nuttig is, mag men van elke professionele hulpverlener verwachten dat hij met problematische interactie kan omgaan. De familie verwacht immers uit de mond van de arts de medische informatie en van verpleegkundigen uitleg over verzorging, hygiëne enzovoort. Een investering in trainingen in gespreksvoering is dan ook geen overdreven luxe.

Vraag 7   *Wat kan men op een geriatrische afdeling doen bij een vermoeden van agressie?*

Een opname op een geriatrische afdeling is bij een vermoeden van agressie (ouderenmishandeling) de ideale gelegenheid om te komen tot een goede diagnostiek, behandeling en preventie. Men kan daarbij het best beroep doen op een ervaren familiebegeleider of therapeut. Op zo'n familiegesprek worden naast de partner en de kinderen nogal eens ook de schoonkinderen en de kleinkinderen uitgenodigd. Deze laatste twee groepen kunnen een belangrijke bijdrage leveren. In het begin van een gesprek houden ze zich doorgaans op de vlakte, laten het woord aan de partner of kinderen van de patiënt, om naderhand stap voor stap ook hun visie naar voor te brengen. Bij het herformuleren of herdefiniëren van de realiteit kan de therapeut gebruik maken van de visie van deze familieleden die relatief recent in het systeem betrokken zijn geraakt.

Een familietherapeutisch gesprek kan op verschillende manieren verlopen, onder andere beïnvloed door de therapeutische achtergrond van de gespreksleider. Het zou ons te ver leiden om in deze context in te gaan op de diverse psychotherapeutische richtingen en werkwijzen. De basishouding is evenwel steeds dezelfde. De boodschappen, adviezen en therapeutische opdrachten die de therapeut formuleert, zullen slechts aanslaan waarmee hij er in slaagt een goede relatie met de familieleden op te bouwen, bijvoorbeeld door middel van een door hen onmiddellijk aangevoeld 'invoelend invoegen' (*joining*) zonder daarbij zijn autoriteit of anders gezegd zijn deskundigheid te verliezen.

Bij dergelijke gesprekken kan men het best vertrekken van twee uitgangspunten: enerzijds de problematiek van de patiënt (de medische realiteit), anderzijds de bezorgdheid van de therapeut (en van heel het team) omtrent de haalbaarheid van de thuissituatie, een bezorgdheid die uitgaat naar elk lid van de betrokken familie.

Om een beter zicht te krijgen op de familiale interacties kan men 'trianguleren', bijvoorbeeld door aan een dochter de vraag te stellen hoe vader reageert als moeder een bepaald gedrag stelt. Dit doet men niet uitsluitend in verband met de huidige, problematische situatie, maar in de eerste plaats om zicht te krijgen op de stijl waarin de betrokkenen *in tempore non suspecto* – op een onverdacht moment – in interactie zijn getreden.

Een therapeutisch gesprek (of gesprekken) eindigt bij voorkeur met het tot stand komen van een aantal afspraken. Als de joining en het overbrengen van de echte bezorgdheid zijn gelukt, kan de therapeut duidelijke grenzen stellen, bijvoorbeeld: 'Op deze manier gewoon verder gaan kan volgens ons niet'. Nogal eens komt het erop neer dat men de familie naar huis stuurt met de opdracht na te denken over enkele alternatieven. Bijvoorbeeld: gaat moeder verblijven in een verzorgingsinstelling (een 'feitelijke scheiding') of gaat ze terug naar huis, maar onder bepaalde voorwaarden zoals een uitgebreide thuiszorg én een follow-up door middel van verdere familietherapeutische

Tabel 17.1   Samenvatting familie met problematisch gedrag

Problematisch gedrag bij familie	Veeleisend gedrag
	Uitingen van bemoeilijkte rouw
	Ouderenmishandeling
	Gedrag dat de behandeling doorkruist
Tips voor de aanpak	
Informeren	Herhalen van informatie
	Betrekken alle betrokkenen familieleden/mantelzorgers
Vertrouwensrelatie opbouwen	Luisterbereidheid en empathie tonen (en niet: beschuldigend of verdedigend reageren)
	Beschikbaar zijn, tijd nemen
	Benadrukken dat iedereen het beste wil voor de patiënt
Betrekken andere hulpverleners	Teamleden
	Psychologen/maatschappelijk werkenden/sociaal psychiatrisch verpleegkundigen
	Familietherapeutisch gesprek/systeemgesprek
Alertheid en ingrijpen	Duidelijke afspraken maken, één aanspreekpunt bij vragen
	Vermoeden van agressie: slachtoffer veilig stellen
	Bewezen agressie: overweeg juridische stappen

sessies? Soms is het aangewezen om de uiteindelijk tot stand gekomen afspraken vast te leggen in een geschreven contract of te laten bezegelen in een netwerkoverleg waaraan naast de familie ook de huisarts en de andere professionele thuiszorghulpverleners deelnemen.

> **Zoekopdracht**
> Zoek recente overzichtsartikelen en aanbevelingen handelend over agressief gedrag tegen ouderen (gepubliceerd na 2003).

> **Hint**
> Gebruik in PubMed de MeSH-termen 'elder abuse', 'review', 'practice guideline'.

Achtergrondinformatie

In het hiernavolgende gedeelte worden vooral ouderenmishandeling en gecompliceerde rouw belicht. In de literatuur komen verschillende vormen van ouderenmishandeling voor.[1,2]

- Lichamelijk agressief gedrag: slaan, duwen, vastbinden, vaak met lichamelijk letsel tot gevolg.
- Psychisch agressief gedrag: chronische verbale agressie, zoals beledigen, bedreigen, chanteren, vals beschuldigen. Het is bekend dat zulk gedrag weliswaar geen zichtbaar lichamelijk letsel toebrengt maar het slachtoffer grote schade kan toebrengen.
- Verwaarlozing: het niet toedienen van noodzakelijke verzorging; medicatie onthouden of bijgeven (vaak gaat het hierbij om sedativa).
- Financiële of materiële benadeling: oneigenlijk gebruik van geld of bezittingen.
- Schenden van rechten: vrijheid, privacy, zelfbeschikking. Uiteraard gaat het hierbij niet om de ouderen (bijvoorbeeld sommige dementen) bij wie om medische redenen enkele van deze rechten moeten worden beperkt.
- Seksueel geweld.

Prevalentie

Onderzoek in westerse landen geeft aan dat wellicht zo'n 5% van de thuiswonende ouderen het slachtoffer is van één of andere vorm van mishandeling.[3] Psychische mishandeling is daarbij de meest voorkomende vorm, lichamelijk agressief gedrag treft ongeveer 1% van de ouderen. Deze cijfers zijn wellicht een onderschatting aangezien de meeste onderzoekers geen duidelijk zicht krijgen op wat er gebeurt met demente ouderen in de thuissituatie. De 'daders' zijn voor het overgrote deel familieleden of intimi van de slachtoffers.

Omstandigheden en risicofactoren

Sociaal isolement

Van gezinnen waarbinnen mishandeling optreedt, kan men zeggen dat ze in vergelijking met andere families minder sociale contacten onderhouden en minder sociale steun ondervinden, wat onder andere betekent dat men minder kans heeft om tegenover een ander zijn zorgen en bezorgdheden te uiten. Bovendien is er minder sociale controle.

Hulpbehoevendheid
Voor een uitvoerige bespreking van de belasting voor de centrale zorgdrager van zwaar hulpbehoevende ouderen verwijzen we naar hoofdstuk 25.
Deze families behoren tot de risicogroep voor geweld en mishandeling. In een Nederlands onderzoek gaf 10,7% van de spilfiguren in de zorg voor thuiswonende dementerende ouderen (centrale zorgdragers) toe dat zij over een periode van een jaar lichamelijk agressief waren geweest tegen de patiënt en 30,4% zei bij herhaling verbaal agressief te zijn geweest.[4]

Familiegeschiedenis
Ondanks het feit dat een intergenerationhele transmissie niet mag worden veralgemeend, kan men toch stellen dat kinderen die hun bejaarde ouders mishandelen in een aantal gevallen vroeger zélf slachtoffer van geweld en mishandeling geweest zijn. Iets ruimer bekeken, kan men spreken van een familiale cultuur (de dochter die enkel tegen betaling bij haar ouders komt poetsen, heeft van die ouders geleerd dat men niets voor niets doet).

Psychiatrische problemen
Bij een aantal van de daders stelt men psychiatrische problemen vast zoals alcoholisme of een persoonlijkheidsstoornis. Hulp en advies kunnen worden verkregen bij bijvoorbeeld het landelijk advies- en steunpunt huiselijk geweld (www.huiselijkgeweld.nl).

Anticiperend rouwen
Rouwen is een betekenisvolle reactie op een belangrijk verlies. Het best bekend is het rouwen bij het overlijden van een geliefde. Bij familieleden van ernstig zieke patiënten kan men vaak spreken van anticiperend rouwen: naast de rouw om het definitieve verlies van de gezondheid (bijvoorbeeld bij dementen) is er ook het rouwen om de volgende stap die in het vooruitzicht ligt, het definitieve afscheid, de dood.[5] Voor velen is de periode van dit anticiperend rouwen veel stressvoller dan de belasting die men doormaakt na het uiteindelijk overlijden van de patiënt. Bij anticiperend rouwen kan men een aantal kenmerken of componenten onderscheiden:
– ontkenning;
– depressiviteit;
– schuldgevoelens;
– agressieve gevoelens;
– aanvaarding.
Machteloosheid en schuldgevoelens kunnen wind in de zeilen geven van agressieve gevoelens. Deze agressie kan zich richten op professionele hulpverleners die men verwijt de behandeling of de verzorging onvoldoende ter harte te nemen. Een enkele keer kunnen ook tegenover de patiënt zelf agressieve gevoelens opwellen: de patiënt kan immers worden beleefd als verantwoordelijk voor de pijnlijke situatie waarin men zich be-

vindt. Dergelijke, op bewust vlak waargenomen agressieve gevoelens leiden op hun beurt tot ernstige schuldgevoelens.

Het anticiperend rouwen is een fenomeen dat men bij vele familieleden kan vaststellen. Het kan als 'normaal' worden beschouwd, ook al zullen sommige manifestaties ervan voor de hulpverlener in eerste instantie wat vervelend kunnen overkomen (informatie wordt niet goed begrepen; veeleisend gedrag; behandelingdoorkruisend gedrag). De deskundige begeleiding van deze familieleden zal vooral bestaan uit praktische en emotionele ondersteuning. Voor elk team (in de thuiszorg en op de geriatrische afdeling) behoort deze begeleiding tot het takenpakket.[6]

Bij een aantal familieleden is er evenwel sprake van een bemoeilijkt of gecompliceerd rouwproces, hetgeen op verschillende manieren tot uiting kan komen:
- de depressieve reactie is zo uitgesproken dat men van een echte depressie kan spreken, vaak met verpletterende schuldgevoelens;
- de agressie tegenover professionele hulpverleners kan nauwelijks worden bedwongen en uit zich in extreme en onredelijke beschuldigingen;
- de agressie richt zich op een ontoelaatbare wijze tegen de patiënt.

Risicofactoren
Het is in een concrete situatie erg moeilijk de vinger te leggen op de factor die maakt dat een persoon gecompliceerd rouwt. Vaak gaat het om een aantal risicofactoren die, in onderling samenspel, het gedrag van het familielid beïnvloeden:
- symptomen en verloop van de aandoening, bijvoorbeeld bij dementie zullen de persoonlijkheidsveranderingen doorgaans grote invloed hebben op de verwerking van de centrale zorgdrager;
- de persoonlijkheid van de zorgdrager en diens vermogen om met gevoelens om te gaan;
- de kwaliteit van de relatie, bijvoorbeeld bij een ambivalente of symbiotische relatie neemt het gevaar op een gecompliceerd rouwproces toe;
- verlies op meerdere fronten;
- de kwaliteit van de sociale contacten, waarbij het al dan niet kunnen terugvallen op een vertrouwenspersoon een belangrijke plaats inneemt.

Behandeling
Wanneer een team wordt geconfronteerd met een familielid dat gecompliceerd rouwt, zijn – naast de ondersteuning die voor elk familielid wordt voorzien – gespecialiseerde vormen van hulpverlening nodig, zoals:
- individuele rouwpsychotherapie;[7]
- familietherapie;
- farmacotherapie (als er van een echte depressie sprake is).

Conclusie
In de ouderenzorg is investeren in en begeleiden van de familieleden van 'onze' patiënten een essentieel deel van de opdracht of missie, zeker ook wanneer men te maken heeft met problematisch gedrag. Dit is op de eerste plaats belangrijk omdat aandacht geven aan het lijden van deze familieleden als het ware een vorm van

preventieve gezondheidszorg is. Daarnaast is het de beste (en enige) manier om escalatie van conflicten te vermijden. Uit de hand lopende conflicten zijn erg tijdrovend en arbeidsintensief, en wekken bovendien bij de hulpverlener een hoop ergernis op. Ten slotte (en dit is zeker niet het minst belangrijk) maakt een deskundige familiebegeleiding ook mogelijk dat we de oudere patiënt een goede behandeling of revalidatie kunnen geven en dat zijn welbevinden kan toenemen.

De begeleiding van families, al dan niet met problematisch gedrag, is daarbij een multidisciplinaire aangelegenheid: het is de opdracht van elke professionele hulpverlener binnen een geriatrisch team.

Literatuur

1 Comijs HC, Pot AM. Ouderenmishandeling. In: Buijssen HPJ, redactie. Psychologische hulpverlening aan ouderen. Deel 1. Baarn: Intro, 1999. p. 231-254.
2 Landelijk Platform Bestrijding Ouderenmishandeling. Factsheet ouderenmishandeling. Utrecht: Movisie, 2009. http://www.movisie.nl/123575/def/home/ouderenmishandeling_/, geraadpleegd februari 2012.
3 Ven L van de. Geweld bij thuiswonende ouderen. Huisarts Nu 2003;32:147-51.
4 Pot AM, Dyck R van, Jonker C, Deeg DJ. Verbal and physical agression against demented elderly by informal caregivers in The Netherlands. Soc Psychiatry Psychiatr Epidemiol 1996;31:156-62.
5 Ven L van de. Ouder worden. Het leven als antwoord. Leuven: Davidsfonds, 2004.
6 Ven L van de. Familiale problematiek in de ouderenzorg. In: Milissen K, De Maesschalck L, Abraham I, redactie. Verpleegkundige zorgaspecten bij ouderen. Maarssen: Elsevier Gezondheidszorg, 2002.
7 Bout J van den, Boelen PA. Rouw. In: Pot AM, Kuin Y, Vink M, redactie. Handboek ouderenpsychologie. Utrecht: De Tijdstroom, 2007. p. 191-209.

18 De sombere patiënt

Marianne van Iersel, Marcel Olde Rikkert en Filip Bouckaert

Inleiding

Casus
- Voorgeschiedenis
- Opname
- Behandeling

Achtergrondinformatie
- Etiologie en pathogenese
- Behandeling
- Voortgezette behandeling en nazorg

Conclusie

Literatuur

Inleiding

Hoewel ouderen in het bijzonder te maken hebben met lichamelijke aandoeningen, beperkingen en verliessituaties maakt de depressieve stoornis geen deel uit van de 'normale' veroudering. Ondanks de vaak meerdere handicaps en beperkingen zijn de meeste 85-plussers tevreden met hun bestaan. Ook deze ouderen geven de kwaliteit van hun leven gemiddeld een zevenenhalf. Daarom is, zoals ook in andere leeftijdsgroepen, de depressieve stoornis bij ouderen een belangrijk gezondheidsprobleem dat zo snel mogelijk herkend, gediagnosticeerd en behandeld dient te worden.

De ernst van de depressie varieert van de aanwezigheid van enkele depressieve klachten, passend bij een licht depressief syndroom, tot een ernstige depressieve stoornis, met psychotische kenmerken, waarbij wordt voldaan aan de criteria van de DSM-IV-TR (zie box 18.1). Het hebben van depressieve klachten zonder te voldoen aan de criteria voor een depressieve stoornis wordt ook wel aangeduid als *minor* of *subthreshold depression*. Dit zegt verder weinig over het psychische lijden dat de klachten veroorzaken.

De prevalentie van depressie hangt af van de ernst: een depressief syndroom komt bij 13-14% van de oudere bevolking voor, de depressieve stoornis bij 2%. Deze cijfers hangen sterk af van de aard van de selectie van de populatie. De prevalentie van depressie is bij ouderen in verzorgingstehuizen (17% depressies, 38% depressieve klachten) bijvoorbeeld duidelijk hoger dan bij thuiswonende ouderen.

Een depressie bij een oudere kan een recidief zijn (op jongere leeftijd ontstaan en zich herhalend op oudere leeftijd), of zich voor de eerste maal presenteren op latere leeftijd (laat ontstaan). Bij de laatste vorm wordt relatief vaak subcorticale wittestofschade aangetroffen, wat duidt op een associatie met hersendisfunctie.

> **Na bestudering van dit hoofdstuk kunt u:**
> - kenmerken benoemen waaraan u een depressie bij ouderen kunt herkennen en diagnosticeren;
> - de risicofactoren en risicogroepen voor het ontstaan van depressie bij ouderen beschrijven;
> - de risicofactoren van suïcide bij ouderen beschrijven;
> - de belangrijkste niet-farmacologische en farmacologische behandelingen van depressie bij ouderen aangeven.

Vraag 1 *Welke gevolgen kan depressie hebben voor de oudere patiënt?*

Depressie kan leiden tot een verhoogd risico op sterfte, onder meer door suïcide, maar ook door verminderde weerstand. Zo kan depressie na een myocardinfarct de mortaliteit vijfmaal verhogen in de zes daaropvolgende maanden. Depressie geeft bovendien een grotere kans op problemen door verminderde zelfzorg, verminderde therapietrouw en verandering van bioritme. Ook het dagelijkse fysieke en sociale functioneren vermindert. Er is beduidend meer gebruik van medisch-somatische voorzieningen, temeer daar depressie bij ouderen zich vaak presenteert met lichamelijke klachten, bijvoorbeeld aanhoudende pijnklachten.

Vraag 2 Welke factoren kunnen de herkenning van depressie bij ouderen bemoeilijken?

Depressie bij ouderen kan zich op een bijzondere wijze presenteren. Het is niet ongewoon dat een depressieve stemming niet op de voorgrond staat, maar wel het verlies van interesse of plezierbeleving (anhedonie). Fenomenen die met name bij ouderen optreden, zijn de zogeheten somatische maskering, een presentatie met voornamelijk lichamelijke klachten, en de cognitieve maskering, een presentatie met voornamelijk cognitieve disfuncties. Dit kan de clinicus op het verkeerde been zetten. Een bijkomende factor is dat comorbiditeit in deze gevallen eerder regel dan uitzondering is. Gebrek aan tijd, expertise en ervaring, een somatische oriëntatie en de angst om ouderen te stigmatiseren staan een juiste diagnose en adequate behandeling soms in de weg.

> **Box 18.1 DSM-IV-TR-criteria voor majeure depressieve episode**
> A Minimaal twee weken vijf of meer van de volgende symptomen aanwezig, waarbij één van de eerste twee symptomen in ieder geval aanwezig moet zijn:
> 1 depressieve stemming gedurende het grootste deel van de dag;
> 2 duidelijke vermindering van interesse of plezier in alle of bijna alle activiteiten gedurende het grootste gedeelte van de dag;
> 3 stoornissen in de eetlust en veranderingen in gewicht;
> 4 slaapstoornissen;
> 5 psychomotorische rusteloosheid of remming;
> 6 verlies van energie of vermoeidheid;
> 7 gevoelens van waardeloosheid, zelfverwijt of overmatige schuldgevoelens;
> 8 moeilijkheden met denken of concentreren;
> 9 terugkerende gedachten over de dood, de wens om dood te gaan en pogingen tot suïcide.
> B Geen gemengd depressief-manische episode.
> C Significante invloed op het sociaal functioneren, beroep of ander belangrijk terrein.
> D Niet het gevolg van medicatie, drugs of een lichamelijke aandoening (bijvoorbeeld hypothyreoïdie).
> E Geen rouw.
> De ernst kan licht, matig of ernstig zijn en er kunnen zich al dan niet psychotische kenmerken voordoen.

Casus

Voorgeschiedenis

> De heer J., 78 jaar, is bij zijn huisarts bekend met chronische pijn (gonartrose bilateraal), bilateraal cataract (met visusproblemen) en diabetes mellitus type 2 (met secundair hieraan nierfunctiestoornissen). Hij heeft een succesvol bedrijf geleid en liet zijn zaak over aan zijn twee zonen. Het stopzetten van zijn activiteiten viel de heer J. heel zwaar en de overname van de zaak ging gepaard met heel wat financiële spanningen

met en tussen de kinderen. Sinds zijn pensionering raakten hij en zijn echtgenote in een toenemend sociaal isolement. Toen zijn echtgenote vier maanden geleden plots overleed ten gevolge van een CVA, nam dit isolement nog toe. Ook zou er een toename zijn in zijn alcoholgebruik.

Anticipatie op de door de kinderen voorgestelde opname in een verzorgingshuis maakt de heer J. angstig en ontreddered. De voorbije dagen beantwoordt de heer J. zijn telefoon niet meer, waarop de kinderen de huisarts vragen langs te gaan. De huisarts onderkent een volledig afwezige plezierbeleving in postzegels en fotografie bij deze voormalig fervente postzegelverzamelaar en fotoliefhebber. Een geplande cataractoperatie wordt als zinloos ervaren. 'Dokter, voor mij hoeft het allemaal niet meer.'

Uit het psychiatrisch onderzoek blijkt dat de heer J. lijdt aan een ernstige depressieve stoornis, met subjectieve en objectieve stemmingsvermindering en een uitgesproken anhedonie. Er is een opvallende psychomotorische vertraging en er zijn problemen in de uitvoerende functies (mogelijk mede verergerd door de visusproblemen). De heer J. is de laatste twee maanden 10 kg vermagerd en zou de laatste dagen zelfs niets meer gegeten hebben wegens verlies van eetlust. Zijn antidiabetica zou hij de laatste weken onregelmatig of zelfs soms niet hebben ingenomen. De huisarts maakt zich vooral zorgen over de (passieve) suïcidale neigingen (ook wel suïcidale ideatie genoemd) ('Ik zou liever niet meer wakker worden morgenvroeg'). Bij verder navragen van deze gedachten blijkt patiënt die morgen een afscheidsbrief te hebben geschreven.

Vraag 3 *Benoem de symptomen en klinische tekenen op basis waarvan u een depressie vermoedt*

Vaker dan bij andere leeftijdsgroepen gaan depressies bij ouderen gepaard met psychotische kenmerken. Dit zijn dan meestal stemmingscongruente, weinig bizarre wanen. Relatief vaak voorkomend zijn hypochondrische wanen ('Mijn ingewanden zijn verrot'), schuldwanen ('Ik ben de oorzaak van alle ellende in de familie'), armoedewanen ('Ik moet mijn huis verkopen om de ziekenhuisrekening te betalen') of paranoïde wanen ('Ze komen me halen').

Meer dan de subjectieve beleving van de depressieve stemming – uitgesproken somberheid wordt door depressieve ouderen minder geuit – staat bij ouderen interesseverlies en psychomotorische vertraging op de voorgrond.

In veel handboeken staat dat depressie bij ouderen zich vaker met lichamelijke klachten kan presenteren, maar in onderzoek wordt regelmatig geen verschil in frequentie met jongvolwassenen gevonden. Ook is er weinig bekend over de presentatie van depressie bij 85-plussers.

Als complicerende factor gaat bij ouderen een depressie vaak gepaard met apathie. De apathie kan echter net als interesseverlies, vermoeidheid en executieve functiestoornissen ook voorkomen bij het apathiesyndroom of bij andere neuropsychiatrische en neurodegeneratieve aandoeningen, zoals frontotemporale dementie.

Ook kan een depressie concentratiestoornissen en stoornissen in de oriëntatie en het geheugen geven. De depressie kan dan op het eerste zicht sterk lijken op een dementieel syndroom. Omgekeerd heeft ongeveer 50% van de dementerenden depressieve symptomen en ongeveer 15-20% van patiënten met de ziekte van Alzheimer een depressieve stoornis.

Ouderen hebben relatief veel te maken met verliessituaties (partner, lichamelijke mogelijkheden, geheugenfuncties). Depressieve symptomen kunnen onderdeel uitmaken van een normaal rouwproces. Pas als deze symptomen te lang duren of in te sterke mate aanwezig zijn (bijvoorbeeld sterke schuldgevoelens of suïcidale ideaties) is er sprake van een depressie. Hoe lang normaal rouwen kan duren is vooral sociaal-cultureel bepaald. Het risico bestaat echter dat een depressie wordt toegeschreven aan een rouwproces en dus niet onderkend wordt. Omgekeerd bestaat het risico van medicalisering van normaal verdriet.

In 1997 werd voor het eerst de depressie met vasculaire kenmerken beschreven (vasculaire depressie of ook wel ischemische subcorticale depressie genoemd, zie box 18.2).[1] Deze vorm van depressie moet in onze differentiaaldiagnose worden opgenomen om vasculaire risicofactoren te identificeren en adequaat te behandelen. Het bestaan van de vasculaire depressie als aparte entiteit is nog steeds omstreden, maar het concept helpt om alert te zijn op onderliggende en bijdragende breinschade.

> **Box 18.2 Ischemische subcorticale depressie of vasculaire depressie**
>
> Hoofdkenmerken:
> - laat ontstane depressie (65 jaar of ouder); of
> - verandering in beloop bij vroeg ontstane depressie na optreden van vasculaire ziekte;
> - klinische aanwijzingen voor vasculaire ziekte of risicofactoren; en/of
> - bij neuro-imaging of ander aanvullend onderzoek gevonden aanwijzingen voor vasculaire ziekte of risicofactoren.
>
> Bijkomende kenmerken:
> - cognitieve stoornissen, vooral stoornissen in de uitvoerende functies;
> - psychomotorische retardatie;
> - beperkte depressieve kenmerken (met name apathie);
> - matig ziekte-inzicht;
> - stoornissen in het dagelijks functioneren;
> - geen familiaire belasting voor stemmingsstoornissen.

Vraag 4 *Welke tests of welk onderzoek voert u uit om het vermoeden van depressie verder te onderbouwen?*

Depressie bij ouderen dient gedifferentieerd te worden van lichamelijke aandoeningen (in het bijzonder de lichamelijke aandoeningen gekenmerkt door moeheid en apathie), medicamenteuze of toxische invloeden (sederende of stemmingsbeïnvloedbare medicatie, alcohol), aanpassings-, angst- en psychotische stoornissen en dementiële syndromen. Het diagnostische proces omvat dan ook een nauwkeurige anamnese, heteroanamnese, klinisch lichamelijk, met name neurologisch en psychiatrisch onderzoek. Men moet alert zijn op hartlijden en chronisch obstructief longlijden, waarbij als complicatie vaak een depressie optreedt, en op CVA, ziekte van Parkinson en dementiesyndroom. Verder omvat het onderzoek analyse van de cognitieve functies en een laboratoriumonderzoek:

- schildklierfunctie (TSH);
- vitamine B$_{12}$ en foliumzuur;
- nierfunctie en elektrolyten (inclusief calcium);
- leverfuncties;
- plasmaglucose;
- Hb, leukocyten- en trombocytenaantal.

Het is geïndiceerd een ecg te vervaardigen voordat bepaalde psychofarmaca (zoals tricyclische antidepressiva) worden gestart. Verder kan, vooral bij laat ontstane depressie en zeker als er ook cognitieve stoornissen zijn, beeldvormend onderzoek van de hersenen (CT of MRI) een belangrijke bijdrage leveren aan zowel diagnostiek als prognose. De aanwezigheid van subcorticale wittestofhyperintensiteiten (MRI) is klinisch geassocieerd met stoornissen in de uitvoerende functies, depressieve symptomen en een verhoogd risico op terugval of herhaling.

Uiteindelijk bepaalt de hoeveelheid ondervonden stress, steun, kwetsbaarheid en kracht samen het risico op depressie bij ouderen. Dit wordt bepaald door een complexe interactie tussen fysieke, psychologische en sociale factoren.

Heel wat instrumenten zijn voorhanden om depressie bij ouderen te screenen en te evalueren (zie www.ouderenpsychiatrie.nl), maar de meest gebruikte is de Geriatrische Depressie Schaal (GDS, zie ook tabel 18.1 en de cd-rom). De GDS is een screeningsschaal voor depressie, specifiek ontwikkeld voor ouderen. Deze vragenlijst wordt door ouderen zelf ingevuld. Er zijn verschillende versies beschikbaar, waarvan de versie met vijftien items (GDS-15) even valide is als die met dertig items. De Cornell Scale for Depression in Dementia (CSDD) is een beoordelingsschaal voor depressie bij een matige tot ernstige dementie. De schalen worden gescoord door een hulpverlener met informatie die verkregen is door een interview met de patiënt en een observant (verpleegkundige, partner of familielid).

Wanneer patiënten een positieve screening vertonen of wanneer clinici een depressie vermoeden op basis van de presentatie, is een grondige autoanamnese met biografie en heteroanamnese noodzakelijk. Na het stellen van de diagnose depressie is het goed de ernst en het beloop vast te leggen met meetschalen zoals de Montgomery-Åsberg Depression Rating Scale (MADRS). Door zo'n meetschaal periodiek te herhalen kan ook de reactie op verschillende medicijnen en andersoortige interventies objectief worden beoordeeld.

Tabel 18.1 Klinimetrie-instrumenten voor depressie bij ouderen

Instrument	Interpretatie
Geriatrische Depressie Schaal (GDS) 15	15 items. Een totaalscore van 6 of meer duidt op een mogelijke depressie.
Cornell Scale for Depression in Dementia (CSDD)	19 items: een score hoger dan 8 duidt op lichte depressiviteit en een score hoger dan 12 op matige of ernstige depressiviteit.
Montgomery-Åsberg depression Rating Scale (MADRS)	Score 0-60: Een score hoger dan 20 duidt op lichte depressiviteit en een score hoger dan 30 op ernstige depressiviteit.

Opname

> Vanwege de ernst van het klinische beeld (ernstig depressief, anhedonie, eetlustvermindering met vermagering, psychomotorische vertraging, problemen met de uitvoerende functies, en suïcidale gedachten) en de weigering tot vrijwillige opname door de heer J. wordt in overleg met diens kinderen een onvrijwillige opname op de afdeling Ouderenpsychiatrie van een psychiatrisch ziekenhuis georganiseerd. Dit gebeurt met een tijdelijke inbewaringstelling (IBS) op grond van het gevaar voor zichzelf veroorzaakt door de depressie en dat niet op een andere manier is af te wenden.

Vraag 5 *Hoe verklaart u het ontstaan van een depressie bij de heer J.?*

In de analyse is het belangrijk om alle mogelijk bijdragende factoren in beeld te brengen.
- Risicoverhogende factoren:
  - vrouwelijk geslacht;
  - voorgeschiedenis van depressie;
  - vermijdende of afhankelijke persoonlijkheidskenmerken en problemen met het aangaan van hechte relaties;
  - ernstige lichamelijke en chronische aandoeningen;
  - het gebruik van bepaalde farmaca zoals antihypertensiva, digoxine, analgetica, steroïden, levodopa, benzodiazepinen en antipsychotica;
  - excessief gebruik van alcohol;
  - cerebrale veranderingen ten gevolge van vasculaire problemen;
  - verweduwd of gescheiden zijn;
  - sociaal isolement;
  - chronische stress door familiale of echtelijke problemen;
  - persisterende slaapproblemen;
  - mantelzorger zijn van een patiënt met een ernstige aandoening (dementie, ziekte van Parkinson enzovoort).
- Uitlokkende factoren:
  - ernstige levensgebeurtenissen (scheiding, verlies, financiële crisis);
  - verhuizing naar een instelling (vooral in het eerste jaar van plaatsing).

Vraag 6 *Hoe behandelt u de depressie van deze patiënt?*

De behandeling van een depressie heeft een niet-medicamenteuze en een medicamenteuze component. Dat de heer J. ernstig depressief en cachectisch is, beperkt de keuze van medicatie: normaliter zijn er twee tot drie weken nodig om de patiënt in te stellen en daarna duurt het nog vier tot zes weken voordat men effect mag verwachten. Het tot stand brengen van de basale principes van dagstructuur, activering en psycho-educatie verloopt bij de patiënt in dit stadium zeer moeizaam. Des te meer aandacht is nodig voor psycho-educatie van de familie. Gezien de zeer slechte intake is tijdelijk dwangvoeding per sonde nodig. (De paragraaf Achtergrondinformatie bevat een uitgebreide bespreking van de behandelopties.)

Behandeling

> Gezien de ernst van de depressie met sterke suïcidale ideaties en toenemende cachexie wordt bij de heer J. direct overgegaan tot elektroconvulsietherapie (ECT). Na vier behandelingen is patiënt niet meer suïcidaal en neemt hij weer deel aan de groepsactiviteiten op de afdeling. Na de acute kuur van tien behandelingen wordt gestart met nortriptyline, zonder lithium vanwege de aanwezige nierfunctiestoornissen.

Vraag 7 *Welke mogelijke complicaties van depressie zijn in de casus beschreven en dienen voorkomen te worden?*

Oudere volwassenen, en in het bijzonder oudere mannen, plegen meer suïcide dan andere leeftijdsgroepen (figuur 18.1). Suïcidaal gedrag bij ouderen is eerder letaal dan in jongere leeftijdsgroepen. De suïcidale handeling is bij ouderen minder impulsief en wordt minder vaak voorafgegaan door een suïcidepoging. De handeling zelf is veelal gewelddadiger en leidt, door de grotere kwetsbaarheid van ouderen, ook sneller tot de dood.

Hoewel van alle psychiatrische aandoeningen de depressieve stoornis met herhaalde depressieve ontsporingen het sterkst geassocieerd is met suïcide, vormen ouderen die zich suïcideren een heterogene groep. Dit vraagt om een gedifferentieerde preventiestrategie.

In een Fins onderzoek werd bij 91% van de oudere suïcideslachtoffers minstens één psychiatrisch toestandsbeeld gediagnosticeerd (as-I-diagnose in de DSM-IV-TR). Bijna alle oudere vrouwelijke slachtoffers waren ernstig depressief. Psychiatrische comorbiditeit was meer frequent bij oudere mannelijke dan bij oudere vrouwelijke slachtoffers.

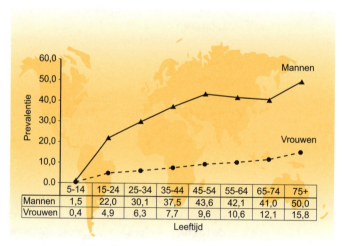

Figuur 18.1 Verdeling van suïcideprevalentie naar geslacht en leeftijd
Wereldwijde prevalentie per 100.000 inwoners.
Bron: WHO, 2005.

Meer dan 70% van de ouderen die zich suïcideren lijdt aan een psychiatrische aandoening op het moment van overlijden, en 44-87% lijdt aan een depressie. Depressie leidt bij ouderen vaker tot suïcide dan bij jongeren. Bij oudere slachtoffers werd ook vaker lichamelijk letsel gevonden (88%) dan bij jongere slachtoffers (36%).

> **Box 18.3 Belangrijke risicofactoren voor suïcide bij ouderen**
> - Psychiatrische aandoeningen.
> - Voorgeschiedenis van suïcidepogingen.
> - Angstige persoonlijkheidskenmerken (emotionele verstarring, rigiditeit).
> - Verlies van dierbaren, van lichamelijke mogelijkheden, van sociale rol (pensionering).
> - Chronische pijn.
> - Sociaal isolement en eenzaamheid.
> - Mannelijk geslacht.

In de meeste gevallen is een depressie behandelbaar en zijn ernstige gevolgen te voorkomen. Hoewel ongeveer 70% van de ouderen die zich suïcideerden in de maand voor hun dood contact had met een hulpverlener (20% op de dag zelf en 40% in de week ervoor) werden ze minder vaak dan jongeren doorverwezen naar psychiatrische diensten en kreeg slechts 8% een recept voor adequate antidepressieve medicatie. Het feit dat het merendeel contact heeft met hulpverleners is een belangrijke ingang voor preventieve interventies. Voorgestelde preventieve maatregelen richten zich dan ook op deskundigheidsbevordering van eerstelijnshulpverleners wat betreft herkennen en behandelen van stemmingsstoornissen en suïcidaliteit bij ouderen. Voor ouderen met hoog risico op depressie die geen actieve band hebben met eerstelijnshulpverleners zijn er diverse programma's voor verbetering van de vroegtijdige signalering en behandeling van depressies.

Een andere belangrijke mogelijkheid om suïcidecijfers te verminderen is het limiteren van de beschikbaarheid en toegankelijkheid van middelen om zich te suïcideren, zoals vuurwapens en (cardio)toxische psychofarmaca. Ook moet worden geprobeerd chronische pijn en sociaal isolement te verminderen en alcohol- en medicatiemisbruik tegen te gaan. Verder speelt de deskundigheidsbevordering van artsen een belangrijke rol in suïcidepreventie.[2]

> **Box 18.4 Gedragingen bij depressie die alarmsignalen zijn voor een mogelijke suïcide**
> - Agitatie.
> - Persoonlijke bezittingen weggeven.
> - Testament herzien.
> - Toename van alcoholverbruik.
> - Therapieontrouw met medicatie.
> - Onnodig risico nemen.
> - Preoccupatie met de dood.

> **Zoekvraag**
> Is er een correlatie tussen lichamelijke aandoeningen en het risico op suïcide bij ouderen?

> **Hint**
> Lees bijvoorbeeld Juurlink et al.[3]

> **Discussievraag**
> Fenomenologisch is er een gelijkenis tussen depressie met vasculaire kenmerken en dementie met vasculaire kenmerken. In welke mate zouden we kunnen spreken van een continuüm? Kunt u dit hard maken met de voorhanden zijnde literatuur?

Achtergrondinformatie

Etiologie en pathogenese

Bij depressie wordt meestal uitgegaan van een multicausaal verklaringsmodel waarbij zowel biologische, psychologische als sociale factoren een rol spelen in de etiologie en pathogenese. De biochemische achtergrond van depressie en de precieze rol van de serotonine-, noradrenaline- en dopaminereceptoren zijn nog onduidelijk. Er zijn steeds meer bewijzen dat chronische ontstekingsprocessen in de hersenen en verstoorde regulatie van de hypofyse-bijnieras een rol spelen bij depressies op latere leeftijd. Ernstige lichamelijke ziekten en sommige farmaca kunnen een depressie uitlokken. In het algemeen vormen chronische lichamelijke aandoeningen een risicofactor voor het latere ontstaan van een depressie. Hier gaat het niet zozeer over de lichamelijke problemen zelf als wel over de mate waarin zij leiden tot (subjectief ervaren) rolbeperkingen. Het effect van de rolbeperkingen op depressie wordt op zijn beurt beïnvloed door de *mastery* of zelfmanagement, dat wil zeggen de mate waarin men controle heeft over het eigen leven. Bij mensen met rolbeperkingen bepaalt *mastery* vaak of er wel of geen depressie optreedt. In de praktijk blijkt dat ingrijpende levensgebeurtenissen (*life-events*) met een verlieskarakter (bijvoorbeeld de beëindiging van een belangrijke relatie door scheiding of dood) vaak een rol spelen. Vroege psychotraumata zouden de persoonlijkheid in dit opzicht verhoogd kwetsbaar kunnen maken. Ook maatschappelijke problemen en gebrek aan sociale steun en sociale integratie kunnen medebepalend zijn voor het ontstaan van een depressie.

Behandeling

De basis van de behandeling van een depressie bestaat uit het zorgen voor een goede dagstructuur, activiteiten en psycho-educatie van patiënt en naasten. Als de patiënt zelf niet tot activiteiten komt, dan is er aansporing door derden (mantelzorgers, verpleegkundigen) nodig. Denk hierbij aan het tijdig uit bed komen 's morgens en het voldoende eten en drinken en het een en ander te doen hebben overdag.[4]

Niet-medicamenteuze behandeling

Ook bij ouderen is de werkzaamheid van interpersoonlijke therapie, cognitieve gedragstherapie en psychodynamische groepstherapie aangetoond. Vaak worden wel de frequentie en duur van de therapie verkort. Bij een lichte tot matig ernstige depressie zijn farmacotherapie en psychotherapie even effectief; bij onvoldoende effect kunnen ze worden gecombineerd. Bij een ernstige depressie is psychotherapie niet de eerste stap, maar medicatie of ECT.

Medicamenteuze behandeling

Farmacotherapie van depressie bij ouderen wordt gecompliceerd door leeftijd- en ziektegebonden farmcacodynamische factoren zoals de toegenomen gevoeligheid voor anticholinerge en antidopaminerge bijwerkingen. Daarnaast is een aantal farmacokinetische factoren van belang. Bij ouderen is glomerulaire filtratie in het algemeen verminderd en de halveringstijd verlengd. Dit kan leiden tot tragere steady-state plasmaconcentraties met meer risico op intoxicatie (zie hoofdstuk 21 en 22).

De aanbevolen startdosis voor alle antidepressiva is bij ouderen lager, maar de optimale dosis verschilt doorgaans niet van die bij jongere patiënten. Het adagium *start low and go slow* dient derhalve gelezen te worden als *start low and go slow, but go!*

Medicatie bij niet-psychotische depressieve stoornissen
Antidepressa zijn vaak goed werkzaam bij ouderen met een niet-psychotische depressieve stoornis. Diverse meta-analyses van behandeling bij 60-plussers toonden dezelfde mate van werkzaamheid als bij jongvolwassenen, en de respons- en remissiecijfers verschillen weinig van die bij jongvolwassenen. Het risico op terugval is echter bij ouderen wel groter. De respons ligt bij jongvolwassenen en bij ouderen in de meeste onderzoeken rond de 30% met placebo en rond de 60% met antidepressiva (één meta-analyse echter toonde bij ouderen een respons van slechts 50%).

Het *number needed to treat* (NNT, het aantal personen dat men moet behandelen om één depressie goed te behandelen) is 4 voor tricyclische antidepressiva (TCA's). Het NNT voor selectieve serotonineheropnameremmers (SSRI's) is iets hoger; het varieert van 4 voor citalopram tot 8 à 32 voor fluoxetine. De potentiële anticholinerge bijwerkingen van TCA's (droge mond, obstipatie, urineretentie, wazig zien, verwardheid en orthostase) limiteren echter hun gebruik bij ouderen. Een gerandomiseerd dubbelblind onderzoek met citalopram bij ouderen (gemiddelde leeftijd 79 jaar) toonde slechts bij ernstige depressies meerwaarde boven placebo.

Medicatie bij depressies met medische comorbiditeit
Veel depressieve ouderen hebben belangrijke bijkomende medische en psychiatrische aandoeningen. Een meta-analyse van de antidepressieve behandeling bij volwassenen van alle leeftijden met comorbide lichamelijke aandoeningen (diabetes, ziekte van Parkinson, myocardinfarct) vonden een NNT van 4. SSRI's zoals escitalopram, citalopram en sertraline zijn werkzaam gebleken bij patiënten met dementie en post-CVA-depressie, zonder ernstige bijwerkingen en met weinig tot geen medicamenteuze interacties.

Bij de keuze voor een antidepressivum moet het effect worden afgewogen tegen de bijwerkingen. Veelvoorkomende aandoeningen, zoals de ziekte van Parkinson, dementie en cardiovasculaire problemen, kunnen verergeren bij gebruik van antidepressiva met een anticholinerg profiel. Daarom worden somatisch zieke depressieve patiënten meestal behandeld met middelen die weinig of geen anticholinerge bijwerkingen hebben en minder risico opleveren voor orthostatische hypotensie (zoals SSRI's, venlafaxine, bupropion en mirtazapine). Ook antidepressiva die interacties kunnen geven met andere farmaca, zoals de SSRI's fluoxetine, paroxetine en fluvoxamine, moeten vermeden worden. Deze SSRI's zijn inhibitoren en/of substraten van cytochroom-P_{450} en kunnen daarom interfereren met medicatie die voor lichamelijke aandoeningen wordt voorgeschreven (zie tabel 18.2).

De meest voorkomende bijwerkingen van SSRI's zijn misselijkheid, droge mond en slaperigheid. Minder vaak voorkomende bijwerkingen (< 10%) zijn slapeloosheid, agitatie, diarree, profuus zweten en seksuele disfuncties (bij mannen). Ondanks de afwezigheid van hypotensieve bijwerkingen blijkt het valrisico bij patiënten met SSRI's even groot als bij patiënten met een TCA.

Hyponatriëmie, een weinig voorkomende bijwerking van SSRI's, is meer frequent bij ouderen (10%) dan bij jongere patiënten. De SSRI-geïnduceerde hyponatriëmie verloopt via het *syndrome of inappropriate antidiuretic hormone secretion* (SIADH) en komt het meest voor bij vrouwen die ook een thiazidediureticum gebruiken (klassiek drie weken na start van het SSRI). Ook komen bij ouderen extrapiramidale symptomen en bradycardie vaker voor.

Venlafaxine, een serotonine-noradrenalineheropnameremmer, heeft in lage doseringen een bijwerkingenprofiel vergelijkbaar met de SSRI's; in hogere doseringen werkt het meer als een TCA.

Tabel 18.2 Inhibitie van cytochroom-P_{450} door SSRI's

	CYP1A2	CYP2C19	CYP2D6	CYP3A3/4	CYP2C9
Fluoxetine	+	+++	++++	++	++++
Paroxetine	+	+	++++	+	+
Sertraline	+	+	++	+	+
Fluvoxamine	++++	+	+	+++	+
Citalopram	+	+	++	+	+
Venlafaxine	+	+	++	+	+

Medicatie bij depressie met psychiatrische comorbiditeit
De aanwezigheid van angststoornissen (vaak is angst een prominent kenmerk van de depressie) kan de prognose van een depressie verslechteren. De SSRI's en het TCA clomipramine verbeteren bij volwassen patiënten de angstsymptomen in het kader van een depressie en zijn op de lange termijn veel veiliger en werkzamer dan benzodiazepinen. De toepassing van deze middelen ter behandeling van angststoornissen bij ouderen is echter niet goed onderzocht.

Factoren die de keuze van het antidepressivum beïnvloeden
Er bestaat consensus[4] dat antidepressiva effectiever zijn dan placebo en dat geen enkel antidepressivum het beter blijkt te doen dan een ander. Toch genieten bepaalde antidepressiva bij bij ouderen de voorkeur, omdat ze eventuele comorbide lichamelijke aandoeningen minder beïnvloeden of minder medicamenteuze interacties veroorzaken.
De keuze wordt bij de individuele patiënt meestal bepaald door de volgende factoren:
– respons op de behandeling van een vroegere depressieve episode (tenzij er thans een contra-indicatie bestaat);
– type depressie (geagiteerd of psychomotorisch geretardeerd);
– bijkomende medisch-somatische problemen;
– comedicatie;
– potentieel risico op overdosis (TCA's zijn letaal bij overdosis en moeten daarom vermeden worden bij een hoog suïciderisico);
– de voorkeur van de patiënt.
Aanbevolen wordt om te starten met een SSRI (venlafaxine) of mirtazapine. Deze middelen hebben het meest aanvaardbare bijwerkingenprofiel. Van de overige SSRI's hebben sertraline, citalopram en escitalopram de voorkeur boven fluoxetine, paroxetine en fluvoxamine. Paroxetine heeft anticholinerge bijwerkingen en een korte halveringstijd, wat kan leiden tot ontwenningssymptomen bij een gemiste dosis. Fluoxetine bezit een zeer lange halveringstijd, wat lastig is als er vervelende bijwerkingen zijn.
Mirtazepine is meer sederend dan SSRI's en is eetlustverhogend. Bij angstige, slapeloze, anorectische ouderen kan dit product een goede keuze zijn.
Trazodon, een serotonerg antidepressivum, wordt gebruikt als doorslaapmiddel of om agitatie te verminderen.
Tricyclische antidepressiva worden bij ouderen alleen gebruikt bij ernstige depressies, als andere middelen niet verdragen worden of niet aanslaan. Nortriptyline heeft dan de voorkeur omdat deze de minste anticholinerge eigenschappen bezit en het best onderzocht is onder ouderen. TCA's worden meestal ingesteld tijdens een klinische opname.

Bij ouderen duurt het minstens twee tot drie weken voordat het antidepressivum begint te werken en vier tot zes weken voordat men een uitspraak kan doen over de werkzaamheid. Ouderen met een voorgeschiedenis van depressie blijken meer tijd nodig te hebben (vijf tot zes weken extra) om tot remissie te komen dan oudere patiënten met een laat in het leven ontstane depressie.

Elektroconvulsietherapie
Elektroconvulsietherapie (ECT) is een veilige en snel effectieve behandeling voor depressie bij ouderen, die goed verdragen wordt.[5] Vitale kenmerken en stemmingscongruente wanen voorspellen een gunstig resultaat. Angstsymptomen en hypochondrische wanen zijn in tegenstelling tot depressies op jongere leeftijd niet verbonden met een slechter effect. Cognitieve achteruitgang, dementie van het alzheimertype en een CVA in de voorgeschiedenis zouden geen negatieve invloed hebben op het behandelresultaat, maar dit is nog niet goed onderzocht. Wel vergroten deze aandoeningen de kans op retrograde cognitieve stoornissen en een delier na ECT.
Omdat ECT relatief veilig en effectief is (remissie in 75% van de gevallen), terwijl de TCA's potentieel ernstige bijwerkingen kunnen hebben, komt de ECT als behandeloptie

Tabel 18.3 Richtlijn farmacotherapeutische behandeling van depressie bij ouderen[4-7]

Stap I:	Start met modern antidepressivum (citalopram, escitalopram, sertraline, mirtazapine, venlafaxine). Na start met lagere dosering en een langzamere opbouw, dosering conform richtlijnen voor jongere volwassenen. Beoordeling: MADRS na 4-6 weken werkzame dosis:	
	• bij weinig of geen respons (< 25% verandering in symptomen):	verander van product: stap II
	• bij partiële respons (25-50% verandering in symptomen):	verhoog dosis, of, indien dosis optimaal en indien klinisch stijgende lijn: doorgaan voor 2-4 weken
		indien dosis optimaal en niet in klinisch stijgende lijn: substitutie met stap II (andere auteurs: substitutie naar ander SSRI, substitutie naar een ander modern antidepressivum, augmentatie met een ander modern antidepressivum)
	• bij respons >50%	doorgaan
	Indien na 10-12 weken geen remissie: stap II of III overwegen	
Stap II	Nortriptyline Dosering: start met 25 mg 's avonds. Elke vier dagen verhogen met 10 mg tot een dosis van 50 mg is bereikt. Daarna spiegelbepaling en ophogen dosering tot adequate spiegel (50-150 ng/ml). Beoordeling: MADRS zes weken na adequate spiegel:	
	• bij respons < 25%:	Stap III
	• bij respons 25-50%:	doorgaan, als spiegel < 100 ng/ml de dosis eventueel verhogen
	• bij respons > 50%:	doorgaan
	Indien na 10-12 weken (bij adequate spiegel) geen remissie: augmentatie overwegen	
Stap III	Lithiumaugmentatie Dosering: start met 200 mg 's avonds. Dosering 150-400 mg per dag. Na drie dagen lithiumspiegel bepalen, op geleide daarvan verder verhogen; streefbloedspiegel is 0,4-0.6 mmol/l. Beoordeling effect: MADRS 4 weken na adequate spiegel.	
Stap IV	Elektroconvulsietherapie	Eerste keuze bij levensbedreigende situaties door de depressie of indien eerdere farmacotherapie ineffectief bleek

bij ernstige depressies bij ouderen eerder in beeld dan bij jongeren. ECT is de behandeling van eerste keuze bij therapieresistente depressies en bij depressies waar snelle opklaring is vereist voor de veiligheid van de patiënt (zoals bij uitdroging, cachexie en suïcidegevaar).

Voortgezette behandeling en nazorg
Nadat een patiënt hersteld is van een depressieve stoornis, vindt nogal eens terugval plaats. Bij ouderen is die kans op terugval groter. Terugvalpreventie bestaat uit voortgezette behandeling en nazorg door psychiater/huisarts en eventueel sociaal psychiatrisch verpleegkundige.
Depressie bij ouderen wordt vaak onderbehandeld, met subtherapeutische doseringen en onvoldoende lange behandelingen. Dertig tot zestig procent van de oudere depressieve patiënten is niet of slechts gedeeltelijk therapietrouw. In gespecialiseerde instellingen blijkt behandeling volgens de standaardalgoritmes bij meer dan 80% van de patiënten verbetering of herstel te brengen. De standaardbehandeling is onderverdeeld in acutefasebehandeling, vervolgbehandeling en onderhoudsbehandeling ter preventie van recidief. De optimale duur van de vervolgbehandeling is niet bekend. De standaardduur van zes maanden die voor jongere patiënten is vastgesteld, is waarschijnlijk te kort. Recente richtlijnen suggereren een minimum van twaalf maanden, waarna het risico opnieuw geëvalueerd wordt. Duidelijke identificatie van degenen die in aanmerking komen voor een levenslange onderhoudsbehandeling is onderwerp van nader onderzoek. Op basis van de huidige (beperkte) kennis komen patiënten met twee of meer depressieve episodes in de voorbije twee jaar, patiënten met een slechte lichamelijke gezondheid, chronische sociale moeilijkheden of ernstige depressieve symptomen voor levenslange onderhoudstherapie in aanmerking. In zowel de vervolg- als de onderhoudsbehandeling moet de therapeutische dosis (zoals gegeven in de acute fase) worden gegeven.

Conclusie
Depressie bij ouderen is een probleem dat de volledige aandacht verdient. Somberheid of een uitgesproken depressieve stemming staan bij ouderen vaak niet op de voorgrond. Het is daarom altijd van belang de interesse en plezierbeleving na te gaan. Het natuurlijke beloop is niet gunstig (50% verloopt chronisch) en minder goed dan bij jongvolwassenen. Ouderen reageren echter wel even goed op antidepressiva als jongvolwassenen (in termen respons en remissie). Therapeutisch nihilisme met betrekking tot antidepressieve behandeling is daarom niet op zijn plaats.
Antidepressiva zijn ook zinvol bij ouderen met bijkomende lichamelijke aandoeningen, omdat ze even werkzaam zijn als bij ouderen zonder lichamelijke comorbiditeit. Het adagium van antidepressieve behandeling met medicijnen is *start low, go slow, but go*. De minimale effectieve dosis van antidepressieve medicatie bij ouderen verschilt niet van die bij jongvolwassenen. De dosis voor vervolg- en onderhoudsbehandeling verschilt evenmin van de acute fase behandeling.
Het risico op terugval is bij ouderen hoger dan bij jongvolwassenen. De duur van onderhoudsbehandeling met antidepressiva is dan ook langer dan bij jongvolwassenen.
Bij depressies die gepaard gaan met bijkomende angst mag men benzodiazepinen slechts zolang gebruiken tot de antidepressiva werkzaam zijn, dit om langdurig gebruik te minimaliseren en interacties en bijwerkingen te voorkomen.

Literatuur

1. Alexopoulos GS, Meyers BS, Young RC, Kakuma T, Silbersweig D, Charlson M. Clinically defined vascular depression. Am J Psychiatry 1997;154:562.
2. Mann JJ, Apter A, Bertolote J, Beautrais A, Currier D, Haas A, et al. Suicide prevention strategies: A systematic review. JAMA 2005;294:2064-74.
3. Juurlink DN, Herrmann N, Szalai JP, Kopp A, Redelmeier DA. Medical illness and the risk of suicide in the elderly. Arch Intern Med 2004;164:1179-84.
4. Mast R van der, Heeren TJ, Kat MG, Stek ML,Vandenbulcke M, Verhey F, redactie. Handboek ouderenpsychiatrie. 3e dr. Utrecht: De Tijdstroom, 2008.
5. Lisanby SH. Electroconvulsive therapie for depression. N Engl J Med 2007;375:1939-45.
6. Jacoby R, Oppenheimer C, Dening T, Thomas A, editors. Oxford textbook of old age psychiatry. Oxford: Oxford University Press, 2008.
7. Kok RM, Pot AM, Stek M, Houtjes W, Marwijk H. van, Smalbrugge M, et al, redactie. Multidisciplinaire richtlijn depressie: Aaddendum ouderen, Utrecht: Trimbos instituut, 2008. http://www.ggzrichtlijnen.nl.

19 De angstige patiënt

Martin Smalbrugge en Aartjan Beekman

Inleiding

Casus
- Voorgeschiedenis
- Consult
- Onderzoeksuitslagen
- Vervolgconsult
- Diagnose
- Behandeling
- Evaluatie

Achtergrondinformatie
- Epidemiologie
- Etiologie
- Behandeling en preventie

Conclusie

Literatuur

Inleiding

Angst hoort bij het leven en is een belangrijke voorwaarde om te overleven. Angst stelt de mens in staat om adequaat te reageren op gevaarlijke situaties. Angst maakt de mens waakzaam en op zijn qui-vive. Vluchten of vechten zijn op die manier snel mogelijk. Angst is dus een normale emotie, die na verloop van tijd weer weggaat.

Problematisch of pathologisch wordt angst als de relatie met gevaar niet meer reëel is, als de angst te hevig is, of als de angst langdurig aanwezig blijft. Een mens is dan bang voor zaken waar hij objectief gezien niet bang voor hoeft te zijn, of is disproportioneel angstig voor de normale bedreigingen van het leven. Als dit het geval is, kan men spreken van een angststoornis. In de psychiatrie omvat dit begrip een groep stoornissen die gekenmerkt wordt door de aanwezigheid van angst- of panieksymptomen over een langere periode, vaak in combinatie met gedrag dat er op gericht is die angst te minimaliseren (zoals vermijding van de prikkel die angst opwekt).

> **Na bestudering van dit hoofdstuk kunt u:**
> - de diagnostische criteria en de risicofactoren van de bij ouderen meest voorkomende angststoornissen benoemen;
> - aangeven waar u naar moet kijken bij het vermoeden van een angststoornis;
> - aangeven wat u zelf kunt doen bij een angststoornis en wanneer u moet verwijzen.

Vraag 1 *Hoe ontstaat angst bij ouderen?*

Ongeveer twee derde van de angststoornissen bij ouderen is al op jongere leeftijd ontstaan. Deze stoornissen zijn, zo weten we uit grote tweelingonderzoeken, voor 40-50% genetisch bepaald. Een aanzienlijk deel van de angststoornissen kent dus een chronisch beloop. In ongeveer een derde van de gevallen ontstaat de angststoornis echter pas op oudere leeftijd. Daarbij spelen genetische factoren veel minder een rol.

Veroudering gaat gepaard met verhoogde kwetsbaarheid op somatisch, psychisch en sociaal terrein. Gevolg is dat het vermogen om weerstand te bieden aan stress vermindert, zeker bij de zeer oude (> 85 jaar) ouderen: minder draagkracht. Tegelijkertijd stellen met veroudering samenhangende problemen en aandoeningen op somatisch, psychisch en sociaal gebied juist extra hoge eisen aan het weerstandsvermogen: meer draaglast. Vaak zijn er problemen op diverse terreinen tegelijk. Somatische aandoeningen en beperkingen (bijvoorbeeld verlies van mobiliteit) kunnen samengaan met psychische problemen (zoals geheugenproblemen) of met sociale problemen (zoals verlies van partner, verminderde financiële armslag of slechte huisvesting). Deze combinaties van problemen doen een groot beroep op de weerstand en kunnen gemakkelijk leiden tot gevoelens van angst, onzekerheid of bezorgdheid.

Het is belangrijk om met deze complexe wisselwerking tussen kwetsbaarheidsfactoren en stressfactoren rekening te houden als ouderen zich presenteren met aspecifieke en diffuse klachten of aangeven zich angstig, onzeker of bezorgd te voelen.

Vraag 2 *Is angst bij ouderen anders dan bij (jongere) volwassenen?*

De symptomen van angststoornissen bij ouderen die al op jongere leeftijd zijn ontstaan, verschillen niet van die bij jongere volwassenen. De fenomenologie is wel anders dan die bij jongere volwassenen. Ouderen en jongeren verschillen duidelijk in de onderwerpen waarop hun min of meer normale angsten en zorgen betrekking hebben. Bij ouderen richt de bezorgdheid zich vooral op de gezondheid, jongeren zijn meer gepreoccupeerd met zaken als (sociale) relaties en hun toekomstige financiële situatie.

Met abnormale, pathologische angst is iets soortgelijks aan de hand. Hier heeft de angst bij ouderen vaak betrekking op de belangrijke levensfasethema's: angst om te vallen, angst voor dementering, angst voor verlies van functionele zelfstandigheid en daarmee voor afhankelijkheid van anderen, angst voor verlies van de partner en alleen achterblijven, angst voor eenzaamheid.

Dat de angst aan deze levensthema's gerelateerd is, kan er – onbedoeld wellicht – toe leiden dat zij wordt onderschat. Ouderen en hulpverleners concluderen al snel dat het bij de leeftijd of de situatie van de oudere 'hoort'. Angst is bovendien niet iets waar je mee te koop loopt, zeker niet als oudere. Dit alles maakt de diagnostiek en behandeling van angst bij ouderen niet eenvoudig. Het vraagt van de hulpverleners in de ouderenzorg een open houding voor angstproblemen. De casus van mevrouw N. is hiervan een mooi voorbeeld.

Casus

Voorgeschiedenis

Mevrouw N. is een 78-jarige vrouw die sinds twee jaar in een verzorgingshuis woont. Zij is daar gaan wonen na het overlijden van haar man. Door slechtziendheid op basis van retinopathie ten gevolge van een al lang bestaande diabetes mellitus type 2 en door gegeneraliseerde artrose was ze onvoldoende in staat voor zichzelf te zorgen. Daarnaast heeft zij sinds vijftien jaar hypothyreoïdie na een behandeling met radioactief jodium voor een hyperthyreoïdie. Haar cognitief functioneren is intact. In het verleden heeft ze eenmalig een depressieve episode doorgemaakt nadat de kinderen het huis uit waren. Als medicatie gebruikt ze metformine 500 mg 2dd 1, pravastatine 40 mg 1dd 1, acetylsalicylzuur 80 mg 1dd 1 en levothyreoxine 100 µg 1dd 1.

Ze heeft drie kinderen, met wie ze een goed contact heeft. Ze heeft alleen de lagere school doorlopen en ze heeft een tiental jaren – tot aan haar huwelijk – als huishoudster gewerkt. In het verzorgingshuis heeft ze enkele vriendinnen opgedaan en maakt ze wisselend gebruik van het activiteitenaanbod op recreatief terrein. Het laatste halfjaar gaat het minder goed. Ze komt nerveuzer over dan voorheen, doet minder mee met activiteiten en blijft veel meer dan voorheen op haar appartement. De verzorgenden van het verzorgingshuis vinden haar vermoeider en hebben haar aangeraden 's middags een uurtje te gaan rusten.

Dit laatste halfjaar bezoekt mevrouw N. ook vaker dan voorheen het spreekuur van de huisarts in het verzorgingshuis. De klachten wisselen van slaapproblemen en klachten over het geheugen tot klachten over buikpijn en hoofdpijn. Vanwege de slaapproblemen

> en ook voor nervositeit heeft ze enkele malen verzocht om een recept voor een slaaptablet en een kalmeringsmiddel. Tijdens het meest recente consult is vermoeidheid de hulpvraag.

Vraag 3 *Hoe zou u als huisarts handelen, geconfronteerd met de hulpvraag uit het meest recente consult?*

Soms geven mensen duidelijk aan dat ze angstig zijn, paniek ervaren of een fobische angst hebben. Maar vaak zijn mensen, en zeker ouderen, die een angststoornis hebben erg terughoudend in het uiten van hun klachten. Dat leidt er gemakkelijk toe dat angstklachten en daarmee samenhangend vermijdingsgedrag over het hoofd gezien worden. Redenen daarvoor zijn:
– ouderen neigen eerder tot somatische klachtenpresentatie dan tot verwoorden van een probleem in psychologische termen;
– ouderen gebruiken soms andere terminologie dan woorden als 'angst' en 'paniek'. Zij kiezen bijvoorbeeld eerder voor termen als 'bezorgdheid', 'zich beroerd voelen', 'nerveus zijn' en dergelijke;
– ouderen kunnen klachten toeschrijven aan de leeftijd (evenals hulpverleners overigens!) en ze daarom niet melden (*ageism*);
– symptomen en vermijdingsgedrag door angst worden in een aantal gevallen ten onrechte op het conto geschreven van ook aanwezige somatische comorbiditeit (sociaal terugtrekken ten gevolge van vermoeidheid door hartfalen bijvoorbeeld).

Het is dus zaak open te staan voor signalen en bij onduidelijkheid goed door te vragen en verder te kijken. Want er zijn zeker signalen die hulpverleners op het goede spoor kunnen zetten:
– aanwezigheid van wisselende en onderling niet samenhangende lichamelijke klachten;
– aanwezigheid van klachten zoals gespannenheid, prikkelbaarheid, labiliteit, concentratieproblemen, lusteloosheid of slaapproblemen;
– aanwezigheid van functionele lichamelijke klachten, vooral onbegrepen duizeligheid en hartkloppingen waarbij geruststelling slechts kortdurend helpt;
– hyperventilatieklachten;
– opvallende beperkingen in het functioneren door verminderde of inadequate deelname aan sociale activiteiten of door vermijdingsgedrag;
– onverklaarbare afname in mobiliteit;
– verzoek om slaapmiddelen of kalmerende middelen;
– alcohol- of drugsproblemen.

Bij mevrouw N. is een aantal van deze signalen duidelijk aanwezig: wisselende en niet onderling samenhangende klachten (buikpijn, hoofdpijn, moeheid, slaapproblemen, nervositeit), vraag om slaapmiddel, vraag om kalmeringsmiddel; minder deelname aan sociale activiteiten.

Consult

Tijdens het consult vertelt mevrouw N. dat ze erg vermoeid is. De verzorgende die mevrouw naar de spreekkamer bracht, heeft u ook al toevertrouwd dat mevrouw N. meer vermoeid is en sinds kort 's middags ook rust.

Vraag 4 *Waarop richt u uw anamnese en onderzoek in het vervolg van dit consult als huisarts?*

Het is uiteraard van belang eerst de klacht, waarmee mevrouw N. nu komt, goed te exploreren: wat houdt de vermoeidheidsklacht in? Hoe slaapt ze? Wordt ze door de vermoeidheid beperkt? Is haar activiteitenpatroon veranderd? Is haar loopafstand verminderd? Heeft ze meer hulp nodig bij de ADL-handelingen? Tevens moet gericht geïnformeerd worden naar eventuele hyperglykemische verschijnselen, naar eetlustverandering, gewichtsverandering en defecatieverandering.

Een oriënterend lichamelijk onderzoek met aandacht voor bloeddruk, pols, hart, longen en buik is noodzakelijk.

Afhankelijk van de bevindingen bij anamnese en lichamelijk onderzoek kan aanvullend laboratoriumonderzoek geïndiceerd zijn. In dit geval zijn een glucosebepaling en een Hb-bepaling in eerste instantie voldoende, en een TSH-bepaling als deze niet nog recent is gedaan. Doel van dit onderzoek is om mevrouw N. gerust te stellen en een somatische oorzaak voor de vermoeidheid uit te sluiten. Pas als u mevrouw gerustgesteld hebt is er ruimte om het perspectief in het consult te verbreden.

Onderzoeksuitslagen

Uit de anamnese en het onderzoek gericht op exploratie van de vermoeidheid komen geen aanwijzingen voor lichamelijke oorzaken naar voren. De nuchtere bloedglucosewaarde die de verzorgende die ochtend heeft bepaald, is 4,7 mmol/l; het Hb is 7,8 mmol/l en de TSH-waarde was twee maanden geleden nog normaal. U stelt mevrouw N. gerust.

Vervolgens bespreekt u met mevrouw N. dat het u is opgevallen dat ze het laatste half jaar veel bij u op het spreekuur komt en daarbij steeds wisselende klachten aangeeft. U geeft aan dat dergelijke wisselende klachten ook kunnen passen bij psychische problemen zoals depressiviteit, waar ze in het verleden last van gehad heeft. Mevrouw beaamt dat ze zich wel een beetje zo voelt als toen, al is het nu toch ook anders: ze voelt zich vooral nerveus. Omdat uw spreekuur druk bezet is, geeft u aan in een vervolgconsult volgende week daar graag verder over door te praten met haar. Dan zult u extra tijd voor haar reserveren.

Vraag 5 Wat gaat u doen in het vervolgconsult als huisarts?

Het is van belang in de anamnese de steeds wisselende klachten nader te exploreren en een psychiatrisch onderzoek te doen, specifiek gericht op affectieve stoornissen (depressie, angst), hypochondrie en cognitieve stoornissen.

Veel ouderen ervaren het nog steeds als bedreigend of beschamend wanneer aan klachten het label 'psychisch' gehangen wordt. Daarom moet u al bij het begin van de anamnese goede uitleg geven over de ontstaanswijze van psychische klachten en symptomen. Het stress-kwetsbaarheidsmodel (zie de paragraaf Achtergrondinformatie) biedt daarvoor goede aanknopingspunten.[1]

Het kan nodig zijn, voor het verkrijgen van een compleet beeld, ook een heteroanamnese te doen bij mensen uit de directe omgeving van de patiënt (in het geval van mevrouw N. bijvoorbeeld de verzorging of een van haar kinderen). Dat moet u uiteraard wel tevoren bespreken met de patiënt zelf.

Als u denkt aan angstproblematiek, kunt u dit nader uitdiepen door vragen als de volgende.
– Bent u nerveus? Voelt u zich angstig? Maakt u zich veel zorgen?
– Vindt u uw nervositeit, angst, bezorgdheid reëel?
– Wordt u belemmerd in uw dagelijks functioneren door deze gevoelens?

De angstklachten kunnen ook meer gestructureerd worden vastgelegd, bijvoorbeeld met de Hospital Anxiety and Depression Scale, subschaal Anxiety (HADS-A, zie de cd-rom).[2] Deze vragenlijst is goed geschikt om iemand snel te screenen op de mogelijke aanwezigheid van een angststoornis, en heeft voor gebruik bij ouderen het voordeel dat de items geen lichamelijke symptomen van angst omvatten.

In deze fase is het ook van belang gericht naar depressieve gevoelens te vragen en zich een oordeel te vormen over cognitieve problemen. Depressie en angst komen namelijk regelmatig samen voor en mensen met cognitieve stoornissen hebben ook frequent angstklachten. Ook is het belangrijk naar alcoholgebruik te vragen, omdat overmatig gebruik ook bij ouderen steeds meer voorkomt. Omdat frequent slapeloosheid aanwezig is bij angststoornissen, dienen ook aard en ernst van slapeloosheidsklachten goed geïnventariseerd te worden.

Voor het in kaart brengen van cognitieve problemen en depressieve symptomen kan gebruik gemaakt worden van screeningsinstrumenten als de Mini Mental State Examination (MMSE)[3] en de Geriatrische Depressie Schaal (GDS).[4] Alle genoemde schalen zijn in Nederlandse vertaling beschikbaar op de site van het Nederlands Kenniscentrum Ouderenpsychiatrie (www.ouderenpsychiatrie.nl).

Als op basis van deze algemene informatie het vermoeden naar voren komt van een angststoornis, dan is een specifiek daarop gerichte anamnese noodzakelijk, waarbij u dient te vragen naar:
– de duur en het beloop van de klachten (continu of aanvallen);
– de duur en frequentie van eventuele aanvallen;
– de ernst van de klachten, de mate van subjectief lijden;
– begeleidende symptomen: hartkloppingen, transpireren, duizeligheid, trillen, benauwdheid, pijnklachten, maagklachten, tintelingen, dove gevoelens, warmte- of koudesensaties, derealisatie- of depersonalisatiegevoelens, rusteloosheid, snel vermoeid zijn, concentratieproblemen, prikkelbaarheid, slaapproblemen;

- of er een focus is van de angst: controleverlies, krankzinnig worden, een hartaanval krijgen, flauwvallen of doodgaan, hulpeloosheid of letsel in geval van onwel worden en/of vallen, specifieke objecten of situaties, negatieve beoordeling door anderen, alle mogelijke narigheid die het leven kan vergezellen, herbelevingen van een traumatische gebeurtenis of dwanggedachten of -handelingen;
- de invloed van de klachten op het sociale functioneren, zoals het vermijden van bepaalde situaties of activiteiten.

Deze vragen zijn bedoeld om te kunnen differentiëren tussen de diverse angststoornissen, zoals fobieën, paniekstoornis, gegeneraliseerde angststoornis, posttraumatische stressstoornis, obsessieve-compulsieve stoornis (zie hiervoor de paragraaf Achtergrondinformatie).

Vervolgconsult

Mevrouw N. blijkt al langere tijd last te hebben van nervositeit en piekert eigenlijk voortdurend over wat er allemaal mis kan gaan met haar kinderen en met haarzelf (een ziekte krijgen, dement worden). Zij leeft het laatste half jaar vrijwel continu met een soort gevoel van angst dat haar kinderen een ongeluk zullen krijgen. Als de telefoon gaat, moet ze zich enerzijds dwingen om op te nemen omdat ze bang is dat ze wordt gebeld omdat er iets ernstigs met hen gebeurd is. Anderzijds durft ze niet te veel weg van de kamer, omdat er misschien wel gebeld gaat worden.

Mevrouw N. voelt zich vaak moe, heeft een erg onrustige slaap en merkt dat ze vaak moeite heeft met concentreren en veel vergeet: alsof ze zich niets meer herinneren kan. Soms denkt ze dat ze dement geworden is of dementerend is.

Activiteiten in het verzorgingshuis en bezoekjes aan vriendinnen vermijdt ze tegenwoordig: ze is bang de telefoon te missen, maar ook bang dat men merkt dat ze vergeetachtig is geworden. Ze heeft veel minder plezier in het leven dan voorheen. Maar depressief wil ze zich niet noemen: het is meer 'piekeren'. In de tijd dat ze echt depressief was, was ze veel meer met 'dood willen' bezig en had ze echt nergens plezier meer in. Dat is nu niet zo. Als ze terugkijkt zijn de klachten eigenlijk begonnen na het plotselinge overlijden van haar zus, acht maanden geleden, met wie ze overigens maar oppervlakkig contact had.

Ernstige cognitieve problemen zijn er niet; op de MMSE heeft ze een score van 27 uit 30. Mevrouw gebruikt geen alcohol, zij en haar man waren geheelonthouders.

Vraag 6   *Denkt u aan een angststoornis op basis van deze gegevens?*

In Nederland en Vlaanderen is de DSM-IV-TR het meest gebruikte systeem om psychiatrische stoornissen te classificeren.[5] Classificatie is nodig omdat behandeling daarop gebaseerd is. Het nodigt bovendien uit tot differentiaaldiagnostische overwegingen die van belang kunnen zijn: de aandoening moet onderscheiden worden van andere die er op kunnen lijken.

Classificatie heeft echter ook iets kunstmatigs: iemand wordt in een diagnostisch hokje gezet, maar er zijn natuurlijk altijd symptomen die buiten dat hokje vallen. Bij gebruik van de DSM-IV-TR voor ouderen met psychiatrische stoornissen geldt dat eens te meer omdat het een classificatiesysteem is dat voor (jongere) volwassenen ontwikkeld is. Of dat voldoende recht doet aan aard, duur en intensiteit van andere symptomen van psychiatrische stoornissen bij ouderen, is nog een open vraag en voorwerp van een voortgaand debat binnen de (ouderen)psychiatrie. Een belangrijke kanttekening bij de DSM-IV-TR is ook dat het een descriptief classificatiesysteem is, dat in de meeste gevallen geen verklaring biedt voor het waarom van de stoornis, iets wat voor een aantal behandelaspecten zeker wel van belang is.

Bij een gegeneraliseerde angststoornis, de meest voorkomende angststoornis bij ouderen, staan angst en tobberigheid over verschillende levensomstandigheden op de voorgrond. Ze moeten vaker wel dan niet aanwezig zijn gedurende minimaal een half jaar. Daarnaast moet er een aantal (drie of meer) begeleidende symptomen aanwezig zijn zoals vermoeidheid, slaapproblemen, prikkelbaarheid, concentratieproblemen of herinneringsproblemen, spierspanning en rusteloosheid. Tot slot moeten de klachten een zekere lijdensdruk met zich meebrengen en niet beter verklaard kunnen worden vanuit lichamelijke oorzaken dan wel uit aanwezigheid van bijvoorbeeld een depressie of een andere angststoornis.

Differentiaaldiagnostisch moet bij de gegeneraliseerde angststoornis vooral aan een depressieve episode gedacht worden. Daarnaast moet een hypochondrie uitgesloten worden en kunnen dergelijke symptomen ook gezien worden in de vroege stadia van een dementiesyndroom.

Diagnose

> De gegevens verkregen uit het psychiatrisch onderzoek van mevrouw N. passen het best bij een gegeneraliseerde angststoornis. Maar daarnaast heeft mevrouw N. ook symptomen die passen bij andere angststoornissen: angst voor het krijgen van een aandoening (hypochondrie), angst voor dementie (vergeetfobie) en angst dat anderen merken dat ze vergeetachtig is (sociale fobie). Ook heeft ze kenmerken die passen bij een depressieve stoornis.

Vraag 7 *Wat is uw probleemanalyse (verklaring) voor de angststoornis?*

Een goede probleemanalyse (verklaring) van een psychiatrische stoornis is nodig om aan de patiënt een goede uitleg van de stoornis te kunnen geven en biedt ook aanknopingspunten voor de behandeling. Gebruikmakend van het stress-kwetsbaarheidsmodel kan over het ontstaan van de gegeneraliseerde angststoornis bij mevrouw N. het volgende gezegd worden. Een stressfactor is het recent verlies van familielid. Kwetsbaarheidsfactoren zijn:
– veroudering, verlies van functionele zelfstandigheid;
– multipele morbiditeit: diabetes mellitus, artrose, retinopathie, hypothyreoïdie;
– psychiatrische voorgeschiedenis: depressieve episode.

Daarbij versterkt het gedragspatroon dat met de angststoornis gepaard gaat – zich terugtrekken, wachten op telefoon, minder sociale contacten – de stoornis en houdt deze in stand.

Vraag 8   *Wat is uw behandelvoorstel op basis van uw probleemanalyse?*

Elke behandeling van een psychiatrische stoornis start met goede psycho-educatie: wat is er aan de hand met de patiënt? Het is vaak zinvol deze psycho-educatie niet alleen aan de patiënt te geven, maar ook aan diens directe omgeving (partner, kinderen, verzorgenden).

Bij psycho-educatie kan het stress-kwetsbaarheidsmodel gebruikt worden. Dit model gaat ervan uit dat disbalans tussen stressfactoren (draaglast) en kwetsbaarheidsfactoren (draagkracht) leidt tot angststoornissen, depressie en andere psychiatrische stoornissen. De factoren die tot ontstaan, uitlokken en in stand houden van de angststoornis leiden, kunnen met het model goed uitgelegd worden.

Het model kan neurobiologisch aangevuld worden door aan te geven dat de angst ten gevolge van de stress- en kwetsbaarheidsfactoren ontstaat via veranderingen in de hersenen (veranderingen in neurotransmitterconcentraties, synapsen en receptordichtheid). Dit laatste zal in de praktijk van alledag bij veel ouderen lastig zijn. Het beste kan dan in algemene termen aangeduid worden dat het uit balans raken van het evenwicht tussen draagkracht en draaglast leidt tot verandering in emoties en gevoelens en dat dat gepaard gaat met veranderingen in de hersenen zelf.

Ook de aangrijpingspunten van de behandeling kunnen via dit model goed uitgelegd worden:
- psychofarmaca grijpen direct aan op veranderingen in de hersenen (neurotransmitters, receptoren);
- psychotherapeutische ondersteunende interventies bieden steun (verlagen stress) of vergroten de kracht (verminderen kwetsbaarheid) en grijpen indirect aan op veranderingen in de hersenen.

De Nederlandse multidisciplinaire richtlijn angststoornissen[6] heeft een addendum voor ouderen.[7] Daarin worden de volgende variabelen genoemd die de aard van de behandeling bepalen.
- Type angststoornis (bij een fobie voorkeur voor niet-medicamenteuze behandeling; bij andere angststoornissen keuze voor medicamenteuze dan wel niet-medicamenteuze behandeling mede afhankelijk van voorkeur patiënt).
- Ervaren lijdensdruk (bij ernstige lijdensdruk sneller keuze voor medicamenteuze behandeling).
- De aanwezigheid van een depressie (bij comorbide ernstige depressie voorkeur voor medicamenteuze behandeling).
- De wens van de patiënt.
- De beschikbaarheid van de verschillende behandelingsmogelijkheden in de buurt van de patiënt.

In het algemeen kan worden gesteld dat zowel niet-medicamenteuze behandeling in de vorm van cognitieve gedragstherapie als medicamenteuze behandeling een goede eerste keuze zijn bij een gegeneraliseerde angststoornis. Daarbij moet opgemerkt worden dat voor ouderen wel aanpassingen in de cognitieve gedragstherapie noodzakelijk kunnen zijn (meer aandacht voor motivatie, extra geheugensteuntjes, meer reminders en dergelijke) en dat de beschikbaarheid van op ouderen gerichte cognitieve gedragstherapeuten nog erg beperkt is, zowel in de eerstelijns- als in de tweedelijnsgezondheidszorg.

De medicamenteuze behandeling van eerste keuze bij een generaliseerde angststoornis is een SSRI. Ook voor de meeste andere angststoornissen is een SSRI het middel van eerste keuze wanneer er voorkeur bestaat voor een medicamenteuze behandeling. Een uitzondering hierop vormt de incidenteel voorkomende sociale en specifieke fobie: dan kan incidenteel een bètablokker dan wel een kortwerkend benzodiazepine gegeven worden.

Een vraag die zeker ook gesteld moet worden is of het probleem in de eerste lijn behandeld kan worden of dat verwijzing naar de tweede lijn wenselijk is. Dit zal afhankelijk zijn van de ernst van de stoornis, het al dan niet succesvol zijn van in de eerste lijn ingezette behandelingen en de noodzaak tot inzet van gespecialiseerde verpleegkundigen voor de begeleiding en behandeling.

Behandeling

> Bij mevrouw N. lijkt sprake van een matig ernstige gegeneraliseerde angststoornis, gezien de lijdensdruk die aanwezig is.
>
> Aan mevrouw N., en na haar toestemming ook aan het team verzorgenden, wordt uitleg gegeven over aard en mogelijke ontstaanswijze van de stoornis. Waarschijnlijk maken de grotere kwetsbaarheid op lichamelijk (aantal aandoeningen of leeftijd) en psychisch terrein (eerdere depressie) haar vatbaarder voor angstklachten en piekeren over ongelukken. De dood van haar zus, die haar confronteert met haar eigen einde, kan een uitlokkend moment zijn geweest. Door zich terug te trekken op haar appartement worden de klachten in stand gehouden en worden zelfs erger.
>
> Mevrouw N. wil behandeling, maar voelt weinig voor psychologische interventies en dringt aan op 'pillen', dat hielp tijdens de depressieve periode ook goed.
>
> Zij start met citalopram 1dd 10 mg, die na een week opgehoogd wordt tot 20 mg. Voor de start van de citalopram is een plasmanatriumbepaling verricht in verband met kans op hyponatriëmie.
>
> Daarnaast worden met mevrouw N. en het verzorgingsteam afspraken gemaakt om meer structuur in het dagprogramma aan te brengen om te voorkomen dat ze te veel op haar kamer blijft. Zo kan de de 'piekercirkel' worden doorbroken.

Vraag 9 *Hoe evalueert u het effect van de behandeling?*

Evaluatie van een ingezette behandeling lijkt vanzelfsprekend, maar blijkt in de praktijk niet eenvoudig. Wanneer heeft de behandeling effect? Als de nervositeit en het piekeren over zijn of sterk zijn verminderd? Als mevrouw N. zich minder terugtrekt op haar kamer? En hoe meet u het effect van de behandeling? Vaart u op de anamnese tijdens vervolgconsulten? Vraagt u ook om de resultaten van observaties door verzorging? Of gebruikt u gestandaardiseerde schalen om het effect van de behandeling te meten?

Deze vragen geven aan dat het belangrijk is om vóór de start van de behandeling samen met de patiënt een aantal doelen te bepalen. Die kunnen betrekking hebben op de mate van nervositeit of piekeren, maar ook op deelname aan activiteiten of minder uren alleen zijn in het eigen appartement. Daarnaast kan worden afgesproken om een gestandaardiseerde vragenlijst (bijvoorbeeld de angstschaal van Hamilton)[8] te gebruiken voor en op gezette momenten tijdens de behandeling, om ook op die wijze een indruk van het effect van de behandeling te krijgen. Voor ouderen zijn dergelijke schalen nog niet uitgebreid onderzocht, maar ervaringen bij jongere volwassenen zijn positief.

Evaluatie

> Met mevrouw N. wordt voorlopig een tweewekelijks vervolgconsult afgesproken om het effect van de behandeling te evalueren, te controleren op bijwerkingen van de citalopram en de behandeling eventueel bij te stellen. Belangrijke doelen voor mevrouw zijn dat het piekeren en de nervositeit minder worden, zodat ze beter slaapt, zich rustiger voelt en weer meer buiten haar appartement durft te komen. Mevrouw N. voelt weinig voor het gebruiken van een vragenlijst: ze vindt dat te kunstmatig. Tijdens de vervolgconsulten zijn de slaap, de deelname aan activiteiten of het op bezoek gaan bij medebewoners en de nervositeit of het piekeren dan ook belangrijke gespreksitems.
> De eerste twee weken is er nog weinig verbetering merkbaar in de slaap en de nervositeit. Wel doet mevrouw N. erg haar best om in ieder geval elke dag 's ochtends deel te nemen aan de koffietafel. Na een maand worden de nervositeit en het piekeren minder en slaapt mevrouw ook weer beter. Na drie maanden geeft mevrouw N. aan zich weer de oude te voelen en wil ze stoppen met de citalopram. Na uitleg laat ze zich overtuigen daar voorlopig mee door te gaan.

Vraag 10 Hoe lang behandelt u een oudere patiënt met een angststoornis?

De in Nederland beschikbare richtlijn voor behandeling van angststoornissen (voor jongere volwassenen) adviseert om een farmacologische behandeling minimaal een half jaar tot een jaar te continueren, alvorens deze te stoppen of af te bouwen. Ook voor ouderen lijkt dit een bruikbaar advies. Het is verstandig om reeds bij aanvang van de behandeling de te verwachten behandelingsduur te bespreken, omdat daardoor de therapietrouw na herstel wordt verbeterd.

Zoekopdracht
- Wat is bekend over de prevalentie, risicofactoren en gevolgen van angststoornissen bij Nederlandse ouderen?
- Wat zijn effectieve farmacologische behandelingen van angststoornissen bij ouderen?
- Wat zijn effectieve psychologische behandelingen van angststoornissen bij ouderen?

Hint
Gebruik in PubMed de MeSH-termen 'anxiety disorders', 'epidemiology', 'prevalence', 'risk factors', 'drug therapy', 'psychotherapy', 'aged'.

Achtergrondinformatie

Epidemiologie

Angststoornissen komen, zo blijkt uit recent onderzoek, bij ouderen veel voor. Op basis van een Nederlands bevolkingsonderzoek wordt geschat dat ongeveer 10% van de ouderen aan een angststoornis lijdt, het meest frequent aan een gegeneraliseerde angststoornis.[9]

Ongeveer twee derde van de angststoornissen bij ouderen is al op jongere leeftijd ontstaan, heeft dus een chronisch beloop en is voor 40-50% genetisch bepaald. De symptomen van deze ouderen verschillen niet van die van jongere volwassenen. Ongeveer een derde van de angststoornissen bij ouderen ontstaat pas op oudere leeftijd. Het zijn dan vaak omgevingsstimuli die de angst veroorzaken en niet een genetische aanleg. Normale activiteiten kunnen al een trigger zijn voor angst (gebruik van pinautomaat; formulieren van officiële instanties). Het is belangrijk daar bij de anamnese rekening mee te houden.

De gevolgen van een angststoornis zijn aanzienlijk: verlies van kwaliteit van leven, vermindering van functionele zelfstandigheid en toename van de zorgconsumptie.

Vaak, in 25-50% van de gevallen, komt een angststoornis samen voor met een depressie. Qua risicofactoren is er ook veel overlap tussen angststoornissen en depressie.

Tabel 19.1 Risicofactoren voor angststoornissen bij ouderen[9]

- Vrouwelijk geslacht
- Neuroticiteit
- Chronische aandoeningen
- Lagere opleiding
- Recent verlies van een nabij familielid

De geschiedenis van de DSM-classificatie weerspiegelt de overlap in de prevalenties van en risicofactoren voor angst en depressie. Aanvankelijk behoorden de angststoornissen met de depressieve stoornissen tot één groep affectieve stoornissen. De laatste decennia zijn ze steeds meer van elkaar onderscheiden, en tegenwoordig zijn er weer pleidooien voor een minder rigide onderscheid. De DSM-IV-TR onderscheidt meer dan tien angststoornissen, waarvan de belangrijkste hieronder kort aangeduid worden.

Gegeneraliseerde angststoornis

De patiënt is gedurende minimaal een half jaar overmatig bezorgd en tobberig over verschillende gebeurtenissen of activiteiten.

Bij ouderen is er een duidelijk verschil tussen mensen die hier vroeger al last van hadden (levenslange piekeraars, vaak langdurige benzodiazepinegebruikers) en degenen bij wie dit later ontstaat. Het onderwerp van bezorgdheid is dan vaak aan het ouder worden gerelateerd, zoals angst om te vallen en angst voor dementie.

Paniekstoornis
Onverwachte paniekaanvallen, met daarna angst voor herhaling van een dergelijke aanval, zijn het kernsymptoom. De paniekaanvallen bestaan uit acute angst in combinatie met symptomen als hartkloppingen, transpireren, trillen, benauwdheid, maagklachten, tintelingen, dove gevoelens, warmte- of koudesensaties en derealisatie- of depersonalisatiegevoelens en catastrofale gedachten daarover.
Omdat men situaties waarin zich een dergelijke aanval kan voordoen wil vermijden, is vaak ook angst om de straat op te gaan aanwezig (agorafobie).
Bij op oudere leeftijd ontstane paniekstoornissen zijn de symptomen vaak minder heftig.

Posttraumatische stressstoornis
Herbeleving van ingrijpende gebeurtenissen (geweldsituaties als oorlog, verkrachting) die gepaard gingen met hulpeloosheid of angst staan centraal. Ook hier is tevens sprake van vermijding van prikkels die herinneren aan de ingrijpende gebeurtenis. Specifiek voor ouderen is een *delayed onset*-type: de stoornis komt pas op oudere leeftijd tot uiting, met bijvoorbeeld dementie of verlies van de levenspartner als uitlokkende factor.

Sociale fobie
Kernsymptoom is de angst voor negatieve beoordeling door anderen in sociale situaties. Meestal bestaan deze klachten al vanaf de puberteit. Tijdens het leven kan de inhoud veranderen: van angst voor spreken in het openbaar kan de angst verschuiven naar eten en drinken in het openbaar door angst te gaan trillen. Vermijding en sociale isolatie zijn vaak het gevolg.

Agorafobie
Angst om de straat op te gaan (agorafobie, pleinvrees) komt bij ouderen meestal voor als fobie zonder voorgeschiedenis van paniekaanvallen. Het ontstaan kan samenhangen met valincidenten of bijvoorbeeld geweld op straat, waardoor angst ontstaat om de straat op te gaan. Verminderde mobiliteit die past bij het ouder worden kan als reden opgevoerd worden om de straat te vermijden en de hulpverlener op het verkeerde spoor zetten.

Specifieke fobie
Bij een specifieke fobie is er sprake van angst voor of in een specifieke situatie (vliegangst). Vaak zijn de angsten al van jongs af aan aanwezig en nemen ze af met de leeftijd. Af en toe komen ze juist meer tot uiting op latere leeftijd, zoals liftangst, als door rolstoelafhankelijkheid de lift niet meer gemeden kan worden.

Obsessieve-compulsieve stoornis
Terugkerende dwanggedachten en dwanghandelingen die interfereren met het dagelijkse leven staan op de voorgrond. Nalaten van de handelingen veroorzaakt angst. Meestal is deze stoornis vanaf de vroege jeugd aanwezig. Bij ouderen kunnen symptomen meer op de voorgrond komen te staan door bijvoorbeeld cognitieve achteruitgang of doordat na opname in een instelling de instellingsroutines de eigen vaste routine doorkruisen.

Etiologie

Als etiologisch model wordt vaak gebruik gemaakt van het stress-kwetsbaarheidsmodel (zie figuur 19.1). De veelheid van biologische, psychologische en sociale factoren die een rol spelen bij ontstaan van angststoornissen kan in dit model een plaats gegeven worden. Het model maakt goed inzichtelijk dat angststoornissen niet door een enkele oorzaak ontstaan, maar dat er multipele oorzaken aan te wijzen zijn, zoals:
- aanwezigheid van psychiatrische comorbiditeit (depressie, dementie, alcoholverslaving);
- somatische morbiditeit (hart- en vaatziekten, CVA, COPD, hyperthyreoïdie, medicatie);
- erfelijkheid: angst zit ook in de genen;
- levensgeschiedenis en sociale context: traumatische ervaringen; de steun die de omgeving al dan niet biedt;
- persoonlijkheid (neuroticisme, introvert zijn en cluster-C-persoonlijkheidstrekken (angstige, dwangmatige en afhankelijke trekken) vergroten de kans op een angststoornis).

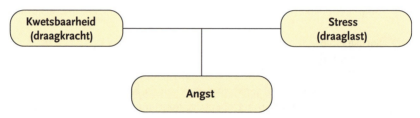

Figuur 19.1 Het stress-kwetsbaarheidsmodel

Behandeling en preventie

De herkenning en behandeling van angststoornissen zijn op dit moment nog verre van optimaal in Nederland en België. Een positief punt is dat er rond de diagnostiek en behandeling van angststoornissen zowel een multidisciplinaire richtlijn voor volwassenen als een addendum voor ouderen zijn ontwikkeld. Zowel voor de diagnostiek als voor de behandeling van angststoornissen worden daarin heldere en gedetailleerde adviezen gegeven.

Vormen van cognitieve gedragstherapie blijken het meest effectief binnen de groep niet-farmacologische behandelingen, ook bij ouderen. Een probleem bij cognitieve gedragstherapie bij ouderen is wel dat voor ouderen vaak aanpassingen nodig zijn in de vorm waarin het gegeven wordt en dat de beschikbaarheid ervan nog onvoldoende is in veel regio's.

Een zeker vergelijkbare effectgrootte hebben moderne antidepressiva bij een aantal veel voorkomende angststoornissen (gegeneraliseerde angststoornis; paniekstoornis, sociale fobie). Een farmacologische behandeling heeft de voorkeur wanneer er tevens een depressieve stoornis aanwezig is.

Met deze behandelingen is bij 50-60% van de patiënten een goed resultaat te bereiken: verdwijnen van de angststoornis c.q. meer dan 50% symptoomreductie. Door geprotocolleerder te werken is dit percentage waarschijnlijk nog te verbeteren.

Desondanks blijft een deel van de patiënten ernstige klachten houden. Vooral de ernstigere en de langer aanwezige angststoornissen zijn moeilijker te behandelen. Dat geldt eveneens voor angststoornissen die gepaard gaan met andere psychiatrische comorbiditeit, zoals depressie, alcoholmisbruik en persoonlijkheidsstoornissen.

Er is bewijs dat zogeheten geïndiceerde preventie, dat wil zeggen preventie bij mensen die al zekere angstklachten hebben, maar (nog) geen echte angststoornis, zinvol is. Er zijn in Nederland, wederom met grote regionale verschillen, voor ouderen geschikte preventieve cursussen beschikbaar. Een voorbeeld is de cursus 'Angst de baas 55+'[10], waarbij in kleine groepen onder begeleiding van een ggz-medewerker geleerd wordt hoe op een goede manier om te gaan met angst. Er zijn ook zelfhulpcursussen waarmee ouderen thuis zelf aan de slag kunnen, al dan niet ondersteund door een professionele hulpverlener op afstand (telefoon, internet). Voorbeelden zijn 'Alles onder controle'[11] en 'Angstig? Zelf aan de slag!'.[12]

Conclusie

Angststoornissen en angstklachten komen veel voor bij ouderen. Herkenning en behandeling ervan schieten nog regelmatig tekort. Dat is jammer, omdat in veel gevallen ook bij ouderen behandeling goed mogelijk is en die behandeling in meer dan de helft van de gevallen in een aanzienlijke afname van de klachten resulteert. Het is daarom van belang dat hulpverleners oog hebben en krijgen voor signalen die er bij ouderen op kunnen wijzen dat een angststoornis of angstklachten aanwezig zijn die de kwaliteit van leven nadelig beïnvloeden.

Als een angststoornis aanwezig is, kan deze behandeld worden conform de multidisciplinaire richtlijn voor angststoornissen die in Nederland voorhanden is. Bij angstklachten met een zekere lijdensdruk maar zonder een *full-blown* angststoornis is geïndiceerde preventie een goede therapeutische optie.

Literatuur

1 Goldberg D, Huxley P. Common mental disorders: A bio-social model. London: Tavistock/Routledge, 1992.
2 Zigmond AS, Snaith RP. The Hospital Anxiety and Depression Scale. Acta Psychiatr Scand 1983;67:361-70.
3 Folstein MF, Folstein SE, McHugh PR. Mini-mental state: A practical method for grading the cognitive state of patients for the clinician. J Psychiatr Res 1975;12:189-98.
4 Yesavage JA, Brink TL, Rose T, Lum O, Huang V, Adey M, Leirer V. Development and validation of a geriatric screening scale: A preliminary report. J Psychiatr Res 1983;17:37-49.
5 American Psychiatric Association. Diagnostic and statistical manual of mental disorders. 4th ed, text revision. Washington (DC): APA, 1994.
6 Balkom AJLM van, Meeuwissen JAC, Bockting CLH, Emmelkamp P, Kop P, Marwijk HWJ van, et al., redactie. Update angststoornissen (tweede revisie): Richtlijn voor de diagnostiek, behandeling en begeleiding van volwassen patiënten met een angststoornis. Utrecht: Trimbos-instituut, 2011. http://www.ggzrichtlijnen.nl.

7   Schuurmans J, Veerbeek M, Hendriks GJ. Multidisciplinaire richtlijn angststoornissen: Addendum ouderen. Utrecht: Trimbos-instituut, 2008. http://www.ggzrichtlijnen.nl, geraadpleegd februari 2012.
8   Bech P, Kastrup M, Rafaelsen OJ. Mini-compendium of rating scales for states of anxiety, depression, mania, schizophrenia with corresponding DSM-III syndromes. Acta Psychiat Scand Suppl 1986;326:1-37.
9   Bremmer MA, Beekman ATF, Deeg DJH, Balkom AJLM van, Dyck R van, Tilburg W van. Angststoornissen bij ouderen: Prevalentie en risicofactoren. Tijdschr Psychiatr 1997;39:634-48.
10 Akkermans M, Akkermans R, Hoevenaars A. Cursus 'Angst de baas 55+' [cursistenmap]. Delft: GGZ Delfland, 2003.
11 Cuijpers P. Alles onder controle: Uw problemen en zorgen overwinnen door zelfanalyse. Amsterdam: Vrije Universiteit, afdeling Klinische Psychologie, 2004.
12 Mierlo C van, Aken C van, Krale A, Medema K, Plassche H van de, Zoeste H van. Zelfhulpcursus 'Angstige gevoelens? Zelf aan de slag! Zeist: Altrecht Preventie, 2004.

20 De moeilijke somatiserende patiënt

Carolien Benraad, Peter Hilderink en Dorine van Driel

Inleiding

Casus
- Voorgeschiedenis
- Consult
- Crisis
- Opname
- Beloop

Achtergrondinformatie
- Het toekennen van betekenis aan de symptomen
- Epidemiologie
- Diagnostiek
- Behandeling

Conclusie

Literatuur

Inleiding

Dit hoofdstuk handelt over twee verschillende, maar met elkaar samenhangende fenomenen. Het gaat over de 'moeilijke' patiënt en over 'somatisatie'. Een moeilijke patiënt is iemand die de patiëntenrol, zoals die door de arts verwacht wordt, niet aanneemt. Daardoor voelt de arts zich vaak machteloos en geïrriteerd en komt de arts-patiëntrelatie onder druk te staan. Een factor die hierin een rol kan spelen is het somatiseren van een patiënt.[1] Somatiseren betekent dat iemand één of meer lichamelijke klachten heeft waarvoor de arts geen verklaring kan vinden. Desondanks blijft de persoon in kwestie de arts consulteren en, ondanks geruststelling, aandringen op verder somatisch onderzoek.[2]

> **Na bestudering van dit hoofdstuk kunt u:**
> - het begrip 'moeilijke patiënt' benoemen en aangeven welke kenmerken deze patiënten hebben;
> - aangeven welke valkuilen de behandeling van deze patiënten met zich mee kan brengen en hoe men daarmee kan omgaan;
> - de begrippen 'onverklaarde lichamelijke klachten', 'somatisatie', 'somatoforme stoornissen' en 'functionele syndromen' verklaren;
> - de samenhang aangeven tussen deze begrippen;
> - aangeven waarom depressie vaak gepaard gaat met verklaarde en onverklaarde lichamelijke klachten, en hoe te handelen;
> - het belang aangeven van een geïntegreerde somatische, psychiatrische en psychologische benadering van patiënten met onverklaarde lichamelijke klachten.

Casus

Voorgeschiedenis

> Als huisarts hebt u mevrouw Y. al tien jaar in uw praktijk. Zij is een 75-jarige gehuwde vrouw, actief, zelfstandig en perfectionistisch. De psychiatrische voorgeschiedenis vermeldt een depressieve periode in 1972, waarbij patiënte met een slaapkuur is behandeld. In de somatische voorgeschiedenis valt op dat mevrouw Y. al tien jaar een hypertensie heeft die eigenlijk nooit echt onder controle is. Zij heeft er veel medicijnen voor gebruikt, die vaak met bijwerkingen gepaard gingen. Zo heeft zij meerdere malen opnamen bij de internist gehad in verband met syncope bij te hoge dosering van een bètablokker en eenmaal een opname in verband met een ernstige hyponatriëmie van 108 mmol/l bij thiazidegebruik. Ook gebruikt zij in die tien jaar regelmatig paracetamol 500 mg/codeïne 20 mg 4dd, in verband met diverse pijnklachten van het bewegingsapparaat. Bij beeldvormend onderzoek zijn vooral degeneratieve afwijkingen van de wervelkolom en artrose van diverse gewrichten geconstateerd. Toename van zorgconsumptie vond plaats in de periode 2002 tot en met 2004, waarin zij leed aan een chronische discoïde lupus erythematodes en een cholecystectomie onderging in verband met een cholecystitis. Voorts had zij recidiverende urineweginfecties met eenmaal een interstitiële nefritis ten gevolge van antibioticagebruik, een ulcus duodeni en een diverticulitis bij diverticulosis coli. Mevrouw Y. bezoekt regelmatig de huisarts en internist.

Na al deze somatische perikelen ontwikkelt mevrouw Y. in 2004 depressieve klachten die u met venlafaxine in een dosering van 75 mg behandelt. Zij knapt wel op, maar wordt niet echt de oude. Vanaf die tijd blijft zij u regelmatig bezoeken, met diverse klachten van het bewegingsapparaat en duizeligheid. U kunt haar meestal geruststellen met een advies of met tijdelijke pijnmedicatie.

In 2005 krijgt zij wederom een depressieve episode, ondanks onderhoudsbehandeling met venlafaxine. U verwijst patiënte naar de ggz-afdeling Ouderen, waar ze achtereenvolgens wordt behandeld met mirtazapine en paroxetine zonder effect op de depressieve klachten. Naast depressieve klachten zoals somberheid, afwezigheid van plezier, doodswens, nervositeit en onrust, slechte eetlust met gewichtsvermindering en slecht slapen, klaagt zij toenemend over haar buik. Er is een wisselend defecatiepatroon, met soms hevige pijn in de onderbuik, misselijkheid en braken.

Mevrouw Y. bezoekt u vandaag voor de vierde keer in drie weken met deze klachten en wanhopig vertelt ze dat ze met deze pijn niet verder kan leven.

Vraag 1 Hoe voelt u zich als huisarts wanneer mevrouw weer in uw spreekkamer is?

U begint zich wat hopeloos te voelen. Nu dit weer. Patiënte is inmiddels een wat men noemt moeilijke patiënt geworden. Zij bezoekt u veelvuldig, regelmatig met klachten waarvan de oorzaak onduidelijk is en waaraan u niets kunt doen. Wanneer u haar in de wachtkamer ziet zitten, zinkt de moed u al in de schoenen. U hoort in de spreekkamer haar verhaal aan. Zonder haar lichamelijk te onderzoeken stuurt u haar met een geruststellend verhaal terug naar huis. U hoopt stiekem dat ze nooit meer terugkomt, maar u weet wel beter.

Vanuit het perspectief van de arts zijn patiënten als mevrouw Y. typisch die patiënten bij wie de moed hem in de schoenen zinkt (*heartsink*) als ze de spreekkamer binnenkomen. Die patiënten hebben de volgende kenmerken.
- Zij doen veelvuldig beroep op een arts.
- Zij komen met vaak veel verschillende, niet goed te duiden en te behandelen klachten en zijn daarbij niet gerust te stellen door de arts. Er is vaak dus sprake van somatisatie.
- Het zijn mensen met één of meer psychiatrische diagnosen. Daarbij blijkt het aantal en de aard van de psychiatrische diagnosen van belang. Het gaat vooral om patiënten met somatoforme stoornissen, somatisatiestoornis, depressie en angststoornis, of, vaker nog een combinatie daarvan.[3]
- Het zijn mensen met meer chronische problemen, ze ondergaan meer diagnostische onderzoeken en gebruiken meer medicatie dan gewone patiënten.[1]

Vooral wanneer deze karakteristieken tegelijkertijd voorkomen bij een patiënt wordt de kans groter dat de arts de patiënt als moeilijk ervaart. De typering 'moeilijke patiënt' blijkt onafhankelijk te zijn van het aantal somatische diagnosen, geslacht, leeftijd of ras. In de eerste lijn wordt 10-20% van de patiënten door de huisarts als 'moeilijk' ervaren.[4]

Vraag 2   *Hoe denkt u dat patiënte zich voelt?*

Mevrouw voelt zich niet serieus genomen. Zij gaat weer naar u toe en u doet niets, u kijkt haar niet eens na. Ze denkt dat ze een gezwel in haar buik heeft en u ontdekt het niet. Weer met een kluitje in het riet gestuurd. Ze heeft toch klachten, dan moet er toch iets te vinden zijn, denkt ze. Bovendien voelt ze zich toch al zo futloos en heeft het leven al niet veel zin meer, en dan ook nog die buikpijn moeten verdragen.

Bij een spreekuurconsult spelen er van de kant van de patiënt een aantal verwachtingen. Men verwacht bijvoorbeeld dat een arts een lichamelijk onderzoek doet, dat de arts bespreekt wat er aan de hand is en wat de prognose van de symptomen dan wel de ziekte is. Naast verwachtingen bestaan er expliciete wensen van de patiënt. Deze worden al dan niet uitgesproken. Men kan bijvoorbeeld wensen dat er een verwijzing naar een specialist wordt geregeld. Patiënten blijken ontevredener over een consult naarmate er minder tegemoet gekomen wordt aan expliciet uitgesproken wensen.[5,6]

De ernst van de klachten die de patiënt ervaart, speelt ook een rol in de mate van tevredenheid over een consult bij een arts. Hoe meer functionele beperkingen, hoe langer de duur en hoe ernstiger de ziekte waarvoor men bevreesd is, des te groter de kans dat men ontevreden is over een consult. Daarnaast is de ervaren eigen kwetsbaarheid voor het hebben van ziekte belangrijk. Daarin speelt bijvoorbeeld leeftijd een rol, net als de somatische voorgeschiedenis of de familieanamnese. Ook kennis van ziekte of ervaring met de gezondheidszorg speelt een rol.[5]

Vraag 3   *Wat zou u als huisarts kunnen doen?*

Veel patiënten gaan ervan uit dat hun klachten een ernstige ziekte kunnen betekenen. Een arts moet de patiënt goed nakijken en eventueel aanvullend onderzoek doen. Vervolgens dient er helder gecommuniceerd te worden met de patiënt, over de verklaringen die deze zelf heeft en diens eigen idee over de aanpak van de klachten, de verklaring die de arts heeft voor de symptomen, over wederzijdse verwachtingen en wensen. Artsen die de tijd nemen om hierover met hun patiënten te praten zijn in een betere positie in de onderhandelingen met de patiënt over verdere diagnostische en therapeutische interventies.[5]

In het geval van uw patiënte zou u de klachten goed moeten uitvragen, de buik moeten onderzoeken en een rectaal toucher doen. U controleert altijd de medicatielijst. Zij gebruikt sinds enige weken paroxetine, een SSRI die vaak misselijkheid en zowel obstipatie als diarree kan geven. Daarnaast zou u zich kunnen realiseren dat mevrouw nog steeds een depressie heeft. Gezien de mate van agitatie en wanhoop lijkt het een ernstige depressie. Mogelijk heeft patiënte bij haar depressie een gestoorde realiteitstoetsing en interpreteert zij haar symptomen als die behorend bij een zeer ernstige, dodelijke ziekte.

Dit alles zou u met mevrouw Y. kunnen bespreken. U zou haar echtgenoot in het gesprek kunnen betrekken, en met haar afspreken dat u contact zult opnemen met de behandelend psychiater van de ggz om zowel over verder beleid ten aanzien van medicatie als ondersteuning voor mevrouw te overleggen. U spreekt af dat u haar en haar man belt over het resultaat van dit overleg en u maakt een afspraak dat u mevrouw over een week terugziet op uw spreekuur.

Consult

> In werkelijkheid echter wordt mevrouw naar huis gestuurd zonder al deze mogelijke interventies. Na twee maanden en meerdere consulten die vergelijkbaar verliepen (maar waarbij wel tweemaal een urineweginfectie is geconstateerd) wordt zij opgenomen op de afdeling Interne geneeskunde ter nadere analyse van de onderbuikklachten en de gewichtsvermindering. Daar krijgt mevrouw een coloscopie, een CT-scan van het abdomen en een consult van een gynaecoloog, die een vaginale echo vervaardigt. Er worden geen afwijkingen gevonden.

Vraag 4 *Zou u als internist of klinisch geriater deze opname en onderzoeken achterwege hebben kunnen laten?*

In de differentiaaldiagnose staan de medicatie en de depressie bovenaan als verklaring van de buikklachten. Depressie gaat vaak met somatische klachten gepaard. Tot de diagnostische criteria hoort een aantal somatische klachten: verminderde eetlust, waarbij gewichtsvermindering kan optreden en moeheid. Daarnaast zijn ook obstipatie en pijn veel voorkomende somatische klachten. Veelal wordt gesteld dat ouderen zich vaker uiten in somatische klachten en minder melding maken van sombere stemming bij een depressie. Op deze manier zou de depressie 'gemaskeerd' worden. Onderzoek van de literatuur geeft weinig bewijs voor deze aanname. Bij goed navragen beschrijven ook ouderen de kernsymptomen van een depressie, namelijk sombere stemming en verminderde beleving en interesse.[7] De symptomen van een depressie waren ook bij patiënte duidelijk aanwezig. Somatische klachten bij ouderen zijn gerelateerd aan de ernst van een depressie.[8] Een verandering in de ernst van deze somatische klachten kan dan ook wijzen op een verslechtering van de stemming. Dit is bij patiënte het geval geweest, maar niet onderkend. Uit het feit dat er bij lichamelijk onderzoek, laboratoriumonderzoek en aanvullend onderzoek geen afwijkingen werden vastgesteld, wordt dit bevestigd.

Het blijkt dat er bij patiënten met onverklaarde lichamelijke klachten sprake is van verhoogde prevalentie van depressieve stoornissen en angststoornissen.[9] Het uiten van veel lichamelijke klachten belemmert de herkenning van de depressieve stoornis of angststoornis door de huisarts.

Dit heeft te maken met het dichotome denken in de geneeskunde. Dat betekent dat somatische en psychische problemen gescheiden worden benaderd. Wanneer iemand somatische klachten uit, wordt eerst gedacht aan somatische oorzaken. Deze worden ook eerst uitgesloten alvorens verder te kijken of er ook een andere verklaring voor de klachten zou kunnen zijn. Wanneer we terugkijken naar onze patiënte zien we dat door dit dichotome denken de ernst van de depressie niet werd onderkend. Zowel de huisarts als de internist wisten dat mevrouw een depressie had, maar zij hebben zich desondanks onvoldoende gerealiseerd dat dit de meest waarschijnlijke oorzaak van haar klachten was. Zij wisten ook niet goed om te gaan met de wens van patiënte om verder somatisch onderzoek te ondergaan. De specialisten zijn meegegaan met haar angst voor een ernstige ziekte, die waarschijnlijk moet worden beschouwd als het gevolg van haar depressie.

Crisis

> Na deze opname neemt de wanhoop bij patiënte toe. Zij zegt een einde aan haar leven te willen maken, mede omdat zij meent toch een ernstige, fatale ziekte, namelijk darmkanker, onder de leden te hebben. Hierop wordt de crisisdienst ingeschakeld en wordt zij opgenomen op de afdeling ouderenpsychiatrie.

Vraag 5   *Wat doet u als psychiater na opname?*

U zorgt voor zowel een psychiatrische als geriatrische intake, om geïntegreerd psychiatrisch en somatisch beleid te kunnen inzetten. Daarbij is het raadzaam de ernst van de depressie vast te stellen met een gestandaardiseerde vragenlijst, bijvoorbeeld de MADRS. Dit doet u om een uitgangswaarde te hebben en het effect van eventueel door u ingestelde therapieën later te kunnen evalueren. Verder maakt u een nauwkeurig verslag van de geschiedenis van de (psycho)farmacotherapie tot nu toe en stelt u aan de hand hiervan vast of een volgende stap in het depressieprotocol is geïndiceerd. Ook bent u alert op een eventuele afhankelijkheid van middelen zoals alcohol en/of medicatie. Differentiaaldiagnostisch overweegt u of de angsten van patiënte passend zijn bij haar depressie of dat er tevens een comorbide angststoornis is. U onderzoekt of er zich geen somatische waan heeft ontwikkeld in het kader van een psychose.

Opname

> Mevrouw Y. vertelt dat zij een wisselende stemming heeft: in de ochtend meestal beter dan 's middags. Zij heeft geen energie meer en doet weinig in het huishouden. Er zijn geen dingen waar zij nog plezier aan beleeft. Ze is erg vergeetachtig. Ze slaapt al lang erg slecht. Haar gewicht is de laatste maanden stabiel, 56 kg, maar in het halfjaar daarvoor was ze van 78 naar 56 kg afgevallen, omdat ze toen bijna niet at. Nu is de eetlust nog steeds erg slecht. Daarnaast heeft zij ernstige buikklachten (krampen), met name in de ochtend. De ontlasting is soms zo hard dat zij deze manueel verwijdert. Zij gebruikt inmiddels sennaglycosiden, maar daar wordt de ontlasting weer te dun van. Mevrouw Y. vertelt dat zij ondanks het feit dat er tot nu toe geen afwijkingen gevonden zijn, bang is dat ze darmkanker heeft en daaraan zal komen te overlijden.
> De medicatie bij opname bestaat uit trazodon 100 mg 2dd 2, lithiumcarbonaat 600 mg, omeprazol 40 mg 1dd 1, fosinopril 20 mg 1dd 1, acetylsalicylzuur 80 mg 1dd 1, sennaglycosiden 40-50 ml/dag.
> Er wordt een sombere vrouw gezien met verminderde psychomotoriek, afgewisseld met motorische onrust en angst. Ze maakt een vermoeide en magere indruk. De MADRS is 32, passend bij een ernstige depressie.
> Bij lichamelijk onderzoek wordt een vrouw gezien met een lichaamsgewicht van 56 kg, bloeddruk 145/85 mmHg, pols 60/min regulair equaal. Abdomen: normale peristaltiek, wisselende tympanie, iets drukpijn mediaal onder in de buik, geen abnormale weerstanden of gevulde darmlissen palpabel. Rectaal toucher: geen afwijkingen. Bij neurologisch onderzoek valt op dat mevrouw tremoren heeft van beide armen. Zij loopt met kleine passen, zonder armzwaai.

> Laboratoriumuitslagen: lithiumspiegel 1,05 mmol/l (licht verhoogd), creatinine 99 µmol/l, TSH 6,8 mIE/l (licht verhoogd), vrij T_4 17,3 mmol/l. Het ecg toont een sinusritme en tekenen van een linkerventrikelhypertrofie.

Vraag 6 Wat zijn de problemen van patiënte?

Mevrouw Y. heeft een ernstige depressie met vitale kenmerken. De angst voor darmkanker past bij de depressie. Het hangt af van de kracht van de overtuiging kanker te hebben of men van een psychose mag spreken. Patiënte wisselt in haar overtuiging.

Zij heeft tremoren ten gevolge van een voor haar leeftijd wat hoge lithiumspiegel. Daarnaast heeft zij obstipatie, die bij gebruik van sennaglycosiden overgaat in – soms waterdunne – diarree. Deze klachten worden geïnterpreteerd als passend bij de depressie, omdat tot nu toe geen lichamelijke oorzaak is vastgesteld. De gewichtsvermindering past ook bij de depressie.

Tot slot is de TSH te hoog bij een normaal vrij T_4. Dit wordt wel vaker vastgesteld bij patiënten die onder stressvolle omstandigheden worden opgenomen.

Vraag 7 Wat is uw beleid?

Revisie van de antidepressieve medicatie is gerechtvaardigd gezien de ernstige depressie, ondanks de ingestelde therapie. U verlaagt de lithium om de bijwerkingen te verminderen. U vervangt trazodon door nortriptyline omdat trazodon samen met lithium een verhoogde kans geeft op het serotonerg syndroom. Daarnaast is trazodon onvoldoende werkzaam bij een ernstige depressie. De buikklachten worden door de klinisch geriater een week vervolgd, waarna het beleid wordt aangepast. De TSH en het vrij T_4 worden ook vervolgd. U zorgt dat er regelmatig contact is met mevrouw zelf en met haar echtgenoot.

Beloop

> De lithium wordt verlaagd naar 400 mg. Daarmee nemen de tremoren geleidelijk af. De lithiumspiegel wordt gehandhaafd op 0,7 mmol/l.
> Terugkijkend blijkt dat patiënte al meerdere antidepressiva gehad heeft, die alle in een subtherapeutische dosering waren voorgeschreven. Er blijkt ook nortriptyline gegeven te zijn, echter zonder lithiumadditie. De nortriptyline is gestaakt omdat het in de combinatie met quetiapine ernstige orthostatische hypotensie gaf. Er wordt voor gekozen de nortriptyline opnieuw te starten, nu echter vanaf het begin met toevoeging van lithium. Dit is een goede combinatie voor patiënten met ernstige depressie. Er wordt gecontroleerd op mogelijke bijwerkingen, zoals orthostatische hypotensie en blaasretentie. Beide bijwerkingen treden niet op.
> Na een paar dagen worden de sennaglycosiden gestaakt en vervangen door de combinatie movicolon 2dd en bisacodyl 10 mg driemaal per week.
> Van de TSH en het vrij T_4 wordt normalisering van de waarden na enkele weken opname verwacht. Na zes weken is de TSH volgens verwachting gedaald naar 3,8 mmol/l en het vrij T_4 naar 12,9 mmol/l. Omdat lithium hypothyreoïdie kan veroorzaken, worden

> de schildklierwaarden samen met de lithiumspiegels gecontroleerd, volgens protocol. Al na drie weken klaart de depressie op en nemen de buikklachten parallel daaraan af. Na zes weken en een korte periode van resocialisatie kan mevrouw Y. goed opgeknapt worden ontslagen. Haar gewicht is dan al 5 kg gestegen. Zij is in drie jaar niet zo goed gestemd geweest en de buikklachten zijn geheel verdwenen, weliswaar bij voortgezet gebruik van laxantia. De behandeling wordt weer overgedragen aan de ggz-instelling in de regio waar patiënte woont. Uit telefonisch contact een half jaar later blijkt dat het haar nog steeds uitstekend gaat.

Achtergrondinformatie

Het toekennen van betekenis aan de symptomen

De opmerkzaamheid op lichamelijke klachten, en de geneigdheid ermee naar de huisarts te gaan, verschilt van persoon tot persoon. Dit patroon verandert weinig gedurende het leven. Meerdere factoren spelen een rol in het ontstaan ervan. Op de eerste plaats blijken persoonlijkheidskenmerken van invloed. Mensen met een neurotische karakterstructuur uiten meer somatische klachten. Een neurotische patiënt toont trekken van angst, somberheid en streng zijn voor zichzelf. Op de tweede plaats speelt het toekennen van betekenis aan somatische symptomen een rol (symptoomattributie). Bij klachten van moeheid zal de één denken dat dat komt van hard werken, denkt een ander aan een virusinfectie en vreest de derde dat hij kanker onder de leden heeft. De ene mens is meer geneigd tot de ene attributie, de andere tot een andere.[10] Ten derde zijn verwachtingen over de ernst en behandelbaarheid van de veronderstelde ziekte van invloed op het al dan niet rapporteren van klachten. Een patiënt die vermoedt aan een ernstige of moeilijk behandelbare ziekte te lijden, zal meer en vaker klachten rapporteren. Mensen die vaak een arts bezoeken, blijken minder geneigd aan te nemen dat de klacht wel overgaat dan mensen die minder frequent een arts bezoeken.[11] Maar ook dit kan per persoon verschillen.

Somatisatie treedt op wanneer men volhardt in het zoeken van een medische verklaring voor onverklaarde lichamelijke klachten. Het hebben van 'onverklaarde lichamelijke klachten' is een voorwaarde voor somatisatie, maar de term betekent niets meer of minder dan dat: iemand heeft onverklaarde somatische klachten. Zij zegt niets over achtergrond of oorzaak, maar is beschrijvend. Er is veel onduidelijkheid rond deze begrippen. In het Nederlands taalgebied zijn zo'n vijftig verschillende termen in omloop voor deze problematiek. Dat is de reden dat we een aantal begrippen uitleggen. Er bestaat overlap tussen de fenomenen die ze beschrijven.

Onverklaarde lichamelijke klachten

Ieder mens heeft regelmatig onverklaarde lichamelijke klachten. Zoals gezegd hangt het van een aantal factoren af of men deze symptomen opmerkt en er al of niet mee naar een arts gaat. Het kan gaan om een fenomeen dat vanzelf weer verdwijnt (bijvoorbeeld in een rouwperiode of bij hoge werkbelasting), maar ook om fenomenen met een chronisch karakter.

Het blijkt dat onverklaarde lichamelijke klachten veel voorkomen. Een review van onderzoeken naar prevalentie van onverklaarde somatische klachten in de eerste lijn, laat percentages van 15-39% zien.[10] Recent Nederlands onderzoek wees uit dat 18% van de nieuw gepresenteerde klachten in een huisartsenpraktijk onverklaard was.[9] In specialistische poliklinieken is de prevalentie van onverklaarde somatische klachten zelfs 37-66%.

In het algemeen is het niet zo makkelijk om de term 'onverklaarde lichamelijke klachten' te operationaliseren. Zo bleek bijvoorbeeld in een onderzoek naar de prevalentie van onverklaarde lichamelijke klachten in de huisartsenpraktijk dat volgens de huisarts zelf 19% van de patiënten onverklaarde somatische klachten had, terwijl de onderzoekers met een veelgebruikte assessmentmethode een prevalentie van 35% vonden. Het lijkt erop dat het aantal klachten dat iemand presenteert belangrijker is dan het karakter van de klachten: hoe meer klachten, hoe groter de kans dat het om onverklaarde klachten gaat.[10]. Deze cijfers gelden voor volwassenen tot 65 jaar.

Functionele syndromen

Binnen diverse specialismen kent men symptoomclusters van medisch onverklaarde klachten en symptomen die functionele syndromen genoemd worden. De bekendste zijn vermeld in tabel 20.1.

Ook hier geldt dat de term 'functionele syndromen' op zichzelf neutraal is. Het blijkt wel zo te zijn dat, daar waar de geneeskunde steeds meer vaart op pathofysiologische verklaringen voor ziekten en syndromen, deze functionele syndromen in een negatief daglicht staan.

Tabel 20.1 Functionele syndromen

Specialisme	Syndroom
Interne geneeskunde	Chronischevermoeidheidssyndroom
	Spastischedarmsyndroom (*irritable bowel syndrome*)
	Non-ulcer dyspepsia
Reumatologie	Fibromyalgie
Tandheelkunde	Brandendemondsyndroom (*burning mouth syndrome*)
Gynaecologie	Chronischebekkenpijnsyndroom
Neurologie, orthopedie	Chronischewhiplashsyndroom

Somatisatie

Wanneer iemand met onverklaarde lichamelijke klachten een somatische ziekte als oorzaak voor deze klachten blijft veronderstellen, over deze klachten communiceert en er medische hulp voor zoekt, wordt gesproken over 'somatisatie'. Deze definitie werd geïntroduceerd in 1988[2], met de toevoeging dat 'algemeen verondersteld wordt dat de neiging tot somatiseren manifest wordt als reactie op psychosociale stress'. Het was de bedoeling te benadrukken dat soma en psyche zo verbonden zijn dat iemand door psychische factoren ook lichamelijke klachten kan krijgen. Het onbedoelde neveneffect was toch weer een dichotomie tussen lichaam en geest: het wordt namelijk in de praktijk zo opgevat dat men eerst een somatische oorzaak moet uitsluiten alvorens de klachten aan een psychische oorzaak te mogen toeschrijven. Patiënten ervaren de uitdrukking: 'Het zit tussen de oren' als een zegswijze waarmee de arts wil aangeven dat er niets aan de hand is. De arts wil niets somatisch missen en de patiënt wil dat er iets somatisch gevonden wordt. Dit speelde een rol in de casus van mevrouw Y.

Somatoforme stoornissen

Binnen de psychiatrie is er apart aandacht voor onverklaarde somatische klachten. In de DSM-IV-TR worden stoornissen met onverklaarde somatische klachten en symptomen gebundeld in de rubriek Somatoforme stoornissen. Het zijn psychische aandoeningen waarbij een persoon onverklaarde lichamelijke klachten of symptomen heeft. De klachten zijn niet bewust nagebootst. Een somatoforme stoornis kan ook aanwezig zijn samen met een andere somatische ziekte. In een dergelijk geval zijn de klachten van de patiënt ernstiger dan normaal bij het ziektebeeld mag worden verwacht. Dit laatste is uiteraard niet altijd eenvoudig te operationaliseren. Ten slotte moet er sprake zijn van significant lijden of moeten beperkingen in het sociale of beroepsmatige functioneren bestaan.

Onder somatoforme stoornissen valt een aantal onderscheiden ziektebeelden, zoals de echte somatisatiestoornis. Mensen met dit ziektebeeld hebben in de loop van hun leven ten minste vier pijnklachten, twee klachten die het maag-darmstelsel betreffen, één seksuele en één neurologische klacht gehad, en de eerste van deze klachten moet zich al voor het 30e levensjaar gemanifesteerd hebben. Deze diagnose betreft slechts 0,1% van de patiënten in een huisartsenpraktijk.

Wat ruimer omschreven is de ongedifferentieerde somatoforme stoornis. Er is dan minstens één lichamelijk onverklaarde klacht. Deze diagnose kan dus gesteld worden bij iedereen die één onverklaarde somatische klacht heeft en daardoor sociaal of beroepsmatig beperkingen ondervindt. Uit Nederlands onderzoek blijkt de prevalentie van deze aandoening in de eerste lijn 13%.

Onder de somatoforme stoornissen vallen ook de zeldzame, klassieke conversiestoornis, waarbij zich daadwerkelijk neurologische uitvalsverschijnselen voordoen, en hypochondrie, waarbij een ernstige preoccupatie bestaat dat men aan een ziekte lijdt. Er is een hoge comorbiditeit met andere psychiatrische stoornissen. Zo heeft een kwart van de huisartspatiënten met een somatoforme stoornis ook een depressie of angststoornis.

Overlap tussen begrippen

Er blijkt een verband te zijn tussen het aantal onverklaarde lichamelijke klachten en psychiatrische comorbiditeit (figuur 20.1). In een groot onderzoek had 4% van de mensen zonder onverklaarde somatische klachten een psychiatrische diagnose, tegen 18% bij mensen met één tot vier onverklaarde klachten en 69% bij mensen met meer dan vier onverklaarde klachten. Opvallend is dat ook het aantal somatisch verklaarde klachten correleert met psychiatrische morbiditeit, maar de prevalentie van psychiatrische comorbiditeit neemt in deze gevallen minder snel toe. Wel is het zo dat de prevalentie van psychiatrische morbiditeit plotseling snel stijgt wanneer er sprake is van meer dan tien klachten, en dan de 100% nadert. De aanwezigheid van lichamelijke klachten, zowel verklaarde als onverklaarde, lijkt dus een cumulatief effect te hebben.[12]

Ook het omgekeerde is waar: mensen met psychiatrische stoornissen hebben gemiddeld meer lichamelijke klachten; dit geldt dan zowel voor mensen met als zonder een somatische ziekte.[13]

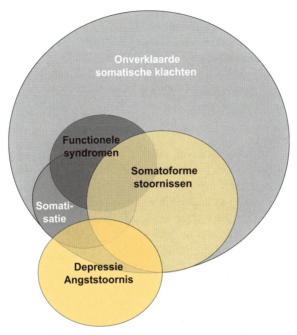

Figuur 20.1   Onverklaarde lichamelijke klachten: overlap tussen de diverse begrippen

Epidemiologie

Er is weinig onderzoek gedaan naar onverklaarde somatische klachten en somatisatie bij ouderen. Bovenstaande prevalentiecijfers hebben dan ook betrekking op volwassenen tot 65 jaar. Een algemene, maar ongefundeerde aanname is dat ouderen zich vaker ten onrechte zorgen maken over hun gezondheid dan jongere volwassenen.[14] Zoals eerder opgemerkt is het ook hier de persoonlijkheid die het patroon van opmerken en presenteren van somatische klachten bepaalt, en aangezien de persoonlijkheid weinig verandert gedurende het leven doet de klachtenpresentatie dat dus ook niet.

Het ligt wel in de lijn der verwachting dat ouderen in het algemeen meer somatische klachten hebben dan jongere volwassenen. Er is immers meer ziektelast. Zo heeft bijvoorbeeld 40% van mensen boven de 65 jaar last van aandoeningen van het bewegingsapparaat, zoals artrose of osteoporose, en 20-30% heeft cardiovasculaire en/of pulmonale aandoeningen. Pijn in het bewegingsapparaat of een drukkend gevoel op de borst en benauwdheid horen bij de meest voorkomende onverklaarde somatische klachten. Het is bij ouderen ook moeilijker dan bij jongere volwassenen om somatische oorzaken uit te sluiten, omdat bij hen de relatie tussen lichamelijke klachten en ziekte moeilijker te leggen is dan bij jongere volwassenen. Ouderen hebben vaak aspecifiekere klachten.

Er zijn meer verklaringen voor het gebrek aan kennis over onverklaarde lichamelijke klachten en somatoforme stoornissen bij ouderen, bijvoorbeeld dat ouderen zich wellicht minder vaak bij de huisarts melden. Ook zijn er eigenlijk geen goed geoperationaliseerde criteria voor de syndroomdiagnosen rond onverklaarde klachten en worden die diagnosen daardoor wellicht minder vaak gesteld. In ggz-instellingen is er weinig aandacht voor dit soort problematiek bij ouderen.[15-16]

Uit het weinige onderzoek naar de prevalentie van onverklaarde somatische klachten – er is één systematische review gepubliceerd[17] – blijkt dat de prevalentie van de somatisatiestoornis niet toeneemt met de leeftijd.[18] Nederlands onderzoek laat een veel lagere prevalentie zien van somatoforme stoornissen onder ouderen die bij een huisartsenpraktijk zijn ingeschreven, namelijk 5%, tegenover 18% onder jongere volwassenen.

Diagnostiek
Over de diagnostiek kan een aantal algemene adviezen gegeven worden.
- Ken uw patiënt met zijn voorgeschiedenis en sociale omstandigheden.
- Wanneer iemand met een lichamelijke klacht komt, kijk de patiënt na.
- Wanneer u niet onmiddellijk weet wat er aan de hand is en u vermoedt dat er mogelijk sprake kan zijn van onverklaarde somatische klachten, werk uw differentiaaldiagnose af, en neem van het begin af aan psychiatrische diagnosen mee in uw differentiaaldiagnose. Probeer uit de dichotome valkuil te blijven, hoe moeilijk dat ook is.
- Realiseer u dat, naarmate er meer somatische klachten zijn, de kans groter is dat er daadwerkelijk (ook) een (of meerdere) psychiatrische diagnose(n) in het spel is (zijn).
- Neem een psychiatrische anamnese af, vooral gericht op depressie, angst en afhankelijkheid van middelen, en doe psychiatrisch onderzoek.
- Doe aanvullend onderzoek waar nodig.
- Neem uw *heartsink*-gevoel waar, maar laat u niet alleen daardoor leiden.
- Leg aan specialisten naar wie u verwijst uit dat u graag de regie in handen wilt hebben en spreek af dat zij niet zonder overleg met u de patiënt verder verwijzen.

Behandeling
Algemene adviezen voor begeleiding en behandeling zijn de volgende.
- Communiceer helder met uw patiënt over hoe u over de klachten denkt. De term 'onverklaarde lichamelijke klachten' is neutraal. Belangrijk is dat patiënten niet het gevoel hebben dat ze gestigmatiseerd weggestuurd worden met de boodschap dat het wel psychisch zal zijn en dat ze ermee moeten leren leven.
- Wanneer blijkt dat er een depressie of angststoornis of andere psychische aandoening onder de onverklaarde somatische klachten aanwezig is, dan moet dat helder aan de patiënt uitgelegd worden, waarbij u ook de somatische klacht goed blijft volgen, zoals boven beschreven. Doel van behandeling van de psychiatrische stoornis moet daarbij zijn dat de stoornis volledig in remissie komt.
- Wanneer er geen duidelijke psychische of psychiatrische aandoening is, probeer of uw patiënt in staat is zijn verklaring van de klachten (namelijk het toeschrijven aan een somatische ziekte) om te zetten in de gedachte dat de klachten reëel zijn, maar dat er geen bekende, lichamelijke oorzaak voor gevonden kan worden. In ieder geval is er geen ernstige, levensbedreigende ziekte gevonden. En probeer uw patiënt vervolgens de blik op de toekomst te laten richten: hoe verder?

- Spreek met uw patiënt af dat u hem regelmatig terugziet op uw spreekuur, bijvoorbeeld eens in de vier weken. Het tijdstip van het consult wordt tevoren afgesproken en staat dus los van aanwezigheid of ernst van de klachten. Kijk de patiënt regelmatig na, zodat hij weet dat er wel serieus naar de klacht gekeken wordt.
- De groep mensen met onverklaarde somatische klachten die niet of moeilijk door een huisarts gerust te stellen is, wordt steeds vaker door een psychotherapeut behandeld teneinde de gevolgen van de klachten voor het dagelijks leven te verminderen. De psychotherapeut blijft daarmee buiten de discussie over de *oorzaak* van de klacht.
- Cognitieve gedragstherapie is een goede behandelvorm.[19] De behandeling richt zich niet op de oorzaak van de klacht, maar op de gevolgen op het dagelijks leven. Hierdoor is het mogelijk om uit de vicieuze cirkel van klacht en gevolg te stappen. Deze behandeling wordt bij ouderen nog weinig toegepast, maar wel zijn eerste ervaringen opgedaan met cognitieve gedragstherapie in groepsverband voor ouderen met onverklaarde somatische klachten.
- Voorbeelden van thema's die aan de orde komen: kunnen stilstaan bij lichamelijke symptomen van angst en spanning; leren hulp vragen aan anderen; evenwicht tussen rust en activiteit; omgaan met het ouder worden en met verlieservaringen.[20]

Conclusie

Het begrip 'onverklaarde lichamelijke klachten' heeft op zichzelf geen emotionele lading. Het kan een onschuldig, vanzelf weer verdwijnend fenomeen zijn, bijvoorbeeld bij tijdelijke overbelasting, door rouw of werkgerelateerde belasting. Het kan ook passen bij een persoonlijkheid die een bepaalde gevoeligheid heeft voor het ervaren van somatische klachten. De klachten kunnen persisteren en leiden tot somatisatie. Dit kan weer passen in het kader van psychiatrische aandoeningen zoals depressie of angst, of het kan een psychiatrische aandoening op zich zijn: een somatoforme stoornis. Omdat somatisatie vermoedelijk een uiting is van psychische stress, is er vooral vanuit de psychologie en psychiatrie aandacht voor lichamelijk onverklaarde klachten. De geneeskunde kent een vrij absolute dichotomie van lichaam en psyche, met een duidelijke hiërarchie. Somatische geneeskunde staat in hoger aanzien dan psychiatrie. In de aanpak van lichamelijk onverklaarde klachten en somatisatie komt dit naar voren: de gangbare werkwijze om eerst somatische problematiek uit te sluiten en daarna pas psychische problematiek te overwegen is nog altijd gebruikelijk. Wanneer er dan in tweede instantie aandacht komt voor een psychische factor, wordt verwijzing naar een psycholoog of psychiater als een krenking ervaren. Het is bijna onmogelijk om in deze context uit de dichotomie van soma en psyche te stappen. Toch dient men dit na te streven.

In de ggz-instelling waar de auteurs werken, is gekozen voor een insteek waarbij de klinisch geriater, de psychiater en de psycholoog parallel het diagnostische proces inzetten bij ouderen die verwezen worden met onverklaarde lichamelijke klachten. De klinisch geriater beoordeelt of aanvullend somatisch onderzoek gedaan moet worden, of het om een verklaarde dan wel (deels) onverklaarde klacht gaat en of er nog niet onderkende comorbiditeit is. De psychiater richt zich op de psychiatrische diagnostiek en behandeling en de psycholoog gaat vooral na wat de gevolgen van de klachten zijn voor het dagelijks leven en behandelt deze met behulp van cognitieve gedragstherapie.

Soms blijkt aan de klachten toch een behandelbare somatische ziekte ten grondslag te liggen. De meeste ouderen die verwezen worden, hebben één of meer chronische somatische aandoeningen waardoor de klacht deels te verklaren is. Er wordt daarnaast veel somatische comorbiditeit gevonden die vaak geen relatie tot de verwijsklacht heeft. Belangrijk is dat er frequent psychiatrische diagnosen worden gesteld, met name depressies en angststoornissen, die tot dan toe niet onderkend waren.

Het leven van de oudere patiënten die verwezen worden, wordt vaak ernstig belemmerd door hun klachten. Door deze zowel op somatisch als psychisch gebied serieus te nemen en de patiënt een geïntegreerd diagnostisch en behandelingstraject aan te bieden, wordt getracht de dichotomie van psychische versus somatische klachten te voorkomen. Ook mensen met een chronische somatische aandoening blijken heel goed in staat met behulp van cognitieve gedragstherapie hun leven weer een positieve wending te geven. Naarmate meer inzicht wordt verkregen in de problematiek van patiënten met lichamelijk onverklaarde klachten komt steeds meer de vraag naar voren of het onverklaard blijven van klachten in de dagelijkse praktijk wel altijd van belang is.

Literatuur

1 Dwamena FC, Fortin AH, Smith RC. The difficult patiënt encounter. Up to date 2011;19.3. http://www.uptodate.com/contents/the-difficult-patient-encounter#38;selectedTitle=1~30&source=search_result, geraadpleegd februari 2012.
2 Lipowski ZJ. Somatisation: The concept and its clinical application. Am J Psychiatry 1988:145;1358-68.
3 Hahn SR, Kroenke K, Spitzer RL, Brody D, Williams JB, Linzer M, et al. The difficult patient: Prevalence, psychopathology, and functional impairment. J Gen Intern Med 1996;11:1-8.
4 Hahn SR, Thompson KS, Wills ThA. The difficult doctor-patient relationship: Somatization, personality and psychopathology. J Clin Epidemiol 1994:47;647-57.
5 Krawitz RL. Measuring patientsexpectations and requests. Ann Intern Med 2001;134:881-8.
6 Jackson AL Kroenke K, The effect of unmet expectations among adults presenting with physical symptoms. Ann Intern Med 2001;134:889-97.
7 Kok R, Atypische presentatie van depressies bij ouderen feit of fictie? Tijdschr Gerontol Geriatr 2004;35:65-71.
8 Drayer RA, Mulsant BH, Lenze EJ, Rollman BL, Dew MA, Kelleher K, et al. Somatic symptoms of depression in elderly depressed patients with medical comorbidities. Int J Geriatr Psychiatry 2005;20:973-82.
9 Waal WM de, Arnold IA, Eekhof JAH, Hemert AM van. Somatoform disorders in general practice: Prevalence, functional impairment and co-morbidity with anxiety and depressive disorders. Br J Psychiatry 2004;184:470-6.
10 Burton C. Beyond somatisation: A review of the understanding and treatment of medically unexplained physical symptoms (MUPS). Br J Gen Pract 2003;53:233-41.
11 Kirmayer LJ Robbins JM. Patients who somatises in primary care: A longitudinal study of cognitive and social characteristics Psychol Med 1996;26:937-51.
12 Kiseley S, Golberg D, Simon G. A comparison between somatic symptoms with and without clear organic cause; results of an international study. Psychol Med 1997;27:1011-9.

13 Waal WM de, Arnold IA Spinhoven Ph, Eekhof JAH, Hemert AM van. The reporting of specific physical symptoms for mental distress in general practice. J Psychosom Res 2005;59:89-95.
14 Costa PT, McCrae R. Hypochondriasis, neuroticism, and aging: When are somatic complaints unfounded? Am Psychologist 1985;40:19-28.
15 Wijeratne CH, Brodaty H, Hickie I. The neglect of somatoform disorders by old age psychiatry: Some explanations and suggestions for future research. Int J Geriatr Psychiatry 2003;18:812-9.
16 Hilderink PH, Benraad CE, Driel D van, Buitelaar JK, Speckens AE, Olde Rikkert MG, et al. Medically unexplained physical symptoms in elderly people: A pilot study of psychiatric geriatric characteristics. Am J Geriatr Psychiatry 2009;17:1085-8.
17 Sheehan B, Banjerjee S. Review: Somatization in the elderly. Int J Geriatr Psychiatry 1999;14:1044-9.
18 Hilderink PH, Benraad CE, Driel D van, Buitelaar JK, Speckens AE, Olde Rikkert MG, et al. Medically unexplained physical symptoms in elderly people: A pilot study of psychiatric geriatric characteristics. Am J Geriatr Psychiatry 2009;17:1085-8.
19 Speckens AEM, Hemert AM, Spinhoven Ph, Hawton KE, Bolk JH. Cognitive behavorial therapy for medically unexplained physical symptoms: A randomised controlled trial. BMJ 1995;311:1328-32.
20 Driel D van, Hilderink P, Bakker S, Benraad C, Speckens A. Cognitieve gedragstherapie bij ouderen met onverklaarde lichamelijke klachten. Directieve Therapie 2007;27:177-96.

21 De patiënt met bijwerkingen door medicatie

Mirko Petrovic en Annemie Somers

Inleiding

Casus
- Voorgeschiedenis

Achtergrondinformatie
- Definitie en epidemiologie
- Etiologie
- Preventie

Conclusie

Literatuur

Inleiding

De snelle toename van het aantal ouderen wereldwijd vormt een belangrijke uitdaging voor de gezondheidszorg en meer specifiek voor het geneesmiddelengebruik. Verschillende factoren beïnvloeden de reactie op en de dosering van geneesmiddelen bij ouderen. Omdat gezonde ouderen al een verminderde homeostase hebben, kan men begrijpen dat een zieke oudere veelal een nog meer uitgesproken achteruitgang van cel- en orgaanfuncties vertoont, die de farmacokinetiek en de farmacodynamiek van geneesmiddelen beïnvloedt. De medische praktijk bij geriatrische patiënten wordt namelijk gekenmerkt door polypathologie en hierdoor ook polyfarmacie. Bij geriatrische patiënten leidt een grotere blootstelling aan geneesmiddelen tot een significant grotere incidentie van bijwerkingen (iatrogeniciteit).

Aangezien het bij ouderen vaak om chronische aandoeningen gaat, is ook het geneesmiddelengebruik veelal langdurig van aard. Een bijkomend probleem bij geriatrische patiënten is dat bij hen sprake kan zijn van symptoommaskering, -omkering of -armoede. Dit bemoeilijkt het stellen van de diagnose, maar ook de evaluatie van de werking van geneesmiddelen. De arts dient bijgevolg extra kritisch te zijn ten aanzien van het voorschrijven en de keuze van het geneesmiddel. Daarnaast dient voortdurend een evaluatie plaats te vinden van de dosering en de duur van de therapie. In dit hoofdstuk wordt vooral ingegaan op hoe bijwerkingen op te sporen. Hoofdstuk 22 geeft handvatten hoe polyfarmacie rationeel te maken en hoofdstuk 23 bespreekt de (on)mogelijkheden van het bevorderen van de therapietrouw.

> **Na bestudering van dit hoofdstuk kunt u:**
> - veranderingen in de lichaamssamenstelling, homeostase, weefsels en organen benoemen die bijdragen aan het ontstaan van veranderde farmacokinetiek en -dynamiek bij oudere patiënten;
> - benoemen wat een bijwerking door medicatie is;
> - benoemen wat een geneesmiddeleninteractie is;
> - aangeven waarop men moet letten bij het voorschrijven van geneesmiddelen aan oudere patiënten.

Vraag 1 *Welke aspecten van het ouder worden zijn belangrijk voor de farmacotherapie bij ouderen?*

Farmacotherapie bij oudere patiënten vereist meer maatwerk en monitoring dan bij jongeren. Dit heeft verschillende redenen.[1,2] Allereerst veranderen de farmacokinetiek en farmacodynamiek van geneesmiddelen door het verouderingsproces. We moeten echter opmerken dat de snelheid van dit proces per individu verschilt, en binnen het individu ook per orgaan en weefsel.

Farmacokinetische veranderingen:
- verminderd distributievolume voor hydrofiele geneesmiddelen (bijvoorbeeld lithium) en toegenomen distributievolume voor lipofiele geneesmiddelen (bijvoorbeeld benzodiazepinen);
- afname eiwitbinding (klinisch doorgaans beperkt relevant);
- verminderde nierfunctie;

- verminderde leverfunctie (beperkt relevant).

Farmacodynamische veranderingen:
- verminderd functioneren van het doelorgaan;
- verhoogde kans op ongewenste effecten.

Voorbeelden van ongewenste effecten zijn urineretentie (anticholinergica), sedatie (benzodiazepinen, opiaten), intoxicatie (digoxine), hypotensie (ACE-remmers, antipsychotica), nierinsufficiëntie (NSAID's), hyperkaliëmie (ACE-remmers, spironolacton) en orthostatische hypotensie (bètasympathicolytica, alfa-1-sympathicolytica).

Ten tweede heeft de oudere patiënt door polypathologie een grotere kans op polyfarmacie. Frequente problemen bij ouderen zijn hartfalen of hartinsufficiëntie, hypertensie, artrose, depressie, geheugenverlies, verteringsproblemen, constipatie, ouderdomsdiabetes, slechte visus en/of gehoor. Veelgebruikte geneesmiddelen zijn diuretica, antihypertensiva, ACE-remmers of ATII-receptorblokkers, analgetica, ontstekingsremmers, antipsychotica, antidepressiva, anti-epileptica, antidiarrhoica, laxantia en antidiabetica. Uiteraard vergroot polyfarmacie bij de oudere patiënt de kans op geneesmiddeleninteracties. Bovendien is bekend dat de kans op therapieontrouw stijgt met het aantal in te nemen geneesmiddelen.

Een derde factor die bijdraagt aan het optreden van geneesmiddelgerelateerde problemen bij ouderen is de krimpende sociale omgeving en het afgenomen vermogen om zelfstandig medicatie in te nemen. Alleenwonende ouderen, en zeker ouderen met cognitieve problemen, hebben meer kans op therapieontrouw.

Vraag 2 *Welke geneesmiddelen vormen een risico bij ouderen?*

Ouderen krijgen meestal dezelfde geneesmiddelen voorgeschreven als jonge mensen, maar bij ouderen kunnen deze geneesmiddelen anders werken. De volgende geneesmiddelen vormen een risico bij ouderen.
- Geneesmiddelen voor het centraal zenuwstelsel, vanwege verminderde cognitieve reserve.
- Geneesmiddelen met vertraagde vrijstelling of langere halveringstijd, vanwege een reeds verlengde klaring door de afgenomen nierfunctie (en eventueel leverfunctie).
- Geneesmiddelen met een nauwe therapeutisch-toxische index (of met een geringe therapeutische bandbreedte), vanwege minder goed functionerende homeostatische regelmechanismen en grotere gevoeligheid voor schommelingen in het interne milieu, bijvoorbeeld bij koorts of braken.
- Geneesmiddelen die gemetaboliseerd worden door cytochroom-P_{450}, vanwege toename van de kans op interacties.
- Geneesmiddelen met anticholinerge eigenschappen, vanwege vermindering van de cholinerge transmissie in het ouder wordende brein.
- Geneesmiddelen die orthostatische hypotensie kunnen veroorzaken, vanwege het al frequent voorkomen van orthostase en loop- en balansstoornissen.

Vraag 3 *Hoe kwetsbaar zijn ouderen voor de effecten en bijwerkingen van geneesmiddelen?*

Waar het effecten en bijwerkingen van geneesmiddelen betreft, zijn ouderen een kwetsbare groep. Afhankelijk van de gebruikte definities is 6-17% van de ziekenhuisopnamen van ouderen het gevolg van geneesmiddelbijwerkingen[3], een viermaal zo hoog risico in vergelijking met jongere patiënten. Daarbij is 70-90% van deze opnamen mogelijk vermijdbaar, tegenover 24% bij jongere patiënten.[4] Naast kenmerkende, snel te herkennen geneesmiddelbijwerkingen zoals bloedingen bij doorgeschoten orale antistolling zijn er ook atypische presentaties zoals vallen, heupfracturen, verwardheid en depressies.

Casus

Voorgeschiedenis

> Mevrouw J., een 78-jarige weduwe, is door haar dochter nagenoeg bewusteloos in haar keuken aangetroffen. Zij wordt al vele jaren behandeld met insuline wegens diabetes. Enkele maanden geleden werd atorvastatine gestart wegens hypercholesterolemie. Omdat zij bij verschillende controles een bloeddruk had die schommelde rond 170/110 mmHg, werd ook een ACE-remmer gestart, maar de bloeddruk veranderde nauwelijks. Daarom is twee dagen geleden metoprolol toegevoegd.

Vraag 4 Wat is de meest waarschijnlijke uitleg voor deze situatie?

Het gaat hier wellicht om een episode van hypoglykemie. Een klassieke bijwerking van insuline is het optreden van hypoglykemie. Meestal voelen patiënten dit aankomen door de (ortho)sympathische activatie die erdoor wordt uitgelokt, met bijkomende symptomen zoals tachycardie en tremor. Deze effecten en de gewaarwording ervan zijn bij ouderen vaak al minder door afname van het aantal bètareceptoren, maar ze worden verder gedempt door de bèta-1-selectieve antagonist metoprolol. De activatie van het orthosympathische systeem leidt bovendien, rechtstreeks en via het vrijkomen van adrenaline uit het bijniermerg, tot glycogenolyse en gluconeogenese via bèta-2-receptoren in de lever. Dit protectiemechanisme tegen hypoglykemie zal toch enigszins onderdrukt zijn door de bèta-1-selectieve antagonist metoprolol, omdat de selectiviteit niet absoluut is.

Vraag 5 Hoe pakt u deze situatie aan in de eerste lijn?

Aan deze patiënte, die zo goed als bewusteloos is, kunnen geen perorale, goed resorbeerbare koolhydraten worden toegediend. Men dient dus intraveneus glucose toe te dienen. Een behandeling met bètablokkers, zelfs bèta-1-selectieve, bij diabetici onder therapie met insuline moet steeds goed gecontroleerd worden. Daar zij al een ACE-remmer gebruikte voor de hypertensie kan eventueel overschakeling van metoprolol naar een calciumantagonist of een diureticum overwogen worden.

Vraag 6   *Wat kan de oudere patiënt zelf ondernemen om bijwerkingen van geneesmiddelen zoveel mogelijk te voorkomen?*

– Informeren naar mogelijke bijwerkingen van de voorgeschreven geneesmiddelen.
– Vragen welke voorzorgsmaatregelen moeten worden genomen om bijwerkingen te voorkomen.
– Bijsluiter lezen.
– De voorgeschreven dosis en wijze van innemen in acht nemen, maar zelf ook alert blijven wanneer men het gevoel heeft dat de dosis te hoog is.
– Geneesmiddelen zittend innemen, met een glas water.
– Geneesmiddelen niet met alcohol combineren, vaak is er interactie op alertheid en reactievermogen.
– De apotheker zo nodig om aanvullend advies vragen.

Als arts kunt u anticiperen op deze voor de patiënt relevante punten door er bij het voorschrijven en instrueren al informatie over te geven.

Vraag 7   *Hoe kunt u geneesmiddelgerelateerde problemen bij ouderen opsporen?*

Er is een aantal methoden om geneesmiddelgerelateerde problemen (DRP's, *drug related problems*) op te sporen. Dit gebeurt enerzijds door na te gaan of de ingestelde farmacotherapie haar doel heeft bereikt (zo niet, dan spreekt men van 'therapeutisch falen') en anderzijds door na te gaan of er geen schadelijke effecten zijn ontstaan. Er bestaan meerdere gestructureerde methoden om DRP's te ontdekken en er bestaan ook criteria voor ongepast gebruik van medicatie waarmee de belangrijkste problemen kunnen worden opgespoord.

De beerslijst
In 1991 werd door een groep experts in de Verenigde Staten een lijst opgesteld met geneesmiddelen waarvan de risico's bij gebruik door ouderen groter werden geacht dan de voordelen.[5] Deze zogeheten beerslijst werd geactualiseerd in 1997 en in 2003:
– deel 1 bevat geneesmiddelen die nooit gebruikt mogen worden bij 65-plussers, bijvoorbeeld langwerkende benzodiazepinen, bepaalde TCA's, bepaalde NSAID's en bepaalde analgetica die bij ouderen meer uitgesproken ongewenste effecten hebben;
– deel 2 bevat geneesmiddelen die men in bepaalde omstandigheden niet mag voorschrijven aan 65-plussers (tabel 21.1 geeft enkele voorbeelden).

Als een oudere patiënt geneesmiddelen uit de beerslijst gebruikt, kan dat een aanwijzing zijn voor niet-optimale farmacotherapie aangezien er een beter alternatief zou kunnen bestaan.

De lijst is in tal van onderzoeken gebruikt, maar daarbij is duidelijk geworden dat ook andere, niet in de lijst opgenomen geneesmiddelen problemen kunnen veroorzaken. De beerscriteria zijn hoofdzakelijk gebaseerd op farmacologische en klinische gegevens en/of gegevens uit farmacovigilantieonderzoeken. Bovendien zijn de keuzen veelal gemaakt op basis van *expert opinion*, wat niet altijd een garantie is voor definitieve juistheid.

Tabel 21.1   Voorbeelden uit de beerslijst deel 2

Pathologie	Geneesmiddelen die niet gebruikt mogen worden
Hartfalen	Geneesmiddelen die veel natrium bevatten (bruistabletten)
Ulcera	NSAID's, acetylsalicylzuur
Aritmieën	Tricyclische antidepressiva
Depressie	Methyldopa
Obesitas	Olanzapine

De STOPP- en START-criteria

Naar analogie van de beerscriteria zijn in 2008 in Ierland op basis van consensus tussen achttien experts de STOPP-criteria (Screening Tool of Older Persons' Prescriptions) en de START-criteria (Screening Tool to Alert Doctors to the Right Treatment) ontwikkeld. STOPP bestaat uit 65 criteria voor onoordeelkundig voorschrijven, START geeft 22 evidence-based criteria voor het voorschrijven van geneesmiddelen bij veel voorkomende pathologieën bij oudere patiënten.[6]

De MAI-score

De Medication Appropriateness Index (MAI) werd ontwikkeld in 1994 in de Verenigde Staten met als doel om geneesmiddelgerelateerde problemen op te sporen bij geriatrische patiënten.[7] Het is een lijst met tien vragen die men zich per geneesmiddel kan stellen (zie tabel 21.2). Het is een systematische manier van werken die men kan toepassen om elk geneesmiddel dat de patiënt neemt te beoordelen op effectiviteit en veiligheid.

Tabel 21.2   MAI-score

1	Is er een goede indicatie voor het geneesmiddel?
2	Is er een contra-indicatie voor het geneesmiddel (gelet op de comorbiditeit)?
3	Is het geneesmiddel effectief, is de keuze correct?
4	Is de dosis correct?
5	Zijn toedieningsweg en -frequentie correct?
6	Zijn toedieningsweg en -frequentie praktisch voor de patiënt?
7	Zijn er klinisch significante geneesmiddeleninteracties?
8	Is er een dubbele therapie (verschillende middelen uit dezelfde geneesmiddelgroep voor dezelfde indicatie)?
9	Is de behandelingsduur correct?
10	Is er een kosteneffectiever geneesmiddel beschikbaar?

De ACOVE-kwaliteitsindicatoren

ACOVE (*assessing care of vulnerable elders*) is een lijst van verschillende kwaliteitsindicatoren voor zorgverlening en behandeling, waaronder ook de farmacologische.[8] Elke indicator is volgens hetzelfde principe opgebouwd: *if, then, unless*. Indien (*if*) zich een bepaalde klinische situatie voordoet, dan (*then*) is een specifieke medische behandeling aangewezen, tenzij (*unless*) er bepaalde uitzonderingen of argumenten zijn om hiervan af te wijken. Deze criteria werden ontwikkeld door een groep Amerikaanse experts en de derde editie omvat inmiddels 26 pathologieën, syndromen of klinische situaties met in totaal 392 indicatoren voor behandeling, monitoring en preventie van ongewenste geneesmiddeleneffecten. Tabel 21.3 bevat enkele voorbeelden.

Tabel 21.3 Voorbeelden van start, monitoring of heroverweging van het gebruik van een geneesmiddel volgens ACOVE-indicatoren

Indicatie	Behandeling
Kwaliteitsindicatoren voor start van een geneesmiddel	
• diabetes	• Laaggedoseerd statine
• diabetes met proteïnurie	• ACE-remmer
• hartfalen met linkerventrikelejectiefractie < 40%	• ACE-remmer
Kwaliteitsindicatoren voor monitoring van een geneesmiddel	
• geneesmiddel	• Monitoring
• digoxine	• Heroverwegen indicatie binnen een week
• anticoagulans	• Bepaling stollingsstatus (INR) vier dagen na start
• anticoagulans	• Bepaling stollingsstatus (INR) minstens om de zes weken
Kwaliteitsindicatoren voor heroverweging van het gebruik van een geneesmiddel	
• geriatrisch syndroom	• Medicatie
• meer dan twee vallen in het laatste jaar	• Benzodiazepinen
• cognitieve stoornissen	• Anticholinergica
• ondervoeding	• Cholinesteraseremmers

Daarnaast zijn er ACOVE-indicatoren die de continuïteit van zorg voor medicatie bij opname in en ontslag uit het ziekenhuis moeten waarborgen. In totaal zijn er 46 ACOVE-indicatoren gericht op medicatie. Deze Amerikaanse indicatoren zijn echter niet allemaal direct op de Europese context van toepassing.

De in hoofdstuk 22 beschreven medicatiereview is ook een systematiek waarmee aandacht aan bijwerkingen wordt besteed. Er is nog geen evidence-based voorkeur te geven voor een methode. Het belangsrijkst is dat één ervan structureel geïmplementeerd wordt.

Vraag 8   *Hoe kunt u causaliteit van bijwerkingen bepalen?*

Om de causaliteit van bijwerkingen te bepalen is de schaal van Naranjo goed bruikbaar (tabel 21.4).[9]

Tabel 21.4   Causaliteitsschaal van Naranjo

		Ja	Nee	Onbekend
1	Zijn er eerdere, overtuigende, meldingen van deze bijwerking bekend?	+1	0	0
2	Trad de veronderstelde bijwerking op na het geven van het verdachte geneesmiddel?	+2	−1	0
3	Verminderden de verschijnselen na het stoppen van het verdachte geneesmiddel of na het toedienen van een specifieke antagonist?	+1	0	0
4	Leidde hernieuwde toediening van het verdachte geneesmiddel opnieuw tot de verschijnselen?	+2	−1	0
5	Zijn er alternatieve verklaringen voor het optreden van de veronderstelde bijwerking?	−1	+2	0
6	Leidde toediening van een placebo opnieuw tot de veronderstelde bijwerking?	−1	+1	0
7	Zijn er toxische spiegels van het geneesmiddel aangetoond in enige lichaamsvloeistof?	+1	0	0
8	Verergerde de veronderstelde bijwerking bij dosisverhoging of verminderde deze bij dosisverlaging?	+1	0	0
9	Heeft de patiënt eerder soortgelijke verschijnselen vertoond na gebruik van dezelfde of soortgelijke geneesmiddelen?	+1	0	0
10	Is de bijwerking bevestigd door een objectief gegeven?	+1	0	0

Totale score: ≥ 9 = zekere bijwerking (ADE); 5-8 = waarschijnlijke bijwerking, 1-4 = mogelijke bijwerking; < 0 = twijfelachtige bijwerking.

Vraag 9   *Welke risicofactoren voor klinisch belangrijke geneesmiddeleninteracties kent u?*

In principe zijn de mechanismen van geneesmiddeleninteracties bij ouderen hetzelfde als bij jongeren. Echter de presentatie van de versterkte werking en/of van de bijwerkingen kan als gevolg van de interactie anders zijn. Interacties treden niet enkel op tussen geneesmiddelen, maar ook tussen geneesmiddelen enerzijds en voedsel, vochtinname en alcohol. Interacties kunnen van farmacodynamische of farmacokinetische oorsprong zijn.[10]

Farmacodynamische interacties treden op wanneer twee of meer geneesmiddelen hetzelfde orgaan of hetzelfde orgaansysteem beïnvloeden, bijvoorbeeld door in te werken op dezelfde receptoren: er is dan dus geen sprake van verandering in de concentratie van de geneesmiddelen. Bij deze interacties gaat het meestal om een klasse-effect, en ze zijn dikwijls voorspelbaar op basis van hun farmacodynamisch effect (bijvoorbeeld de anticholinergica en de nadelige effecten op cognitie). Omdat ze moeilijker te bestuderen zijn dan de farmacokinetische interacties, krijgen ze minder aandacht.

In geval van farmacokinetische interacties beïnvloedt het ene geneesmiddel de resorptie, de verdeling, de afbraak of de excretie van het andere geneesmiddel (het 'slachtoffergeneesmiddel'), wat leidt tot veranderde uitscheiding en/of vrije concentraties van dit laatste geneesmiddel.

Belangrijke farmacokinetische interacties vinden vooral plaats bij de afbraak in de lever (first-pass-effect) en bij de eerstepassageafbraak in de darmwand. Inhibitie of inductie van de iso-enzymen van cytochroom-P_{450} (CYP450) speelt hierbij een belangrijke rol. Bij de mens zijn vooral CYP1A2, CYP2C9, CYP2C19, CYP2D6 en CYP3A4 belangrijk bij de afbraak van veelgebruikte geneesmiddelen. Er is een grote interindividuele variabiliteit in de activiteit van deze iso-enzymen, en voor CYP2D6, CYP2C9 en CYP2C19 is klinisch relevant genetisch polymorfisme beschreven. Een geneesmiddel kan gemetaboliseerd worden door één of meer CYP-iso-enzymen, en kan één of meer CYP-iso-enzymen inhiberen of induceren. Geneesmiddeleninteracties met de CYP-iso-enzymen zijn vooral belangrijk wanneer het geneesmiddel wordt gemetaboliseerd door één enkel CYP-iso-enzym, en wanneer het gaat om een sterke remmer of inductor van dit CYP-iso-enzym. Een voorbeeld van een klinisch belangrijke interactie is de interactie tussen carbamazepine en onder andere haloperidol, tricyclische antidepressiva en acenocoumarol. Carbamazepine is een anti-epilepticum en induceert CYP2C9, CYP3A en CYP1A2 in de lever, waardoor de substraten van deze iso-enzymen sneller worden afgebroken. Haloperidol en acenocoumarol zijn zulke substraten; carbamazepine verlaagt dus hun concentraties in het bloed en vermindert hun werkzaamheid. Als er interacties plaatsvinden waardoor de afbraak van het substraat wordt geremd, stijgt juist de kans op bijwerkingen van het substraat.

De voornaamste CYP-iso-enzymen en hun voornaamste substraten, remmers en inductoren zijn in tabel gezet in de inleiding van het *Farmacotherapeutisch Kompas* (www.fk.cvz.nl) en in het *Gecommentarieerd Geneesmiddelenrepertorium* (www.bcfi.be).

Recent zijn ook interacties met transporteiwitten beschreven, voornamelijk met P-glycoproteïne (PgP). Dit eiwit speelt een belangrijke rol in het transport van geneesmiddelen door lichaamsmembranen heen. Er is een belangrijke overlap tussen de substraten, de remmers en de induceerders van CYP3A4 enerzijds en die van PgP anderzijds. Bekende substraten van PgP zijn digoxine, aldosteron, morfine en amoxicilline. Interacties door inhibitie van PgP (bijvoorbeeld claritromycine, erytromycine, diltiazem, amitryptiline, grapefruitsap) of door inductie van PgP (bijvoorbeeld rifampicine, trazodon en sint-janskruid) zijn beschreven en klinisch van belang.

Risicofactoren voor klinisch belangrijke interacties zijn onder andere polyfarmacie, hoge leeftijd, comorbiditeit en hoge doseringen. Er zijn vooral problemen te vrezen voor geneesmiddelen met een uitgesproken first-pass-effect, met nauwe subtherapeutisch-therapeutisch-toxische grenzen of met hoge intrinsieke toxiciteit. Zo zijn digoxine, anticoagulantia en insuline verantwoordelijk voor een aanzienlijk deel van de geneesmiddelproblemen bij ouderen.

Bij een potentiële interactie dient steeds de vraag gesteld te worden naar de ernst en de frequentie ervan, en of het gaat om een risicopatiënt. De aan te nemen houding bij een potentieel klinisch relevante interactie kan bestaan uit het vermijden van het samen geven van de middelen (en zoeken naar alternatieven) of het toch samen geven met de nodige voorzichtigheid en nauwgezette follow-up, en eventuele dosisreductie. Eveneens dient gestreefd te worden naar het vermijden van polyfarmacie (zie hoofdstuk 22).

Gezien de steeds toenemende en snel evoluerende kennis over interacties zijn goede en actuele informatiebronnen van groot belang bij het vaststellen en inschatten ervan. In dit kader wordt verwezen naar bijsluiters en geneesmiddelenformularia, met name het *Gecommentarieerd Geneesmiddelenrepertorium* (www.bcfi.be), het *Farmacotherapeutisch Kompas* (www.fk.cvz.nl), het Lareb (www.lareb.nl) en de website van het Franse veiligheidsagentschap voor gezondheidsproducten (http://afssaps.sante.fr).

Vraag 10 Wat is de bijdrage van geneesmiddelgerelateerde problemen tot opname van de patiënt in het ziekenhuis?

De incidentie van geneesmiddelgerelateerde opnamen is vaak onderzocht. De globale incidentie wordt geschat op 5-10% van de opnamen; voor geriatrische patiënten op 15-30%.[11] Bij de identificatie van geneesmiddelgerelateerde problemen is het belangrijk om na te gaan welke de bijdrage is geweest die heeft geleid tot opname van de patiënt in het ziekenhuis. Hallas en medewerkers ontwikkelden een methode om de bijdrage van het ongewenst effect aan de opname te catalogiseren.[12]

– Dominant: geneesmiddelgerelateerde symptomen zijn de hoofdreden voor de opname; er zijn geen andere factoren die significant bijdragen.
– Gedeeltelijk: geneesmiddelgerelateerde symptomen zijn een belangrijke reden voor opname, maar ook andere factoren spelen een rol.
– Minder belangrijk: geneesmiddelgerelateerde symptomen spelen een kleine of onduidelijke rol, en de patiënt zou waarschijnlijk ook opgenomen zijn zonder deze symptomen.
– Niet belangrijk: factoren die niet geneesmiddelgerelateerd zijn vormen de hoofdreden voor opname.

Vraag 11 Wat kunt u als voorschrijvend arts ondernemen om bijwerkingen van geneesmiddelen te voorkomen?

Voor juiste farmacotherapie bij ouderen kunnen de volgende stelregels worden gehanteerd.

– Waak voor onderbehandeling; meerdere geneesmiddelen kunnen nodig zijn. Bij zorgvuldig voorschrijven en regelmatig evalueren van de toestand van de patiënt hoeft dat geen problemen op te leveren.
– Waak voor overbehandeling; minimaliseer soorten en aantallen geneesmiddelen door prioriteiten te stellen.

- Weet wanneer de dosering moet worden aangepast. Het zijn vooral de middelen met smalle therapeutische breedte die snel bijwerkingen kunnen veroorzaken.
- Weet hoe de dosering moet worden aangepast. Bij voornamelijk renaal geklaarde middelen kan men dit doen met behulp van de creatinineklaring, geschat aan de hand van formules of nomogrammen. Voorts geldt vooral voor middelen met een smalle therapeutische breedte: start laag en verhoog de dosering met kleine stappen tot het gewenste effect is bereikt. Hetzelfde adagium geldt ook voor de farmacodynamiek, wanneer men intervenieert op organen die bij een patiënt een verminderde (reserve)functie kennen.
- Ken de belangrijkste bijwerkingen; werk met een klein geneesmiddelenpakket waarmee de betrokkenen vertrouwd zijn. Denk bij incontinentie, vallen en verandering van gedrag aan bijwerkingen van geneesmiddelen als oorzaak.
- Wees bedacht op interacties. Let vooral op middelen met een smalle therapeutische breedte en middelen die door CYP-enzymen worden gemetaboliseerd.
- Bevorder de therapietrouw; minimaliseer het aantal toedieningen. Bespreek de voorkeur voor de toedieningsvorm, probeer een eenvoudig schema voor medicatie-inname op te stellen. Organiseer eventueel een medicijndoos. Vraag of de patiënt moeite heeft om de geneesmiddelen uit de verpakking te halen en of de patiënt het geneesmiddel goed kan wegslikken, inhaleren, druppelen enzovoort. Schrijf in principe geen halve of kwart tabletten voor. Overleg over deze zaken zo nodig met de apotheek.
- Beoordeel het geneesmiddelengebruik periodiek. Schrijf niet automatisch een herhalingsrecept, laat de patiënt eens alle medicatie naar het spreekuur meenemen. Houd contact met de patiënt over het effect van het middel.
- Geneesmiddelen kunnen de kwaliteit van het leven relatief eenvoudig en goedkoop verbeteren in vergelijking met overige geneeskundige behandelmethoden.
- Wanneer met de veranderingen in farmacokinetiek en -dynamiek bij ouderen rekening wordt gehouden, kan gebruik van meerdere geneesmiddelen verantwoord zijn.
- Zorg dat er eventueel thuiszorg wordt geregeld voor het bewaken van de therapietrouw en licht de mantelzorger goed in over de mogelijke risico's.

Achtergrondinformatie

Definitie en epidemiologie

Uit de literatuur blijkt dat geneesmiddelgerelateerde problemen (*drug related problems*, DRP's) vaak voorkomen bij geriatrische patiënten en vaak de oorzaak zijn van een ziekenhuisopname.[13] We gebruiken hier de ruimste term, DRP, die alle geneesmiddelgerelateerde problemen omvat, al verschilt de definitie van deze problemen van onderzoek tot onderzoek. In publicaties worden ongewenste geneesmiddeleffecten vaak 'geneesmiddelbijwerking' genoemd (de Engelse is *adverse drug reaction*, ADR). Dit zijn schadelijke effecten die optreden door het gebruik van een geneesmiddel. Daarnaast spreken onderzoekers ook over het 'falen' van de therapie, door therapieontrouw, subtherapeutische dosis, of farmacodynamische oorzaken (non-responder). In sommige classificaties wordt het ontbreken van een geneesmiddel (onbehandelde indicatie) ook als een geneesmiddelgerelateerd probleem beschouwd (zie tabel 21.5).

Etiologie

Geneesmiddelgerelateerde problemen hebben vele mogelijke oorzaken. Tabel 21.5 geeft een voorbeeld van een classificatie, die naar Hallas.[12]

Niet onbelangrijk is het onderscheid tussen ADR's en *adverse drug events* (ADE's). ADE's zijn schadelijke effecten die optreden tijdens het gebruik van een geneesmiddel. De term ADE is breder dan ADR omdat verkeerd gebruik van geneesmiddelen kan resulteren in een ongewenst effect, dat niet beschouwd wordt als een klassieke bijwerking.

Tabel 21.5 Geneesmiddelgerelateerde problemen: ADE's[12]

Geneesmiddelbijwerking (ADR)	*Geneesmiddelfalen (DTF)*
Normaal gebruik	Slechte therapietrouw (ME)
Overdosis	Onderdosering (ME)
Geneesmiddeleninteractie	Geneesmiddeleninteractie
	Onbehandelde indicatie
	Overbodige therapie (ME)

ADR=Adverse drug reaction. DTF = Drug treatment failure. ME = Medication error.

We dienen geneesmiddelgerelateerde problemen ook te situeren ten opzichte van medicatiefouten (*medication error*, ME). Een medicatiefout wordt gedefinieerd als elke vermijdbare gebeurtenis, die een niet-correct geneesmiddelengebruik veroorzaakt en die kan leiden tot schade bij de patiënt. Een medicatiefout kan te wijten zijn aan de geneesmiddelen zelf of aan procedures, systemen en processen zoals recept, bestelinformatie, verpakking en benaming, bereiding, distributie, administratie, opleiding en monitoring. Medicatiefouten presenteren zich dus op verschillende niveaus: voorschrift, aflevering, bereiding, toediening en inname door de patiënt. Men kan stellen dat heel wat geneesmiddelgerelateerde problemen te beschouwen zijn als voorschrijffouten.

Geneesmiddelgerelateerde problemen kunnen dus vanuit vele invalshoeken worden bekeken. In onderstaand schema wordt getracht de diverse termen grafisch voor te stellen.[14] Aangezien er onvoldoende duidelijkheid bestaat over de relatieve omvang van de problemen dient de grootte van de cirkels met de nodige omzichtigheid te worden bekeken.

Preventie

Er is een aantal specifieke strategieën om problemen met medicatie bij ouderen te voorkomen. Genoemd moeten worden:
- gebruik van een elektronisch medisch dossier (*computerized physician order entry* en *decision support*);
- adequate geneesmiddeleninformatie voor patiënten en mantelzorgers bij het voorschrijven van nieuwe geneesmiddelen, bijvoorbeeld ook bij ontslag uit het ziekenhuis;
- goede transmurale zorg:
  • correcte overdracht van thuismedicatie en ontslagmedicatie (medicatieverificatie);

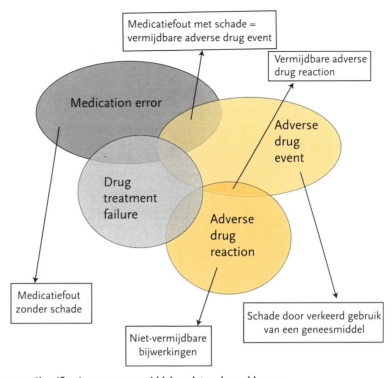

Figuur 21.1 Classificatie van geneesmiddelgerelateerde problemen

- goede medicatiegegevens in ontslagbrief, met details over de doorgevoerde wijzigingen in de farmacotherapie en aandachtspunten voor follow-up;
- aandacht voor dosisaanpassingen die nodig zijn bij nierinsufficiëntie;
- waakzaamheid voor geneesmiddelen met een nauwe therapeutisch-toxische index;
- regelmatige review van de medicatielijst met aandacht voor onder- of overgebruik en gebruik zonder indicatie door de voorschrijvende arts, c.q. de arts die de totale behandeling van de oudere coördineert (zie hoofdstuk 22);
- klinisch farmacologische beoordeling bij ouderen; dit betekent dat de apotheker de medicatielijst (regelmatig) grondig evalueert en suggesties voor wijzigingen doorgeeft aan de ziekenhuisarts of huisarts.

Het spreekt voor zich dat de laatste twee aandachtspunten ook gecombineerd kunnen worden tot een regelmatig farmacotherapeutisch overleg.

Conclusie

Behandeling met geneesmiddelen bij ouderen vereist meer maatwerk dan bij jongere volwassenen. Een van de redenen hiervoor is dat per individu het verouderingsproces van de verschillende weefsels en organen verschilt. Daarnaast hebben ouderen vaak meerdere aandoeningen (polypathologie). Bij ouderen worden doorgaans meer bijwerkingen gezien. Dit wordt niet alleen veroorzaakt doordat ouderen gevoeliger zijn voor bijwerkingen van geneesmiddelen, maar ook door het vaak gelijktijdige gebruik van meerdere geneesmiddelen (polyfarmacie). Ook interacties van geneesmiddelen spelen een rol. Bij onvoldoende kennis van de farmacotherapeutische principes bij ouderen worden zowel door een onjuiste geneesmiddelkeuze als een onjuiste dosering bijwerkingen geïnduceerd. Een ander aspect is dat de beschikbare sterktes van sommige geneesmiddelen voor ouderen vaak te hoog zijn. Om overdosering te voorkomen, kan met een lage dosering worden gestart en aan de hand van het klinisch beeld de dosering worden aangepast tot een aanvaardbare verhouding tussen werking en bijwerkingen bereikt is. Bij een aandoening die chronisch moet worden behandeld of bij toevoeging van een nieuw geneesmiddel aan het medicatieschema is het noodzakelijk regelmatig te beoordelen of de dosering van de verschillende middelen moet worden aangepast. Het is niet altijd gemakkelijk te beoordelen of een bepaald verschijnsel toe te schrijven is aan een bijwerking. Belangrijke factoren zijn de tijdsrelatie tussen het starten van het middel en het optreden van het verschijnsel, het verdwijnen van het verschijnsel na staken van de medicatie en het opnieuw optreden van het verschijnsel na hervatting van de medicatie, de *rechallenge*. Men dient ook bedacht te zijn op bijwerkingen die laat ontstaan, als het geneesmiddel al enige tijd gebruikt wordt. Indien een geneesmiddel noodzakelijk blijkt, moet de arts zich ervan vergewissen dat de patiënt de werking ervan begrijpt, weet hoe het in te nemen en welke de te verwachten bijwerkingen zijn. Het geven van duidelijke instructies voor inname, het goed uitleggen hiervan, zo mogelijk in het bijzijn van een familielid, voorkomt heel wat doseringsfouten.

De volgende vragen moet men zich in feite altijd stellen bij het voorschrijven van een nieuw geneesmiddel aan oudere patiënten.

– Is er een geneesmiddel nodig?
– Is de diagnose juist en volledig?
– Is er geen ander alternatief dan het voorschrijven van een geneesmiddel?
– Schrijf geen nutteloze geneesmiddelen voor: ze kunnen belangrijke nadelen vertonen;
– Wat is de juiste dosering? Is het geneesmiddel aangepast aan de huidige lever- en nierfunctie?
– Wat is de beste toedieningsvorm? Denk ook aan de vorm van het geneesmiddel: tablet, suppositorium, siroop, injectie?

Bij de beantwoording van deze vragen kunnen de volgende adviezen van pas komen.

– Weet bij dit alles dat elk nieuw symptoom veroorzaakt kan zijn door een bijwerking van het geneesmiddel of, zeldzamer, door de stopzetting ervan.
– Behandel slechts bij uitzondering een bijwerking van een geneesmiddel met een ander geneesmiddel.
– Wees steeds bedacht op interacties met geneesmiddelen die de patiënt neemt zonder dat hij of zij dit meldt (bijvoorbeeld geneesmiddelen die door vrienden worden gegeven).
– Vermijd combinatiegeneesmiddelen.
– Wanneer u een geneesmiddel toevoegt aan de behandeling, tracht dan een ander geneesmiddel te schrappen.
– Tracht de therapietrouw van de patiënt te evalueren, door bijvoorbeeld de resterende tabletten te tellen.
– Weet dat stoppen van een geneesmiddel even belangrijk is als het voorschrijven van een nieuw product.

Deze adviezen worden in hoofdstuk 22 vertaald in een gestructureerd medicatiereview.

Literatuur

1 Barat I, Andreasen F, Damsgaard EM. Drug therapy in the elderly: What doctors believe and patients actually do. Br J Clin Pharmacol 2001;51:615-22.
2 Swift CG. The clinical pharmacology of ageing. Br J Clin Pharmacol 2003;56:249-53.
3 Pirmohamed M, James S, Meakin S, Green C, Scott AK, Walley TJ, et al. Adverse drug reactions as cause of admission to hospital: Prospective analysis of 18.820 patients. BMJ 2004;329:15-9.
4 Beijer HJ, Blaey CJ de. Hospitalisations caused by adverse drug reactions (ADR): A meta-analysis of observational studies. Pharm World Sci 2002;24:46-54.
5 Beers MH. Explicit criteria for determining potentially inappropriate medication use by the elderly. An update. Arch Intern Med 1997;157:1531-6.
6 Gallagher P, Ryan C, Byrne S, Kennedy J, O'Mahony D. STOPP (Screening Tool of Older Person's Prescriptions) and START (Screening Tool to Alert doctors to Right Treatment): Consensus validation. Int J Clin Pharmacol Ther 2008;46:72-83.
7 Samsa GP, Hanlon JT, Schmader KE, Weinberger M, Clipp EC, Uttech KM, et al. A summated score for the medication appropriateness index: Development and assessment of clinimetric properties including content validity. J Clin Epidemiol 1994;47:891-6.
8 Wenger NS, Roth CP, Shekelle P; ACOVE Investigators. Introduction to the assessing care of vulnerable elders-3 quality indicator measurement set. J Am Geriatr Soc 2007;55 Suppl 2:S247-52.
9 Naranjo CA, Busto K, Sellers EM, Sandor P, Ruiz I, Roberts EA, et al. A method for estimating the probability of adverse drug reactions. Clin Pharmacol Ther 1981;30:239-45.
10 Bogaert M. Geneesmiddeleninteracties. Tijdschrift voor Geneeskunde 2005;61:1478-9.
11 Leendertse AJ, Egberts AC, Stoker LJ, Bemt PM van den; HARM Study Group. Frequency of and risk factors for preventable medication-related hospital admissions in the Netherlands. Arch Intern Med 2008;168:1890-6.
12 Hallas J, Harvald B, Gram LF, Grodum E, Brosen K, Haghfelt T, et al. Drug related hospital admissions: The role of definitions and intensity of data collection, and the possibility of prevention. J Intern Med 1990;228:83-90.
13 Goulding MR. Inappropriate medication prescribing for elderly ambulatory care patients. Arch Intern Med 2004;164:305-12.
14 Suggested definitions and relationships among medication misadventures, medication errors, adverse drug events, and adverse drug reactions. Am J Health Syst Pharm 1998;55:165-6.

22 De patiënt met te veel medicatie

Paul Jansen en Rob van Marum

Inleiding

Casus

- Stap 1 en 2
- Onderbehandeling
- Stap 3
- Stap 4
- Stap 5
- Stap 6

Conclusie

Literatuur

Inleiding

Ouderen hebben vaak een aantal aandoeningen tegelijkertijd. Daardoor is het nogal eens nodig dat zij meerdere geneesmiddelen gebruiken, die vaak door verschillende artsen worden voorgeschreven. De huisarts is bij uitstek degene die de regie moet voeren bij deze patiënten met polyfarmacie. Omdat polyfarmacie naast het gewenste effect ook interacties, bijwerkingen, slechte therapietrouw en onderbehandeling met zich mee kan brengen, is het van belang geneesmiddelen op de juiste wijze voor te schrijven. Het kan tijdrovend zijn om polyfarmacie te optimaliseren. In dit hoofdstuk wordt een structuur besproken om dit in korte tijd te bereiken.

Voor polyfarmacie bestaan verschillende definities. Polyfarmacie kan gedefinieerd worden als het gebruik van twee of meer voorgeschreven geneesmiddelen, omdat twee geneesmiddelen al invloed op elkaar kunnen hebben. Meestal wordt polyfarmacie echter gedefinieerd als het gebruik van vier, vijf of meer middelen. Meer dan 15% van de personen tussen 65 en 75 jaar en 30% van de 75-plussers gebruikt meer dan vier geneesmiddelen.

Door polyfarmacie neemt het risico op het optreden van bijwerkingen en interacties toe en neemt de therapietrouw af. Mede hierdoor heeft de term een negatieve betekenis gekregen. Polyfarmacie is echter vaak geïndiceerd, en daarom is het beter te spreken van het optimaliseren dan van het reduceren van polyfarmacie. Het gaat immers niet alleen om het staken van geneesmiddelen maar ook om onderbehandeling, therapietrouw, bijwerkingen, de dosis en de doseerfrequentie.

> **Na bestudering van dit hoofdstuk kunt u:**
> - polyfarmacie optimaliseren waarbij u aan alle elementen van zorgvuldig voorschrijven aandacht besteedt;
> - nagaan of er onderbehandeling is;
> - aangeven welke (groepen van) geneesmiddelen de grootste kans geven op klinisch relevante interacties en hoe deze voorkomen kunnen worden.

Casus

Stap 1 en 2

> Mevrouw V. is onlangs 84 jaar geworden. Zij woont zelfstandig, heeft hulp in de huishouding en wordt geholpen bij het douchen. Mevrouw V. loopt met een rollator en komt nog maar weinig buiten. Ze kan nog wel zelfstandig boodschappen doen in de supermarkt die vlak in de buurt ligt. Ze heeft onlangs een knieprothese gekregen en is verder bij u bekend met de volgende problemen: COPD, aortaklepsclerose of -insufficiëntie, hypertensie, diabetes mellitus type 2, angina pectoris, gastro-oesofageale reflux, artrose, osteoporose, familiaire hypercholesterolemie, status na CVA (2000), tijdelijke depressie na het CVA, slaapstoornissen en incontinentie.
>
> Mevrouw V. heeft in de loop der jaren een flinke lijst met medicijnen opgebouwd. Zij gebruikt de volgende zestien middelen: furosemide 40 mg 1dd, triamtereen 50 mg 1dd, acetylsalicylzuur 38 mg 1dd, diltiazem xr 200 mg 1dd, isosorbidedinitraat s.l. zo nodig,

Tabel 22.1 De probleemlijst en medicatie van mevrouw V. in eerste instantie

Aandoening	Medicatie
COPD	Ipratropium dosisaerosol 4dd 1 inhalatie Cromoglicinezuur dosisaerosol 4dd 1 inhalatie
Hypertensie	Furosemide 40 mg 1dd 1 Triamtereen 50 mg 1dd 1
Diabetes mellitus type 2	Gliclazide 80 mg 1dd 1
Angina pectoris	Diltiazem xr 200 mg 1dd 1 Isosorbidedinitraat s.l. zo nodig
Gastro-oesofageale reflux	Ranitidine 150 mg 1dd 1
Artrose	Paracetamol 500 mg 3-4dd 1 Nabumeton 1000 mg 1dd 1
Osteoporose	?
Hypercholesterolemie	Simvastatine 10 mg 1dd 1
Status na CVA (tien jaar geleden)	Acetylsalicylzuur 38 mg 1dd 1
Slaapstoornissen	Nitrazepam 5 mg voor de nacht 1 Oxazepam 10 mg zo nodig 1
Incontinentie	Estriol vaginale ovule tweemaal per week
?	Lactulose 15 ml 1dd 1

ipratropium dosisaerosol 4dd, cromoglicinezuur dosisaerosol 4dd, simvastatine 10 mg 1dd, gliclazide 80 mg 1dd, ranitidine 150 mg 1dd, nitrazepam 5 mg voor de nacht, oxazepam 10 mg zo nodig, lactulose 15 ml 1dd, estriol vaginale ovule tweemaal per week, paracetamol 500 mg 3-4dd, nabumeton 1000 mg 1dd.

Mevrouw V. komt op uw spreekuur voor een controle van de diabetes mellitus. Zij heeft een tas vol medicijnen meegenomen en zegt tegen u dat ze zoveel medicijnen moet gebruiken dat ze haast geen eetlust meer heeft. U besluit tot een revisie van de medicatie. De eerste stap is de ordening van de medicatie in relatie tot de medische probleemlijst (tabel 22.1).

De volgende stap is na te gaan of u voldoende gegevens heeft om de farmacotherapie goed te kunnen beoordelen. Het geslacht en de kalenderleeftijd zijn natuurlijk bekend, evenals de gezondheidsproblemen. Ga de medicatiehistorie na voor zover die bekend is. Ga na of een recente meting van lengte en gewicht aanwezig zijn. Kijk ook of u recent laboratoriumonderzoek beschikbaar heeft. Van belang is altijd de bepaling van de nierfunctie. De overige gegevens en laboratoriumwaarden hangen af van de aandoeningen van de patiënt. In het bovengenoemde geval zou men willen beschikken over hartfrequentie, bloeddruk, longfunctie (FEV$_1$/FVC), ecg, botdichtheidsmeting (DEXA), natrium en kalium (in verband met furosemide en triamtereen), HbA$_{1c}$ (in verband met gliclazide), Hb (in verband met acetylsalicylzuur en nabumeton), lipiden (in verband met simvastatine) en urineonderzoek (nitriet of sediment, eiwit).

> De beschikbare gegevens van mevrouw V. zijn: lengte 1,67 m, gewicht 52 kg, hartfrequentie 72/min regulair equaal, bloeddruk 165/100 mmHg, natrium 138 mmol/l (referentiewaarde 136-146 mmol/l), kalium 4,8 mmol/l (referentiewaarde 3,8-5,0 mmol/l), creatinine 87 mol/l (referentiewaarde 58-103 mol/l), HbA$_{1c}$ 43 mmol/mol (referentiewaarde 20-40 mmol/mol), Hb 7,2 mmol/l (referentiewaarde 7,4-9,6 mmol/l). Urine: nitriet negatief, spoor eiwit. Het lipidenspectrum is lang geleden bepaald. Mevrouw V. heeft zeven jaar geleden op grond van een lage DEXA (T-score –2,7; referentiewaarde > –1,0) vijf jaar lang een bisfosfonaatpreparaat gebruikt. FEV$_1$/FVC en ecg zijn niet beschikbaar.
>
> Nadat u een ordening heeft aangebracht in de medicatie in relatie tot de medische problemen en nadat u alle informatie heeft verzameld om de farmacotherapie te kunnen beoordelen, stelt u zich de volgende zes vragen die nodig zijn om de polyfarmacie te optimaliseren. (1) Welke geneesmiddelen moeten erbij? (2) Welke geneesmiddelen worden door de patiënt daadwerkelijk ingenomen? (3) Welke geneesmiddelen zijn overbodig of niet geïndiceerd? (4) Welke bijwerkingen zijn aanwezig? (5) Welke klinisch relevante interacties zijn te verwachten? (6) Moeten de dosis, de doseerfrequentie en de vorm van de geneesmiddelen worden aangepast?

Vraag 1 Welke geneesmiddelen moeten er bij?

Onderbehandeling bij ouderen is gerapporteerd voor de behandeling van kanker, pijn, het acute myocardinfarct en depressie. Een recent Nederlands onderzoek toonde dat de door standaarden geadviseerde medicatie vaak niet werd voorgeschreven: bij 62% van de kwetsbare ouderen was geen laxeermiddel bij opiaten voorgeschreven, bij 60% geen bètablokker na een myocardinfarct, bij 47% geen ACE-remmer bij hartfalen, bij 42% geen cumarinederivaten bij atriumfibrilleren, bij 29% geen calcium en vitamine D bij osteoporose, bij 23% geen lipidenverlagende middelen terwijl er een evidente indicatie was, bij 21% geen geïndiceerde trombocytenaggregatieremmer en bij 21% geen maagbescherming bij NSAID-gebruik.[1] Hierbij was rekening gehouden met contra-indicaties. Dit lijstje zou men langs kunnen gaan om onderbehandeling op te sporen.

Leeftijd op zich is geen argument om therapie achterwege te laten. De levensverwachting is natuurlijk wel van belang. Een probleem is dat richtlijnen niet gericht zijn op oude patiënten met comorbiditeit. Als men zich afvraagt op welke gronden men de NHG-standaarden wil volgen of er juist van wil afwijken, is het volgende van belang.

– Is er bewijs van effectiviteit op harde eindpunten bij ouderen?
– In welk tijdsbestek wordt dit effect bereikt?
– Hoeveel patiënten moet ik behandelen om dit effect bij één patiënt te bereiken?
– Hoeveel van de patiënten zullen bijwerkingen krijgen en wat is de verwachte ernst daarvan?
– Wat is de gemiddelde levensverwachting van de patiënt?

Bij ouderen zijn weinig onderzoeken gedaan naar het effect van farmacotherapie op harde eindpunten, bijvoorbeeld het effect van hypertensiebehandeling op de prevalentie van hart- en herseninfarcten. Het beschikbare onderzoek levert echter voldoende aanwijzingen dat farmacotherapie wel degelijk effectief kan zijn, onder meer ter preventie van cardiovasculaire morbiditeit en bij de secundaire preventie van herseninfarcten,

De patiënt met te veel medicatie   369

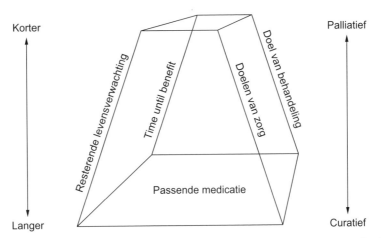

Figuur 22.1 Redenen om af te wijken van richtlijnen en standaarden (aanbevolen medicatie)
De redenen worden gevormd door het doel van de behandeling (curatief versus palliatief) en de levensverwachting die resteert om het doel te bereiken. De *time until benefit* is de tijd die benodigd is om de harde eindpuntdoelen van farmacotherapie te bereiken.[2]

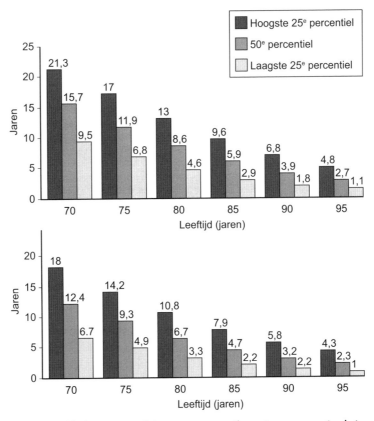

Figuur 22.2 Gemiddelde levensverwachting van vrouwen (boven) en mannen (onder)

maar ook ter behandeling van osteoporose en hypertensie bij patiënten ouder dan 80 jaar. Het *number needed to treat* (NNT) – het aantal patiënten dat moet worden behandeld om bij één patiënt een bepaalde uitkomst, zoals herseninfarct of overlijden, te voorkomen – wordt berekend door het getal 100 te delen door de absolute risicoreductie. De absolute risicoreductie is het verschil in percentage tussen het aantal *events* in de controlegroep en dat in de interventiegroep over een bepaalde onderzoeksperiode. Op dezelfde wijze kan het *number needed to harm* (NNH) berekend worden, waarbij naar ernstige bijwerkingen wordt gekeken. Statines worden over het algemeen goed verdragen, ook door oude patiënten. De laatste factor is de tijd die de patiënt naar verwachting te leven heeft in relatie tot de benodigde behandelduur. Dit wordt ook wel de *time until benefit* genoemd (figuur 22.1).[2]

De gemiddelde levensverwachting kan afgeleid worden uit de berekeningen die op basis van de US *life tables* zijn gemaakt (figuur 22.2).
Het lijkt paradoxaal om bij polyfarmacie als eerste vraag te stellen wat er bij moet. Bij het optimaliseren van polyfarmacie is het echter nuttig om van het grootst mogelijke aantal geneesmiddelen uit te gaan om vervolgens van daaruit een zorgvuldige keuze te kunnen maken. Een tweede reden is dat onderbehandeling frequent voorkomt bij ouderen.

Onderbehandeling

Zoekopdracht
Zoek in de literatuur naar aandoeningen die frequent worden onderbehandeld.

Hint
Gebruik de artikelen van Kuijpers[1] en Higashi.[4]

In de medicijnlijst van mevrouw V. (zie tabel 22.1) ontbreekt een ACE-remmer. Er is tenslotte een combinatie van hypertensie en diabetes mellitus. De bloeddruk bedroeg 165/100 mmHg. In de urine vond u proteïnurie. Een ACE-remmer is derhalve geïndiceerd.
Er is geen behandeling ingesteld voor osteoporose. Omdat patiënte weinig buiten komt, is de kans groot dat zij een te lage vitamine-D-concentratie heeft. Bovendien is de geadviseerde dagelijkse calciuminname (voor patiënten met osteoporose 1500 mg) voor mevrouw V. waarschijnlijk niet haalbaar. Derhalve is een calcium-vitamine-D-preparaat geïndiceerd. Mevrouw V. had al vijf jaar een bisfosfonaat gebruikt. Voor het opnieuw geven van bisfosfonaten, strontiumranelaat of een andere specifieke therapie voor osteoporose is meer informatie nodig, zoals de aanwezigheid van fracturen of een botdichtheidsmeting.

Vraag 2 *Welke geneesmiddelen worden daadwerkelijk door de patiënt ingenomen?*

De therapietrouw neemt af met de toename van het aantal gebruikte middelen. Bij gebruik van één middel worden de geneesmiddelen volgens voorschrift ingenomen door 85%, bij twee middelen door 75%, bij drie middelen door 65% en bij vier of meer middelen ligt de therapietrouw nog lager. Met name voor middelen die chronisch worden gebruikt, zoals antihypertensiva en cholesterolverlagende middelen, is de therapietrouw slecht. Onder de patiënten die statines gebruikten, was de therapietrouw na drie maanden 60%, na twaalf maanden 39% en na honderdtwintig maanden 32%.[5] Het beste is de patiënt te vragen welke middelen trouw worden ingenomen. Met de apotheker kan gecommuniceerd worden of de geneesmiddelen daadwerkelijk zijn afgeleverd. Tot slot kan een blik in de medicijnkast bij de patiënt thuis veel informatie geven over therapietrouw. Voor meer informatie wordt verwezen naar het hoofdstuk over therapietrouw.

Wanneer een patiënt aangeeft bepaalde geneesmiddelen niet of nauwelijks in te nemen, moet worden nagegaan of de medicatie nog geïndiceerd en effectief is, en besproken worden of bijwerkingen de reden zijn van de therapieontrouw.

Stap 3

> Mevrouw V. gaf aan de furosemide vaak niet te gebruiken: ze vond het storend als ze moest plassen tijdens het boodschappen doen. Bovendien, zo had ze gemerkt, was ze niet incontinent als ze geen furosemide nam. Ze nam daarom de ovules estriol ook niet meer. Furosemide is geen geschikt antihypertensivum. Omdat er al was gekozen voor toevoeging van een ACE-remmer kon de furosemide achterwege blijven. Ook het isosorbidedinitraat had mevrouw nooit meer nodig. De simvastatine vergat ze 's avonds vaak in te nemen. Er is echter wel een duidelijke indicatie voor een statine gezien de diabetes mellitus, de familiaire hypercholesterolemie en het opgetreden CVA. Hoewel definitieve evidence voor haar leeftijd ontbreekt, blijkt (uit het prosperonderzoek[6]) dat behandeling met een statine zinvol kan zijn. De *time until benefit* voor secundaire preventie van het CVA is gemiddeld drie jaar. Haar gemiddelde levensverwachting is eveneens drie jaar. Op grond van deze gegevens en het hoge NNT werd in overleg met patiënte besloten geen statine te geven.
>
> Na deze stappen is de huidige medicatie als getoond in tabel 22.2.

Vraag 3 *Welke geneesmiddelen uit tabel 22.2 zijn overbodig, niet geïndiceerd of gecontra-indiceerd?*

Cromoglicinezuur is niet effectief voor de COPD. Waarschijnlijk is dit in een ver verleden gestart en nooit meer gestopt. Dit middel kan nu worden gestaakt.

Na het staken van de furosemide is de triamtereen overbodig. In combinatie met een ACE-remmer bestaat bovendien kans op het ontstaan van hyperkaliëmie. Omdat zij de furosemide niet meer gebruikt, zal mevrouw vermoedelijk minder geobstipeerd zijn en is de lactulose overbodig.

Patiënte gebruikt twee benzodiazepinen. Nitrazepam heeft een lange halveringstijd waardoor de kans bestaat dat zij daar overdag nog last van heeft. Gecombineerd met de

Tabel 22.2 De aangepaste medicatie van mevrouw V.

Aandoening	Medicatie
COPD	Ipratropium dosisaerosol 4dd 1 inhalatie Cromoglicinezuur dosisaerosol 4dd 1 inhalatie
Hypertensie	ACE-remmer Triamtereen 50 mg 1dd 1
Diabetes mellitus type 2	Gliclazide 80 mg 1dd 1
Angina pectoris	Diltiazem xr 200 mg 1dd 1
Gastro-oesofageale reflux	Ranitidine 150 mg 1dd 1
Artrose	Paracetamol 500 mg 3-4dd 1 Nabumeton 1000 mg 1dd 1
Osteoporose	Calcium/vitamine D 500/400 1dd
Hypercholesterolemie	–
Status na CVA (2000)	Acetylsalicylzuur 38 mg 1dd 1
Slaapstoornissen	Nitrazepam 5 mg voor de nacht Oxazepam 10 mg zo nodig
?	Lactulose 15 ml 1dd 1

oxazepam maakt dat het risico van valaccidenten nog eens extra groot. Het staken van de beide benzodiazepinen is aan te bevelen. De ervaring leert dat patiënten die langdurig benzodiazepinen gebruiken daar moeilijk mee kunnen stoppen. Eventueel zou er gekozen kunnen worden voor een slaaptablet met een minder lange werking, bijvoorbeeld temazepam.

De NSAID nabumeton heeft bij artrose geen meerwaarde boven goed gedoseerd paracetamol. De bijwerkingen zijn aanzienlijk. Dit middel kan beter worden gestaakt en vervangen door paracetamol in een adequate dosis. De ranitidine kan dan ook worden gestaakt. Bij terugkeer van de refluxklachten kan gekozen worden voor een protonpompremmer.

Vraag 4 Welke bijwerkingen zijn aanwezig?

Bijwerkingen komen bij ouderen veel voor, onder andere door veranderingen in farmacokinetiek en -dynamiek. Ook polyfarmacie leidt tot toename van het aantal interacties en bijwerkingen. Het HARM-onderzoek toonde dat in Nederland 5,6% van alle acute ziekenhuisopnamen het gevolg is van geneesmiddelenbijwerkingen. In een ander onderzoek in een Nederlands ziekenhuis werden gedurende drie maanden alle opgenomen patiënten van 70 jaar en ouder onderzocht. Bij 44 (42%) van de 102 patiënten werd een bijwerking geconstateerd.[7] De communicatie over bijwerkingen tussen de eerste en tweede lijn is onvoldoende, zoals bleek uit een recent Nederlands onderzoek op twee afdelingen Geriatrie. Hierin had 32% van de 215 opgenomen patiënten één of meerdere bijwerkingen. Slechts de helft hiervan werd in de ontslagbrief naar de verwijzer gemeld. Van de geneesmiddelen die gestopt werden in verband met een bijwerking, werd dit bij 27% binnen zes maanden na ontslag opnieuw voorgeschreven.[8] Voor meer informatie wordt verwezen naar hoofdstuk 21.

Stap 4

> Mevrouw V. gaf aan geen last te hebben van bijwerkingen. De medicatie wordt verder aangepast en is nu als getoond in tabel 22.3.

Tabel 22.3 De medicatie van mevrouw V. na herhaalde aanpassing

Aandoening	Medicatie
COPD	Ipratropium dosisaerosol 4dd 1 inhalatie
Hypertensie	ACE-remmer
Diabetes mellitus type 2	Gliclazide 80 mg 1dd 1
Angina pectoris	Diltiazem xr 200 mg 1dd 1
Gastro-oesofageale reflux	On demand protonpompremmer
Artrose	Paracetamol 500 mg 3-4dd 1
Osteoporose	Calcium/vitamine D 500/400 1dd 1
Hypercholesterolemie	–
Status na CVA (2000)	Acetylsalicylzuur 38 mg 1dd 1
Slaapstoornissen	Temazepam 10 mg a.n.

Vraag 5 *Welke klinisch relevante interacties zijn te verwachten?*

Voor de voorschrijvend arts zijn vooral farmacokinetische en -dynamische interacties van belang. Deze interacties kunnen optreden tussen geneesmiddelen onderling, maar ook tussen geneesmiddelen en voeding, drank, kruiden en ziekten. Het aantal mogelijke interacties is enorm groot. In de dagelijkse praktijk zal de voorschrijver zich vooral rekenschap moeten geven van de klinisch relevante interacties.[9]

Interacties op het niveau van de absorptie

Een aantal geneesmiddelen moet op de nuchtere maag worden ingenomen omdat voeding de biologische beschikbaarheid van deze middelen kan verkleinen. Dit geldt in sterke mate voor bisfosfonaten, ciprofloxacine en in mindere mate voor ijzerpreparaten en levothyreoxine. Levodopa kan minder goed worden geabsorbeerd wanneer het tijdens de maaltijd wordt ingenomen.

Recent is duidelijk geworden dat het gebruik van grapefruitsap kan leiden tot een belangrijke toename van de absorptie van een groot aantal middelen. De interactie berust op inactivering van CYP3A4 in de darmwand, waardoor de biologische beschikbaarheid van geneesmiddelen die biotransformatie ondergaan door dit enzym, toeneemt. Grapefruitsap heeft een langdurig effect op CYP3A4. Zelfs als het de dag tevoren is ingenomen kan de interactie van betekenis zijn.

Interacties op het niveau van het levermetabolisme

Biotransformatie, waarbij stoffen in de lever hydrofiel worden gemaakt om met de urine te kunnen worden uitgescheiden, verloopt in een tweetal opeenvolgende fasen. In fase 1 treden, grotendeels via het CYP-enzymsysteem, afbraakreacties op (oxydatie, reductie, hydrolyse) waardoor polaire groepen ontstaan. In fase 2 wordt een koppeling tot stand gebracht (conjugatie) met een lichaamseigen stof, bijvoorbeeld glucuronzuur, glycine of sulfaat. Voor veel stoffen geldt dat de omzetting in fase 1 bepalend is voor de snelheid van eliminatie. Sommige geneesmiddelen stimuleren de enzymactiviteit (inductie), andere remmen de activiteit af (inhibitie), waardoor het geneesmiddel (substraat) dat door het betreffende CYP-enzym wordt geklaard respectievelijk meer of minder wordt gemetaboliseerd.

Inhibitie ontstaat meestal door competitie aan de bindingsplaats van het enzym. Het maximaal inhiberende effect treedt binnen enkele dagen op en de duur van de inhibitie hangt af van de halveringstijd van het inhiberende geneesmiddel. Belangrijke inhiberende geneesmiddelen zijn cimetidine dat een groot aantal CYP-enzymen inhibeert, fluvoxamine dat vooral CYP_1A_2 inhibeert, fluoxetine en paroxetine die CYP_2D_6 inhiberen, en antischimmelmiddelen (azolen), macroliden (erytromycine, claritromycine), diltiazem en verapamil die CYP_3A_4 sterk remmen.

Carbamazepine is een sterke inductor van verschillende CYP-enzymen. Het inducerende effect ontstaat door toegenomen synthese van CYP-enzymen. Bij het ouder worden wordt het inducerend vermogen minder sterk. Inductie van een geneesmiddel leidt tot snellere afbraak, waarbij men bedacht moet zijn op toename van het effect van een actieve metaboliet.

Niet alleen geneesmiddelen kunnen klinisch relevante interacties geven door beïnvloeding van het CYP-enzymsysteem. Ook roken, alcohol en kruiden kunnen van invloed zijn. Het effect van alcohol kan bij acuut gebruik remmend zijn, maar bij chronisch gebruik juist inducerend, waardoor bijvoorbeeld de instelling op cumarinederivaten moet worden aangepast. Sint-janskruid, dat gebruikt wordt om depressieve klachten te bestrijden, heeft ook invloed op het CYP-enzymsysteem. Inducerende interacties kunnen optreden bij gelijktijdig gebruik van anticonvulsiva, cumarinederivaten, ciclosporine en theofylline, waardoor deze stoffen minder werkzaam worden. Ook de werkzaamheid van digoxine wordt verminderd, waarschijnlijk door een stimulerende werking op de effluxpomp P-glycoproteïne. Bij oudere patiënten is bij gelijktijdig gebruik van sint-janskruid met SSRI's het optreden van een serotonerg syndroom gerapporteerd. Op www.drug-interactions.com is de complete interactietabel na te slaan.

Interactie op het niveau van de nier

Bij de meeste mensen neemt de nierfunctie met het stijgen van de leeftijd af. Hierdoor vermindert de eliminatie van geneesmiddelen die grotendeels door de nieren worden uitgescheiden. Ook kan de uitscheiding door interacties worden verminderd. Dit is vooral van belang voor geneesmiddelen met een smalle therapeutische breedte als digoxine en lithium. Gelijktijdig gebruik van NSAID's kan, door een verminderde renale functie, stijging van de plasmaspiegels van deze middelen veroorzaken met ernstige bijwerkingen als gevolg. Andere middelen die de digoxinespiegel verhogen zijn amiodaron (60% stijging), kinidine (100%), en verapamil (70%). Relevante interacties met lithium worden, behalve door de NSAID's, veroorzaakt door diuretica. De combinatie van

ACE-remmers met kaliumsparende diuretica en met NSAID's kunnen leiden tot nierfunctieverlies en hyperkaliëmie. De combinatie van ACE-remmers met spironolacton bij patiënten met hartfalen heeft ernstige hyperkaliëmie met dodelijke afloop veroorzaakt.

Omgaan met interacties

Er kunnen vele interacties optreden tussen geneesmiddelen. Het aantal interacties dat in de dagelijkse praktijk van belang is, is echter op de vingers van twee handen te tellen. Wanneer bij een patiënt een onverwachte bijwerking ontstaat, of een eerdere goede therapie ineens faalt, is het verstandig aan een geneesmiddeleninteractie te denken, waarbij niet alleen geneesmiddelen, maar ook roken, grapefruitsap en kruiden zoals het sint-janskruid een rol kunnen spelen.

Het geautomatiseerd geneesmiddelensysteem helpt de voorschrijvende arts door potentieel belangrijke interacties te signaleren. De arts krijgt direct een waarschuwing op zijn beeldscherm, kan de klinische relevantie ervan vervolgens inschatten en de geëigende maatregelen nemen. Het gevaar is echter dat er te veel klinisch niet-relevante interacties op het scherm verschijnen, waardoor de neiging zal ontstaan de informatie ongelezen weg te klikken.

Stap 5

Bij patiënte was de triamtereen reeds gestaakt. Dit had in combinatie met de ACE-remmer tot hyperkaliëmie kunnen leiden. Ze gebruikt diltiazem maar omdat besloten is de simvastatine niet te herstarten is er geen interactie met de huidige medicatie op het niveau van CYP3A4. De nabumeton is gestaakt, er is geen gevaar meer voor interactie met acetylsalicylzuur.

Vraag 6 *Moeten de dosis, de doseerfrequentie en de vorm van het geneesmiddel worden aangepast?*

De laatste stap is het beoordelen of de juiste dosis wordt gegeven. De dosis moet vaak worden aangepast aan de verminderde nierfunctie. Hierbij is het van belang te beseffen dat de serumcreatinineconcentratie vaak geen goede maat is voor de nierfunctie door de verminderde spiermassa bij ouderen. De creatinineklaring kan het beste geschat worden met behulp van een formule, zoals de cockcroft-gaultformule:

$$Cl_{creat} ml/min = \frac{(140 - \text{leeftijd in jaren}) \times \text{gewicht in kg}}{0{,}815 \times \text{serumcreatinine in } \mu mol/l}$$

Bij vrouwen de uitkomst vermenigvuldigen met 0,85

Bij aanwezigheid van veel oedeem of bij obesitas is de formule minder betrouwbaar omdat dan het gewicht te hoog uitvalt en de creatinineklaring overschat wordt.

Men kan ook de *modification of diet in renal disease* (MDRD-formule) gebruiken (zie ook hoofdstuk 5). Deze is te vinden op www.mdrd.com; meestal wordt de verkorte versie gebruikt.

De dosis moet echter ook niet te laag worden gekozen.

De eenvoudigste interventie die bewezen effectief is om therapietrouw te verbeteren, is het terugbrengen van het aantal doseermomenten. Een systematisch overzicht liet zien dat de therapietrouw het hoogst is bij een éénmaaldaagse dosering en afneemt met toenemende frequentie: 79% bij een dosering éénmaal daags, 69% bij tweemaal daags, 65% bij driemaal daags en 51% bij viermaal daags. Ook moet men rekening houden met de (grootte van de) toedieningsvorm. Sommige tabletten zijn dermate groot dat de patiënt moeite zal hebben met het wegslikken, andere zijn zo klein dat de patiënt ze niet kan vastpakken. Capsules kunnen blijven kleven in een droge mond. Het is raadzaam innameproblemen met de patiënt te bespreken, zie hoofdstuk 23 voor een uitgebreide bespreking van problemen en mogelijke oplossingen.

Stap 6

De creatinineklaring bedraagt 35 ml/min volgens de cockcroft-gaultformule en 57 ml/min/1,73 m² berekend met de verkorte MDRD-methode. Er is geen dosisaanpassing nodig. Het vitamine-D-preparaat hoeft niet te worden vervangen door een geactiveerd vitamine D. Ipratropium kan worden vervangen door eenmaal daags tiotropium. Tiotropium is echter een poeder en geen aerosol, en kan niet met een voorzetkamer worden toegediend. De patiënt moet in staat zijn tot een goede inhalatietechniek.

Er wordt voor de langwerkende ACE-remmer perindopril gekozen in eerste instantie in een dosis van 2 mg.

Als protonpompremmer wordt voor een goedkoop generiek middel gekozen.

De dosis van de acetylsalicylzuur wordt aangepast aan de richtlijn cardiovasculaire risicopreventie, namelijk 80 mg.

Met patiënte wordt besproken om de temazepam alleen te nemen als ze echt niet in slaap kan komen nadat ze eerst slaaphygiënische maatregelen heeft genomen.

Na alle zes stappen is de medicatie als getoond in tabel 22.4.

Tabel 22.4 De uiteindelijke medicatie van mevrouw V.

Aandoening	Medicatie
COPD	Tiotropium 18 mg 1dd 1 inhalatie
Hypertensie	Perindopril 2 mg 1dd1
Diabetes mellitus type 2	Gliclazide 80 mg 1dd 1
Angina pectoris	Diltiazem xr 200 mg 1dd 1
Gastro-oesofageale reflux	Zonodig omeprazol
Artrose	Paracetamol 500 mg 3-4dd 1
Osteoporose	Calcium/vitamine D 500/400 1dd 1
Hypercholesterolemie	–
Status na CVA (2000)	Acetylsalicylzuur 80 mg 1dd 1
Slaapstoornissen	Temazepam 10 mg zo nodig a.n.

Conclusie

Door het grote aantal aandoeningen bij oude patiënten is polyfarmacie vaak geïndiceerd. Door de bovenstaande zes stappen te volgen kan in betrekkelijk korte tijd polyfarmacie worden geoptimaliseerd.[10] De (huis)arts kan dat zelf ter hand nemen, waarbij overleg met de apotheker voor de hand ligt. Bij ingewikkelde polyfarmacie bij oudere patiënten is de klinisch geriater de aangewezen specialist om de (huis)arts terzijde te staan.

Literatuur

1. Kuijpers MAJ, Marum RJ van, Egberts ACG, Jansen PAF. Relationship between polypharmacy and underprescribing. Br J Clin Pharmacol 2008;65:130-3.
2. Holmes HM, Cox Hayley D, Caleb Alexander D, Sachs GA. Reconsidering medication appropriateness for patients late in life. Arch Intern Med 2006;166:605-9.
3. Benner JS, Glynn RJ, Mogun H, Neumann PJ, Weinstein MC, Avorn J. Long-term persistence in use of statin therapy in elderly patients. JAMA 2002;288:455-61.
4. Higashi T, Shekelle PG, Solomon DH, Knight EL, Roth C, Chang JT, et al. The quality of pharmacological care for vulnerable older patients. Ann Int Med 2004;140:714-20.
5. Walter LC, Covinsky KE. Cancer screening in elderly patients: A framework for individualized decision making. JAMA 2001;285:2750-6.
6. Shepherd J, Blauw GJ, Murphy MB, Bollen EL, Buckley BM, Cobbe SM, et al. Pravastatin in elderly individuals at risk of vascular disease (PROSPER): A randomised controlled trial. Lancet 2002;360:1623-30.
7. Leendertse AJ, Egberts AC, Stoker LJ, Bemt PM van den; HARM Study Group. Frequency of and risk factors for preventable medication-related hospital admissions in the Netherlands. Arch Intern Med 2008;168:1890-6.
8. Linden CMJ van der, Kerskes MCH, Bijl AMH, Maas HAAM, Egberts ACG, Jansen PAF. Represcription after adverse drug reaction in the elderly: A descriptive study. Arch Intern Med 2006;166:1666-7.
9. Jansen PAF. Geneesmiddeleninteracties bij ouderen: Welke zijn klinisch relevant? Ned Tijdschr Geneeskd 2003;147:595-9.
10. Drenth-van Maanen AC, Marum RJ van, Knol W, Linden CM van der, Jansen PA. Prescribing optimization method for improving prescribing in elderly patients receiving polypharmacy: Results of application to case histories by general practitioners. Drugs Aging 2009;26:687-701.

23 De patiënt met beperkte therapietrouw

Jacobus R.B.J. Brouwers en Cornelis van der Hooft

Inleiding

Casus
- Mevrouw De R.
- Mevrouw De J.

Achtergrondinformatie

Conclusie

Literatuur

Inleiding

Therapieontrouw komt veel voor. Uit klinisch onderzoek blijkt dat de mate van therapieontrouw 43-78% bedraagt.[1] Therapieontrouw is een belangrijke oorzaak van extra zorgvragen en ziekenhuisopnamen. Zoals te verwachten is de therapietrouw groter indien er een eenvoudig toedieningsschema is, de medicatie kortdurend wordt gebruikt en de patiënt een direct effect ervaart. Ouderen gebruiken gemiddeld meer verschillende geneesmiddelen (polyfarmacie), waardoor de kans op therapieontrouw toeneemt. Een extra belastende factor is dat op hogere leeftijd vaker cognitieve stoornissen voorkomen waardoor mensen vergeten hun pillen in te nemen. Bij geriatrische patiënten wordt de therapieontrouw zelfs in belangrijke mate bepaald door onderliggend lijden zoals cognitieve stoornissen en/of depressie. Genoemde aandoeningen leiden bij uitstek tot eenzaamheid en verwaarlozing, maar eigenlijk kunnen alle factoren die de zelfredzaamheid bij ouderen negatief beïnvloeden een oorzaak zijn van therapieontrouw, dus bijvoorbeeld ook een verminderde visus, tremor en slikstoornissen.

Voor arts, apotheker en andere zorgverleners is het van groot belang dat zij therapieontrouw herkennen en op de hoogte zijn van de methoden om de therapieontrouw bij ouderen te bevorderen. Als definitie voor therapieontrouw wordt het volgende voorgesteld:

'Elke omstandigheid die maakt dat de voorgeschreven medicijnen door de patiënt niet volgens voorschrift van de zorgverlener worden gebruikt.'

In de klassieke betekenis wordt de 'therapietrouw' of *compliance* geacht voldoende te zijn indien de patiënt over een bepaalde periode ten minste 80% en maximaal 120% van de voorgeschreven medicatie op de juiste wijze gebruikt. De in de internationale literatuur gebruikte term *persistence* houdt ook rekening met het aantal dagen dat de medicatie daadwerkelijk wordt ingenomen.[2] In de hierboven gebruikte definitie wordt ook elke andere vorm van onjuist gebruik – dan alleen te veel of te weinig medicijninname over een bepaalde periode – als therapieontrouw beoordeeld.

> **Na bestudering van dit hoofdstuk kunt u:**
> - de belangrijkste factoren voor het optreden van therapieontrouw benoemen;
> - de meest effectieve methoden aangegeven om de kans op therapieontrouw te verminderen;
> - de ziektebeelden noemen van ouderen bij wie therapieontrouw regelmatig kan optreden.

Vraag 1 Welke gevolgen kan therapieontrouw hebben op de gezondheidstoestand van ouderen?

Ouderen zijn gevoeliger voor de (bij)effecten van geneesmiddelen dan jongeren. Dit heeft te maken met een verandering in de farmacokinetiek en -dynamiek op oudere leeftijd, zie hoofdstuk 22. De gevolgen van therapieontrouw zijn afhankelijk van de mate en aard van ontrouw. Therapieontrouw kan betrekking hebben op de juiste wijze van toediening of het tijdstip van toediening.

Let op:
- inhalatiegeneesmiddelen vereisen maatwerk in de keuze van toedieningsvorm en een uitgebreide instructie;
- sommige geneesmiddelen moeten met voedsel worden ingenomen, andere juist op de nuchtere maag;
- een diureticum wordt vaak in de ochtend toegediend om het uitplassen te beperken tot overdag, toediening later op de dag geeft aanleiding tot nachtelijke onrust wegens veel plassen; bij patiënten met valneiging kan dit een extra risico op vallen 's nachts geven;

Als een oudere patiënt vanwege artrose een NSAID neemt, bijvoorbeeld diclofenac 50 mg 3dd, maar de voorgeschreven dosis de pijn niet voldoende onderdrukt, zou de patiënt kunnen besluiten om op eigen gezag wat extra te nemen. De kans op NSAID-gerelateerde bijwerkingen neemt dan toe: nierfunctiestoornis, maagbeschadiging, hartfalen, leverfunctiestoornis.

Bijzondere aandacht verdient ook de patiënt met therapieontrouw die in het ziekenhuis wordt opgenomen. Vaak worden dan via de huisarts en de apotheek medicatiegegevens aan het ziekenhuis doorgegeven. Als eerste dient nagegaan te worden of de opname een gevolg is van therapieontrouw (te veel, te weinig of onjuist ingenomen medicatie). Men moet een inschatting maken van de patiënt en diens thuissituatie: cognitieve toestand, sociale inbedding enzovoort. Is de indicatie voor opname mogelijk een gevolg van de medicatie, dan moet een medicatiereview worden uitgevoerd en, afhankelijk van het soort bijwerking, verdachte geneesmiddelen onmiddellijk gestaakt of verminderd worden. Andersom: als een patiënt wordt opgenomen met overvulling omdat hij zijn diuretica onvoldoende of niet inneemt, moet hij in het ziekenhuis opnieuw ingesteld worden en is het belangrijk dat ook na ontslag de therapieontrouw in de gaten wordt gehouden. Dit wordt nogal eens over het hoofd gezien door behandelend artsen. Ook bij electieve ziekenhuisopnamen, waarbij de medicatie minder in beeld is, is inzicht in de therapieontrouw nodig. Immers, in het ziekenhuis krijgt de patiënt alle medicijnen toegediend die hij volgens de medicatiegegevens thuis gebruikt, ongeacht of hij thuis wel eens een pilletje overslaat. Het gevolg kan zijn dat tijdens de opname onverwachte geneesmiddelgerelateerde effecten optreden.

Therapieontrouw heeft meestal ongunstige effecten op de gezondheidstoestand van de patiënt. De patiënt kan onderbehandeld worden (geen of te weinig inname van voorgeschreven medicatie), waardoor de arts ten onrechte een ander geneesmiddel toevoegt. Aan de andere kant kan de patiënt overbehandeld worden (hogere inname van het geneesmiddel dan volgens voorschrift aangegeven) met als gevolg meer kans op bijwerkingen. Bij onvoldoende naleven van de toedieningsinstructies kan ook onderbehandeling ontstaan (onjuist gebruik van inhalatiemiddelen, onjuist tijdstip van toediening enzovoort).

Casus

Mevrouw De R.

> Mevrouw De R., 78 jaar, wordt opgenomen op de afdeling Orthopedie voor een totale heupartroplastiek. Ze gebruikt verschillende geneesmiddelen vanwege diabetes mellitus type 2 (metformine 2dd 500 mg, tolbutamide 2dd 500 mg) en drie verschillende antihypertensiva, namelijk hydrochloorthiazide 12,5 mg, metoprolol 2dd 50 mg en perindopril 2 mg. De lage dosis acetylsalicylzuur die zij gebruikte, heeft ze op advies van de orthopedisch chirurg een week voor de opname (tijdelijk) gestopt, en ze meldt spontaan dat ze haar simvastatine 40 mg onregelmatig inneemt. Ze vertelt echter niet dat ze twee antihypertensiva, hydrochloorthiazide en metoprolol, sinds vier weken niet meer gebruikt. Bij het preoperatief consult is haar bloeddruk gemeten en de dokter vertelde haar dat ze 'de bloeddruk van een goudhaantje' had. Op eigen gezag is ze toen met twee van de drie antihypertensiva gestopt.
>
> Postoperatief wordt alles volgens de lijst herstart. Gevolg: mevrouw heeft last van duizeligheid en te lage bloeddruk, hetgeen haar revalidatie ernstig belemmert. Bij navraag geeft ze toe dat ze de twee antihypertensiva de laatste tijd niet meer had gebruikt omdat ze zo vaak moest plassen en koude voeten had. In de bijsluiter had ze gelezen dat dit mogelijk van de pillen kwam en omdat haar bloeddruk goed was, is ze 'zonder overleg' gestopt.

Vraag 2 Wat zijn voorspellers van therapieontrouw en dus barrières voor therapietrouw?

Zorgverleners moeten krachtig pogen therapieontrouw te voorkomen. Het initiëren van gedragsveranderingen is het meest succesvol, maar ook erg moeilijk en arbeidsintensief.[3] Hoe ernstiger de ziekte en hoe beter deze medicamenteus te beïnvloeden is, hoe beter de therapietrouw. Bij kwetsbare ouderen, die aan het einde van hun leven zijn, is gedragsverandering meestal geen optie meer en zal men andere methoden moeten inzetten om therapieontrouw tegen te gaan. Uiteindelijk kan dit erin resulteren dat de geneesmiddelen onder gecontroleerde omstandigheden door de thuiszorg worden toegediend. Indien de zelfredzaamheid thuis verder afneemt, kan opname in verzorgings- of verpleeghuis met gecontroleerde geneesmiddeltoediening onvermijdelijk worden.

De volgende voorspellers en oplossingen voor therapieontrouw zijn in onderzoek vastgesteld.
- Psychologische problemen, in het bijzonder depressie en schizofrenie.[4-6] Oplossing: onderliggende ziekte behandelen met psychotherapie en/of respectievelijk antidepressiva of antipsychotica, die zo weinig mogelijk potentiële bijwerkingen bij ouderen geven.
- Cognitieve stoornissen. Oplossing: afhankelijk van de ernst van de cognitieve stoornis toedienhulpmiddelen aanbieden, bij ernstiger stoornissen mantelzorg of zorgverleners inschakelen bij toediening medicijnen; voorts eventueel transdermale toedieningsvorm overwegen.

- Behandeling van een asymptomatische ziekte of risicofactor. Een verhoogde bloeddruk bijvoorbeeld zal veelal asymptomatisch verlopen, maar toch is het belangrijk dat de medicijnen op de juiste wijze worden ingenomen om complicaties van de behandeling te voorkomen (te veel of te weinig respectievelijk hypotensie of hypertensie; een ander voorbeeld is de patiënt bij wie diabetes wordt vastgesteld. Ook deze ziekte zal meestal asymptomatisch verlopen). Oplossing: uitleg geven en schriftelijke informatie meegeven over nut van de behandeling van de asymptomatische ziekte.[7]
- Bijwerkingen door geneesmiddelen. Oplossing: bijwerkingen voorkomen door van therapie te wisselen of indien dat niet mogelijk is de bijwerking behandelen (bijvoorbeeld obstipatie bij morfinegebruik behandelen met een laxans). Zie hoofdstuk 21.
- Gebrek aan geloof in de behandeling. Oplossing: door voorlichting en geduld proberen geloof in het geneesmiddel te herstellen, eventueel iemand vragen die dicht bij de patiënt staat hierbij te helpen. De kans op succes is meestal gering. Bij essentiële middelen die bij niet-inname tot ziekenhuisopname leiden, toediening door zorgverlener overwegen.
- Gebrek aan ziekte-inzicht. Oplossing: door voorlichting – vooral ook beeldmateriaal – proberen het ziekte-inzicht te vergroten.
- Geen goede patiënt-zorgverlenerrelatie. Oplossing: proberen relatie te herstellen; lukt dat niet, collega bij de behandeling inschakelen.
- Zonder reden afspraken niet nakomen of poliklinische controles overslaan. Oplossing: navraag doen naar de reden; vlak voor controle telefonische herinnering sturen via secretariaat.
- Complexe behandelingen of polyfarmacie. Oplossing: medicatiereview om te kijken of het mogelijk is het medicatieschema te vereenvoudigen of niet-essentiële medicatie weg te laten. Ook nagaan of er nog een indicatie voor het middel bestaat (zie hoofdstuk 22).
- Eigen bijdragen of bijbetalingen voor een medicijn.[8] Oplossing: uitsluitend geneesmiddelen voorschrijven die in de thuissituatie worden vergoed (meestal generieke preparaten).
- Gebrekkige taalbeheersing. Oplossing: zorg zo mogelijk voor informatiemateriaal in de eigen taal en schakel indien nodig tolkenlijn in of vraag familie mee te nemen om de taalproblemen op te lossen.
- Afnemende gezondheidstoestand.[9] Oplossing: optimale therapie nastreven. Het is onvermijdelijk dat aan het einde van het leven zorgverleners voor de toediening van medicijnen ingeschakeld moeten worden.

Vraag 3 *Welke methoden zijn er om de therapieontrouw op te sporen bij ouderen en welke farmacotherapeutische interventies zijn effectief of vereisen extra aandacht?*

Het tegengaan van therapieontrouw is maatwerk. Veel hangt samen met de mate van ziekte-inzicht en het door de patiënt kunnen overzien van de voordelen en nadelen van een medicamenteuze therapie. In de literatuur zijn verschillende strategieën beschreven om therapieontrouw op te sporen.

Therapieontrouw vaststellen

De eerste stap is het vaststellen van therapieontrouw op basis van apotheekaflevergegevens.[10] In elke apotheek in Nederland worden aflevergegevens geregistreerd. Voor chronische medicatie kan daarmee inzicht worden verkregen of de geneesmiddelen die zijn voorgeschreven ook daadwerkelijk bij de apotheek zijn afgehaald. Samenspel tussen arts en apotheker is hierbij een vereiste. De tweede stap is het vaststellen van geen of weinig respons op het voorgeschreven geneesmiddel: nagegaan moet worden of andere oorzaken (te lage dosering, geneesmiddelinteracties, farmacogenetische polymorfismen) ten grondslag liggen aan het onvoldoende effect. Therapieontrouw dient voorzichtig uitgevraagd te worden door niet bevoogdend of confronterend te zijn. Laat de patiënt zijn eigen ervaringen vertellen. Betrek indien van toepassing ook de mantelzorger in de discussie.

Tabel 23.1 Signalen voor therapieontrouw bij ouderen

- De patiënt identificeert de eigen medicatie door kleur en vorm in plaats van de naam
- Patiënt opent de verpakking om de kleur of vorm van het geneesmiddel te bekijken in plaats van de naam te noemen door het etiket te lezen
- Patiënt zoekt excuses wanneer hem wordt gevraagd de informatie te lezen en te reproduceren (bril vergeten, ik lees het later wel enzovoort)
- Patiënt kan niet omschrijven hoe de geneesmiddelen ingenomen moeten worden
- Patiënt weet niet waar elk medicijn voor dient
- Patiënt haalt de medicatie onregelmatig bij de apotheek

Formule voor therapietrouw:

$$\% \text{ therapietrouw} = \frac{\text{Aantal tabletten ingenomen}}{\text{Aantal dat ingenomen had moeten worden}} \times 100$$

Therapieontrouw tegengaan

In toenemende mate wordt door apothekers het zogeheten concordancemodel gebruikt als onderdeel van farmaceutische patiëntenzorg om de therapieontrouw tegen te gaan. In het concordancemodel tracht men op basis van wederzijds vertrouwen te komen tot afspraken over de medicatietoediening: een farmaceutisch behandelplan. De apotheker is als onderdeel van het zorgteam een laagdrempelige vraagbaak voor de patiënt aangaande de gebruikte medicatie, en plant regelmatig een follow-upgesprek om eventuele problemen die de patiënt bij de toediening van de medicijnen ervaart door te nemen. De wensen van de patiënt staan hierbij centraal. In overleg met de behandelend arts kunnen voorstellen voor therapie worden gewijzigd. Het is noodzakelijk structuur aan te brengen in de vragen over geneesmiddelengebruik. Inmiddels zijn hiervoor vele methoden beschikbaar. Het initiëren van een thuisbezoek door een apotheker of thuiszorgverpleegkundige kan een bijdrage leveren aan het opsporen van therapieontrouw.

Objectieve meetmethoden zoals biochemische tests en bloedspiegels van geneesmiddelen kunnen een indicatie vormen voor therapieontrouw van één of meer geneesmiddelen.

De volgende biochemische parameters en laboratoriumbepalingen kunnen therapieontrouw objectiveren.[11] Deze bevindingen zijn indicatief (en geen bewijs!) voor therapieontrouw:
- HbA_{1c} bij toepassing van bloedsuikerverlagende middelen samen met het bloedglucosegehalte;
- cholesterolwaarden bij toepassing van cholesterolverlagende middelen;
- sterk wisselende INR-waarden bij toediening van cumarinepreparaten (kan ook op interacties wijzen);
- snel recidiverende infectie na antibioticakuur (urineweginfectie met bekend pathogeen en resistentiepatroon);
- bloedspiegelbepalingen van digoxine, anti-epileptica, antidepressiva, lithium, anti-hiv-middelen waarbij zeer lage waarden worden gevonden;
- bepaling van laxantiagebruik (misbruik) of opiaten door analyse van de urine.

De volgende interventies en methoden kunnen therapieontrouw tegengaan.
- Goed en eenvoudig instructiemateriaal dat is afgestemd op ouderen als doelgroep. Pictogrammen bij anderstaligen, plaatjes met zelfinstructie of voorbeelden. Laat de patiënt navertellen om na te gaan of de geneesmiddelinformatie is begrepen.
- Vereenvoudiging van het doseerregime door toepassing van toedieningsvormen die eenmaal daags kunnen worden toegediend: metoprolol tweemaal daags vervangen door een toedieningsvorm met vertraagde afgifte die eenmaal daags kan worden gegeven. Nifedipine driemaal daags kan worden vervangen door een calciumantagonist met een langere halveringstijd. Uit de literatuur zijn voldoende bewijzen beschikbaar dat de doseerfrequentie invloed heeft op de therapieontrouw. Een eenmaal daags toe-

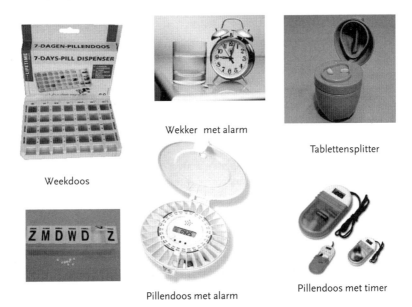

Figuur 23.1   Enkele voorbeelden van hulpmiddelen om therapieontrouw tegen te gaan

gediend geneesmiddel wordt beter ingenomen dan een geneesmiddel dat drie- of viermaal daags moet worden toegediend.
- Kauwtabletten vervangen door een gemakkelijker in te nemen vorm bij patiënten met kauwproblemen of een gebitsprothese. CalciChew®, een kauwtablet, wordt veel als calciumsuppletie bij osteoporosetherapie gebruikt. Als alternatief is calciumcitraat verkrijgbaar als onverdeeld poeder dat gemakkelijk met voedsel of in water kan worden toegediend. Bruistabletten kunnen veel natrium bevatten en restkoolzuur na oplossen. Indien dat ongewenst is (opboeren, maagklachten) zijn er volop alternatieven mogelijk. Ook bij slikproblemen kunnen capsules of tabletten vervangen worden door een vloeibare toedieningsvorm (drankje).
- Vervangen van twee separaat voorgeschreven geneesmiddelen door een rationele combinatiepil. Veel combinatiepreparaten zijn niet rationeel, dus de toepassing van combinatiepreparaten is sterk afhankelijk van de beschikbare sterktes in een combinatiepil. Voorbeelden van bruikbare combinaties zijn hydrochloorthiazide met enalapril (ook beschikbaar als kant-en-klaar combinatiepreparaat bij een gebruikelijke dosering van 12,5 mg hydrochloorthiazide + 20 mg enalapril), of een calcium-kauwtablet in combinatie met 400-800 IE vitamine D. Bij patiënten met osteoporose moet naast suppletie van calcium ook vaak vitamine D gesuppleerd worden; toedienen van vitamine D als bolus eenmaal per vier maanden door mantelzorger of zorgverlener maakt het polyfarmacieschema in dat geval ook al minder complex. Patiënten die een thiazidediureticum gebruiken en last hebben van excessief kaliumverlies kunnen een combinatiepreparaat van hydrochloorthiazide met een kaliumsparend diureticum gebruiken.
- Beschikbaar stellen van oogdruppelhulpmiddelen waardoor oogdruppels zelfstandig kunnen worden toegediend en men niet afhankelijk is van thuiszorg. Bij glaucoompatiënten zijn deze hulpmiddelen in beperkte mate beschikbaar.
- Het gebruiken van een weekdoseerdoos, al dan niet met alarmering, maakt het voor de patiënt overzichtelijker wanneer de verschillende medicijnen ingenomen moeten worden. Men kan de geneesmiddelen ook verpakken in doseerzakjes per toedienronde ('baxteren', vernoemd naar de robotmachine die begin jaren negentig door de firma Baxter werd ontwikkeld).
- Het toepassen van transdermale toedieningsvormen, door de mantelzorger of verpleegkundige aan te brengen, ter vereenvoudiging van het complexe medicatieregime. Transdermale toedieningvormen zijn beschikbaar of in ontwikkeling voor pijnbestrijding, oestrogeensubstitutie en de ziekten van Parkinson en Alzheimer.[12-14]
- Het beschikbaar stellen van een alarm- of signaleersysteem (eventueel ook als sms-bericht) wanneer de volgende geneesmiddelronde dient te worden ingenomen.
- Het betrekken van mantelzorg of thuiszorg bij de juiste toediening van geneesmiddelen.

Mevrouw De J.

Mevrouw De J., 82 jaar, is voor een preoperatief consult verwezen naar de polikliniek Geriatrie. Mevrouw is bij de huisarts bekend met een depressieve stoornis waarvoor ze paroxetine 2dd 10 mg gebruikt. Ze krijgt voor haar diabetes tolbutamide 3dd 500 mg en glibenclamide 2dd 10 mg, wegens angina pectoris gebruikt zij isosorbidedinitraat

> 3dd 20 mg, isosorbidedinitraat zo nodig 5 mg, acetylsalicylzuur 1dd 80 mg, en voorts alendronaat 1dd 10 mg vitamine D 2dd 400 IE, calciumcarbonaat kauwtablet 2dd 500 mg, paracetamol 4dd 500 mg, tramadol 2dd 25 mg, en diclofenac 3dd 50 mg.
> Mevrouw De J. moet binnenkort een operatie ondergaan vanwege de diagnose borstkanker. Ze is in toenemende mate vergeetachtig. Ze vraagt of het met die pillen niet wat minder kan. De geriater stelt voor de apotheker bij het rationaliseren van haar geneesmiddelengebruik te betrekken.

Vraag 4 *Welke mogelijkheden zijn er om het therapeutisch arsenaal bij mevrouw De J. te rationaliseren?*

Concentreer u op vraag 2 en 6 van de medicatiereview zoals beschreven in hoofdstuk 22.
- Ga eerst na wat de oorspronkelijke indicatie van de gebruikte geneesmiddelen is, en of er nog een indicatie is het middel te continueren.
- Ga ook na of er sprake is van onderbehandeling: het kan zijn dat mevrouw De J. niet optimaal ingesteld is op medicatie bij haar comorbiditeit. Mogelijk zijn er nieuwe evidence-based inzichten over medicatie bij bepaalde (gecombineerde) aandoeningen.
- Isosorbidedinitraat kan worden vervangen door een preparaat met vertraagde afgifte eenmaal daags.
- Alendronaat kan worden vervangen door een preparaat dat eenmaal per week kan worden toegediend (alendronaat 70 mg).
- Vitamine D 800 IE en calciumcarbonaat kunnen worden vervangen door een combinatiepreparaat.
- Paracetamol en tramadol kunnen worden vervangen door een combinatiepreparaat, diclofenac kan dan zo nodig worden toegediend of misschien vervallen. Indien diclofenac gehandhaafd blijft, moet een protonpompremmer voor gastroprotectie worden toegevoegd.

Voor de ingreep kan de combinatie acetylsalicylzuur met paroxetine of diclofenac een ernstige toename van het bloedingsrisico geven. Stoppen van acetylsalicylzuur en diclofenac is dan ook voor de operatie sterk te overwegen. Acuut stoppen met paroxetine kan niet omdat dan ontwenningsverschijnselen kunnen optreden; langzaam afbouwen is eventueel wel mogelijk. Bij de overgang van de patiënt van eerste naar tweede lijn en vice versa kunnen door miscommunicatie sommige pillen niet opnieuw gestart worden terwijl er wel een duidelijke indicatie is. In dit geval dient erop gelet te worden dat de acetylsalicylzuur wordt herstart.

> **Zoekopdracht**
> Zoek met behulp van PubMed en Google scholar naar methoden die gebruikt kunnen worden om therapieontrouw tegen te gaan bij glaucoompatiënten die oogdruppels gebruiken (zie ook figuur 23.2).

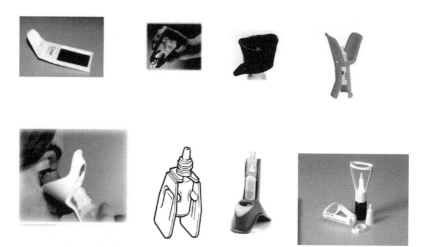

Figuur 23.2 Hulpmiddelen voor oogdruppels
Bron: www.oogdruppelen.nl/Paginas/oogdruppelhulpmiddelen_patienten.htm

Achtergrondinformatie

Therapieontrouw is vooral een probleem bij het voorschrijven van chronische medicatie. Uit een in 2003 verschenen rapport van de WHO blijkt dat na zes maanden therapie nog slechts 50% van de patiënten therapietrouw is.[15] Veel onderzoek is uitgevoerd naar vormen van therapie die niet een direct genezend effect hebben, maar pas op lange termijn complicaties voorkomen. Voorbeelden hiervan zijn de behandeling van hypertensie bij ouderen en de behandeling van osteoporose.[16,17] Bij de behandeling van hypertensie is dit soms te verklaren omdat de gebruikte middelen wel bijwerkingen kunnen geven maar geen direct effect hebben op de gezondheidstoestand op het moment van inname. De potentiële therapieontrouw bij osteoporose vereist extra aandacht. Het gegeven dat bisfosfonaten veel maagklachten geven en op de nuchtere maag zittend moeten worden ingenomen is voor veel patiënten een barrière. Preparaten voor eenmaal per week zijn dan een optie.[18] Combinatiepreparaten zijn aantoonbaar een optie om de therapieontrouw tegen te gaan.[19,20] De therapieontrouw bij toediening van cumarinepreparaten kan meestal goed worden vervolgd door regelmatig de INR te bepalen; bepaalde farmacogenetische afwijkingen kunnen een vermoeden van therapieontrouw soms weerleggen, zoals CYP2C9- en/of VKORC1-polymorfismen.

De belangrijkste boodschap is het uitvoeren van een periodieke medicatiereview bij ouderen: welke pillen zijn nog echt nodig en welke kunnen eventueel in overleg met de patiënt worden gestopt?[21] Welke medicatie moet nog eventueel toegevoegd worden (is er sprake van onderbehandeling)? De volgende stap is vereenvoudiging van de medicatietoediening.[18] De daaropvolgende stap is inzetten van hulpmiddelen voor de toediening, zoals een weekdoseerdoos of apart verpakken van de pillen in zakjes per toedientijd (baxteren).

Men dient zich te realiseren dat therapieontrouw bij ouderen niet per definitie een groter probleem is dan bij jongere patiënten, echter door afnemende cognitieve functies is er wel een verhoogd risico bij ouderen. Bij ouderen boven de 85 jaar met hartfalen en een goede cognitieve functie bleek de therapietrouw zelfs beter dan die bij jongere ouderen.

Tabel 23.2 Methoden om patiënten met onvoldoende zelfinzicht in de eigen medicatie te helpen

- Houd de informatie eenvoudig en rechttoe-rechtaan
- Praat langzaam en duidelijk
- Zorg voor een rustige omgeving zonder andere zorgverleners
- Vermijd medische termen
- Zorg voor een mantelzorger indien de informatie niet voldoende overkomt
- Laat de apotheker de instructie bij aflevering herhalen (inhalatie, oogdruppels enzovoort)
- Gebruik didactische plaatjes om uitleg te geven
- Gebruik open vragen om de instructie te toetsen
- Vraag de patiënt de instructie te herhalen
- Schakel indien nodig mantelzorg of thuiszorg in bij de geneesmiddeltoediening

Conclusie

Therapieontrouw is een maatschappelijk probleem.[22-25] Chronische medicatie wordt slechts door de helft van de patiënten op de juiste wijze gebruikt. De apotheker kan in samenwerking met de behandelend arts een belangrijke rol spelen ter bevordering van de therapietrouw bij ouderen. Het is de taak van de zorgverleners de patiënt in het proces van besluitvorming te betrekken en daarmee de verantwoordelijkheid van de patiënt voor de medicatie vast te leggen. Uiteraard zullen bijwerkingen een reden kunnen zijn dat de patiënt de medicatie niet of irregulair inneemt. Het bespreekbaar maken en indien mogelijk wijzigen van het preparaat kan dan een optie zijn.

Signaleermethoden met elektronische hulpmiddelen zullen in toenemende mate kunnen worden ingezet om de therapietrouw te bevorderen.

Therapietrouw bevorderen dient een multifacetinsteek te kiezen, maatwerk dus.

Literatuur

1. Osterberg L, Blaschke T. Adherence to medication. N Engl J Med 2005;353:487-97.
2. Cramer JA, Roy A, Burell A, Fairchild CJ, Fuldeore MJ, Ollendorf DA, et al. Medication compliance and persistence: Terminology and definitions. Value Health 2008;11:44-7.
3. Kripalani S, Yao X, Haynes RB. Interventions to enhance medication adherence in chronic medical conditions: A systematic review. Arch Intern Med 2007;167:540-50.
4. Schorr SG, Brouwers JRBJ, Taxis K. Wenn Arzneimittel nicht eingenommen werden: Der Einfluss verschiedener Antipsychotika auf das Complianceverhalten schizophrener Patienten. Fortschr Neurol Psychiat 2007;75:473-7.
5. Higgans N, Regan C. A systematic review of the effectiveness of interventions to help older people adhere to medications regimens. Age Ageing 2004;33:224-9.

6 Higgans N, Livingston G, Katona C. Concordance therapy: An intervention to help older people take antidepressants. J Affect Disord 2004;81:287-91.
7 Burkieviecz JS, Fit KE. Improving adherence-sharing experiences. Ann Pharmacother 2007;41:2058-60.
8 Soumerai SB, Pierre-Jacques M, Zhang F, Ross-Degnan D, Adams AS, Gurwitz J, et al. Cost-related medication nonadherence among elderly and disabled medicare benificiaries. Arch Intern Med 2006;166:1829-35.
9 Ulfvarson J, Bardage C, Wredling RA, Von Bahr C, Adami J. Adherence to drug treatment in association with how the patient perceives care and information on drug. J Clin Nurs 2007;16:141-8.
10 Peterson AM, Nau DP, Cramer JA, Benner J, Gwadry-Sridhar F, Nichol M. A checklist for medication compliance and persistence studies using retrospective databases. Value Health 2007;10:3-12.
11 Glintborg B, Hillestrøm PR, Olsen LH, Dalhoff KP, Poulsen HE. Are patients reliable when self-reporting medication use? Validation of structured drug interview and home visits by drug analysis and prescription data in acutely hospitalized patients. J Clin Pharmacol 2007;47:1440-9.
12 Priano L, Gasco MR, Mauro A. Transdermal treatment options for neurological disorders: Impact on the elderly. Rug Aging 2006;23:357-75.
13 Small G, Dubois B. A review of compliance to treatment in Alzheimer's disease: Potential benefits of a transdermal patch. Curr Med Res Opin 2007;23:2705-13.
14 Oertel W, Russ JS, Eggert K, Adler G. Rationale for transdermal drug administration in Alzheimer disease. Neurology 2007;69(Suppl 1)S4-9.
15 Sabaté E. Adherence to long term therapies: Evidence for action. Geneva: World Health Organisation, 2003.
16 Schroeder K, Fahey T, Ebrahim S. How can we improve adherence to blood pressure-lowering medication in ambulatory care? Systematic review of randomised controlled trials. Arch Intern Med 2004;164:722-32.
17 Papaioannou A, Kennedy CC, Dolovich L, Lau E, Adachi JD. Patient adherence to osteoporosis medications: Problems, consequences and management strategies. Drugs Aging 2007;24:37-55.
18 Hughes CM. Medication non-adherence in the elderly: How big is the problem? Drugs Aging 2004;21:793-811.
19 Bangalore S, Kamalakkannan G, Parkar S, Messerli FH. Fixed-dose combinations improve medication compliance: A meta-analysis. Am J Med 2007;120:713-9.
20 Loenen AC van, Bijl D. Combinatiepreparaten in de dagelijkse praktijk. Geneesmiddelenbulletin 2007;41:125-34.
21 Eijken M van, Tsang S, Wensing M, Smet PA de, Grol RP. Interventions to improve medication compliance in older patients living in the community: A systematic review of the literature. Drugs Aging 2003;20:229-40.
22 Cooper C, Carpenter I, Katona C, Schroll M, Wagner C, Fialova D, et al. The AdHOC study of older adults: Adherence to medications in 11 countries. Am J Geriatr Psych 2005;13:1067-76.
23 Haynes RB, Ackloo E, Sahota N, McDonald HP, Yao X. Interventions for enhancing medication adherence. Cochrane Database Syst Rev 2008;(2):CD000011.

24 O'Connor PJ. Improving medication adherence, challenges for physicians, payers and policymakers. Arch Intern Med 2006;166:1802-4.
25 Cutler DM, Everett W. Thinking outside the pillbox: Medication adherence as a priority for health care reform. N Engl J Med 2010;362:1553-5.

24 De patiënt met chronische pijn

Nele Van Den Noortgate, Sandra Zwakhalen en Eddy Dejaeger

Inleiding

Casus
- Voorgeschiedenis
- Evaluatie van pijn
- Pijnmeting
- Medicamenteuze behandeling
- Bijwerkingen
- Lichamelijk onderzoek

Achtergrondinformatie
- Epidemiologie en etiologie
- Pijnperceptie
- Behandeling

Conclusie

Literatuur

Inleiding

Pijn is een onaangename sensorische en emotionele ervaring, geassocieerd met of beschreven in termen van (potentiële) weefselschade. Pijn bij ouderen wordt vaak miskend. Dit kan het gevolg zijn van de aanwezigheid van multipele aandoeningen en zintuiglijke, cognitieve en psychische problemen. Vaak zijn ouderen ook terughoudender met hulp zoeken, enerzijds vanwege de onterechte veronderstelling dat pijnklachten bij het verouderen horen, anderzijds uit angst voor belastende onderzoeken en behandelingen. Bovendien hebben ouderen vaak weinig sociale steun waardoor de hulpvraag de hulpverlener moeilijker bereikt.[1]

> **Na bestudering van dit hoofdstuk kunt u:**
> - benoemen hoe belangrijk het probleem pijn bij de oudere is;
> - de gevolgen van chronische pijn bij ouderen benoemen;
> - de invloed van veroudering op de perceptie van chronische pijn beschrijven;
> - een adequate pijnanamnese afnemen en de juiste instrumenten selecteren om de pijn bij ouderen te kwantificeren en te monitoren;
> - een adequate keuze maken voor de behandeling van chronische pijn bij de oudere.

Casus

Voorgeschiedenis

> Bij mevrouw S., 86 jaar, is in de geheugenkliniek van het ziekenhuis vier jaar geleden de diagnose vermoedelijke ziekte van Alzheimer gesteld. Mevrouw S. woont sinds een half jaar op de afdeling Psychogeriatrie van het verpleeghuis. Vóór opname heeft mevrouw S. haar hele leven zelfstandig gewoond. Sinds zij in het verpleeghuis woont is haar cognitieve status verslechterd. Bij opname had patiënte alleen begeleiding nodig bij de dagelijkse verzorging en sturing gedurende de dag om niet te gaan dwalen. Momenteel wordt de zorg overgenomen en kan mevrouw S. zich verbaal moeilijk uiten als gevolg van afasie. Andere symptomen die op de voorgrond treden, zijn ernstige geheugen- en oriëntatieproblemen. Met name het dag-nachtritme is gestoord. Onlangs is getracht een MMSE af te nemen om de cognitieve status van mevrouw S. te achterhalen, maar afname was niet mogelijk vanwege haar beperkte verbale capaciteit. Op de GDS werd de ernst van de dementie vastgesteld als stadium 5-6. Het laatste half jaar is ook haar fysieke conditie duidelijk verslechterd.
>
> Mevrouw krijgt 5 mg diazepam in verband met toenemende onrust en een voedingssupplement in verband met dreigende ondervoeding. De familie geeft aan de laatste tijd te merken dat hun moeder is veranderd: ze heeft minder interesse in familie en lijkt toenemend afwezig en in zichzelf gekeerd zijn. Soms bemerken ze angst en agressiviteit, voornamelijk als ze haar proberen te helpen bij de verzorging. Ze heeft ook reeds sommige verpleegkundigen hardhandig afgewezen tijdens de verzorging. Deze veranderingen zijn voornamelijk de laatste weken opgevallen. Ze maken zich ook zorgen om de duidelijk afgenomen eetlust ondanks het herhaaldelijk stimuleren en aanbieden van extra maaltijden. Ze vragen zich af of deze klachten mogelijk het gevolg zijn van niet-onderkende pijnklachten.

Vraag 1 *Kunnen de gedragsveranderingen bij mevrouw S. te wijten zijn aan niet-onderkende pijn of zijn deze primair het gevolg van de dementie?*

Onbehandelde chronische pijn kan een negatieve invloed hebben op het gedrag en een depressieve stemming en angst uitlokken, waarvan bij mevrouw S. duidelijke klinische tekenen aanwezig zijn. Daarnaast kan pijn ook invloed hebben op het slaappatroon, de eetlust, de mobiliteit en de deelname aan sociale activiteiten. Chronische pijn heeft een negatieve invloed op geriatrische syndromen zoals ondervoeding, valrisico, depressie, cognitieve functiestoornissen, met als gevolg verder verlies van kwaliteit van leven en verhoogd zorggebruik.[1,2]

Evaluatie van pijn

> De huisarts, die mevrouw S. nog niet zolang kent, gelooft niet dat de veranderingen in het gedrag te wijten kunnen zijn aan pijn. Hij meent dat ouderen met dementie geen pijnperceptie meer hebben en dat veranderingen in gedrag eerder te wijten zijn aan de gedragsstoornissen die vaak voorkomen bij ouderen met dementie. De verpleegkundigen van het verpleeghuis zijn ervan overtuigd dat pijn gedragsveranderingen kan uitlokken en zoeken ondertussen naar instrumenten om de eventuele aanwezigheid van pijn bij patiënte objectief uit te sluiten of aan te tonen.

Vraag 2 *Hoe kan de pijn van mevrouw S. worden geobjectiveerd?*

Om pijn effectief te kunnen behandelen is effectieve beoordeling van groot belang. In het pijnonderzoek zijn er drie methoden om pijn vast te stellen. De eerste methode is zelfrapportage door de patiënt. Deze methode wordt gezien als de gouden standaard bij het meten van pijn. De meest gebruikte methoden van zelfrapportage bij de oudere zijn de visuele analoge schaal (VAS) met horizontale of verticale presentatie (de pijnthermometer), de 'gelaatsschaal' (zie figuur 24.1) en de *verbal descriptor scale* (zie figuur 24.2). De tweede methode is de gestandaardiseerde beoordeling van het gedrag van de patiënt door middel van pijnbeoordelingsschalen. De derde methode berust op het gebruik van fysiologische metingen zoals bloeddruk of de bepaling van het stresshormoon cortisol. Pijnbeoordeling bij ouderen met dementie is zeer complex. Hoewel patiënten met een lichte of matige dementie (MMSE-score van ongeveer 18 of hoger) wel degelijk gebruik kunnen maken van zelfrapportageschalen, vermindert de toepasbaarheid van deze schalen aanzienlijk met het toenemen van de ernst van dementie.[3,4] Fysiologische parameters hebben veelal praktische beperkingen en geven geen definitief uitsluitsel over de aanwezigheid van pijn. De ontwikkeling en het gebruik van pijnbeoordelingsschalen heeft de laatste jaren wereldwijd veel vooruitgang geboekt.[4] Onlangs is een aantal literatuuronderzoeken uitgevoerd naar de psychometrische kwaliteit en bruikbaarheid van bestaande pijnobservatieschalen ontwikkeld voor ouderen met dementie. Resultaten tonen aan dat internationaal momenteel ongeveer een twaalftal beoordelingsschalen voorhanden zijn om pijn te meten. De meeste schalen zijn nog in ontwikkeling en slechts in beperkte mate getoetst op validiteit en betrouwbaarheid. Gezien de recente ontwikkelingen is er internationaal nog geen consensus bereikt over welke observatieschaal

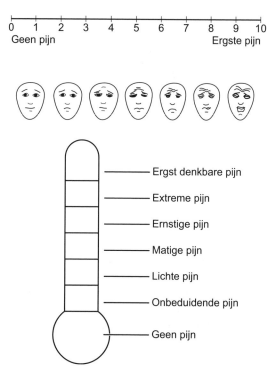

Figuur 24.1 Visuele analoge schaal, gelaatsschaal en pijnthermometer voor pijnmeting

Vandermeulen en Van Aken (1994)	Wary & Doloplus (1998)
Geen Matige Ernstige Onhoudbare pijn	Geen Matige Hinderlijke Uitgesproken Vreselijke (afgrijselijke) pijn

Figuur 24.2 Verbale likertschalen voor pijnmeting

momenteel zou moeten worden aanbevolen om pijn te meten bij ernstige dementie. Wel wordt internationaal aangegeven dat de Pain Assessment Checklist for Seniors with Severe Dementia (PACSLAC), ontwikkeld door Fuchs-Lachelle en Hadjistavropoulos, een veelbelovende schaal is. In de Nederlandse verpleeghuissetting is een aantal schalen vertaald en getest, te weten de PAINAD, de PACSLAC en de Doloplus2.[5] De PACSLAC bleek in dat onderzoek een betrouwbare schaal, die bovenal de voorkeur had van de medewerkers in de verpleeghuizen. Een verkorte Nederlandstalige versie is de PACSLAC-D (zie figuur 24.3).

Pain Assessment Checklist for Seniors with Limited Ability to Communicate, NL versie (PACSLAC-D)*

Datum:_____ Tijdstip beoordeling:_____

Naam patiënt/ bewoner:_____

Doel:
Deze checklijst wordt gebruikt om pijn te beoordelen bij patiënten met dementie die geen of slechts beperkte mogelijkheden hebben om te communiceren

Instructies:
Kruis aan welke items van de PACSLAC voorkomen tijdens de periode waarin u geïntereseerd bent. De score per subschaal kan worden berekent door de het aantal kruisjes per subschaal op te tellen. Door alle subschaalscores op te tellen berekent u de totale schaalscore.

Opmerkingen:
_____
_____

Gelaat	Aanwezig
Uitdrukking van pijn	
Een specifiek geluid of uiting van pijn 'au' of 'oef'	
Wenkbrauwen fronsen	
Grimas	
Rimpels in het voorhoofd	
Kreunen en kermen	
Verandering in de ogen (scheel kijken, mat, helder, meer bewegingen)	
Pijnlijke plek aanraken en vasthouden	
Pijnlijke plek beschermen	
Terugtrekken	
Verzet/ afweer	
Verbale agressie	
Fysieke agressie (bijv. mensen en/of voorwerpen wegduwen, anderen krabben, anderen slaan, stompen, schoppen)	
Geërgerd (geagiteerd)	
Achteruitdeinzen	
Niet aangeraakt willen worden	
Niet-coöperatief/weerstand tegen zorgverlening	
Sociaal emotioneel/stemming	
Nors/prikkelbaar	
Schreeuwen/krijsen	
Donkere blik	
Verdrietige blik	
Geen mensen in de buurt laten komen	
Ontsteld (ontdaan)	
Blozend, rood gelaat	
Rusteloos	

Subschaal scores:
Gelaat   _____
Verzet/ Afweer   _____
Sociaal emotioneel/ stemming   _____

Totale score   _____

Figuur 24.3 De PACSLAC-D

Pijnmeting

> De PACSLAC-D geeft duidelijk aanwijzingen voor de aanwezigheid van pijn bij mevrouw S. De verpleegkundigen hebben intussen vastgesteld dat werd voldaan aan de basale behoeften van mevrouw. Meer in het bijzonder zijn er geen tekenen van een volle blaas, een fecale impactie, dehydratie of beslag in de mond. Gesteund door de resultaten van de PACSLAC en hun observaties vragen de verpleegkundigen aan de arts te onderzoeken wat de oorzaak van de pijn kan zijn en om daar dan adequate pijnstillers voor voor te schrijven.

Vraag 3 Wat zijn de volgende stappen in de behandeling van mevrouw S.?

In eerste instantie dient de arts de bevindingen van de verpleegkundigen te staven door het uitvoeren van een anamnese, voor zover mogelijk, en een uitgebreid lichamelijk onderzoek om de mogelijke oorzaken van pijn op te sporen.

Met een goede anamnese kan men een idee krijgen over de aard (gaat het hier om nociceptieve of neuropathische pijn), de lokalisatie, de intensiteit en de duur van de pijn. Daarnaast dient in de anamnese ook stilgestaan te worden bij de gevolgen van de pijn op het functioneren van de oudere, zowel lichamelijk als psychosociaal. Vanzelfsprekend zal bij een oudere met een ernstige dementie deze informatie voornamelijk verkregen kunnen worden uit de heteroanamnese. De mogelijkheid om informatie over de aard en de lokalisatie rechtstreeks van de patiënt te verkrijgen mag echter niet worden onderschat. Vaak kunnen patiënten duidelijk vertellen over pijn die ze 'hier en nu' voelen, maar verhinderen geheugenstoornissen een verhaal met een duidelijk tijdsbeloop.

Het lichamelijk onderzoek wordt uitgevoerd om de oorzaak en de lokalisatie van pijn op te sporen en andere oorzaken van lichamelijk discomfort uit te sluiten, zoals overvolle blaas, fecale impactie, dehydratie en mondbeslag. Bovendien zal het lichamelijk onderzoek ook informatie opleveren over de beperkingen ten gevolge van de pijn zeker in geval van locomotorische pijnklachten.

Medicamenteuze behandeling

> Bij mevrouw S. wordt een duidelijk drukulcus op de stuit vastgesteld, dat bij manipulatie een hevige afweerreactie uitlokt. Behalve een beginnende contractuur van de linker elleboog worden geen andere oorzaken voor pijn gevonden. Gezien de etiologie gaat men ervan uit dat het zeer waarschijnlijk om nociceptieve pijn gaat.
>
> Naast het optimaliseren van de wondzorg en de calorie-inname wordt gestart met een medicamenteuze behandeling met paracetamol. De verpleging wordt gevraagd om de pijn verder te evalueren, met de afspraak om na drie dagen het beleid te herevalueren. Drie dagen na het starten van de behandeling met paracetamol toont de PACSLAC nog steeds een belangrijke met pijn geassocieerde waarde, voornamelijk in de loop van de ochtend en naar de avond toe. Wel is het afweren duidelijk minder. Ook de familie rapporteert enige verbetering. De verpleging stelt vast dat de pijn toch nog niet voldoende onder controle lijkt.

Vraag 4 *Welk farmacologisch preparaat verdient de voorkeur om de behandeling van pijn te optimaliseren?*

Gezien de persisterende pijn lijkt intensivering van de therapie noodzakelijk. Een goede keus kan een laag gedoseerd opiaat zijn in combinatie met een osmotisch laxans. Daarbij dient altijd zorgvuldig de comedicatie in acht te worden genomen teneinde eventuele geneesmiddeleninteractie te minimaliseren. In het bijzonder moeten benzodiazepinen gereduceerd worden om overdreven sedatie bij de start van het opioïd te voorkomen.

Bijwerkingen

> Vier dagen na het starten van de behandeling met tramadol retard 100 mg 2dd belt de verpleging dat het absoluut niet beter gaat met mevrouw S. De laatste 24 uur is zij toenemend onrustig, heeft verscheidene malen gebraakt en is 's nachts uit bed gevallen. De kinderen vragen zich af of deze verschijnselen te maken kunnen hebben met de gestarte behandeling.

Vraag 5 *Kan dit klinische beeld het gevolg zijn van de bijwerkingen van de medicamenteuze behandeling? Waar moeten de verpleegkundigen op letten?*

Een goede kennis van de bijwerkingen van medicatie en verhoogde waakzaamheid en tijdig ingrijpen bij het opstarten van opioïden is bij ouderen noodzakelijk. Frequent voorkomende bijwerkingen zijn sedatie, constipatie, nausea en braken, myoclonus, respiratoire depressie en pruritus. Specifiek bij ouderen optredende bijwerkingen zijn cognitieve stoornissen, vallen met fractuur en urineretentie (zie achtergrond). De verpleegkundige moet daarom duidelijke instructies ontvangen om te letten op symptomen als sufheid, verwardheid, nausea, braken, constipatie en urineretentie.

Lichamelijk onderzoek

> Het verpleegkundig dossier vermeldt dat het stoelgangpatroon regelmatig is. Het incontinentiemateriaal is ook regelmatig vochtig. In het kader van het braken en de onrust wordt een volledig lichamelijk onderzoek verricht. Laag abdominaal wordt een zwelling gepalpeerd die imponeert als een volle urineblaas. Bij katheterisatie blijkt er een residu van anderhalve liter urine te zijn. Ter behandeling hiervan wordt een blaaskatheter geplaatst, die na vijf tot zeven dagen zal worden verwijderd omdat de blaascontractiliteit meestal na enkele dagen normaliseert. Er worden geen duidelijke afwijkingen vastgesteld die het braken verklaren. Daarom wordt, gezien de bekende associatie van braken en het starten van een opioïd, besloten een gastrokineticum (domperidon) aan de behandeling toe te voegen. Gezien de hoge startdosis tramadol en de mogelijke bijwerkingen daarvan wordt de behandeling gewijzigd naar morfine met vertraagde afgifte 10 mg 2dd.
> Met deze dosis morfine en paracetamol is patiënte rustig en oogt ze pijnvrij. Uitsluitend bij de verzorging worden nog wel reacties gezien, zoals grijpen en afweren, die

> kunnen wijzen op een onvoldoende pijncontrole. Daarom wordt voorafgaand aan de verzorging een lage dosis morfine, bijvoorbeeld 2,5 mg, aan de medicatie toegevoegd, waarop ook deze reacties op de meeste dagen achterwege blijven, mits een adequate en voorzichtige wondzorg wordt toegepast. De eetlust van mevrouw is intussen teruggekeerd, evenals de rust bij de familie.

Vraag 6   *Hoe beoordeelt u het verloop van de casus? Bent u tevreden? Waar had het beter gekund?*

De casus van mevrouw S. illustreert dat de evaluatie van pijn bij ouderen, en specifiek bij ouderen met dementie, niet steeds vanzelfsprekend is. Het is goed het pijnmodel van Loeser in gedachten te houden: een pijnprikkel kan een pijngewaarwording geven en leiden tot een pijnbeleving, die uiteindelijk leidt tot pijngedrag. Het hangt van vele factoren af of een kleine pijnprikkel veel pijngedrag geeft of omgekeerd. De veelheid van interpretatiemogelijkheden voor veranderd gedrag bij ouderen maakt dat de mogelijkheid van pijn soms wordt vergeten. Wanneer aan de hand van evaluatieschalen is aangetoond dat pijn aanwezig is, is het noodzakelijk de pijn op een adequate en afdoende wijze te behandelen. Een niet-gediagnosticeerde of onvoldoende behandelde pijn heeft belangrijke gevolgen voor het functioneren van de oudere, meer in het bijzonder, de sociale interacties, de mobiliteit, het slaappatroon, het risico op vallen en het cognitief functioneren.

De behandeling van mevrouw S. is niet ideaal verlopen. Achteraf was het beter geweest eerst met een lage dosis (5O mg) morfine te starten en deze geleidelijk op te voeren (*start low, go slow*). Bovendien zijn vanaf de start van de medicatie nauwkeurige monitoring van en snelle interventie bij de frequent optredende bijwerkingen vereist.

> **Zoekopdracht**
> - Zoek de veranderingen op de verschillende niveaus van de pijnperceptie bij het normale verouderen.
> - Zoek de huidige kennis rond de veranderingen in de perceptie van pijn bij ouderen met dementie.

> **Hint**
> Combineer in PubMed de MeSH-termen 'pathophysiology of pain', 'painperception', 'ageing', 'dementia' en 'aged, 80 and over'.

Achtergrondinformatie

Epidemiologie en etiologie

De prevalentie van chronische pijn bij thuiswonende ouderen bedraagt 25-50%, tegen 7,6% bij jongere personen. Deze prevalentie kan oplopen tot ongeveer 66-80% bij geïnstitutionaliseerde ouderen. Uit epidemiologische onderzoeken blijkt dat pijn in gewrichten en extremiteiten toeneemt met de leeftijd terwijl hoofdpijn, thoracale en abdominale pijn afnemen. Rugpijn komt in wisselende mate voor. Daarnaast zijn ook vasculair lijden, decubitus, gebitsproblemen en een verkeerde houding in bed of stoel, frequente oorzaken van pijn bij ouderen.[1,6] Naast de lichamelijke oorzaken van pijn dienen ook steeds psychosociale oorzaken (onder andere depressie, eenzaamheid) en de beleving van de pijn meegenomen te worden in de interpretatie en evaluatie van oorzaken en ernst.[6]

Pijnperceptie

Globaal blijft de perceptie van pijn vrijwel ongewijzigd met het ouder worden. Ter hoogte van de nociceptieve pijnperceptie worden wel belangrijke cellulaire en neurochemische veranderingen vastgesteld. De functionele gevolgen van deze veranderingen zijn moeilijk te extrapoleren. Bij acute pijnprikkels is er een verhoogde pijndrempel voor korte, beperkte stimuli en stimuli ter hoogte van extremiteiten. Ook ter hoogte van de viscera worden wijzigingen vastgesteld in de pijnperceptie die aanleiding geven tot een vaker atypische presentatie van een acute aandoening.[7,8] Behalve tot problemen in de diagnostiek, kunnen deze wijzigingen in perceptie van acute pijn door late ontdekking en behandeling ook het risico op schade vergroten, bijvoorbeeld wondjes aan de onderste ledematen, acuut myocardinfarct, maagulcera. Bij persisterende pijn of intense stimuli is er een verhoogde kwetsbaarheid van de oudere voor de negatieve gevolgen van pijn door het langer persisteren van de centrale hyperalgesie.[7] Dit geeft aanleiding tot een hogere frequentie van chronische pijn in de oudere populatie.

Neurologische processen vormen echter een complicerende factor bij pijnbeoordeling bij ouderen met dementie. Omdat bepaalde systemen en delen van de hersenen, zoals de hippocampus, mogelijk zijn aangetast ten gevolge van de dementie kunnen processen verstoord zijn. De vraag die onderzoekers de afgelopen jaren heeft beziggehouden, is of de pijnperceptie bij ouderen met bepaalde subtypen van dementie verminderd of veranderend is. Hierbij wordt een onderscheid gemaakt tussen de pijntolerantie en de pijndrempel. De pijndrempel is de minst intense prikkel die pijn opwekt; deze kan bij individuele personen van moment tot moment wisselen. De pijntolerantie is de mate waarin iemand pijn kan verdragen. Experimentele onderzoeken tonen aan dat pijn anders wordt ervaren door mensen met bepaalde subtypen van dementie. Volgens enkele vooraanstaande onderzoekers verandert de gewaarwording van pijn mogelijk bij ouderen met dementie.[9] Er zijn argumenten dat de pijnbeleving verminderd is bij de ziekte van Alzheimer. De pijndrempel zou niet gecorreleerd zijn met cognitieve status en verminderde hersenactiviteit (bewaarde sensorisch-discriminatieve component). Daarentegen zijn de anticipatie en de reactie op pijn wel afhankelijk van de cognitieve status (verminderde motivationeel-affectieve component). Benedetti toonde aan dat hoe ernstiger de dementie is, hoe hoger de pijntolerantiedrempel.[8] Recent werd ook aangetoond door de groep van Gibson dat bij ouderen met dementie een verandering wordt waargenomen van de cognitieve mogelijkheden om de sensatie en gevolgen van pijn in te schatten, wat het gevoel van onbehagen kan doen toenemen. Bij de patiënten met een vasculaire dementie daarentegen zouden de pijndrempel en de pijntolerantiedrempel verlaagd zijn, en zij zouden de pijn als intenser beleven.[10] (Zie ook het pijnmodel van Loeser bij vraag 6.)

Behandeling[11]

WHO-pijnladder

Het belangrijkste doel van de behandeling is het verzachten van de pijn en het optimaliseren van de algemene dagelijkse levensverrichtingen, niet de complete eradicatie van de pijn.[6,12] De meest adequate controle van pijn bereikt men door het combineren van farmacologische en niet-farmacologische maatregelen, zoals topische agentia, massage, koude en warmte, transcutane elektrische zenuwstimulatie en het aanleren van cognitieve copingstrategieën.

Bij de medicamenteuze behandeling van pijn, of het nu gaat om nociceptieve, maligne of chronische niet-maligne pijn, wordt nog steeds de WHO-pijnladder gevolgd (figuur 24.4). Men start met een niet-opioïd. Wanneer de pijn hiermee onvoldoende onder controle is of naarmate de pijnklachten toenemen, kan men overgaan naar de tweede trede met zwakke opioïden of naar de derde trede met sterke opioïden. Bij deze twee treden heeft men de keuze al dan niet door te gaan met het niet-opiaat. Zeker bij zwakke opioïden kan de toevoeging van paracetamol een synergistisch effect geven. Aan elke trede kan men ten slotte ook een adjuvans toevoegen.[3,6,12] Vaak slaat men, door het ongunstige bijwerkingenprofiel, de tweede trede met zwakke opioïden bij kwetsbare ouderen over.

Bij de medicamenteuze behandeling dient orale toediening steeds de voorkeur te krijgen, want het is eenvoudig, goedkoop en weinig invasief. Is een stabiele dosis bereikt, dan kan eventueel transdermale toediening overwogen worden als deze beschikbaar is. De medicatie wordt bij voorkeur op vaste tijdstippen toegediend. Het is immers de bedoeling om zoveel mogelijk pijn te voorkomen en niet te wachten tot de patiënt aangeeft dat er te veel pijn is. De behandeling dient steeds afgestemd te zijn op de individuele patiënt. Slechts zelden zullen twee patiënten op dezelfde behandeling reageren met dezelfde mate van pijnstilling en dezelfde bijwerkingen. Aandacht voor details is vereist, zowel betreffende de patiënt als betreffende de medicatie, opdat de behandeling maximaal effect heeft bij een minimum aan bijwerkingen. Oudere patiënten zijn vaak gevoeliger voor bijwerkingen, maar analgetica en pijnmodulerende farmaca kunnen meestal zonder al te veel bijwerkingen worden gebruikt. Daarvoor moet steeds gestart worden met de laagste effectieve dosis, rekening houdend met de farmacokinetische eigenschappen van het product. Aan de hand van de klinische effecten moet de dosering worden aangepast wanneer het analgeticum zijn *steady state*-spiegels heeft bereikt (vier- à vijfmaal de halveringstijd). Voor producten met lange halveringstijd kan dit verschillende dagen tot een week in beslag nemen.

Ouderen met dementie van het alzheimertype reageren mogelijk minder gunstig op pijnstillende medicatie. Dit wordt toegeschreven aan het afwezige verwachtingspatroon.[13]

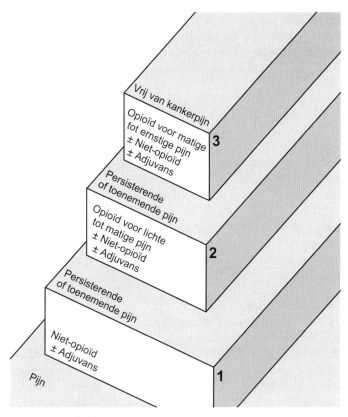

Figuur 24.4 De WHO-pijnladder

Trede 1: paracetamol en NSAID's

Paracetamol
Paracetamol vertoont weinig interacties en de gastro-intestinale en renale toxiciteit zijn gering. Hierdoor is het de voorkeursbehandeling voor milde tot matige pijn van musculoskeletale oorsprong. Bij geriatrische patiënten met een beperkte nierfunctie kan het effect tot zes uur aanhouden. Indien de maximale dosis (4 g/dag) langer dan vier weken toegediend moet worden, reduceert men de dosis tot 3 g/dag.

NSAID's
NSAID's hebben zowel een pijnstillend als een anti-inflammatoir effect. De belangrijkste bijwerkingen van NSAID's situeren zich op gastro-intestinaal vlak. Leeftijd en ook frailty zijn onafhankelijke risicofactoren voor het optreden van gastro-intestinale bijwerkingen. Bij 3-4% van de patiënten ouder dan 60 jaar treedt een ernstige gastro-intestinale bloeding op tijdens een behandeling met NSAID's en 40% zal uiteindelijk de behandeling stoppen vanwege gastro-intestinale klachten. Nefrotoxiciteit ten gevolge van NSAID's komt veel minder frequent voor dan gastro-intestinale bijwerkingen, maar wordt toch

gezien bij meer dan de helft van de patiënten met een creatinine van meer dan 2,2 mg/dl (195 μmol/l) De belangrijkste verschijnselen zijn reversibele beperking van de nierfunctie, hyperkaliëmie, zout- en waterretentie, arteriële hypertensie, perifeer oedeem, acuut nierfalen en interstitiële nefritis, die zeldzaam is maar irreversibele beschadiging geeft.

NSAID's kunnen ook leiden tot toename van reeds bestaand hartfalen of, door inwerking op het centraal zenuwstelsel, aanleiding geven tot vertigo, tinnitus, angst en verwardheid. Wanneer men kiest voor een NSAID, is de behandeling kortdurend en wordt zij gecombineerd met een protonpompremmer (PPI) ter bescherming van de maag, onder controle van nierfunctie en gewicht.[14] De voornaamste indicaties zijn ernstige inflammatoire aandoeningen of maligne botpijnen.

Selectieve COX-2-remmers hebben geen plaats bij ouderen.[15]

Trede 2: zwakke opioïden
Vanwege het ongunstige bijwerkingenprofiel en de metabolisatie door het CYP-systeem wordt de tweede trede met tramadol in de praktijk vaak overgeslagen en begint men gelijk aan stap drie: lage doseringen van een sterk opioïd.

(Dihydro)codeïne en tramadol
Dit zijn μ-agonisten, werkzaam op de μ-receptoren van het centraal zenuwstelsel, die naar het actieve bestanddeel worden gemetaboliseerd door het leverenzym CYP2D6. Dit enzym wordt geïnhibeerd door amiodaron, cimetidine, ranitidine, metoclopramide, paroxetine, sertraline en fluoxetine. Erfelijk bepaalde inhibitie van het CYP2D6 leidt tot verminderd analgetisch effect van deze farmaca. Dosisreductie bij nier- en leverfalen is noodzakelijk voor zowel codeïne, dihydrocodeïne als tramadol. Tramadol remt de heropname van noradrenaline en serotonine, en wordt daarom ook gebruikt bij de behandeling van neuropathische pijn. Het geeft door deze heropnameremming ook meer kans op bijwerkingen.

Kenmerkend voor beide producten is dat zij een synergetisch effect hebben met paracetamol en NSAID's. Daarnaast hebben zij een analgetisch plafond, dat wil zeggen dat boven een bepaalde dosis geen extra pijnstilling optreedt maar wel de bijwerkingen toenemen. Of deze farmaca in equivalente doses in een oudere populatie minder aanleiding geven tot bijwerkingen dan sterke opioïden blijft controversieel.

Dextropropoxyfeen en pethidine
Dextropropoxyfeen en pethidine zijn bij oudere patiënten gecontra-indiceerd vanwege een verhoogd risico op bijwerkingen zoals neurotoxiciteit, ataxie en duizeligheid als gevolg van een verminderde excretie.

Trede 3: Sterke opioïden
Een van de voordelen van de sterke opioïden is de afwezigheid van een analgetisch plafond zodat de dosis steeds verder kan worden verhoogd wanneer de pijn onvoldoende onder controle blijkt.

Morfine
Morfine, een µ-agonist, is het voorkeurspreparaat onder de sterke opioïden. Morfine wordt na orale inname goed geresorbeerd, maar er is een groot first-pass-effect, wat de biologische beschikbaarheid vermindert tot 20-30%. Dit effect vermindert met de leeftijd, wat de biodisponibiliteit verhoogt. Morfine wordt gemetaboliseerd tot de inactieve metaboliet morfine-3-glucuronide en de potente analgetische metaboliet morfine-6-glucuronide (M6G), die voornamelijk renaal geklaard wordt. Daarom dient de dosis van morfine gereduceerd te worden bij nierinsufficiëntie. Gezien de leverklaring moet de dosis morfine ook gereduceerd worden bij leverinsufficiëntie. Bij de oudere patiënt ziet men na inname van morfine een duidelijk verhoogde initiële en maximale plasmaconcentratie (secundair aan het veranderde distributievolume). Men moet de dosering gedurende de eerste drie à vier toedieningen bij voorkeur niet verhogen gezien de opstapeling van de actieve metaboliet M6G.
Morfinehydrochloride is beschikbaar in verschillende toedieningsvormen (siroop, tabletten met normale en vertraagde release, ampullen) en voor verschillende toedieningswegen (oraal, rectaal, subcutaan, intraveneus, epiduraal, intrathecaal en topisch).[6,12]

Fentanyl
Fentanyl is evenals morfinehydrochloride een µ-agonist, maar is meer lipofiel dan morfinehydrochloride. De transdermale vorm wordt frequent gebruikt. Bij ouderen zien we een verhoogde biobeschikbaarheid van de transdermale vorm (gewijzigde samenstelling van de huid). Een toename van de vetmassa bij het verouderen zorgt voor vertraagde instelling van het evenwicht tussen de plasmaconcentratie en de concentratie in het centraal zenuwstelsel. Dit kan aanleiding geven tot een verhoogde plasmaconcentratie en risico op accumulatie. Koorts verhoogt de absorptie, waardoor het risico op toxiciteit toeneemt. Ook bij cachectische ouderen zien we vaak een verhoogd risico op toxiciteit vanwege de afwezigheid van subcutaan vetweefsel dat als secundair reservoir wordt gebruikt. De eliminatie van fentanyl verloopt voornamelijk hepatisch (75% inactieve metabolieten), waardoor de farmacokinetiek weinig wordt gewijzigd door renale insufficiëntie. Bij ernstige nierinsufficiëntie is monitoring van de nierfunctie echter op zijn plaats om fentanylintoxicatie te voorkomen.

Buprenorfine
Buprenorfine is even potent als fentanyl en wordt evenmin renaal geklaard. De transdermale patch kan worden gehalveerd zodat de behandeling in een oudere populatie met veilige doseringen kan worden opgestart. Het bijwerkingenprofiel is gelijk aan dat van de andere sterke opioïden.

Hydromorfon
Hydromorfon is een µ-agonist met krachtige analgetische werking. De biologische beschikbaarheid is groter dan van morfine, maar gezien de grotere wateroplosbaarheid heeft het ook een hogere piekplasmaconcentratie na inname. Omdat de hepatische metabolisatie anders verloopt dan van morfine (alleen H3G) wordt hydromorfon aangewend voor opioïdrotatie als morfine onvoldoende pijnstillend effect of te veel bijwerkingen geeft. Rotatie naar hydromorfon (zie Maatregelen bij bijwerkingen) kan voor deze

indicaties een verbetering geven in 70% van de gevallen. Er is overwegend renale klaring van niet-actieve metabolieten. Monitoring van accumulatie en toxiciteit ten gevolge van overdosering is wenselijk.

Oxycodon
Oxycodon is een sterk opioïd dat aangrijpt op de mu- en de kappareceptoren. Omdat de leeftijd de eliminatie van dit product niet of nauwelijks beïnvloedt en minder neurotoxiciteit in de vorm van hallucinaties geeft, is het het middel van voorkeur in veel ziekenhuizen. Het is ongeveer equivalent aan morfine en er is geen kruistolerantie.

Farmacodynamiek
De invloed van het ouder worden en eventuele cognitieve stoornissen op de farmacodynamiek van opioïden en µ-receptoren is niet goed bekend. Er wordt vooral een verhoogde gevoeligheid vastgesteld van de receptoren voor opioïden met een verhoogd risico op ademhalingsdepressie, dus bij het starten van opioïden is de nodige voorzichtigheid geboden.

Bijwerkingen
De kans op bijwerkingen van opioïden is bij ouderen twee- à driemaal groter dan bij jongeren. Naast de leeftijd worden bij ouderen vaker andere risicofactoren als polyfarmacie, nier- en/of leverinsufficiëntie en comorbiditeit met gewijzigde farmacokinetiek vastgesteld. Kennis van bijwerkingen en verhoogde waakzaamheid bij opstarten van opioïden is dus noodzakelijk bij ouderen.
Frequent voorkomende bijwerkingen zijn sedatie, constipatie, nausea en braken, myoclonus, respiratoire depressie en pruritus. In de oudere bevolking zijn cognitieve disfunctie, valfracturen en urineblaasretentie vaak met opioïdgebruik geassocieerde bijwerkingen.[16]

Maatregelen bij bijwerkingen
Start met een lage dosis opioïd, liefst kortwerkend. Bij onvoldoende effect wordt de dosis geleidelijk verhoogd. Veelvoorkomende bijwerkingen zoals constipatie, nausea en droge mond moeten bij voorkeur preventief worden aangepakt. Bij doorbraakpijn dient rekening te worden gehouden met een tijdelijk negatief effect van opioïden op de cognitieve functie.
Opioïdrotatie (vervanging van het ene sterke opioïd door het andere) kan overwogen worden bij onvoldoende effect of te veel bijwerkingen van een opioïd. Voorbeelden zijn gastro-intestinale bijwerkingen, hallucinaties en/of cognitieve disfunctie. Bij rotatie dient men zorgvuldig de equivalente dosis te berekenen; de dosis van het nieuwe opiaat is twee derde tot de helft van de berekende dosis. Tevens dient men een zesde van de dagdosis van het opioïd te gebruiken voor doorbraakpijn. Veelgebruikte rotatie-opioïden bij ouderen zijn fentanyl en hydromorfon.

Behandeling van neuropathische pijn
Aangezien het onderscheid tussen neuropathische en nociceptieve pijn bij ouderen zeker niet in alle omstandigheden evident is, kan het nuttig zijn bij moeilijk controleerbare pijn een proeftherapie voor neuropathische pijn te starten.

In de behandeling van neuropathische pijn wordt naast de sterke en zwakke opioïden ook gebruik gemaakt van coanalgetica, zoals tricyclische antidepressiva, en van anti-epileptica zoals gabapentine, pregabaline en natriumvalproaat.[6,12]
- Tricyclische antidepressiva moeten gezien hun anticholinerge eigenschappen met de nodige voorzichtigheid worden toegepast, zeker in de oudere populatie met cognitieve functiestoornissen. Hoewel amitryptiline voor neuropathische pijn het best is bestudeerd, geeft nortriptyline minder anticholinerge bijwerkingen.
- Gabapentine is een anti-epilepticum, geregistreerd voor behandeling van neuropathische pijn.
- Anti-epileptica zoals carbamazepine, natriumvalproaat en fenytoïne worden ook gebruikt in de behandeling van neuropathische pijn, maar zijn voor deze indicatie niet grootschalig onderzocht. Ze hebben frequent belangrijke bijwerkingen in een oudere populatie.

Conclusie

Chronische pijn is een veel voorkomend gezondheidsprobleem onder ouderen. De diagnostiek en behandeling vragen om maatwerk, waarbij rekening gehouden wordt met specifieke kenmerken en omstandigheden van de patiënt. Globaal blijft de pijnperceptie nagenoeg ongewijzigd met het ouder worden.

Om pijn effectief te kunnen behandelen is nauwgezette evaluatie vereist. Bij ouderen kan dit het best gebeuren aan de hand van een zelfrapportageschaal, zoals een visuele analoge schaal, de *Verbal Descriptor Scale* of een gedragsobservatieschaal voor ernstig dementerende ouderen met uitingsberperkingen. Voor ouderen met ernstige dementie lijkt de PACSLAC-D geschikt. Daarnaast moet steeds een uitgebreid lichamelijk onderzoek verricht worden om mogelijke oorzaken van de pijn op te sporen.

Bij de behandeling staat het optimaliseren van de algemene dagelijkse levensverrichtingen op de voorgrond. Dit wordt het best bereikt door een combinatie van farmacologische en niet-farmacologische maatregelen. Medicamenteuze therapie is het belangrijkste onderdeel, maar het verdient nadruk dat ook niet-medicamenteuze interventies mogelijk zijn, waaronder psychotherapie, transcutane elektrische zenuwstimulatie, relaxatie, biofeedback en muziektherapie.

Ouderen zijn in het algemeen gevoeliger voor de bijwerkingen van geneesmiddelen. Het is daarom aan te bevelen te starten met de laagst mogelijke dosis en deze vervolgens te regelen tot het gewenste effect. Door geneesmiddelen met complementaire werkingsmechanismen te combineren kan bij lagere toxiciteit grotere effectiviteit worden bereikt.

In principe wordt er altijd gestart met een niet-opioïd; de voorkeur gaat uit naar paracetamol 1000 mg 4dd. Wanneer de pijn hiermee onvoldoende onder controle komt, kan men dit combineren met een zwak of eventueel zelfs een sterk opioïd. Bij deze laatste kan men, na initiële dosisbepaling via perorale toediening, overschakelen op een transdermale vorm.

Belangrijke aandachtspunten bij opioïden zijn titratie onder voortdurende controle van werkzaamheid en bijwerkingen, en een goed doseringsschema waarbij de medicatie zo gelijk mogelijk verdeeld wordt over de 24 uur. Belangrijk zijn ook therapietrouw en rigoureuze follow-up van de werking en bijwerkingen.

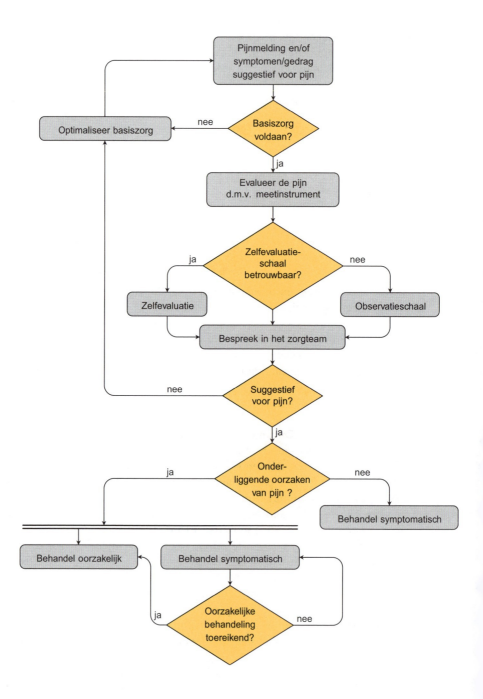

Figuur 24.5 Stroomdiagram voor de diagnostische benadering van pijn bij ouderen

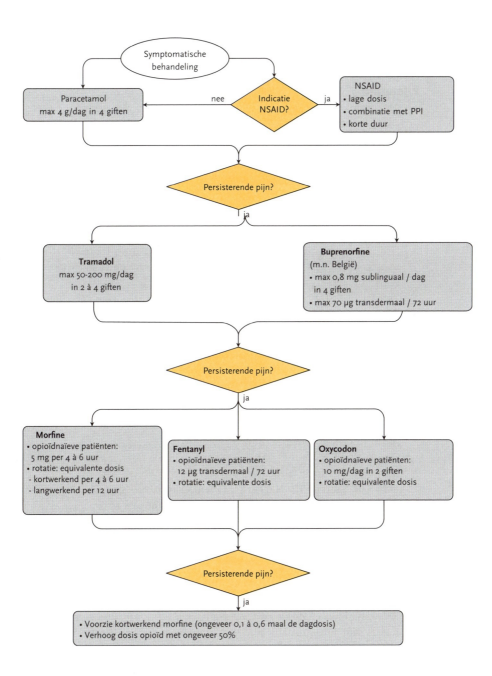

Figuur 24.6 Stroomdiagram voor symptomatische pijnbehandeling bij ouderen

Neuropathische pijn vereist vaak een behandeling waarbij naast opioïden coanalgetica op de voorgrond staan. Adequate pijnbehandeling bij demente ouderen is een uitdaging die men zeker niet uit de weg mag gaan.

Literatuur

1. American Geriatrics Society Panel on Pharmacological Management of Persistent Pain in Older Persons. Pharmacological management of persistent pain in older persons. J Am Geriatr Soc 2009;57:1331-46.
2. Husebo BS, Ballard C, Sandvik R, Nilsen OB, Aarsland D. Efficacy of treating pain to reduce behavioural disturbances in residents of nursing homes with dementia: Cluster randomised clinical trial. BMJ 2011;343:d4065.
3. Pautex S, Herrmann F, Le Lous P, Fabjan M, Michel JP, Gold G. Feasibility and reliability of four pain self-assessment scales and correlation with an observational rating scale in hospitalized elderly demented patients. J Gerontol 2005;60A:524-9.
4. Hadjistavropoulos T, Herr K, Turck D, Fine P, Dworkin R, Helme R, et al. An interdisciplinary expert consensus statement on assessment of pain in older persons. Clin J Pain 2007;23:S1-43.
5. Zwakhalen S, Hamers J, Berger M. The psychometric quality and clinical usefulness of three pain assessment tools for elderly people with dementia. Pain 2006;126:210-20.
6. Davis MP, Srivastava M. Demographics, assessment and management of pain in the elderly. Drugs aging 2003;20:23-57.
7. Gibson S, Farrell M. A review of age differences in the neurophysiology of nociception and the perceptual experience of pain. Clin J Pain 2004;20:227-39.
8. Moore A, Clinch D. Underlying mechanism of impaired visceral pain perception in older people. J Am Geriatr Soc 2004;52:132-6.
9. Scherder E, Oosterman J, Swaab D, Herr K, Ooms M, Ribbe M, et al. Recent developments in pain in dementia. BMJ 2005;330:461-4.
10. Cole L, Farell M, Duff E, Barber J, Egan G, Gibson S. Pain sensitivity and fMRI pain-related brain activity in Alzheimers disease. Brain 2006;129:2957-65.
11. Guay DR, Lackner TE, Hanlon JT. Pharmacologic management: Noninvasive modalities. In: Weiner DK, Herr K, Rudy TE, editors. Persistent pain in older adults: An interdisciplinary guide for treatment. New York: Springer, 2002. p. 160-86.
12. Landi F, Onder G, Cesari M, Gambassi G, Steel K, Russo A, et al. Pain management in frail, community-living elderly patients. Arch Intern Med 2001;161:2721-4.
13. Benedetti F, Arduino C, Costa S, Vighetti S, Tarenzi L, Rainero I, et al. Loss of expectation-related mechanisms in Alzheimers disease makes analgesic therapies less effective. Pain 2006;121:133-44.
14. Rijksinstituut voor Ziekte en Invaliditeitsverzekering. Het doelmatig gebruik van niet steroïdale anti inflammatoire middelen [consensusrapport]. Brussel: RIZIV, 2004. http://www.riziv.fgov.be/drug/nl, geraadpleegd februari 2012.
15. Jüni P, Rutjes AW, Dieppe PA. Are selective COX 2 inhibitors superior to traditional non steroidal anti-inflammatory drugs? BMJ 2002;324:1287-8.
16. Gray SL, Lai KV, Larson EB. Drug-induced cognition disorders in the elderly: Incidence, prevention and management. Drug Saf 1999;21:101-22.

25 De oudere patiënt in de palliatieve fase

Stans Verhagen, Jeroen Fokke en Kris Vissers

Inleiding

Casus
- De heer P.
- Bezoek
- Behandeling
- Het echtpaar M.
- Huisbezoek
- Opname
- Behandeling
- Palliatieve behandeling
- Beloop

Achtergrondinformatie
- Epidemiologie
- De keuze tussen curatief of palliatief beleid
- Onderscheid tussen curatieve en palliatieve fase

Conclusie

Literatuur

Inleiding

Volgens de WHO-definitie (uit 2002) is palliatieve zorg een geneeskundige benadering die de kwaliteit van het leven van patiënten en hun naasten die te maken hebben met een levensbedreigende aandoening, verbetert door het voorkomen en verlichten van lijden, door middel van vroegtijdige signalering en zorgvuldige beoordeling en behandeling van pijn en andere problemen van lichamelijke, psychosociale en spirituele aard.
Bij palliatieve zorg:
- is niet de genezing van de patiënt het doel, maar een zo hoog mogelijke kwaliteit van leven, waardoor het ziektebeloop mogelijk positief beïnvloed kan worden;
- is de dood een normaal, natuurlijk proces, dat niet vertraagd of versneld wordt;
- is er aandacht voor lichamelijke én psychische klachten;
- worden de psychologische en spirituele aspecten van de zorg geïntegreerd benaderd;
- worden de de patiënt en diens naasten emotioneel ondersteund om zo actief mogelijk te leven;
- is er emotionele ondersteuning voor de naasten om te leren omgaan met de ziekte van de patiënt en met de eigen rouwgevoelens;
- wordt, indien nodig, vanuit een team zorgverleners gewerkt, zodat aan alle noden van patiënten en naasten tegemoet kan worden gekomen, indien nodig ook na het overlijden van de patiënt (ondersteuning bij verliesverwerking);

Palliatieve zorg kan vroeg in het ziektebeloop aan de orde zijn, in combinatie met therapieën die levensverlengend zijn (zoals chemotherapie en radiotherapie). Palliatieve zorg kan ook (medische) onderzoeken omvatten die nodig zijn om pijnlijke, klinische complicaties te begrijpen en te behandelen.
Ondanks de complexe problematiek en de vaak moeilijke beslissingen geeft palliatieve zorg de mogelijkheid om de individuele patiënt menslievende, op maat gemaakte zorg te bieden.

Na bestudering van dit hoofdstuk kunt u:
- biomedische, psychosociale, zingevings- en organisatieproblemen benoemen die van belang zijn in de palliatieve zorg aan de oudere patiënt;
- de verschillen bespreken tussen een curatief en een palliatief beleid en kenmerken geven van het overgangsmoment tussen beide benaderingen bij de oudere patiënt;
- benoemen welke factoren aandacht nodig hebben bij een complete inventarisatie van klachten (waaronder pijn en benauwdheid) en weet u hoe een palliatief behandelplan voor een oudere patiënt is samengesteld.

Casus

De heer P.

De heer P. is een 82-jarige weduwnaar die net ontslagen is uit het ziekenhuis na behandeling voor een pneumonie bij COPD. Hij ontwikkelt steeds recidieven van longontsteking. Het afgelopen jaar werd hij al driemaal acuut opgenomen, waarvan tweemaal in verband met beademing op de afdeling Intensieve zorg. Bij de laatste opname ontwikkelde hij ook een decompensatio cordis op basis van boezemfibrilleren. Verder kreeg

> de heer P. een blaaskatheter voor toenemende prostaatklachten. Tijdens zijn laatste opname werd duidelijk dat de pulmonale restfunctie zo slecht was geworden dat de longarts in overleg met de intensivist adviseerde om een volgende maal niet meer te beademen. De kans dat de heer P. een volgende (ernstige) exacerbatie zou overleven was minimaal. De behandeling wordt van meer curatief nu meer palliatief, vooral gericht op kwaliteit van leven.

Vraag 1   *Is behandeling op hoge leeftijd niet altijd palliatief beleid?*

In de westerse wereld neemt het aantal ouderen steeds meer toe en blijft de leeftijdsverwachting stijgen. Zo heeft een willekeurige groep 70-jarigen gemiddeld nog veertien tot achttien jaar te leven, 80-jarigen nog zeven tot twaalf jaar. Tot in de jaren tachtig werden routinematig grenzen gesteld aan medische interventies op basis van de leeftijd. De combinatie van een bepaalde aandoening en de leeftijd bepaalde toen de aanvang van de palliatieve fase voor deze ouderen. Geleidelijk echter zijn de grenzen voor bijvoorbeeld complexe operaties met succes opgerekt tot op hoge leeftijd. Adequate hypertensiebehandeling blijkt tot boven de 80 jaar de prognose van hartfalen te verbeteren, en steeds vaker wordt de vraag gesteld of adjuvante chemotherapie wel achterwege mag blijven, ook bij 80-plussers.[1,2] Het volledige spectrum van levensverlengende interventies wordt inmiddels aan de oudere patiënt aangeboden. Steeds meer aandoeningen blijken ook op hoge leeftijd behandelbaar en het leeftijdscriterium wordt geleidelijk ingeruild voor criteria van comorbiditeit en fitheid, c.q. zelfstandigheid. Ondanks schuivende grenzen van medische mogelijkheden is het echter te eenvoudig om te stellen dat, net als bij jongere mensen, de prognose van de aandoening op zichzelf de toekomst voor de oudere patiënt bepaalt en de palliatieve fase inluidt.[3-5]

Bezoek

> In het verzorgingshuis is patiënt P. 's nachts onrustig en slaapt slecht. Als u hem bezoekt vertelt hij zich ongerust te maken over herhaling van de benauwdheid. Een blaaskatheter bezorgt hem veel pijn aan zijn penis. Hij weet dat hij niet meer terug hoeft naar het ziekenhuis. Hij vraagt zich af wat er nu gedaan kan worden aan zijn klachten en wat als hij weer benauwd wordt.

Vraag 2   *Hoe ziet het palliatieve beleid er nu uit?*

Ondanks het advies om palliatief te gaan behandelen bij een volgende exacerbatie van de COPD is het aan te bevelen om over te gaan op een suprapubische blaaskatheter (die niet alleen minder klachten geeft, maar ook minder kans op infectieuze complicaties). Transurethrale resectie van de prostaat (TURP) zal bij deze patiënt te belastend zijn, gelet op de slechte pulmonale en cardiale conditie. Ook bij benauwdheid door een recidief hartfalen is een gerichte behandeling de meest effectieve aanpak van zijn klachten. Mocht zich herhaling van een pulmonale infectie voordoen, dan kan gekozen worden voor een behandeling met antibiotica zonder opname in het ziekenhuis of alleen symptoombehandeling met een lage dosis morfine (zie hierna de casus van het echtpaar M.). Bij ondraaglijke en therapieresistente klachten in de laatste fase kan gekozen worden voor palliatieve sedatie. Door steeds te wegen welke interventie adequaat is, kunnen de symptoomlast en afhankelijkheid verminderd worden, en daarmee de kwaliteit van leven verbeterd zonder dat de kans op sterven wezenlijk zal veranderen. De patiënt is rustiger, de zorg kan beter gepland worden en de omgeving van de patiënt zal rustiger reageren.

In een gesprek met de patiënt en diens naasten zal duidelijk besproken moeten worden wat de gevolgen zijn van het eventueel niet beademen, welke behandelingen wel en niet zinvol zijn, welke keuzen de patiënt maakt en hoe de zorg geregeld wordt binnen het palliatieve traject.

Behandeling

> Na informatie kiest de heer P. voor plaatsing van een suprapubische blaaskatheter op de polikliniek Urologie. Bij een recidief longinfectie heeft hij geen behoefte aan een behandeling met antibiotica en spreekt hier een behandelverbod voor af. De heer P. heeft voldoende vertrouwen in de supportieve maatregelen die voorgesteld zijn. Sindsdien slaapt hij goed. Er heeft nog tweemaal een katheterwisseling plaatsgevonden. Op een avond belt de heer P. de verpleging. Bij aankomst overlijdt hij toch nog onverwachts, mogelijk door een ritmestoornis.

Vraag 3 *Wat maakt palliatief handelen bijzonder vergeleken met de geriatrische werkwijze?*

In de geriatrie wordt gewerkt vanuit een brede kijk op gezondheid en beperkingen, chronische aandoeningen en comorbiditeit, en de gevolgen daarvan in het biomedische, psychosociale en zingevingsvlak. Het functioneren van de oudere bepaalt de grondhouding bij de keuzen. Doel is verbetering van kwaliteit van leven met behoud van een zo groot mogelijke zelfstandigheid. Ditzelfde paradigma geldt ook in de palliatieve zorg. Door de verbeterde medische mogelijkheden is curatie ook in de geriatrie steeds een eerste overweging. Bij patiënten die complexe problemen hebben zonder een op korte termijn infauste prognose zal de geriater zich richten op verbetering van functioneren, zelfstandigheid en kwaliteit van leven.[6,7]

In de palliatieve fase is de beperkte levensverwachting juist een van de belangrijkste aspecten waaraan de zin van interventies moet worden afgemeten. De kosten en baten van iedere behandeling worden beoordeeld tegen de achtergrond van een korte prognose. Daarnaast wordt aandacht besteed aan het risico op complicaties tijdens de terminale fase en het sterfbed; het overlijden is geen risico meer, maar een gegeven. De begeleiding en interventies door zorgverleners zijn voornamelijk gericht op het comfort van de patiënt.

Bij een prognose van meerdere maanden zal het palliatief beleid nog sterk overeenkomen met dat van de geriater. Aanvankelijk kan het zinvol zijn om behandelingen te richten op de onderliggende ziekte en (tijdelijke) verbetering van de prognose. Vervolgens moet ruimte gemaakt worden voor de verwerking van het slechte nieuws en de adaptatie aan een beperkte levensverwachting. Dit beleid moet aanleiding zijn tot een duidelijk gesprek over de wensen, verwachtingen en zorgen met betrekking tot het verlies, ziekte, sterven van de patiënt en gevolgen hiervan voor de familie. De rol van de professionals moet ook tijdens dit gesprek aan bod komen.

Extra aandacht dient besteed te worden aan het proactief plannen van zorg. Zo kan geanticipeerd worden op ziektespecifieke complicaties. Juist in deze periode is er vaak ook behoefte om grenzen te stellen aan medische interventies en moeten onderwerpen zoals euthanasie en palliatieve sedatie besproken worden, zoals de casus van de heer P. laat zien. In deze periode is er ook ruimte om onderwerpen zoals het regelen van een testament en de overdracht van verantwoordelijkheden te bespreken. Dit brengt de zieke en diens omgeving rust en het gevoel dat alles goed geregeld is.

In een volgende fase van het terminaal ziek zijn, als de prognose korter wordt (één à twee maanden), ontstaan meer klachten, wordt de conditie minder en ontstaat meestal afhankelijkheid van zorg door problemen in ADL en IADL. In deze fase staat symptoombehandeling meer op de voorgrond dan ziektegerichte interventies. Dit vergroot de kans op polyfarmacie en een daarmee samenhangende iatrogene intoxicatie. De medicus moet afwegen welke medicatie nog zin heeft, en moet een sanering doorvoeren bij alle medicatie die chronisch wordt toegediend vanwege comorbiditeit. Met het toenemen van de klachten en problemen die zorg behoeven zal ook de partner of mantelzorger zwaarder belast worden, met een grote kans op overbelasting. Van de mantelzorgers in de palliatieve fase blijkt 85% overbelast, waarvan 40% zelfs in ernstige mate.[8] Veel ouderen zijn alleenstaand of hebben een partner met beperkingen. Steeds minder ouderen hebben familie in de omgeving wonen, steeds meer zijn voor hun zorg afhankelijk van de buurt, zelfgefinancierde hulp, vrijwilligers of professionele zorg.

In deze fase is er een duidelijk grotere kans op opname in ziekenhuis of andere zorginstelling. Duidelijk wordt ook dat de patiënt sterk achteruitgaat. Vaak ontstaan er psychosociale problemen en komen vragen over zingeving aan de orde. In de laatste maand voor de dood neemt de afhankelijkheid verder toe, evenals de kans op complicaties van ziekte en behandeling (door slechtere klaring van medicatie). Iedere behandeling in deze fase vraagt een evenwichtige afweging tussen de voor- en nadelen op korte termijn voor de stervende. Klachten die erg belastend zijn voor de patiënt zijn benauwdheid, gastro-intestinale obstructie, delier, angst, slapeloosheid, uitputting en alle andere persisterende klachten.[9-11] Ongeveer de helft van de mensen sterft alsnog plotseling, en van diegenen die niet acuut sterven is een belangrijk deel de laatste dagen slecht aanspreekbaar of wilsonbekwaam. Bij een hoge lijdensdruk van de patiënt komen vaak vragen van de familie om behandelingen te staken of het sterven te bekorten. Als hierover in een eerdere fase heldere afspraken gemaakt zijn, kunnen deze een goede besluitvorming ondersteunen.

Het echtpaar M.

De heer en mevrouw M., hij is 80 en zij 79, wonen zelfstandig in een vrijstaand huis aan de rand van het dorp. Ze hebben nooit kinderen gehad. Mevrouw M. is op latere leeftijd honden gaan fokken. Na een galblaasoperatie negen jaar geleden is mevrouw M. langzaam achteruitgegaan. Postoperatief bleek zij een partiële corticale blindheid ontwikkeld te hebben en enkele jaren geleden presenteerde zij zich met een tijdelijke woordvindingsstoornis en apraxie. Daarnaast had zij diabetes mellitus type 2 en hypertensie. Mede vanwege toenemende cognitieve achteruitgang van zijn vrouw nam de heer M. steeds meer taken van haar over (het huishouden, controle op de medicijnen). Het echtpaar is gestopt met fokken maar heeft nog wel de zorg voor een drietal hondjes, die voor mevrouw M. het centrum van de wereld zijn.

De heer M. is hardhorend, heeft lumbaal een osteoporotische wervelinzakking en is wat traag door een beginnende ziekte van Parkinson. Ongeveer vijftien jaar geleden is hij curatief bestraald voor een larynxcarcinoom. Hij is toen gestopt met roken maar heeft altijd een matige hoest gehouden en moeite met het klaren van zijn sputum.

Tot op heden heeft het echtpaar iedere hulp afgewezen omdat mevrouw M. daar bang voor is. Een nichtje komt af en toe op bezoek. Tien dagen tevoren is de heer M. bij de huisarts geweest met klachten van diarree, waarvan hijzelf en zijn vrouw last gekregen hadden na het eten van een kant-en-klaarmaaltijd. Echt ziek waren ze niet geweest, beiden hebben voor enkele dagen loperamide voorgeschreven gekregen. Nu heeft de heer M. de assistente gebeld wegens heftige buikklachten en obstipatie, maar zonder koorts. Met zijn vrouw gaat het wel goed, haar diarree is over.

Vraag 4 *Welke problemen kunt u als huisarts in deze casus identificeren en hoe gaat u deze aanpakken?*

Zoals vaker bij oudere echtparen spelen er meerdere problemen tegelijk. Ondanks zijn leeftijd en de eigen lichamelijke problemen is de heer M. mantelzorger voor zijn vrouw, die aanvankelijk lichamelijk sterk was, maar door haar voortschrijdende dementie en slechtziendheid steeds afhankelijker wordt van anderen.

Een steeds groter aantal ouderen is alleenstaand (de Nederlandse bevolking telde anno 2008 2,3 miljoen alleenstaanden, van wie een belangrijk deel ouder dan 75 jaar). Nu de heer M. ziek is geworden, moet hij als functioneel alleenstaand worden beschouwd. Zijn vrouw is niet in staat om de zorg op zich te nemen en loopt risico's omdat zij juist afhankelijk van hem is voor medicatie, ADL en IADL. Daarnaast heeft de heer M. beperkingen voortkomend uit de ziekte van Parkinson, de rugklachten en de hardhorendheid. Hun sociale systeem is beperkt en staat onder druk door dementie en achterdocht van mevrouw M. De uitval van de mantelzorger vormt in deze casus een acute aanleiding die test hoe groot de reserve is van het sociale systeem. Als de heer M. langer dan een dag ziek blijft, is de kans groot dat er problemen ontstaan in zelfzorg, huishouding en verzorging van beide echtelieden. Naast een huisbezoek om de klacht van de heer M. te onderzoeken zult u de gelegenheid aangrijpen om te beoordelen hoe de situatie thuis is. Een belangrijke keuze is of professionele zorg ingezet moet worden dan wel of opname van beide echtelieden in een instelling met aangepaste zorgvoorzieningen noodzakelijk is.

Huisbezoek

Als u 's middags aanbelt, wordt u begroet door veel geblaf. Na lange tijd doet mevrouw M. open, nog gekleed in haar pyjama. Het huis is vervuild en de honden zijn duidelijk niet uitgelaten. De heer M. ligt op de bank, naast hem staat een emmer met braaksel. Terwijl u hem onderzoekt scharrelt zijn echtgenote wat rond; zij lijkt niet in de gaten te hebben wat er met haar partner gebeurt. Bij onderzoek van de heer M. ziet u een bolle buik en hoort u hoog klinkende peristaltiek. Over de linkerzijde en rechtsboven is het abdomen drukpijnlijk. Palpatie is niet goed mogelijk doordat zich in de darmen veel lucht bevindt. Bij rectaal toucher vindt u een wijd open rectum zonder feces. Bij onderzoek van de thorax vindt u demping rechts basaal en overigens zacht vesiculair ademgeruis. De heer M. vertelt dat hun nichtje onderweg is. Bij doorvragen blijkt de heer M. al langer een wisselend defecatiepatroon te hebben. Bloedbijmenging heeft hij niet gezien. Wel heeft hij meer paracetamol gebruikt vanwege een toename van pijn in zijn rug.

Vraag 5 Wat is uw differentiaaldiagnose bij de heer M. en welk onderzoek of interventie stelt u voor?

Differentiaaldiagnostisch kunt u te maken hebben met fecale impactie na het gebruik van loperamide, met diverticulitis of met een dikkedarmtumor. Voor diverticulitis ontbreken ontstekingsparameters. Loperamide na een periode van diarree kan op deze leeftijd bij bewegingsinactiviteit en ziekte van Parkinson gemakkelijk tot impactie leiden. Het wijde rectum bij toucher (*ballroom*-fenomeen) wijst op een uitgezet colon erboven.

Behandeling van fecale impactie in de thuissituatie is niet eenvoudig en kan het beste uitgevoerd worden met hulp van de thuiszorg. Een poging tot laxeren met uitsluitend bisacodyl oraal of met een klein klysma (natriumlaurylsulfoacetaat) zal slechts de buikkrampen doen toenemen en meestal falen als monotherapie. In eerste instantie zal een fosfaatklysma één- tot tweemaal daags nodig zijn. Bij onvoldoende resultaat door harde scybala geven docusaatklysma's een beter resultaat (dagelijks één- à tweemaal). Zodra de defecatie op gang is, moet de arts overwegen door te gaan met orale laxantia omdat oudere patiënten tot obstipatie geneigd blijven (vooral bij de ziekte van Parkinson).

Door het braken en het ontbreken van mantelzorg bestaat gevaar voor uitdroging. De beste keuze nu is om patiënt op te nemen in een ziekenhuis, de differentiaaldiagnose klinisch verder uit te werken en palliatieve zorg te plannen. De consequentie van de opname van de heer M. is dat er ook acuut een oplossing gezocht moet worden voor zijn echtgenote.

Opname

Het nichtje neemt haar tante samen met de honden tijdelijk op in haar huis. De heer M. wordt opgenomen. Hij blijkt een adenocarcinoom te hebben op de overgang tussen rectum en sigmoïd. Intensieve darmspoeling lost de fecale impactie op en de ileus herstelt zich. Helaas blijkt de heer M. levermetastasen te hebben en pleuravocht rechts. De chirurg en de internist stellen voor om eerst pleurodese rechts uit te voeren en daarna te opereren om een tijdelijk stoma aan te leggen. Afhankelijk van het beloop kan chemotherapie overwogen worden. Na dit slechte nieuws is de heer M. erg onzeker wat te doen. Hij vraagt u om naar het ziekenhuis te komen voor overleg. Hij wil zo lang mogelijk voor zijn vrouw blijven zorgen, maar hij vraagt zich af of dat mogelijk is omdat de voorgestelde behandelingen hem erg ingrijpend lijken. Tegen het stoma ziet de heer M. verschrikkelijk op, mede door de beperkingen wegens de ziekte van Parkinson.

Vraag 6 *Wat zou uw aandeel als huisarts kunnen zijn?*

Het is duidelijk dat de heer M. waarschijnlijk zal komen te overlijden aan een gemetastaseerd coloncarcinoom. Toch voert men tegenwoordig een actief beleid in deze palliatieve fase: de laatste jaren is, met behulp van chirurgie en chemotherapie, de mediane levensverwachting toegenomen van zes tot twintig maanden. Door de toegenomen vitaliteit, ook van ouderen, en betere medische technieken speelt leeftijd bij veel behandelingen een veel minder belangrijke rol in de besluitvorming. Het is echter niet alleen de biologische vitaliteit maar ook de psychosociale robuustheid van de patiënt en het sociale systeem die na de start van een behandeling de kans op succes bepalen. De huisarts, geriater en verpleeghuisarts nemen deze overwegingen standaard mee in hun uiteindelijke advies.

U gaat in overleg met de behandelend specialisten en u spreekt met de patiënt. Uit het gesprek met de heer M. blijkt dat hij zich goed realiseert dat zijn prognose op termijn slecht is. Hij wil voorkomen dat hij zijn laatste dagen vooral in het ziekenhuis slijt. Zijn vrouw is samen met het nichtje op bezoek geweest, maar dat was geen succes. Ze begrijpt niet waarom ze beiden niet snel naar huis kunnen en heeft geen oor voor zijn problemen. Persoonlijk zou hij graag zo spoedig mogelijk met ontslag gaan om thuis nog allerlei zaken te regelen en zijn echtgenote nog zo lang mogelijk de vertrouwde omgeving thuis te bieden. Hij verwacht van u een duidelijk advies bij het maken van de keuzen.

Het overleg met de oncoloog en de chirurg levert de volgende overwegingen op: de grootste bedreiging op korte termijn is de kans op herhaling van de darmobstructie. Hierna volgen kans op benauwdheid door het pleuravocht en bovenbuikklachten (viscerale pijn en *gastric outlet*- of *squashed stomach*-syndroom) door levermetastasen. Omdat de ileus door conservatieve maatregelen opgeheven is, zou het mogelijk moeten zijn om na resectie van de tumor de darm primair end-to-end te sluiten. Het postoperatieve risico op lekkage moet afgewogen worden tegen alle problemen rondom de verzorging van het stoma. Zolang het pleuravocht klinisch geen klachten geeft, is het de vraag of preoperatieve pleurodese (het doen verkleven van de twee pleurabladen) wel zinvol en noodzakelijk is. Bovendien slaagt een pleurodese niet altijd, hetgeen een uitstel van ongeveer één tot twee weken van de voorgenomen operatie betekent. Er bestaat een kans op toename van de problemen door (ruim) postoperatief vochtbeleid. Ook is langer bestaand pleuravocht als het eenmaal klachten geeft soms minder eenvoudig te behandelen met pleurodese. Deze overwegingen spelen een rol bij het besluit om al dan niet preoperatief tot pleurodese over te gaan. Bij uitgebreide levermetastasen kan de conditie van de patiënt al binnen weken achteruitgaan. Pleurodese en postoperatief herstel zullen al gauw vier weken klinische zorg vragen en op deze leeftijd nog eens zes tot twaalf weken herstel thuis. Chemotherapie is alleen zinvol bij een redelijke zelfredzaamheid en een verwachte overleving van minimaal drie maanden. Ongeveer 60% van alle behandelde patiënten laat een respons of stabiele ziekte zien. Het is alleen deze groep die ook daadwerkelijk voordeel heeft van (combinatie)chemotherapie. Er is weinig onderzoek gedaan naar de winst en haalbaarheid van deze behandeling op hogere leeftijd (zie www.oncoline.nl en www.gerionne.nl).[12]

Behandeling

In een multidisciplinair overleg tussen internist-oncoloog, chirurg, huisarts en verpleegkundige wordt geadviseerd om de pleurodese uit te voeren en vervolgens een resectie van de colontumor met het aanleggen van een directe darmnaad en zonder aanleg van een stoma. Een postoperatieve behandeling met palliatieve chemotherapie zal als optie aangeboden worden. Men verwacht dat het voor de heer M. niet eenvoudig zal zijn om zijn mantelzorgactiviteiten weer op te nemen en adviseert om zijn vrouw op te laten nemen in het verpleeghuis. Omdat ook hij op termijn afhankelijk van zorg zal worden, valt het te overwegen beide echtelieden op te nemen. Wel zou dit voor hen een scheiding betekenen, omdat de meeste verpleeghuizen psychogeriatrische en somatische patiënten niet op één afdeling plaatsen. De heer M. accepteert alleen het eerste deel van het advies. Hij wil niet horen van een gescheiden opname in het verpleeghuis en wijst ook de chemotherapie af. Dit zou hem onnodig belasten en het hem onmogelijk maken om voor zijn vrouw te zorgen.

Hij doorstaat beide ingrepen voorspoedig en kan na 22 dagen al naar huis. Bij nieuwe problemen in de toekomst wil de heer M. niet meer opgenomen worden omdat de kans op zinvolle levensverlenging beperkt is. Er is thuiszorg ingeschakeld voor huishoudelijke taken. Ook mevrouw M. is weer thuis, maar de hondjes zijn bij de niet gebleven. Zij komt dagelijks met een van de hondjes langs en controleert hoe alles gaat. Het echtpaar heeft de maaltijdservice na een week opgezegd omdat zowel de smaak en kwaliteit als de kosten tegenvielen. Soms kookt de heer M. zelf en soms brengt het nichtje wat mee.

Bij uw laatste bezoek blijkt het huishouden goed te lopen. Wel krijgt de heer M. nauwelijks enige rust van zijn vrouw, omdat zij onvoldoende kan zien. Het gesprek wordt vele malen onderbroken voor kleine diensten. De heer M. blijft traag, initiatiefloos en klaagt over toenemende pijn in de buik, weinig eetlust, misselijkheid, winderigheid, vermoeidheid en kortademigheid. Daarnaast heeft hij een tweede pijn rechts over de thorax waar de drain was geplaatst. Deze pijn straalt uit naar voren en is tintelend en brandend van karakter. Deze laatste klacht treedt vooral in de nacht op, of bij regen en koude. De ontlasting blijft wat wisselend komen. Als medicatie gebruikt de heer M. paracetamol 1000 mg 4dd, kalktabletten, amantadine 100 mg 2dd, ipratropium dosisaerosol 20 µg 2 pufjes 3dd, lactitolpoeder twee zakjes en zo nodig ibuprofen 600 mg. Bij lichamelijk onderzoek constateert u dat de lever nu duidelijk te voelen is. Er bestaat rechts thoracaal een demping, wijzend op een hoogstand van het diafragma of pleuravocht.

Vraag 7 *Wat zijn de actuele problemen en hoe gaat u die aanpakken?*

Klinisch zijn er aanwijzingen voor progressie van de levermetastasen en toename van de viscerale pijn en anorexie. Het is niet duidelijk of de anorexie mede veroorzaakt wordt door medicatie (amantadine, kalktabletten, ibuprofen, lactitol en of ipratropium), door gastritis, druk van de lever op de maag, de perioden van obstipatie, de ziekte van Parkinson of overbelasting als mantelzorger. Saneren van de medicatie is mogelijk en zinvol. De kalktabletten kunnen gestaakt worden omdat ze bijdragen aan obstipatie en weinig zinvol zijn nu de prognose beperkt is. Lactitol, een medicament dat gas vormt en alleen werkzaam is bij voldoende lengte van de dikke darm, kan worden vervangen door een inerte bulkvormer zoals macrogol of door een prikkelend laxans zoals sennosiden. De amantadine is niet strikt noodzakelijk, kan verwardheid geven op hoge leeftijd en kan daarom worden gestopt. De rest van de medicatie laat u ongewijzigd.

Omdat de heer M. meer pijnklachten heeft van de lever, NSAID's hierbij goed effect hebben en ibuprofen een redelijke balans van veiligheid en effectiviteit heeft, zet u deze medicatie op vaste tijden viermaal daags. Uit praktische overwegingen, met als werkhypothese gastritis, start u een profylactische behandeling met een protonpompremmer. Indien de misselijkheid aanhoudt, kunt u domperidon inzetten. Een serotonineantagonist is gecontra-indiceerd wegens de kans op obstipatie en onvoldoende effectiviteit bij chronische toediening. Metoclopramide, normaal de eerste keus bij een *gastric outlet*-syndroom, is bij deze patiënt gecontra-indiceerd wegens de ziekte van Parkinson.

De pijn over de thorax lijkt neuropathisch van karakter. Deze klacht ter hoogte van de drainopening komt vaker voor na pleuradrainage. De drain of ingroei van de tumor kan directe schade aan de intercostale zenuw veroorzaken. De eerste keus is de oorzaak aanpakken, indien mogelijk. Bij lokale tumorgroei zou palliatieve radiotherapie overwogen kunnen worden. Afhankelijk van het doel, alleen pijnvermindering of ook tumorloadreductie, wordt eenmaal of vijfmaal bestraald; het effect mag na één tot vier weken verwacht worden. Symptomatische behandeling van neuropathische pijn is mogelijk met tricyclische antidepressiva of met anti-epileptica. Tricyclische antidepressiva hebben veel sneller effect op neuropathische pijn dan op depressie (het effect treedt na drie tot zeven dagen op, de startdosis is 10 mg in de avond en de opbouw verloopt, afhankelijk van behoefte en bijwerkingen, naar 25, 50 en ten slotte maximaal 75 mg 1dd). De kans op anticholinerge bijwerkingen zoals delier maakt deze groep echter tot tweede keus. Alternatieve pijnstillers zijn de anti-epileptica gabapentine of pregabaline. Beide middelen zijn niet geregistreerd voor de toepassing als analgeticum in de palliatieve fase. De belangrijkste bijwerking is slaperigheid en vermoeidheid. Om klinisch relevant effect te bereiken moeten ongeveer vijf patiënten behandeld worden om voor één persoon verbetering te bereiken. Omdat de heer M. al trager reageert, zal de afweging wel of niet behandelen met name afhankelijk zijn van de ernst van de neuropathische pijn.[12]

De vermoeidheid bij de heer M. lijkt multifactorieel bepaald. De overbelasting door de zorg voor zijn vrouw blijft zolang ze samen zelfstandig willen blijven wonen. Daarnaast spelen tumorprogressie, spierverlies, ziekte van Parkinson en mogelijk een depressie een rol. Dexamethason kan een positief effect hebben op de tumoranorexie, de misselijkheid en de vermoeidheid. Deze klachten kunnen al verbeteren bij een lage dosis (1,5-3 mg/dag). Na enkele weken kan een hogere dosis nodig zijn of moet het middel gestaakt worden wegens bijwerkingen. Indien er aanwijzingen zijn voor depressie of apathie kan ook overwogen worden om methylfenidaat off-label toe te passen (startdosis een halve tablet van 10 mg in de ochtend en voormiddag, op geleide van effect en bijwerkingen per twee dagen ophogen naar maximaal tweemaal 20 mg). Een activerend effect treedt meestal direct na de eerste gift op, of binnen twee dagen na de laatste dosisaanpassing. Bijwerkingen zijn vooral cardiaal (ritmestoornissen), of indien ingenomen aan het eind van de dag, slapeloosheid en zelden een angstpsychose. Zoals alle medicatie in de palliatieve fase is het verstandig om het effect en de bijwerkingen bij de individuele patiënt nauwkeurig te monitoren en zo nodig de medicatie aan te passen of te staken.

Het is niet duidelijk of de kortademigheid veroorzaakt wordt door recidief pleuravocht, pre-existente COPD of overbelasting als mantelzorger. Omdat u ter behandeling van de pijn radiotherapie overweegt en drainage bij recidief pleuravocht het snelst verlichting geeft, spreekt u een X-thorax af.[13,14]

Palliatieve behandeling

> In eerste instantie besluit u samen met de heer M. om een aantal stappen te nemen en het verdere beleid te bepalen na beoordeling van het effect. De bestaande medicatie wordt gesaneerd, ibuprofen op vaste tijden gezet en een protonpompremmer ingezet. Patiënt zal zo nodig domperidon innemen. Voorlopig wordt afgezien van behandeling van de neuropathische pijn, evenals van het gebruik van dexamethason en methylfenidaat. De longfoto wordt gepland. In het weekend blijkt de pijn boven in de buik echter toe te nemen en wordt tramadol voorgeschreven door de dienstdoende arts.
> U wordt maandagochtend om acht uur gebeld door het nichtje, omdat het nu erg slecht gaat. De heer M. heeft heftige pijn onder in de buik, is verward, misselijk, kortademig en zou niet meer geplast hebben sinds zondag. De ontlasting is normaal sinds de aanpassing van de medicatie. De temperatuur is nog niet opgenomen, maar hij ademt moeilijk.
> Bij aankomst maakt het nichtje de deur open. Op de achtergrond hoort u de patiënt al steunend ademhalen. Hij ziet grauw en is onrustig van de pijn. Bij onderzoek vindt u een blaasdemping tot de navel en nu duidelijk verzwakt ademgeruis rechts en crepiteren links. De temperatuur is inmiddels wel opgenomen en blijkt fors verhoogd: 39 °C. Tijdens dit onderzoek blijft patiënt onrustig en herkent u niet.

Vraag 8 Wat zijn de mogelijkheden voor verlichting van pijn en benauwdheid in de palliatieve fase?

Tramadol is een zwak analgeticum met bij ouderen een slecht bijwerkingenprofiel in verhouding tot de pijnstilling. Samen met de overige anticholinerg werkende medicatie (ipatropium) en de ziekte van Parkinson vergroot het de kans op acute blaasretentie. Dit risico had patiënt ook gelopen bij sterk werkende opiaten, maar die zouden in deze situatie waarschijnlijk een gunstiger dosiseffectprofiel hebben. De acute urineretentie kan mede de oorzaak zijn van urosepsis en postrenale nierinsufficiëntie met overvulling. De snelste palliatie en pijnstilling wordt bereikt door het plaatsen van een katheter. De aanleiding voor het starten van tramadol was een toename van kapselrekking door progressie van levermetastasen. Dexamethason (10 mg) kan bij een deel van de patiënten snel (tijdelijk) verbetering van de klachten geven. Bij deze patiënt is de mogelijke urosepsis of pneumonie een contra-indicatie zolang u verwacht de infectie zinvol te kunnen bestrijden. Opiaten zijn een goede keuze. Alternatieve pijnstillers zijn morfine en oxycodon, hoewel deze stapelen bij nierinsufficiëntie. Fentanyl is een betere keuze omdat de klaring onafhankelijk is van de nierfunctie. Nadeel is dat het middel alleen transcutaan, parenteraal, intraveneus of buccaal (als lolly) toe te dienen valt.
De benauwdheid is verklaarbaar door een hogere zuurstofbehoefte bij de sepsis (koorts) en pijn, mogelijk vochtretentie bij nierfalen, pneumonie of pleuravocht rechts.

Intramuraal zouden deze problemen een gerichte behandeling kunnen krijgen met zuurstof, hooggedoseerde antibiotica parenteraal, diuretica en zo nodig pleurapunctie. In de thuissituatie zult u moeten kiezen voor een acute opname of symptomatische therapie. Patiënt heeft echter duidelijke afspraken met u gemaakt in het verleden en aangegeven niet meer opgenomen te willen worden.

Een proefbehandeling met furosemide 40 mg parenteraal na het plaatsen van de katheter is weinig belastend. Het is onwaarschijnlijk dat diclofenac nog veel effect zal hebben op de koorts, omdat patiënt al geruime tijd NSAID's gebruikt heeft. Alleen als de conditie van patiënt niet te slecht is (het effect kost 48-72 uur) en hij nog actief behandeld wil worden, zijn antibiotica zinvol. Het regelen van zuurstof thuis kan lastig zijn en soms pas de volgende dag lukken. De waarde van zuurstof als palliatie in deze omstandigheden is omstreden.

Algemene maatregelen die zinvol zijn, zijn het organiseren van professionele zorg in huis, rust en een frisse omgeving. De familie heeft uitleg en steun nodig om de rust te kunnen bewaren. Een lage dosis morfine 5 mg oraal, zo nodig maximaal achtmaal daags, of subcutaan (0,5-1 mg/uur of 2-3 mg bolus à 3 uur) vermindert de dyspneu zonder gevaar voor ademdepressie.[15,16] Een lichte anxiolyse (temazepam rectaal of buccaal 10-20 mg, of midazolam 0,5-1 mg/uur subcutaan) ondersteunt een symptomatisch beleid.

Patiënt heeft verder last van een delier. Oorzaak kunnen zijn de koorts en sepsis, de tramadol, de overige medicatie en het zuurstofgebrek. Haloperidol is gecontra-indiceerd wegens de ziekte van Parkinson, evenals de meeste antipsychotica. Quetiapine is wel geïndiceerd maar helaas alleen oraal toepasbaar. De beste acute behandeling nu is koortsbestrijding, vermindering van de kortademigheid en anxiolyse. Bij verdere verslechtering en in de terminale fase (wanneer de dood verwacht wordt binnen enkele dagen tot maximaal twee weken) kan volledige palliatieve sedatie toegepast worden.[17,18] Een uitgebreid overzicht over symptomen met hun oorzaken en mogelijke behandeling is te vinden op www.pallialine.nl. Ook kan het palliatief team in consult worden gevraagd in ziekenhuizen en thuis door de huisarts.

Beloop

> Patiënt blijkt reeds een zeer lage bloeddruk te hebben. De katheter geeft direct verbetering van de pijn. Na furosemide, lage dosis morfine en midazolam subcutaan wordt hij rustig en verbetert de ademhaling. U heeft nog contact met een palliatief team voor verdere adviezen. Zij nemen de organisatie voor pomp aan huis en zuurstof ter hand. Nog voor dit geëffectueerd kan worden, is de heer M. vroeg in de avond rustig overleden.

Zoekopdracht

Is er specifiek onderzoek over ouderen en palliatieve zorg? Zoek ten minste één empirisch gegeven op dat specifiek is voor palliatieve zorg in de geriatrie en anders dan bij jongere populaties.

Hint

Combineer in Medline HELP en SUPPORT, en eventueel 'prognosis and elderly' en 'cancer', 'hypertension', 'COPD' of 'cardiovascular' in de titel.

Achtergrondinformatie

Epidemiologie
Wat langer bestaande problemen met de ontlasting kunnen een aanwijzing zijn voor maligniteit als eerste oorzaak. Kanker is de belangrijkste doodsoorzaak voor 75-plussers, waarvan ongeveer 12% door colorectale tumoren. Colorectale carcinomen zijn de derde meest voorkomende vorm van kanker bij mannen, met een cumulatief risico van 4% tot 75 jaar. Ongeveer 28% presenteert zich boven de 75 jaar. Volgens de gegevens uit de cumulatieve kankerregistratie van het IKC overlijdt ongeveer een kwart van de 75-plussers met colorectaal carcinoom binnen een maand, is de zesmaandsoverleving na diagnose 42% en de driejaarsoverleving 18%. Vooral de vroege sterfte is gerelateerd aan tumorspecifieke problemen. De hoge sterfte na zes maanden wordt mede door comorbiditeit veroorzaakt. Slechts 30% van de patiënten op deze leeftijd heeft geen andere ernstige (chronische) aandoeningen.

Bij oplopende leeftijd neemt het aantal personen toe met (meerdere) chronische aandoeningen, beperkingen in validiteit, polypathologie en polyfarmacie, waardoor de kans op iatrogene schade toeneemt en de inschatting of interventies haalbaar zijn moeizamer wordt. Naast medische beperkingen is het perspectief van de oudere patiënt ook anders. Men leeft al met het besef van een beperkte toekomstverwachting. Bij ernstig verlies aan validiteit, gebrekkig cognitief functioneren, emotionele uitputting, eenzaamheid en gebrek aan motivatie of zingeving kan het voor de oudere ook een keuze worden om effectief medisch ingrijpen achterwege te laten en de dood door een acute ziekte of complicatie toe te laten.[3,4,6,10] De prognose en eventueel intreden van de palliatieve fase worden dan ook niet alleen bepaald door ziekteafhankelijke factoren maar ook door algemene factoren geassocieerd met hoge leeftijd en de individueel bepaalde grenzen die de patiënt zelf aanlegt (zie tabel 25.1). Het bepalen van de prognose blijkt weerbarstig. Meerdere prognosebepalende factoren spelen vaak gelijktijdig een rol, waarbij voor het ene probleem meer ruimte bestaat voor behandeling dan het andere. Het is daarom in feite niet functioneel om de curatieve en palliatieve fase scherp van elkaar te willen scheiden. Een algoritme om besluitvorming tussen curatieve of palliatieve interventie te ondersteunen wordt hieronder gegeven. De literatuur geeft wel aanwijzingen voor de bepaling van de prognose bij ernstig zieke patiënten in de palliatieve fase, maar geen handvat hoe onderscheid te maken tussen curatief en palliatief traject.

De keuze tussen curatief of palliatief beleid
De belangrijkste ziektespecifieke doodsoorzaken bij ouderen zijn maligniteiten, gevolgd door (chronisch) longlijden en/of hart- en vaatziekten. Door de verbeterde behandelmogelijkheden overlijden minder patiënten in de acute fase en doorlopen steeds meer ouderen een chronisch traject. Ongeveer de helft van deze chronische patiënten overlijdt alsnog onverwacht, bij de overigen moeten steeds opnieuw keuzen gemaakt worden: moet men de behandeling richten op de onderliggende oorzaak met een levensverlengend effect (curatief traject) of kiest men voor een alleen ondersteunende behandeling, vooral gericht op een betere kwaliteit van leven zonder levensverlenging (palliatief traject). De prognose bij een patiënt met kanker lijkt redelijk voorspelbaar. Bij patiënten met een chronisch hart- en vaatlijden, longlijden, CVA of dementie is dit veel moeilijker.

Beslisalgoritme

Stap 1
Het verzamelen van actuele problematiek volgens tabel 25.1.

Stap 2
Is eenvoudige besluitvorming mogelijk? Dit wordt bepaald door één of meer van de volgende criteria, die mogelijk gepaard gaan met een korte prognose waardoor een palliatieve fase volgt:
- de prognose van het actuele medische probleem (met of zonder interventie) is minimaal;
- de levensverwachting van (een van) de overige aandoeningen is zo beperkt dat men al in de palliatieve fase is aangekomen;
- de kans van slagen van het medisch ingrijpen is minimaal of de interventie of bijwerkingen worden niet aanvaardbaar geacht door patiënt;
- ook al is geen van de aandoeningen onbehandelbaar, medisch ingrijpen voor het actuele probleem is niet mogelijk door (absolute) contra-indicaties vanwege één of meer overige aandoeningen;
- het functioneren na behandeling wordt onaanvaardbaar geacht;
- verbetering van overleving wordt door de patiënt of diens vertegenwoordiger niet relevant gevonden of afgewezen.

Deze eenvoudige stap krijgt des te meer relevantie als er harde criteria bestaan voor een besluit of voor ingrijpen dat medisch zinvol of zinloos is. Vaker echter is medisch niet hard te maken wat de kansen zijn en staat ook de patiënt in dubio wat wenselijk is (zie figuur 25.1). In dat geval gaat men over tot de volgende stap.

Stap 3
Deze stap bestaat uit zorgvuldig wegen van medische argumenten voor en tegen curatief gerichte interventies van alle actuele problemen, de kans op succes en de wenselijkheid hiervan volgens de patiënt. Hierbij is het wenselijk, indien patiënt ermee instemt, dat de familie wordt betrokken. Ook de huisarts kan waardevolle informatie inbrengen over hoe patiënt in het leven staat en kan het beslissingsproces mede sturen.

Afwegingen
De verschillende probleemfactoren in tabel 25.1 leveren ieder een matrixkaart op met argumenten voor of tegen een curatief dan wel een palliatief traject (figuur 25.1). Bij de meeste oudere patiënten bestaan er meerdere aandoeningen, die ieder aanleiding kunnen geven tot meerdere problemen. Daardoor moet ieder probleem geplaatst worden in zijn eigen matrixkaart. Bij het vaststellen dat een aandoening tot een palliatieve fase kan leiden, heeft dit logischerwijs consequenties voor alle andere behandelingen van de resterende problemen. De keuze voor interventies bij de overige ziekten, die op zichzelf mogelijk nog te verhelpen zijn (in de curatieve fase zijn), wordt dan bepaald door elementen als prognose, (in)validiteit, kans op complicaties en (in)compatibiliteit van supportieve en curatieve interventies van de aandoening met de slechtste prognose. Deze extra dimensie van klinisch redeneren vraagt van iedere arts de nodige oefening en aandacht. Hierbij moet de arts stapsgewijs ieder probleem afwegen in relatie tot de

fase waarin de patiënt zich bevindt. Steeds zal afgewogen moeten worden, of de prognose en de te verwachten ontwikkelingen of complicaties bij iedere aandoening juist een actief beleid vereist, of een afwachtende houding meer aangewezen is in relatie tot alle overige problemen of de wens van de patiënt. Deze afwegingen worden vaak gemaakt in een multidisciplinair team, wat ook bewerkstelligt dat de uiteindelijke behandelvoorstellen gedragen worden door het hele team. De combinatie van argumenten volgens een aan het individu aangepast, meerdimensionaal model geeft beredeneerde ondersteuning aan het uiteindelijke besluit om curatief dan wel palliatief te handelen.

Tabel 25.1 Factoren die de prognose bepalen bij een nieuw probleem bij een geriatrische patiënt en die potentieel de overgang naar de palliatieve fase kunnen markeren

Medisch	
• ziektespecifieke factoren	• actuele aandoening of complicatie
• overige aandoeningen, met name:	• (symptomatisch) hartfalen • chronisch longlijden • kwaadaardige aandoening • dementie • CVA en andere chronisch neurologische aandoeningen met functionele beperkingen chronisch recidiverende infecties degeneratieve aandoeningen van spieren, gewrichten of skelet met functionele beperkingen en of chronische pijn
• overige gezondheidsfactoren en niet direct specifiek ziekteafhankelijke factoren (prognose per factor meestal onduidelijk maar relevant voor totale prognose)	• fragiliteit (frailty) • functionele beperkingen leidend tot afhankelijkheid (mantelzorg of professionele zorg) • cognitieve beperkingen • klachten en symptomen die gepaard gaan met (persisterend) ongemak (ervaren lijden) en of stress • depressie, angststoornissen, psychose en delier
Individuele niet-ziekteafhankelijke factoren	• eenzaam versus sociaal actief en betrokken • doelloosheid versus voortgaande verantwoordelijkheden • plezier in dagelijkse dingen versus verveling • uitputting, emotioneel of fysiek • verwachting van (onaanvaardbaar) toenemende beperkingen of lijden • klaar zijn met, geen motivatie voor, of geen zingeving meer aan het leven
Opvattingen van mantelzorger en familie bij wilsonbekwaamheid	

Praktijk: gele gebieden

Visie arts Visie patiënt	Effectief	Partieel effectief/ ineffectief	Niet effectief
Zinvol	Consensus A	Beslissing aan patiënt A	Arts beslist in beginsel, maar oordeel patiënt weegt zwaar P
Partieel zinvol/ zinloos	Beslissing aan patiënt; aandrang arts tot behandeling A	Meest problematisch ?	Beslissing aan arts; aandrang arts tot niet behandelen? P
Zinloos	Beslissing aan patiënt P	Beslissing aan patiënt P	Consensus P

Figuur 25.1   Keuze voor een curatief of palliatief traject bij een voorgenomen interventie

Onderscheid tussen curatieve en palliatieve fase

Zoals duidelijk wordt uit de beide casussen, is een strikte scheiding tussen curatieve en palliatieve fase vaak niet mogelijk en ook niet zinvol. In de praktijk geeft een model waar curatieve en palliatieve fase naast elkaar opgaan een duidelijker beeld van de stappen die men moet nemen.[18] Zo zal bij terminaal hartfalen een pijnlijke likdoorn toch al gauw wel verwijderd worden, maar een teencorrectie misschien niet meer doorgevoerd worden. Mogelijk kiest men bij een depressie bij een patiënt met longcarcinoom voor een geregistreerd antidepressivum. Maar als progressie blijkt en de patiënt kort te leven heeft, voor off-label gebruik van methylfenidaat, omdat het effect van dit laatste middel in dagen optreedt in plaats van na meerdere weken.

Figuur 25.2 toont twee modellen: een eerste, tot nu toe vaak geldend model, waarbij palliatieve zorg strikt komt na een fase van curatieve zorg en waarbij geen tot weinig aandacht is voor nazorg van de naasten en mantelzorgers. In het tweede model worden het curatieve en palliatieve traject niet strikt gescheiden. Hierdoor gaan de behandelingsmodaliteiten van beide fasen hand in hand en zal vooral gekeken worden naar de beste kwaliteit van leven in relatie tot een al of niet levensverlengend handelen. In de laatste fase zal meer proactief gekeken worden, bijvoorbeeld om de juiste zorg actief in te zetten, en zal er ook extra aandacht zijn voor de begeleiding van naasten en mantelzorgers. Zoals de eerdere voorbeelden laten zien kan men tot de eindfase toe curatieve naast palliatieve interventies overwegen. Systematische rangschikking van problemen helpt om de moeilijke transitie tussen curatief en palliatief te markeren.

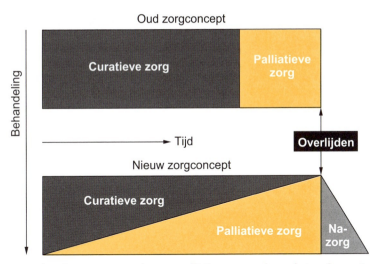

Figuur 25.2   Verhouding tussen curatieve en palliatieve zorg volgens het oude en nieuwe zorgconcept

Conclusie

Naast overeenkomsten tussen geriatrische en palliatieve zorg kunnen beide ook complementair zijn in de behandeling van ouderen met een ernstige en symptomatische ziekte in de laatste fase van hun leven. Het is belangrijk behandelmogelijkheden tijdig te bespreken en daarmee ook te kiezen (en gaandeweg aan te passen) welk probleem palliatief wordt benaderd en welke curatief. Niet alleen de ziekte zelf, maar ook een geriatrisch assessment van de bijkomende ziektelast en het algeheel functioneren van de patiënt spelen hierbij een belangrijke rol. Zolang er zinvolle communicatie met de patiënt mogelijk is, moet bekeken worden of hij wilsbekwaam is (hoofdstuk 27) en of zijn wens daarmee ook sterk sturend kan zijn in het kader van *shared care*. Zorg-op-maat is complex en soms verdrietig, maar kan ook erg bevredigend zijn.

Literatuur

1 Pentheroudakis G, Fountzilas G, Kalofonos HP, Golfinopoulos V, et al. Palliative chemotherapy in elderly patients with common metastatic malignancies: A Hellenic Cooperative Oncology Group registry analysis of management, outcome and clinical benefit predictors. Crit Rev Oncol Hematol 2008;66:237-47.
2 Bruce C, Köhne CH, Audisio RA. Treatment of advanced colorectal cancer in the elderly. Eur J Surg Oncol 2007;33 Suppl 2:S84-7.
3 Coventry PA, Grande GE, Richards DA, Todd CJ. Prediction of appropriate timing of palliative care for older adults with non-malignant life-threatening disease: A systematic review. Age Ageing 2005;34:218-27.
4 Teunissen SC, Haes HC de, Voest EE, Graeff A de. Does age matter in palliative care? Crit Rev Oncol Hematol 2006;60:152-8.

5 Boockvar KS, Meier DE. Palliative care for frail older adults: 'There are things I can't do anymore that I wish I could...JAMA 2006;296:2245-53.
6 Morrison RS, Meier DE. Geriatric palliative care. Oxford: Oxford University Press, 2003.
7 Extermann M, Aapro M, Bernabei R, Cohen HJ, Droz JP, Lichtman S, et al. Use of comprehensive geriatric assessment in older cancer patients: Recommendations from the task force on CGA of the International Society of Geriatric Oncology (SIOG). Crit Rev Oncol Hematol 2005;55:241-52.
8 Nicolaus S, Kuin Y, Verhagen S, Prins J. Mantelzorgers van oncologiepatiënten: Ervaren belasting in de palliatieve fase en rouw na het overlijden. Gedragstherapie 2008;41:39-50.
9 Pautex S, Berger A, Chatelain C, Herrmann F, Zulian GB. Symptom assessment in elderly cancer patients receiving palliative care. Crit Rev Oncol Hematol 2003;47:281-6.
10 Lloyd-Williams M, Kennedy V, Sixsmith A, Sixsmith J. The end of life: A qualitative study of the perceptions of people over the age of 80 on issues surrounding death and dying. J Pain Symptom Manage 2007;34:60-6.
11 Graeff A de. Palliatieve zorg: Richtlijnen voor de praktijk. Utrecht: VIKC, 2006. http://www.pallialine.nl, geraadpleegd februari 2012.
12 Kahn KL, Adams JL, Weeks JC, Chrischilles EA, Schrag D, Ayanian JZ, Kiefe CI, Ganz PA, Bhoopalam N, Potosky AL, Harrington DP, Fletcher RH. Adjuvant chemotherapy use and adverse events among older patients with stage III colon cancer. JAMA 2010;303:1037-45.
13 Graeff A de, Besse TC, Krol RJA. Landelijke richtlijn Pijn bij kanker. Versie 2.0. Utrecht: VIKC, 2010. http://www.pallialine.nl, geraadpleegd februari 2012.
14 Turner NJ, Muers MF, Haward RA, Mulley GP. Do elderly people with lung cancer benefit from palliative radiotherapy? Lung Cancer 2005;49:193-202.
15 Luce JM, Luce JA. Management of dyspnea in patients with far-advanced lung disease: 'Once I lose it, it's kind of hard to catch it'. JAMA 2001;285:1331-73.
16 Mazzocato C, Buclin T, Rapin CH. The effects of morphine on dyspnea and ventilatory function in elderly patients with advanced cancer: A randomised double-blind controlled trial. Ann Oncol 1999;10:1511-4.
17 Verhagen EH, Graeff A. de, Verhagen CAH, Hesselmann GM, Wijlick EHJ van. Richtlijn palliatieve sedatie 2.0. Utrecht: VIKC, 2009. http://www.pallialine.nl, geraadpleegd februari 2012.
18 Verhagen CAH. Palliatieve sedatie in de terminale fase. In: Spreeuwenberg C, Bakker DJ, Dillmann RJM, redactie. Handboek palliatieve zorg. Maarssen: Elsevier gezondheidszorg, 2005. p. 290-339.

26 De oudere patiënt met behandeldilemma's

Cees Hertogh en Jenny van der Steen

Inleiding: twee kerndilemma's

Casus
- De heer T.
- Opname
- Beleidsgesprek
- Palliatief beleid
- Symptomatisch beleid

Achtergrondinformatie

Literatuur

Inleiding: twee kerndilemma's

Medisch handelen is altijd gebaseerd op twee voorwaarden: er moet een medische indicatie zijn voor onderzoek of behandeling, en de patiënt moet toestemming geven voor de interventie op basis van toereikende informatie. Is aan één van beide voorwaarden niet voldaan, dan is medisch handelen in beginsel niet geoorloofd. Deze voorwaarden verwijzen naar twee categorieën van normen die leidend zijn voor de medische besluitvorming. De eerste categorie betreft de medisch-professionele normen, die als regel door de beroepsgroep zelf worden vastgesteld; centraal binnen de tweede categorie staan de normen ontleend aan de rechten van de patiënt.

Behandeldilemma's kunnen onder meer ontstaan wanneer de patiënt zijn toestemming onthoudt aan een uit medisch oogpunt zinvolle therapie en er tegelijk bij de arts twijfel leeft over de vraag of de weigeraar zijn situatie wel goed overziet. Of omgekeerd: de patiënt stemt toe maar lijkt niet goed te begrijpen wat er op het spel staat. In dit soort situaties is mogelijk de wilsbekwaamheid of beslisvaardigheid van de patiënt in het geding en kan het aangewezen zijn daar onderzoek naar te doen. Dit onderwerp komt uitgebreid aan bod in hoofdstuk 27.

In de geriatrie komt het geregeld voor dat de oudere patiënt niet meer wilsbekwaam (genoeg) is om bij beslissingen over zijn zorg en medische behandeling te worden betrokken; denk bijvoorbeeld aan een patiënt met gevorderde dementie, of een ernstig delier. In dat geval overlegt de arts met iemand die het perspectief van de patiënt kan vertegenwoordigen, meestal een lid van de familie. Niet altijd biedt zo'n overleg echter een uitweg uit het dilemma. Ook deze vertegenwoordiger kan toestemming onthouden en het belang van de patiënt anders inschatten dan de arts. Of hij geeft wel toestemming, maar de wilsonbekwame patiënt verzet zich vervolgens tegen de uitvoering van de (be)handeling.

Een tweede belangrijke bron van behandeldilemma's is het ontbreken van een duidelijke medische norm, of het onderling strijdig zijn van diverse medische normen. Zo kan het bij een oudere patiënt met meerdere aandoeningen (multimorbiditeit) voorkomen, dat het volgen van de richtlijn voor aandoening A ongunstige consequenties heeft voor wat uit oogpunt van optimale zorg geboden is ten aanzien van aandoening B. Een goede medische behandeling heeft in de geriatrie daarom nogal eens het karakter van een compromis.

Meer in het algemeen zijn in de medische zorg voor kwetsbare ouderen steeds de volgende twee ethische vragen aan de orde. De eerste is die naar het juiste midden tussen over- en onderbehandeling. Daarbij voegt zich – in het licht van een neergaande levenslijn – als tweede de vraag naar de juiste balans tussen levensverlengend en op welzijnseffecten gericht medisch handelen.

In dit hoofdstuk worden de diverse ethische vragen en afwegingen waartoe behandeldilemma's aanleiding geven uitgewerkt aan de hand van een casus: een patiënt met dementie en comorbiditeit in het verpleeghuis.

Na bestudering van dit hoofdstuk kunt u:
- aangeven welke medisch-professionele en patiëntgerelateerde normen van belang zijn in de medische besluitvorming;
- aangeven hoe deze factoren onderling gewogen kunnen worden;
- de relevantie van een anticiperend medisch beleid benoemen;
- aangeven wat een palliatief beleid en een symptomatisch beleid is en waarin het onderscheid tussen beide bestaat (na ook bestudering van hoofdstuk 25).

Casus

De heer T.

De heer T. was 75 jaar toen zijn vrouw moest worden opgenomen in het verpleeghuis. Zij leed al enkele jaren aan de ziekte van Alzheimer en de zorg was voor haar man te zwaar geworden. De reden daarvoor was niet alleen dat zij veel hulp en toezicht nodig had, maar vooral omdat zij zich erg wantrouwig gedroeg jegens haar man en hem voortdurend negatief bejegende. Hun relatie was als gevolg hiervan onder druk komen te staan. Desondanks voelde de heer T. zich erg schuldig: het was alsof hij voor zichzelf koos door zijn vrouw te laten opnemen.

Mevrouw T. ging na opname snel achteruit. Eten en drinken werden problematisch, haar voedingstoestand verslechterde, zij kreeg doorligplekken en stierf uiteindelijk aan een combinatie van een longontsteking en uitdroging. Voor de heer T. was dit een heel moeilijke tijd. Hij ervoer het ziekteproces van zijn vrouw als een enorme ontluistering. Na haar overlijden riep hij zijn zoon en dochter bij zich en liet hen plechtig beloven dat zij erop zouden toezien dat hem dit lot bespaard zou blijven: mocht hij zelf in de toekomst aan dementie gaan lijden, dan wilde hij niet worden opgenomen in een verpleeghuis en wilde hij ook geen enkele medische behandeling meer ondergaan. 'Liever dood dan met zo'n ziekte te moeten voortleven. Dat wil ik jullie niet aandoen, waren zijn woorden.

Helaas werden bij de heer T. niet lang daarna eveneens tekenen van dementie vastgesteld. Omdat hij alleen en ver van zijn kinderen woonde, werden deze met het vorderen van de ziekte voor de dwingende keuze gesteld om hun vader in een verpleeghuis te doen opnemen, hetzelfde als waar hun moeder was overleden. De heer T. was toen 85 jaar. Omdat hij nauwelijks leek te beseffen wat zich aan hem voltrok – hij ervoer zijn situatie met een zekere gelatenheid en vertoonde niets van het negatieve gedrag dat zo kenmerkend was geweest voor de ziekte van zijn vrouw – konden zij wel vrede hebben met deze beslissing, temeer daar hij zich na opname snel op zijn gemak voelde in zijn nieuwe omgeving. Maar, zoals zij aan de opnamefunctionaris van de instelling kenbaar maakten, het tweede deel van hun belofte willen zij wel gestand doen.

Vraag 1 Hoe kunt u handelen wanneer u als arts van het verpleeghuis van deze informatie kennisneemt?

Opname in een verpleeghuis is altijd een ingrijpende gebeurtenis, zowel voor de patiënt als zijn naasten. Het viel de heer T. heel zwaar om de zorg voor zijn vrouw uit handen te geven. Omgekeerd was het ook voor zijn kinderen geen sinecure om vervolgens voor hun vader dezelfde beslissing te moeten nemen. Toch is de last van zo'n beslissing voor partners vaak zwaarder dan voor kinderen. Voor de eersten behelst verpleeghuisopname immers niet zelden een soort van scheiding zonder echtscheiding. Zij moeten zich bovendien schikken in een heel andere rol, niet meer die van partner en mantelzorger, maar eerder die van toegewijde bezoeker. Dat is een ingrijpend proces, dat vanuit het verpleeghuis en zijn medewerkers nogal eens onderschat wordt.
In het geval van dementie is opname in het verpleeghuis bovendien onherroepelijk en onomkeerbaar. De patiënt zal in het verpleeghuis overlijden, doorgaans aan de gevolgen of complicaties van zijn ziekte. Velen realiseren zich echter onvoldoende dat dementie niet alleen een ongeneeslijke, maar ook een dodelijk verlopende aandoening is. En aangezien mensen met dementie ten gevolge van allerlei ontwikkelingen tegenwoordig steeds langer thuis blijven en bijgevolg in een latere fase van de ziekte worden opgenomen, neemt de gemiddelde overlevingsduur na verpleeghuisopname ook gestaag af: thans bedraagt deze omstreeks anderhalf à twee jaar. Als de moeilijke drempel naar het verpleeghuis eenmaal is genomen, moeten familieleden vervolgens de vraag onder ogen zien hoe de weg naar het levenseinde er uit (kan) gaan zien. Sommigen hebben daar al wel eens over nagedacht, bijvoorbeeld omdat zij ervaring hebben met dementie in hun omgeving, zoals de heer T., of omdat de patiënt zelf in een eerdere fase van zijn leven daar met hen over heeft gesproken, zoals in het geval van de kinderen van de heer T. Ook groeit het aantal (oudere) mensen dat met het oog op dementie een schriftelijke wilsverklaring opstelt. Hierin leggen zij vast wat hun wensen en opvattingen zijn over zorg en medisch handelen in het geval zij deze zelf niet meer kenbaar kunnen maken. De meeste mensen zijn echter niet of nauwelijks voorbereid op de laatste fase van dementie en weten niet tot welke vormen van interactie een patiënt met ernstige dementie nog in staat is, hoe het gangbare beloop van de ziekte er uitziet en welke complicaties daarin kunnen optreden. Om al deze redenen is het van groot belang dat de (verpleeghuis)arts zo spoedig mogelijk na opname kennismaakt met de patiënt, zich een oordeel vormt over diens gezondheidssituatie en met hem en diens vertegenwoordiger een zogeheten anticiperend medisch beleid vaststelt. zo'n beleid behelst een afspraak tussen arts en patiënt (en/of diens vertegenwoordiger) inzake de globale doelen en grenzen van het (huidige en toekomstige) medisch handelen, rekening houdend met het te verwachten beloop van de aandoening – dementie – en de (vroegere) wensen en waarden van de patiënt. Aldus formuleert een anticiperend beleid het kader voor toekomstige zorg- en behandelbeslissingen. In het Engelse taalgebied spreekt men in dit verband over *advance care planning*.[1,2] In het geval van de heer T. is zo'n beleidsgesprek temeer geboden vanwege de belofte die de kinderen hun vader hebben gedaan: erop toe te zien dat hij geen medische behandeling meer ondergaat.

Opname

> Uit het medisch dossier blijkt dat de heer T. behalve aan de ziekte van Alzheimer ook lijdt aan diabetes mellitus type 2 en aan obstipatie op basis van diverticulosis coli. Naast orale antidiabetica heeft hij in het verleden een keur aan laxantia geslikt, voornamelijk op eigen initiatief. Tevens gebruikt hij acetylsalicylzuur als secundaire preventie na een klein hartinfarct. Deze medicatie is echter een aantal jaren geleden tijdelijk gestaakt vanwege een anemie ten gevolge van occult bloedverlies. De oorzaak daarvan is indertijd toegeschreven aan darmdivertikels. De heer T. maakt een vermoeide indruk en zijn stemming is mat, maar er is een redelijk gesprek met hem mogelijk. Hij beleeft zijn opname als een verblijf in het ziekenhuis en denkt dat hij hier voor een darmziekte behandeld zal worden. Hij heeft geen inzicht in zijn cognitieve beperkingen en bagatelliseert zijn problemen. Dat hij dingen moeilijker onthoudt is normaal op zijn leeftijd, en omdat hij de krant niet meer leest – het nieuws interesseert hem niet meer, zegt hij – weet hij ook de datum niet meer. Desgevraagd klaagt hij voornamelijk over moeheid en snelle vermoeibaarheid. Alles is hem te veel. De verzorgenden bevestigen dit en geven tevens aan dat de heer T. bij inspanning snel kortademig wordt. Patiënt stemt in met een oriënterend onderzoek naar de oorzaak van deze klachten en wil ook graag dat er iets aan gedaan wordt. Het aansluitend verrichte bloedonderzoek wijst in de richting van een ferriprieve anemie; het Hb bedraagt 5,2 mmol/l.

Vraag 2 Met welk voorstel gaat u naar de kinderen?

De (verpleeg)huisarts wordt hier gesteld voor diverse ethische vragen. Hij kent de opvatting van de kinderen: geen medische behandeling. Niettemin is het zijn primaire verantwoordelijkheid om te beoordelen wat bij deze patiënt, op grond van diens medische voorgeschiedenis, actuele toestand en vooruitzichten, goed medisch handelen is. Die vraag komt op de eerste plaats en staat in beginsel los van de wens of opvatting van de patiënt, maar moet daar uiteraard vervolgens wel aan getoetst worden. Op dit punt vertolken de kinderen de vroegere wens van hun vader. De stelligheid waarmee zij dit doen is mogelijk mede een gevolg van het feit dat zij met hun eerste belofte – geen verpleeghuisopname – hebben moeten breken. De actuele wens van de heer T. is daar echter niet mee in overeenstemming. Hij voelt zich gehinderd door zijn vermoeidheid en wil daar graag vanaf. Hem ontbreekt evenwel het inzicht dat hij thans aan dementie lijdt en dat hij zich dus nu in de toestand bevindt waarop zijn voorafgaande 'nee' tegen medisch handelen van toepassing is.

De tweede ethische vraag luidt dan ook: welke wens prevaleert in de huidige situatie? Is dat de behandelwens die de heer T. op grond van zijn onwelbevinden in het hier en nu uit, of is dat de wens die hij vóór zijn dementie tegenover zijn kinderen kenbaar heeft gemaakt?

Het antwoord op deze lastige vraag is onder meer afhankelijk van het oordeel over de wilsbekwaamheid van de heer T., maar alvorens daaraan toe te komen moet eerst duidelijk worden of er op grond van de vastgestelde anemie een medische indicatie tot behandeling is. Immers: als die indicatie ontbreekt, doet het tweede dilemma zich in zeker opzicht niet voor, althans niet in de voorliggende situatie.

Daarmee zijn we terug bij de eerste vraag: die naar het goede medisch handelen. En zoals in de inleiding reeds is aangegeven, kunnen we dat goede handelen nader omschrijven als de evenwichtige balans tussen over- en onderbehandeling en als het juiste midden tussen levensverlengend en op welbevinden gericht medisch handelen. Hier gelden geen harde feiten en kan de arts zich nooit geheel baseren op *evidence* – zo die al in voldoende mate voorhanden is, want in laatste instantie is hier ook een waardeoordeel in het geding. Elke behandelbeslissing bij de heer T. is immers een beslissing in het kader van een voortschrijdende en uiteindelijk dodelijk verlopende ziekte. Afzien van medisch handelen betekent een keuze voor een onzeker toekomstscenario, maar succesvol levensverlengend handelen betekent ook: verder leven met dementie. Welk scenario is hier te verkiezen. Zijn er wellicht nog andere opties?

Om tot een gericht medisch advies ten behoeve van de heer T. en zijn kinderen te komen maakt de arts, in aansluiting op het in hoofdstuk 25 beschreven algoritme, de volgende afwegingen.[2,3]

Afweging 1: oorzaken en behandelconsequenties

Wat zijn de mogelijke oorzaken van de aandoening en welke behandelconsequenties vloeien daaruit voort? Als regel geldt: niet meer diagnostiek dan nodig is om richting te geven aan de therapie. Het heeft weinig zin om uitvoerige diagnostiek te verrichten, als dat toch niet leidt tot behandeling, of slechts tot de bevinding dat behandeling disproportioneel en/of te belastend is. In voorkomende gevallen kiest men daarom voor een diagnose ex juvantibus: de ingestelde therapie geldt tevens als test voor de diagnostische hypothese. Slaat de therapie aan, dan wordt dit beschouwd als een bevestiging van de juistheid van de diagnose.

Afweging 2: belasting en mogelijke schade (fysiek en psychosociaal) van onderzoek en behandeling

Wat is de belasting van het benodigde onderzoek en/of de behandeling voor de patiënt, zowel fysiek als psychosociaal? Naast de directe belasting moet bij mensen met dementie ook gedacht worden aan factoren als angst, onbegrip, verwardheid, alsmede aan agitatie en afwerend gedrag. Als gevolg van verminderd inzicht, geheugenproblemen en communicatiebeperkingen zijn bepaalde onderzoekingen en behandelingen bovendien vaak niet goed uitvoerbaar, omdat patiënten hieraan niet de vereiste medewerking kunnen verlenen. Om zulke interventies toch uit te voeren is het regelmatig noodzakelijk vrijheidsbeperkingen zoals fixatie of sedatie toe te passen (bijvoorbeeld bij het toedienen van een intraveneus infuus of het verrichten van een MRI). Dit maakt diagnostische en therapeutische handelingen extra belastend voor mensen met dementie en in een aantal gevallen is psychische schade niet uit te sluiten.

Afweging 3: prognose quo ad vitam, met en zonder behandeling

Wat is de prognose ten aanzien van de verwachte levensduur na behandeling en hoe weegt die op tegen de prognose zonder behandeling? Vanouds is de prognostiek een kernonderdeel van de geneeskunde, maar tot op de dag vandaag is het een buitengewoon lastige taak voor de arts om uitspraken te doen over het individuele beloop van een aandoening. Prognostische uitspraken in de geneeskunde zijn gebaseerd op gesystematiseerde klinische ervaring. In de medische besluitvorming met betrekking tot individuele patiënten wordt die collectieve ervaring als het ware naar het individu vertaald. De klinische epidemiologie kan de arts hier behulpzaam zijn, omdat zij hem helpt de onzekerheid die dit soort beslissingen omgeeft zoveel mogelijk te beperken. Bij de heer T. gaat het hier allereerst om de vraag wat de meest waarschijnlijke oorzaak is van de anemie, maar er is hier nog een tweede prognostische dimensie aan de orde. Het gaat namelijk ook over de vraag hoe de prognose van de aandoening waarover besloten moet worden zich verhoudt tot de levensverwachting van de patiënt op grond van de hoofdaandoening, in casu de dementie. In algemene zin kan met betrekking tot die verhouding gesteld worden: hoe verder de dementie is voortgeschreden, des te geringer is het effect van een niet-behandelbeslissing op de prognose quo ad vitam.

Afweging 4: welzijnseffecten met en zonder behandeling
Wat zijn de beoogde welzijnseffecten van behandeling en wegen die op tegen het welbevinden van de patiënt zonder behandeling? Hier gaat het primair om het beoogde effect op wat we de doelsymptomen zouden kunnen noemen, in het geval van meneer T.: de moeheidsklachten en de kortademigheid bij inspanning en mogelijk ook de gedrukte stemming. Ook hier speelt het stadium van de dementie een rol in de afwegingen. Omdat de heer T. nog goed ter been is en – zij het met begeleiding – in staat om zichzelf te wassen en te kleden, ondervindt hij hinder van zijn anemie. Bij een patiënt in een meer gevorderd stadium van dementie, die geen loopfunctie meer heeft en geheel ADL-afhankelijk is, zullen zich zulke klachten niet of nauwelijks voordoen en is het te verwachten welzijnseffect van behandeling bijgevolg geringer.

Behandelvoorstel
Op grond van de afweging van deze vier factoren zou de (verpleeg)huisarts tot het volgende behandelvoorstel kunnen komen: gelet op de medische voorgeschiedenis van de heer T. en zijn huidige medicatiegebruik is er een gerede kans dat de anemie het gevolg is van bloedverlies op grond van darmdivertikels. Dit euvel heeft zich eerder voorgedaan en staat bovenaan in de differentiaaldiagnose. Om meer diagnostische zekerheid te verkrijgen is aanvullend, maar tevens belastend onderzoek aangewezen (bijvoorbeeld rectosigmoïdoscopie). Het is echter ook mogelijk om ex juvantibus te volstaan met een weinig belastende proefbehandeling, bestaande uit ijzersuppletie en het bieden van extra zorg en ondersteuning. Men stopt met acetylsalicylzuur en beoordeelt het resultaat van de behandeling aan de hand van het effect op de klinische symptomen en het normaliseren van het Hb-gehalte. Vanwege de bestaande obstipatieneiging wordt de heer T. extra gelaxeerd. Het bereiken van levensverlenging is geen doel van de behandeling, maar dit neveneffect pleit ook niet tegen suppletie, omdat het nalaten van behandeling naar alle waarschijnlijkheid zal resulteren in een toename van de klachten, met acuut hartfalen als mogelijke complicatie.
Een keuze voor deze handelwijze impliceert echter wel dat men bewust het risico neemt een andere, ernstiger oorzaak van de anemie (bijvoorbeeld darmkanker) over het hoofd te zien. Het met zekerheid uitsluiten van deze oorzaak betekent echter niet alleen belastend onderzoek, maar ook de bereidheid om daar therapeutische consequenties aan te verbinden.
Richt de arts zich met dit behandelvoorstel tot de heer T. en diens kinderen, dan komt de vraag aan de orde hoe voldaan kan worden aan de tweede voorwaarde voor medisch

handelen: het verkrijgen van toestemming van de patiënt. Hierbij zij en passant aangetekend, dat deze twee fasen in de alledaagse praktijk doorgaans niet zo scherp van elkaar zijn te scheiden. Ook in de casus van de heer T. is deze scheiding enigszins kunstmatig. Immers, de (verpleeg)huisarts is via de opnamefunctionaris reeds bekend met de visie en opvattingen van de kinderen en houdt daar ook rekening mee in zijn eigen afwegingen. Toch is het vanuit normatief-ethisch oogpunt en vanwege de transparantie van het beslissingsproces relevant om in elk geval het onderscheid tussen beide categorieën van beslisgronden in het oog te houden, opdat men desgevraagd van beide afzonderlijk rekenschap kan afleggen. Te vaak komt het namelijk voor dat artsen zich onvoldoende verdiepen in de pro's en contra's van de diverse handelingsalternatieven omdat zij te sterk afgaan op wat hun bekend is over de eerder geuite visie of opvatting van de patiënt, bijvoorbeeld zoals beschreven in een schriftelijke wilsverklaring. Daarmee doen zij hun patiënten tekort. Deze hebben immers niet alleen recht op (respect voor) hun visie, maar ook op zaakbetrokken informatie die relevant is voor een geïnformeerde onderbouwing, dan wel – in voorkomende gevallen – voor geïnformeerde herziening van hun voorafgaande visie. *Informed consent* is immers niet een eenmalig gebeuren, maar een continu proces.

Zo ook hier. Gezien diens betrokkenheid bij zijn actuele situatie en onwelbevinden spreekt de verpleeghuisarts met de heer T. over de directe oorzaak en de behandelmogelijkheden voor diens moeheidsklachten. Daarin geeft deze aan dat hij een gerichte behandeling met medicijnen op prijs zou stellen: zo'n behandeling heeft hij eerder ondergaan, en met succes. Over wat deze behandelwens betekent met betrekking tot zijn vroegere opvatting aangaande een leven met dementie, is met de heer T. evenwel geen gesprek meer mogelijk. Ten gevolge van de geheugenproblemen heeft hij als het ware geen toegang meer tot deze eerdere opvatting en legt hij ook geen verband tussen zijn huidige situatie en zijn vroegere visie op een leven met dementie. Evenmin lijkt hij zich nog te realiseren wat het betekent om aan een progressieve ziekte als dementie te lijden.

Daarom volgt de arts hier een tweesporenbeleid. Hij spreekt zowel met de heer T. als met diens kinderen. Doelstelling van het gesprek met zoon en dochter is het vaststellen van een anticiperend medisch beleid. In dit beleidsgesprek stelt de arts tevens voor om het behandelvoorstel voor de anemie aan de heer T. voor te leggen, omdat daarover met hem nog goed overlegd kan worden, mede op basis van zijn eerdere ervaring met een dergelijk gezondheidsprobleem. De verpleeghuisarts is dan ook van oordeel dat de heer T. nog wel wilsbekwaam is voor de beslissing inzake de behandeling van de bloedarmoede, maar niet (meer) voor de besluitvorming ter zake van het anticiperend medisch beleid.

Dit tweesporenbeleid vindt zijn achtergrond in de opvatting dat wilsbekwaamheid een taakgerelateerd begrip is. Wat daarmee bedoeld is, komt in hoofdstuk 27 uitvoerig aan de orde, zodat hier met een korte toelichting wordt volstaan (zie box 26.1).

> **Box 26.1 Wilsbekwaamheid als taakgerelateerd begrip**
> Wilsbekwaamheid, of beter beslissingsbekwaamheid, verwijst naar de kwaliteit van het vermogen om bepaalde beslissingen te nemen. Dit vermogen is niet een eigenschap van personen ten aanzien van alle wilsbepalingen, maar daarentegen gekoppeld aan bepaalde taken en beslissingen. Dit betekent dat iemand bekwaam kan zijn voor een bepaald type

taak of beslissing, maar niet voor een ander, waarbij in het algemeen geldt: hoe complexer en zwaarwegender de beslissing, des te hoger de eisen die gesteld worden aan het beslissingsvermogen van de patiënt.

Uitgangspunt voor de medische praktijk is steeds de zogeheten presuppositie van bekwaamheid: eenieder wordt geacht wilsbekwaam te zijn totdat het tegendeel is bewezen.[4] Het oordeel 'wilsonbekwaam' heeft immers verregaande negatieve consequenties voor het recht op zelfbeschikking van de betrokkene. Artsen mogen er derhalve niet te snel van uitgaan dat een patiënt niet wilsbekwaam is voor een beslissing; zo'n oordeel vergt eerst nader onderzoek en een dergelijk onderzoek is alleen aangewezen als daartoe een duidelijke aanleiding bestaat. Dit geldt ook – misschien wel juist – voor mensen met dementie. Zij lopen namelijk het risico dat zij vanwege hun diagnose te snel als wilsonbekwaam gepasseerd worden in beslissingen over hun zorg en medische behandeling. Om hen hiervoor te behoeden pleiten ethici ervoor elke patiënt met dementie een zogeheten *beschermd gebied van autonomie* toe te kennen. Dit concept bakent als het ware een ruimte af voor de zelfbeschikking van mensen met dementie en vertolkt daarmee de intentie om hen zoveel mogelijk te respecteren in hun gedrag en keuzevrijheid – ook ten aanzien van behandelbeslissingen.[2,5] Alleen indien er sprake is van een keuze of gedrag met een 'ernstig gevolg' (voor de betrokkene of de omgeving) ontstaat er aanleiding voor een toets van de wilsbekwaamheid en voor het zo nodig inperken van de beschermde ruimte voor autonomie als die toets negatief uitvalt.

Beleidsgesprek

Vanuit de opvatting dat wilsbekwaamheid een taakgerelateerd begrip is, is de (verpleeg)huisarts van oordeel dat de instemmende opstelling van de heer T. ten opzichte van een behandeling van zijn anemie gerekend moet worden tot diens beschermde autonomie. Die opstelling is niet te beschouwen als een 'keuze met ernstig gevolg', ook al is deze instemming mogelijk niet in lijn met zijn vroegere opvatting over een leven met dementie.

Zoon en dochter van de heer T. zijn blij met de uitnodiging voor een beleidsgesprek, maar stellen heel duidelijk dat zij geen behandeling voor de bloedarmoede willen: 'Dementie is al erg genoeg.' Naar nu blijkt is de zoon bovendien in het bezit van een afschrift van een schriftelijke wilsverklaring die zijn vader heeft getekend kort nadat zijn vrouw was overleden. De verklaring vermeldt duidelijk dat vader 'alle medische behandeling, behoudens de verlichting van pijn en andere belastende symptomen, verbiedt' wanneer hij in een toestand komt te verkeren 'die geen of nauwelijks enig uitzicht biedt op terugkeer tot een voor mij redelijke en waardige levensstaat'. Als voorbeeld van zo'n toestand vermeldt het document ook dementie. Daarom is het voor beide kinderen duidelijk: het enige wat zij nog willen voor vader is palliatieve zorg, dat wil zeggen: alleen pijnbestrijding.

Vraag 3 *Impliceert de wilsverklaring een wezenlijke verandering van het voorliggende behandelvraagstuk en het in de toekomst te voeren (anticiperend) medische beleid?*

Een schriftelijke wilsverklaring is een document waarin de patiënt zijn wensen en opvattingen over zorg en medische behandeling vastlegt en dat bedoeld is voor situaties waarin hij zelf niet meer bij beslissingen daarover betrokken kan worden, bijvoorbeeld omdat hij in een coma is geraakt of omdat hij wilsonbekwaam is geworden ten gevolge van een ziekte als dementie. Door middel van een wilsverklaring oefent de betrokkene zijn patiëntenrechten uit voorafgaand aan het moment waarop die aan de orde zijn. Zij kunnen worden ingedeeld in positieve en negatieve verklaringen. Positieve verklaringen zijn verklaringen waarin de opsteller om een bepaald handelen verzoekt, negatieve verklaringen zijn zulke waarin de opsteller zijn toestemming voor een bepaald handelen onthoudt. Voorbeelden van het eerste type zijn het donorcodicil en de euthanasieverklaring; voorbeelden van het tweede type zijn de niet-reanimatieverklaring en de niet-behandelverklaring (of 'behandelverbod').

Een negatieve verklaring heeft normatief een sterke status, omdat iemand hiermee schriftelijk zijn toestemming onthoudt aan (toekomstig) medisch handelen, waarmee aan dit handelen dus eigenlijk de morele grondslag ontvalt. De arts is in beginsel gehouden een dergelijke weigering te respecteren, tenzij hij een gegronde reden heeft om van de wilsverklaring af te wijken. Een positieve verklaring daarentegen is op generlei wijze bindend, want men kan met een schriftelijke verklaring geen handelingen van artsen afdwingen. Dit type verklaring heeft slechts de status van een schriftelijk verzoek.[2,6,7]

De vraag is nu of het feit dat de heer T. zijn vroegere opvatting niet alleen heeft uitgesproken maar ook schriftelijk heeft vastgelegd in een behandelweigering, van doorslaggevende invloed is op het door de (verpleeg)huisarts voorgestelde behandelbeleid. Is de arts nu nog gerechtigd de bloedarmoede te behandelen zoals hij voornemens was te doen? Deze situatie vraagt om een genuanceerd antwoord.[8]

Allereerst moet worden vastgesteld dat de verklaring hier geen nieuwe informatie toevoegt. Zij documenteert een reeds bij de arts bekende wens en gaat dus in dezelfde richting. Wel geeft de schriftelijke wilsverklaring de arts meer houvast omtrent de vroegere opvatting van de patiënt, maar in beginsel geldt hiervoor hetzelfde als voor de mondeling uitgesproken opvatting: beide zijn pas aan de orde in situaties waarin niet meer met de patiënt kan worden overlegd – en zo ligt de zaak hier niet. Met meneer T. kan nog goed gesproken worden over het probleem van de anemie, echter niet over de context waarin dit probleem zich stelt, namelijk die van een vorderende dementie. Daartoe was precies het gesprek met de kinderen gepland, waarin deze nu voorleggen dat zij – conform de wilsverklaring – slechts palliatieve zorg willen.

In de tweede plaats is het zo dat men bij een wilsverklaring niet alleen naar de letter, maar ook naar de geest van de tekst moet kijken, dus niet alleen: 'Wat staat er?', maar ook: 'Wat heeft de patiënt bedoeld?' Wanneer de arts zich aan de letter van de verklaring zou houden, kan dit resulteren in een situatie waarin de patiënt onvoldoende zorg ontvangt zonder dat het doel gediend wordt dat hem bij het opstellen van zijn verklaring voor ogen stond. Dit is goed te illustreren aan de hand van het 'behandelverbod' in de wilsverklaring van de heer T. In die verklaring staat hij slechts verlichting van pijn en andere belastende symptomen toe. Wat zouden – even afgezien van de recent vastgestelde bloedarmoede – de consequenties daarvan zijn voor de behandelingen die hij thans ontvangt? Van de voorgeschreven laxantia kan men nog wel aannemen dat deze buiten het behandelverbod vallen – zij worden op grote schaal ook voorgeschreven in het kader van palliatieve zorg – maar hoe staat het met de behandeling die hij voor de diabetes mellitus ontvangt? Naar de letter van de verklaring zou die moeten worden gestaakt. Het gevolg daarvan is echter ongewis: de heer T. kan als gevolg daarvan geleidelijk in een hyperglykemisch coma overlijden, maar waarschijnlijker is dat hij in een wankel evenwicht geraakt met verhoogde bloedsuikers, algeheel onwelbevinden, neiging tot uitdroging, perioden van verwardheid, risico op vallen enzovoort. Een dergelijke verwikkeling is zonder twijfel ver verwijderd van het doel dat hij met zijn verklaring wilde bereiken. Immers, wat hij zichzelf en zijn kinderen wilde besparen was een langdurig en in zijn perceptie ontluisterend lijden aan dementie, op grond van de ervaring die hij via de aandoening van zijn vrouw met dit ziektebeeld heeft opgedaan. Tegen de achtergrond van dit doel krijgt de tekst van de wilsverklaring een andere duiding. Nog steeds geldt deze als een voorafgaande behandelweigering, maar het accent van de weigering verschuift in de richting van medisch handelen dat vooral op levensverlenging gericht is. Geen van de behandelingen die de heer T. thans ontvangt kent dat exclusieve doel; zij zijn veeleer gericht op behoud, casu quo verbetering van welbevinden en hetzelfde geldt voor de voorgenomen – weinig belastende – behandeling voor de bloedarmoede. Als zodanig zijn deze behandelingen geheel in overeenstemming met de WHO-definitie van palliatieve zorg.

Dit zorgconcept is ontwikkeld vanuit de oncologie en wordt vaak nauw geassocieerd met terminale zorg, dat wil zeggen: met zorg nabij het levenseinde. Ten onrechte, want de WHO-definitie beoogt een veel breder toepassingsdomein en daarbij gaat het zeker niet alleen om pijnbestrijding, zoals de kinderen van de heer T. menen. Volgens deze uit 1990 daterende definitie is palliatieve zorg 'integrale multidisciplinaire zorg voor patiënten wier ziekte niet meer reageert op curatieve behandeling'. Daarmee is duidelijk aangegeven dat palliatieve zorg ook beschikbaar dient te zijn voor patiënten die weliswaar ongeneeslijk ziek zijn, maar die nog niet in de terminale fase van hun ziekte verkeren. De essentie van dit type zorg is de gerichtheid op welbevinden en ervaren kwaliteit van leven. Levensverlenging of levensbekorting kunnen een neveneffect zijn van palliatieve zorg, maar nooit een primair beoogd doel. Zo vinden in het kader van palliatieve zorg bij ongeneeslijk zieke kankerpatiënten behandelingen plaats voor hartfalen of infecties met behulp van middelen die naast verlichting van klachten ook een levensverlengend effect hebben. De mate waarin dit aanvaardbaar is, zal uiteraard afhankelijk zijn van de wens van de patiënt en de prognose van de primaire aandoening, maar evenzeer van het te verwachten welzijnseffect van de beoogde behandeling.

In dezelfde lijn is palliatieve zorg geboden bij dementie. Ook hier zijn de irreversibiliteit en het op termijn dodelijke beloop van de aandoening evident, reden waarom het ziektebeloop altijd betrokken moet worden in de besluitvorming omtrent medisch handelen. Immers, zoals al eerder is aangegeven: elke geslaagde behandeling voor een bijkomende aandoening (urosepsis, coma diabeticum, pneumonie) behelst tevens verder leven met de progressie van dementie. Dit gegeven impliceert dat, naarmate de ziekte volgt, steeds opnieuw moet worden beoordeeld of – en in welke mate – een levensverlengend neveneffect van primair op welbevinden gericht medisch handelen aanvaardbaar en acceptabel is. Daarom wordt in het kader van een anticiperend medisch beleid voor mensen met dementie onderscheid gemaakt tussen een 'palliatief beleid' en een 'symptomatisch beleid'. In aansluiting bij de WHO-definitie wordt onder een palliatief beleid verstaan.

'Een medisch beleid dat primair is gericht op het waarborgen van een optimaal welbevinden en een aanvaardbare kwaliteit van leven van de patiënt met dementie. Dit doel wordt bereikt door adequate behandeling van tussentijdse aandoeningen, comorbiditeit, gevolgsymptomen en complicaties van de dementie, waarbij verlenging van de levensduur als mogelijk neveneffect van deze behandeling niet gecontra-indiceerd is.'[2,3]

De hoofdintentie van dit beleid is dus gericht op het welbevinden van de patiënt, maar de keuze van daartoe aan te wenden middelen wordt niet a priori beperkt door een eventueel levensverlengend effect daarvan. Dit is exact het verschil met een symptomatisch beleid: symptomatische zorg is 'een anticiperend beleid waarbij een levensverlengend neveneffect nadrukkelijk ongewenst is'. Een dergelijk beleid behelst een exclusieve gerichtheid op het onderdrukken van belastende symptomen en beperkt aldus de keuze aan middelen om klachten te verlichten. Ondanks dat deze verschillen op papier duidelijk zijn, geven ze in de dagelijkse praktijk regelmatig aanleiding tot onrust en discussie in multidisciplinaire teams betrokken bij ernstig zieke, kwetsbare ouderen. Voor meer informatie over de palliatieve fase, zie hoofdstuk 25.

Palliatief beleid

> De familie van de heer T. kan zich na duidelijke uitleg goed vinden in een palliatief beleid en de afspraak om dit beleid op gezette tijden te evalueren. Zij tonen zich ook enigszins opgelucht, omdat volledig afzien van medisch handelen hen achteraf toch ook wel erg abrupt voorkwam.
> Meneer wordt met zijn instemming succesvol behandeld voor zijn anemie. Het acetylsalicylzuur wordt niet herstart. In het daaropvolgende jaar gaat het hem redelijk goed, hoewel hij wel geleidelijk meer hulp behoeft door toenemende apraxie. Ook het slikken gaat wat moeizamer, reden waarom besloten wordt zijn dranken in te dikken. De heer T. is daar niet echt gelukkig mee. Als hij de kans krijgt laat hij dit ingedikte vocht staan en neemt hij de beker of het kopje van een medebewoner. Al dan niet als gevolg hiervan ontstaat longontsteking. Meneer T. heeft hoge koorts, is erg kortademig en hoest flink, daarbij veel sputum opgevend. Hij maakt een zieke indruk en een gesprek met hem over de aangewezen behandeling is niet goed mogelijk.

Vraag 4 *Hoe zou u handelen? Is er aanleiding om het overeengekomen 'palliatieve beleid' om te zetten in een symptomatisch beleid?*

Volgens William Osler, een bekende arts uit het begin van de twintigste eeuw, moet een pneumonie op hoge leeftijd worden gezien als *the old man's best friend*. Daarmee suggereerde hij dat een longontsteking bij oude mensen vaak resulteert in een zachte dood en hen aldus een min of meer welkome verlossing biedt uit een leven met gebreken. Inderdaad is deze aandoening een van de belangrijkste doodsoorzaken, niet alleen bij hoogbejaarden, maar ook bij patiënten in het terminale stadium van oncologische en diverse chronisch progressieve aandoeningen zoals dementie.[9] Verbonden met die gedachte is de opvatting dat het achterwege laten van antibiotische therapie in dit soort situaties doorgaans resulteert in een vredig sterfbed. Dit is een onder de algemene bevolking vrij wijdverbreid misverstand, dat mogelijk ook een van de redenen is waarom opstellers van schriftelijke wilsverklaringen in hun verklaring een behandelverbod opnemen.

De werkelijkheid is evenwel gecompliceerder. In de eerste plaats is de prognose van een pneumonie bij oude mensen zeker niet altijd of per definitie ongunstig. Vaak is het wel een ernstig ziektebeeld, maar kan een behandeling met antibiotica snel verbetering brengen, terwijl het nalaten daarvan slechts resulteert in een langduriger beloop en onvolledig herstel, maar niet in de door Osler voorziene zachte dood. In de tweede plaats biedt ook het niet behandelen van een 'terminale' pneumonie allerminst de garantie op zo'n kalm sterfbed. Onderzoek heeft laten zien, dat het sterven van deze patiënten vaak gepaard gaat met belastende symptomen, die vragen om actief symptomatisch medisch handelen en niet om een afwachtend beleid.[10]

Het klinische beeld van een longontsteking wordt bepaald door diverse factoren, zoals de onderliggende oorzaak, de mate waarin infiltratieve afwijkingen optreden, de algehele conditie van de patiënt en dergelijke. Ongunstige prognostische factoren met betrekking tot de kortetermijnoverlevingskans zijn met name de mate van tachypneu, de ernst van de dyspneu, het optreden van tachycardie en de afwezigheid van hoesten. Gunstig voor de genezingskansen van de heer T. is dat hij een productieve hoest heeft, zodat er waarschijnlijk geen sprake is van sputumretentie. Positief is ook dat hij in een relatief goede voedingstoestand verkeert, hetgeen vooral van belang is voor de prognose op wat langere termijn. Daar staat volgens de arts tegenover dat deze longontsteking mogelijk een gevolg is van verslikken. Dit laatste is een bekende neurologische complicatie van dementie, die oorzakelijk niet kan worden verholpen. Hulp bieden bij het eten en drinken, en aanpassing van de consistentie daarvan, kan het risico op verslikken verminderen maar niet wegnemen. Op termijn kan dit leiden tot recidiverende (aspiratie) pneumonieën, waarbij de zin van antibiotische behandeling betwijfeld moet worden.

Ter ondersteuning van zijn diagnostische afwegingen kan de arts gebruikmaken van een prognostische score voor het inschatten van de kans op overlijden binnen twee weken na behandeling met antibiotica.[11] Een dergelijk prognostisch instrument kan vooral in twijfelgevallen ondersteuning bieden aan de medische besluitvorming.[12]

In het geval van de heer T. geeft de prognostische score een kans op overlijden binnen twee weken van 9% als met antibiotica wordt behandeld. Uit onderzoek is verder bekend dat, bij bewoners met een niet erg hoge kans op overlijden, orale antibiotica even effectief zijn als parenterale antibiotica.[13]

In het licht van de vier eerder besproken medische overwegingen lijkt de balans in de besluitvorming bij de heer T. thans door te slaan in de richting van behandeling met antibiotica. Aspiratie is mogelijk een causale factor, maar een infectieuze oorzaak is niet uit te sluiten. Aanvullende diagnostiek is in dit verband niet echt nodig, want heeft weinig consequenties voor het behandelbeleid: volstaan kan worden met het afwachten van het effect van de antibiotische therapie (diagnosis ex juvantibus). Gezien de algehele toestand van de heer T. lijkt de prognose met behandeling redelijk gunstig, terwijl niet-behandelen mogelijk zal leiden tot een langdurig ziektebeloop met veel belastende symptomen. Zowel de prognose quo ad vitam als de welzijnseffecten van antibiotische therapie wegen hier dus op tegen niet-behandelen. Daarnaast is de belasting die de behandeling voor de patiënt met zich meebrengt relatief gering te achten. Deze behandeling bestaat uit vier elementen: bestrijding van de infectie, adequate symptoomverlichting, handhaven van normoglykemie en voorkomen van uitdroging. Naast orale antibiotica betekent dit dus (tijdelijk) frequente bloedsuikercontroles en het zo nodig bijregelen van het bloedglucosegehalte met (kortwerkende) insuline, het aansporen van de heer T. om veel te drinken en het zo nodig aanbieden van zuurstof om kortademigheid te verlichten. Eventueel moet een tijdelijk parenteraal infuus worden overwogen, indien mocht blijken dat de heer T. onvoldoende drinkt en/of indien zijn diabetes mellitus sterk ontregeld zou raken. In het verpleeghuis bestaat daartoe de mogelijkheid in de vorm van een onderhuids infuus of hypodermoclyse. Dit is een veilige en weinig belastende techniek om in korte tijd (bijvoorbeeld 's nachts) een ruime hoeveelheid vocht toe te dienen als tijdelijke ondersteunende maatregel bij patiënten die dreigen uit te drogen.

Dit behandelvoorstel past in het eerder met de vertegenwoordigers van de heer T. overeengekomen palliatieve beleid. De huidige ziekte-episode vormt dan ook geen reden om dit beleid bij te stellen, al zal de (verpleeg)huisarts in het gesprek met de familie wel benoemen dat het niet aanslaan van de behandeling, of het in de toekomst herhaald terugkeren van luchtweginfecties, in het bijzonder aspiratiepneumonieën, een zodanige weerslag op de patiënt kan hebben dat besloten moet worden tot een symptomatisch beleid.

Overigens komt de arts niet alleen op medische gronden tot dit advies. Hij zal zich immers ook afvragen of de voorafgaande wens van meneer T., uitgesproken tegenover zijn kinderen en vastgelegd in de schriftelijke wilsverklaring, van toepassing is op de huidige situatie. Anders gezegd: is dit het moment om die verklaring te volgen? Uitgangspunt van een palliatief medisch beleid, zoals hiervoor omschreven, is om de patiënt onnodige levensrekkende handelingen te besparen. Niet de kwantiteit van de levensduur, maar de kwaliteit van de laatste levensfase vormt het uitgangspunt voor goede palliatieve zorg bij dementie. Voorwaarde om tot een symptomatisch beleid over te gaan is echter, dat zich een scenario voordoet dat naar de professionele inschatting van de arts uitzicht biedt op een acceptabele kwaliteit van sterven. Daartoe moet hij ook een inschatting maken van de beschikbare symptoomverlichtende interventies en beoordelen of de situatie waarover beslist moet worden zich leent voor toepassing daarvan. In het geval van de heer T. valt die afweging negatief uit: afzien van behandeling met antibiotica betekent niet dat de patiënt zal gaan overlijden. Derhalve is er thans geen uitzicht op een kwalitatief acceptabel en medisch adequaat begeleidbaar stervenstraject. Ook om die reden vormt een behandeling met antibiotica hier het alternatief van eerste keuze.

Symptomatisch beleid

In overleg met de kinderen van de heer T. wordt besloten tot behandeling met amoxicilline. Omdat hij slecht drinkt wordt gedurende twee dagen een hypodermoclyse toegepast. In die periode daalt geleidelijk ook de temperatuur en wordt patiënt alerter. Na vier dagen is hij weer koortsvrij. Het verdere herstel verloopt voorspoedig en na twee weken is de heer T. weer op zijn oude niveau.

> Met aangepaste voeding en hulp van de verzorging blijft verslikken verder uit.
> Op een ochtend, ongeveer een half jaar later, wordt de heer T. getroffen door een ernstig gegeneraliseerd insult, waarvoor hij diazepam en clonazepam krijgt toegediend. Dit insult blijkt het eerste symptoom van een grote beroerte: er is sprake van een bewustzijnsdaling, een dwangstand van de ogen naar rechts en een hemiparalyse links. Slikken lukt nu helemaal niet meer, waardoor eten en drinken niet meer mogelijk zijn.
> In overleg met de kinderen van de heer T. wordt nu besloten om over te gaan tot een symptomatisch beleid. Er wordt afgezien van sondevoeding of de toepassing van een infuus; de behandeling en controles voor de suikerziekte worden gestaakt. Om insulten te voorkomen krijgt de heer T. regelmatig diazepam rectaal toegediend en van dag tot dag wordt beoordeeld of zich geen belastende symptomen voordoen. Vijf dagen later overlijdt hij in aanwezigheid van zijn zoon en dochter.

Vraag 5 *Hoe kijkt u terug op deze casus? Zou u anders hebben gehandeld en zo ja op grond van welke overwegingen? Is er voldoende recht gedaan aan de opvattingen van de heer T.?*

De casus van de heer T. illustreert de complexiteit van de medische besluitvorming in de laatste levensfase van ouderen met een chronisch progressieve aandoening zoals dementie. Daarbij zijn vele onzekerheden in het spel. Onzekerheden aangaande het ziektebeloop en de te verwachten complicaties, aangaande de diagnostiek en de kansen op herstel. Een ander soort onzekerheid betreft de wijze waarop de patiënt op de behandeling reageert: zal hij zich verzetten of werkt hij mee? Hoe werkt zijn vroegere opvatting eventueel door in het heden, of heeft hij zijn grenzen wellicht verlegd? Dat laatste is wat de meeste mensen doen als zij geconfronteerd worden met chronische ziekte: zij passen zich aan en aanvaarden een situatie die zij in een eerdere fase van hun leven voor onacceptabel hebben gehouden. Er is vooralsnog geen reden om aan te nemen dat mensen met dementie niet zo'n proces zouden doormaken, maar bij de heer T. is dat niet meer na te gaan. Er is echter wel een wilsverklaring die voorziet in de situatie waarin de patiënt niet meer in staat is zijn wil kenbaar te maken. Het grote probleem bij dementie is echter dat degene die door deze aandoening getroffen wordt nog tot ver in het ziekteproces actief bij zijn omgeving en zijn situatie betrokken blijft, ook al nemen zijn cognitieve vermogens geleidelijk af. Anders dan bij een abrupte bewustzijnsdaling (denk aan een comateuze toestand) is er dus geen scherpe cesuur tussen wilsbekwaamheid en onbekwaamheid en dient per situatie en beslissing beoordeeld te worden in hoeverre de actuele opvatting van de patiënt (diens actuele autonomie) daarin leidend kan zijn. Duidelijk is wel dat er als gevolg van de geleidelijk verminderde wilsbekwaamheid van de patiënt een extra zware verantwoordelijkheid op arts en vertegenwoordiger rust. De eerste heeft echter als handicap dat hij de patiënt doorgaans pas heeft leren kennen toen deze al aan dementie leed en de tweede moet de rol van plaatsvervangend beslisser op zich nemen in een ziektetraject waarmee hij geen enkele ervaring heeft. Daarom is het van groot belang dat er vanaf het eerste contact regelmatig gesprekken plaatsvinden tussen arts en vertegenwoordiger – en zo (lang) mogelijk ook met de patiënt – teneinde tot een gezamenlijk gedragen, op de toekomst anticiperend beleid te komen. Daarbij is het van belang om een realistisch beeld te schetsen van het ziektebeloop en na te gaan welke opvattingen er leven bij de patiënt en zijn naasten. Wilsverklaringen kunnen aan het vaststellen van anticiperend beleid een zinvolle bijdrage leveren, maar het probleem van dit soort documenten is wel dat zij vaak zijn opgesteld vanuit de idee, dat iemand met dementie geen wensen en verlangens meer uit of uiten kan. Het tegendeel is echter het geval, zoals de casus van de heer T. illustreert. Het is ethisch moeilijk te verantwoorden om aan iemand die in het heden om hulp bij gezondheidsklachten vraagt (zoals de heer T. in het geval van de bloedarmoede) deze hulp te ontzeggen op grond van een eerdere schriftelijke behandelweigering, waarover – als gevolg van de geheugenproblemen – geen gesprek meer mogelijk is.

> **Zoekopdracht**
> Zoek factoren die samenhangen met de beslissing om af te zien van levensverlengend medisch handelen bij patiënten met dementie. Deze factoren omvatten bijvoorbeeld kenmerken van patiënten of behandelaars en wensen van vertegenwoordigers. Factoren kunnen samenhangen met de organisatie van de zorg en cultuurgebonden zijn. In de Verenigde Staten worden verpleeghuisbewoners met dementie bijvoorbeeld vaker met antibiotica behandeld in geval van een longontsteking dan in Nederland. Inperken kan door te zoeken naar empirische onderzoeken of juist beleidsstukken.

> **Hint**
> Gebruik in PubMed de zoekterm 'withholding treatment'.

Achtergrondinformatie

Zoals in dit hoofdstuk is uitgewerkt, wordt in het kader van de palliatieve zorg voor mensen met dementie onderscheid gemaakt tussen twee typen anticiperend beleid: een palliatief beleid en een symptomatisch beleid. Tabel 26.1 vat de overeenkomsten en verschillen tussen beide samen en in figuur 26.1 worden de stappen in de besluitvorming zoals ze in dit hoofdstuk zijn beschreven schematisch samengevat. Tot slot zij hier nog verwezen naar een gedetailleerde lijst met aandachtspunten voor de specifieke medische beslissing inzake het al dan niet behandelen van een longontsteking bij een patiënt met een ernstige dementie.[14]

Tabel 26.1 Palliatief en symptomatisch beleid

Palliatief medisch beleid	Symptomatisch medisch beleid
Focus op welbevinden en comfort, niet op levensverlenging	Focus op welbevinden en comfort, niet op levensverlenging
Levensverlengend 'neveneffect' niet onaanvaardbaar en soms mede beoogd	Levensverlengend 'neveneffect' niet aanvaardbaar
Omvat: toepassing van antibiotica, tijdelijke toepassing van kunstmatige rehydratie of voeding	
Omvat niet: permanente sondevoeding, reanimatie, beademing	Omvat niet: toepassing van antibiotica, kunstmatige rehydratie of sondevoeding, reanimatie, beademing
Voorbeeld: behandeling van pneumonie met antibiotica, eventueel aangevuld met parenterale vochttoediening (bijvoorbeeld hypodermoclyse)	Voorbeeld: zuurstoftoediening en morfine ter verlichting van de symptomen van longontsteking
Optimale behandeling en follow-up van comorbiditeit (hartfalen, diabetes mellitus, COPD)	Kritische evaluatie van medicatiegebruik voor comorbide aandoeningen en zo mogelijk staken daarvan

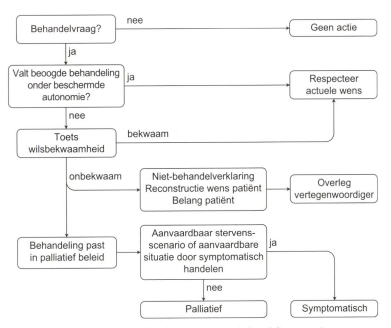

Figuur 26.1 Beslissingsondersteunend schema voor de behandeling van intercurrente aandoeningen en complicaties bij dementie

Literatuur

1 Hertogh CMPM, Ribbe MW. Ethical aspects of decision-making in demented patients: A report from the Netherlands. Alzheimer Dis Assoc Disord 1996;10:11-9.
2 Nederlandse Vereniging van Verpleeghuisartsen (NVVA). Medische zorg met beleid. Handreiking voor de besluitvorming over dementerende patiënten in het verpleeghuis. Utrecht, NVVA, 1997.
3 Hertogh CMPM. End-to-life-care and medical decision-making. In: Burns A, editor. Standards in dementia care. London/New York: Taylor & Francis, 2005. p. 339-53.
4 Handreiking voor de beoordeling van wilsbekwaamheid. Den Haag: Ministerie van Jusitie, 2007. http://www.rijksoverheid.nl/documenten-en-publicaties/brochures/2007/01/01/handreiking-voor-de-beoordeling-van-wilsbekwaamheid.html, geraadpleegd februari 2012.
5 Oppenheimer C. Ethics and psychogeriatrics. In: Bloch S, Chodoff P, editors. Psychiatric ethics. Oxford: Oxford University Press, 1991. p. 365-89.
6 Biesaart MCIH. Arts en schriftelijke wilsverklaringen. Utrecht: KNMG, 2002.
7 Delden JJM van, Hertogh CMPM, Manschot HAM, redactie. Morele problemen in de ouderenzorg. Assen: Van Gorcum, 1999.
8 Dresser R, Astrow AB. An alert and incompetent self: The irrelevance of advance directives. The Hastings Center Report 1998;28:28-30.
9 Mitchell SL, Teno JM, Kiely DK, Shaffer ML, Jones RN, Prigerson HG, et al. The clinical course of advanced dementia. N Engl J Med 2009;361:1529-38.
10 Givens JL, Jones RN, Shaffer ML, Kiely DK, Mitchell SL. Survival and comfort after treatment of pneumonia in advanced dementia.Arch Intern Med 2010;170:1102-7. Erratum in: Arch Intern Med 2011;171:217.
11 Steen JT van der, Mehr DR, Kruse RL, Sherman AK, Madsen RW, D'Agostino RB, et al. Predictors of mortality for lower respiratory infections in nursing home residents with dementia were validated transnationally. J Clin Epidemiol 2006;59:970-9.
12 Steen JT van der, Helton MR, Ribbe MW. Prognosis is important in decisionmaking in Dutch nursing home patients with dementia and pneumonia. Int J Geriatr Psychiatry 2009;24:933-6.
13 Steen JT van der, Mehr DR, Kruse RL, Ribbe MW, Wal G van der. Treatment strategy and risk of functional decline and mortality after nursing-home acquired lower respiratory tract infection: Two prospective studies in residents with dementia. Int J Geriatr Psychiatry 2007;22:1013-9.
14 Steen JT van der, Ooms ME, Muller MT, Wal G van der, Ribbe MW. Wel of niet curatief behandelen van een pneumonie bij psychogeriatrische patiënten: Een 'handreiking' voor verpleeghuisartsen. Tijdschrift voor Verpleeghuisgeneeskunde 2003;27:6-8.

27 De wilsonbekwame patiënt

Astrid Vellinga, Jos van Campen en Joris Vandenberghe

Inleiding

Casus
- Voorgeschiedenis
- Wilsbekwaamheid van de patiënt
- Schriftelijke wilsverklaring
- Beschouwing

Achtergrondinformatie
- Wilsbekwaamheid
- Schriftelijke wilsverklaringen
- Vertegenwoordiging van de wilsonbekwame patiënt
- De ethische waarde autonomie

Literatuur

Inleiding

Een van de belangrijkste waarden in de geneeskunde heden ten dage is autonomie. Met het begrip 'autonomie' wordt meestal bedoeld dat mensen vrij zijn om te kiezen wat ze zelf willen. Het begrip verwijst naar een bepaalde mate van zelfbepaling, onafhankelijkheid en afwezigheid van dwang. Deze zienswijze veronderstelt dat de mens ook in staat is om zijn eigen wil te bepalen. In de geriatrie worden we geconfronteerd met mensen die meestal lijden aan meerdere chronische ziekten. In hoeverre is men dan nog in staat om in vrijheid over zijn eigen leven te beslissen? In dit hoofdstuk zullen we stilstaan bij de betekenis van het begrip autonomie in de geriatrie en de juridische neerslag hiervan. We zullen dit doen aan de hand van het begrip 'wilsbekwaamheid'.

> **Na bestudering van dit hoofdstuk kunt u:**
> - de verschillende onderdelen van *informed consent* benoemen;
> - de relatie beschrijven tussen informed consent en het begrip autonomie;
> - beschrijven welke elementen van belang zijn om wilsbekwaamheid te beoordelen;
> - in de praktijk herkennen wanneer ethische vragen rondom autonomie en weldoen zich voordoen;
> - verschillende benaderingswijzen van het begrip autonomie en de waarde hiervan voor de geriatrische patiënt beschrijven;
> - de Nederlandse en Belgische wettelijke bepalingen over medische beslissingen in deze context (informed consent en vertegenwoordiging bij wilsonbekwaamheid) toepassen.

Vraag 1 *Welke vier ethische principes hebben vanaf de jaren zeventig de medische ethiek gedomineerd?*

Sinds de jaren zeventig zijn er binnen de traditie van de liberale medische ethiek vier waarden centraal komen te staan in de geneeskunde: autonomie, weldoen, niet-schaden en rechtvaardigheid.[1] De ethische waarden 'weldoen' en 'niet schaden' (*primum non nocere*) hebben een lange traditie in de geneeskunde. Ze kunnen worden teruggevonden in de eed van Hippocrates, die stelt dat een medische behandeling wordt ingesteld indien dit in het belang is van de patiënt. Dat wat schade kan toebrengen aan de patiënt wordt niet toegepast.

De ethische waarde 'autonomie' heeft in de afgelopen decennia steeds meer nadruk gekregen. In de ontstaansgeschiedenis van de medische ethiek is de toegenomen nadruk op de keuze van de patiënt voornamelijk terug te voeren op de twijfel die is ontstaan over de weldadigheid van bepaalde medische handelingen. Door technische vooruitgang ontstonden er steeds meer mogelijkheden tot behandelen en levensverlengend handelen. De vraag rees of al deze nieuwe toepassingen van de techniek ook altijd volledig benut moesten worden. Er zijn immers grenzen wanneer de menselijke waardigheid in het geding is. Patiënten kunnen behandelingen krijgen die hen evenveel lijden en schade toebrengen als de ziekte zelf. In het licht van deze ontwikkelingen en tegen de achtergrond van de toenemende democratisering van de jaren zestig hechtte men steeds meer belang aan het respecteren van de wensen en verlangens van patiënten.

Vraag 2 *Op welke wijze is autonomie geregeld in de huidige wetgeving met betrekking tot het medisch handelen?*

De autonomie van de patiënt met betrekking tot medisch handelen is in de Nederlandse wetgeving vastgelegd in de Wet op de geneeskundige behandelingsovereenkomst (WGBO). Hierin wordt de arts-patiëntrelatie beschreven als een contractuele overeenkomst waarin het concept *informed consent* (geïnformeerde toestemming) centraal staat. Er is volgens de wet sprake van informed consent als de volgende voorwaarden in acht zijn genomen:
– de arts heeft de patiënt voorzien van relevante en ter zake doende informatie;
– de patiënt heeft zijn keuze in vrijheid gemaakt, dat wil zeggen vrij van de invloed van derden;
– de patiënt is wilsbekwaam (dat wil zeggen de patiënt is in staat om een keuze te maken). Een patiënt is wilsonbekwaam als hij 'niet in staat is tot een redelijke waardering van zijn belangen ter zake' (artikel 7: 465 lid 2 Burgerlijk Wetboek). De wet geeft niet aan op welke wijze men kan vaststellen of een persoon wilsonbekwaam is.

In de Belgische wetgeving zijn de autonomie en het zelfbeschikkingsrecht van de patiënt vastgelegd in de Wet betreffende de rechten van de patiënt (WRP)[2] die sinds 22 augustus 2002 van kracht is. De WRP biedt een nauwkeurig omschreven wettelijke basis voor de relatie tussen hulpverlener en patiënt, zonder echter van een contractuele overeenkomst te spreken zoals de WGBO doet. Zelfbeschikkingsrecht wordt door de WRP duidelijk gesitueerd in een overlegmodel en in een relationele en sociale context. Een intermediair model van gedeelde besluitvorming of *shared decision making* kan worden toegepast binnen het wettelijk kader van de WRP. Daarbij staan het overleg en de interactie centraal tussen hulpverlener en patiënt, als twee subjecten en als twee experts. De hulpverlener is expert in ziekten, diagnosen en behandelingen, maar de patiënt is expert aangaande zijn beleving, voorkeuren, ervaring, wensen en waarden. Ook in de WRP staat de geïnformeerde toestemming centraal, met vergelijkbare voorwaarden als in de WGBO. De WRP spreekt van 'geïnformeerde, voorafgaandelijke en vrije toestemming'. Een patiënt heeft expliciet het recht een tussenkomst te weigeren.

Voor zowel de WGBO als de WRP geldt dat indien de patiënt wilsonbekwaam wordt geacht, er een vertegenwoordiger van de patiënt is die zijn belangen behartigt. Indien er sprake is van een spoedgeval en de patiënt en/of vertegenwoordiger niet de wil van patiënt kan bepalen, mag de hulpverlener onverwijld handelen in het belang van de patiënt en uitgaan van een veronderstelde toestemming.

Casus

Voorgeschiedenis

> In november 2006 bezocht mevrouw S., 82 jaar, de polikliniek Geriatrie. Zij werd verwezen door de huisarts in verband met anale pijn. Patiënte had klachten van pijn aan de anus sinds een maand. Ook was zij incontinent voor ontlasting geworden en had zij het gevoel dat er een uitstulping bij de anus zat. Zij was 6 kg afgevallen in het laatste jaar. Haar eetlust was slecht. Zij gebruikte op dat moment de volgende medicatie: para-

cetamol, sotalol en acenocoumarol. In de voorgeschiedenis was zij onder behandeling geweest bij de cardioloog in verband met atriumfibrilleren en een geringe mitralis- en tricuspidalisklepinsufficiëntie. Bij het lichamelijk onderzoek bleek er sprake te zijn van een prolaps van het rectum. Het aanvullende laboratoriumonderzoek was niet afwijkend, met name was er geen sprake van anemie of stoornissen in de mineralen, lever- of nierfuncties. Het ecg toonde atriumfibrilleren met een rustige volgfrequentie. De X-thorax van hart en longen was niet afwijkend.

Op de MMSE scoorde patiënte 29 uit 30.[3] Een aanvullende cognitieve screeningstest, de *seven minute screening*, toonde aanwijzingen voor een licht gestoorde geheugenfunctie. De *seven minute screening* is een gevoelige test voor het opsporen van de ziekte van Alzheimer en andere typen dementie, samengesteld uit een aantal korte cognitieve screeningstests.[4,5]

Mevrouw S. werd in verband met de rectumprolaps verwezen naar de chirurg. Een coloscopie, verricht wegens gewichtverlies en de nieuw ontstane prolaps, toonde makkelijk bloedend slijmvlies, oedeem en veel fecale verontreiniging. Op 25 cm bevond zich een gefixeerde bocht die niet kon worden gepasseerd door de coloscoop. Van verder onderzoek werd op dat moment afgezien.

Kort hierna bezocht mevrouw S. de chirurg om te beoordelen of er mogelijkheden waren om de prolaps chirurgisch te behandelen. In verband met de klepvitia bezocht patiënte ook haar cardioloog die oordeelde dat er een verhoogd cardiaal risico bestond. Na onderling overleg tussen de behandelaars, patiënte en haar familie werd besloten patiënte te opereren. De operatie vond plaats in februari 2007 en verliep ongecompliceerd.

Helaas recidiveerde de prolaps in september 2007, acht maanden na de operatie. Na de terugkeer van de prolaps bezochten patiënte en haar familie opnieuw de chirurg. In onderling overleg werd besloten om niet opnieuw te opereren. De chirurg achtte de kans op een succesvolle operatie te gering.

In november 2007 bezocht mevrouw S. opnieuw de polikliniek Geriatrie, ditmaal in verband met bloedarmoede. Mevrouw S. woonde op dat moment nog zelfstandig. Haar maaltijden werden bezorgd door de maaltijdzorg. Haar eetlust was nog steeds erg slecht. Haar gewicht was verder afgenomen. Sinds de terugkeer van de prolaps was er opnieuw sprake van fecale incontinentie. Ook verloor zij bloed uit de prolaps, mogelijk ten gevolge van irritatie van het slijmvlies. Mevrouw S. gebruikte op dat moment aan medicatie alendroninezuur, acenocoumarol, verapamil, triamtereen/epithizide en tramadol in verband met de pijn aan de anus. Bij aanvullend onderzoek werd een anemie gevonden met een Hb van 4,8 mmol/l, MCV 76 fl, ferritine 12 g/l. Er waren geen leverfunctiestoornissen.

Er werd geconcludeerd dat de anemie waarschijnlijk toe te schrijven was aan bloedverlies uit de prolaps, maar dat in verband met het recidiveren van de prolaps en het progressieve gewichtverlies ook gedacht moest worden aan een maligniteit van de dikke darm. De coloscopie van een jaar eerder was maar tot 25 cm gelukt. Besloten werd patiënte op te nemen voor een herbeoordeling door de chirurg en een nieuwe poging om het colon in beeld te brengen, door middel van een coloscopie of een X-colon. Ook zou patiënte tijdens deze opname een bloedtransfusie krijgen. Mevrouw S. werd opgenomen in november 2007. Bij herhaling van de cognitieve tests bleek de MMSE-score gedaald tot 22, en ook de *seven minute screening* toonde progressieve stoornissen. Zij werd tijdens de opname behandeld met een bloedtransfusie.

> Tijdens een gesprek met patiënte en haar kinderen werd besproken wat de consequenties van diagnostiek (coloninloopfoto of coloscopie) zouden kunnen zijn. De kinderen van mevrouw S. stelden dat de kwaliteit van leven voorop moest staan. Zij zelf gaf aan dat zij wel zou willen weten of er sprake was van iets kwaadaardigs in de dikke darm. Verder gaf zij aan dat, wanneer dit mogelijk zou zijn, zij wel geopereerd zou willen worden. Zij realiseerde zich dat haar 'zwakke hart' de risico's van een eventuele operatie zou kunnen vergroten.

Vraag 3 *Welke informatie heeft u nog nodig om tot een adequate afweging van de ethische waarden te komen?*

Om tot een goede afweging van de ethische waarden te komen is het van belang te beschikken over alle feiten. Zo is het van belang te weten hoe groot de kans is dat er bij aanvullend onderzoek daadwerkelijk een maligniteit wordt gevonden. Daarnaast is het van belang te weten welk ander aanvullend onderzoek nodig is om te besluiten of er een operatie kan volgen of niet. Wat is de belasting van dit onderzoek? Indien er tot operatie wordt overgegaan: wat zijn dan de risico's en wat is de kans op genezing? Indien er niet tot operatie wordt overgegaan: hoe is dan de prognose en hoe zal de kwaliteit van leven dan zijn? Moet mevrouw S. dan bijvoorbeeld regelmatig voor een bloedtransfusie worden opgenomen? Behalve deze kansen is het ook van belang te wegen wat deze verschillende uitkomsten voor betekenis hebben voor de kwaliteit van leven van deze patiënte.

Vraag 4 *Welke conflicterende ethische waarden kunt u onderscheiden in deze casus?*

Mevrouw S. zelf geeft aan dat zij zou willen weten of 'er iets kwaadaardigs in haar dikke darm zit'. Voorts geeft zij aan dat zij ondanks de risico's geopereerd zou willen worden als dit mogelijk is. Deze twee wensen van patiënte zijn op te vatten als een uiting van haar autonomie. Aan de andere kant is de familie van mening dat aanvullend onderzoek en de risico's van een eventuele operatie mogelijk meer schade opleveren dan dat zij weldoen. Zij brengen immers naar voren dat de kwaliteit van leven voorop moet staan. De conflicterende waarden zijn dus enerzijds de autonomie van de patiënte en anderzijds weldoen en niet-schaden.

Wilsbekwaamheid van de patiënt

> Mevrouw S. gaf bij herhaling aan wel geopereerd te willen worden, maar de beoordeling van haar wilsbekwaamheid was lastig. Tijdens een gesprek kon zij de gedachtegang redelijk volgen, maar na een gesprek was ze vaak weer vergeten wat er gezegd was. Tussen de gesprekken door en tijdens gesprekken was ze consistent in haar wens tot wel opereren. De familie gaf aan dat ze dit vroeger waarschijnlijk ook zou hebben gevonden. Patiënte gaf echter weinig blijk van inzicht in de voor- en nadelen van verder onderzoek en opereren. Ze erkende desgevraagd dat ze een zwak hart had, maar overzag niet helemaal de consequenties van een dergelijke operatie. Wel gaf ze duidelijk aan dat als er maar een kleine kans was op genezing, ze die wilde aangrijpen. Dit was

> overigens enigszins in strijd met de mening van de familie, die vond dat de kwaliteit van leven de laatste tijd erg achteruit was gegaan en dat een operatie onacceptabele risico's met zich meebracht.

Vraag 5 Op welke wijze komt u tot een beoordeling van de wilsbekwaamheid van deze patiënte?

In de loop der jaren is er veel discussie geweest over hoe wilsbekwaamheid te beoordelen. Uit deze discussie komt een aantal kenmerken van wilsbekwaamheid naar voren.[6,7]
- Ten eerste wordt uitgegaan van de vooronderstelling van wilsbekwaamheid. Dit betekent dat eenieder wilsbekwaam is totdat het tegendeel bewezen wordt.
- Een tweede kenmerk is dat wilsbekwaamheid contextafhankelijk of taakspecifiek is. Dit wil zeggen dat iemand voor de ene keuze wilsbekwaam kan zijn, terwijl hij dat voor de andere niet is.
- Ten derde kan wilsbekwaamheid fluctueren in de tijd. Een patiënt met dementie kan bijvoorbeeld het ene moment een wilsbekwame beslissing nemen, die hij op een ander moment niet kan nemen.

Het feit dat een patiënt slechts voor een bepaalde keuze wilsbekwaam is, betekent ook dat categorieën patiënten niet per definitie wilsbekwaam of wilsonbekwaam kunnen zijn. Kortom: wilsbekwaamheid is niet een algemene eigenschap, maar geldt op een bepaald moment voor een bepaalde keuze. Omdat de mate van wilsbekwaamheid kan fluctueren in de tijd, wordt aangeraden om bij belangrijke beslissingen meerdere malen de wilsbekwaamheid te bepalen en de patiënt de kans te geven zijn eigen wensen optimaal kenbaar te maken.

Beslisvaardigheid
De discussie over wilsbekwaamheid heeft ook het concept van beslisvaardigheid voortgebracht. Men onderscheidt een aantal vaardigheden die de mate van beslisvaardigheid aangeven: de vaardigheid om een keus te maken, de vaardigheid om informatie te begrijpen, de vaardigheid om tot een rationele overweging te komen en de vaardigheid om te waarderen. Hierbij wordt gewezen op het belang van het proces van besluitvorming: dát moet centraal staan in de beoordeling, niet de uitkomst. Als er een inschatting van de beslisvaardigheid is gemaakt, dient deze te worden afgewogen tegen de aard en ernst van de consequenties van de op handen zijnde keuze. In het algemeen wordt namelijk gesteld dat indien een keuze geen ernstige consequenties voor betrokkene heeft, er kan worden volstaan met een beperkte mate van beslisvaardigheid. Indien echter de consequenties ernstig zijn, zouden er hogere eisen aan de beslisvaardigheid moeten worden gesteld (zie ook tabel 27.1).

Afweging
Bij mevrouw S. hebben we dus te maken met een patiënte bij wie we in eerste instantie van wilsbekwaamheid moeten uitgaan, tenzij we het tegendeel kunnen aantonen. De wilsbekwaamheid van patiënte kan daaruit blijken dat zij *op verschillende momenten in de tijd* uiting geeft aan een *consistente wens*, namelijk de wens voor verder onderzoek en operatie.

Met betrekking tot de beslisvaardigheid komt naar voren dat zij de informatie tijdens de gesprekken kortdurend lijkt te begrijpen, maar deze vrij snel vergeet. Verder beschikt zij over de vaardigheid om een keus te maken (die zij consistent in de tijd tot uitdrukking brengt). Het vermogen rationeel een keus te maken is twijfelachtig: zij lijkt de voor- en nadelen in hoofdlijnen te kennen en af te wegen, maar wekt bij de behandelend arts toch de indruk dat zij de consequenties niet geheel kan overzien. Er zijn nog te weinig aanknopingspunten om het vermogen tot waarderen in te schatten. Uit de informatie van de familie blijkt overigens wel dat de keuze die mevrouw S. nu maakt consistent is met keuzen die zij vroeger ook gemaakt zou hebben. De belangrijkste vraag die nu rest is: is deze beperkte mate van beslisvaardigheid voldoende om in deze complexe situatie, met mogelijk ernstige gevolgen, een wilsbekwaam besluit te nemen?

Vraag 6 *Welke invloed heeft de cognitieve achteruitgang van patiënte op haar wilsbekwaamheid?*

Omdat verondersteld wordt dat een patiënt wilsbekwaam is en omdat wilsbekwaamheid contextafhankelijk is, kan niet worden gesteld dat iemand met cognitieve beperkingen per definitie wilsonbekwaam is. Het feit dat een patiënt verminderde cognitieve capaciteiten heeft, kan wel de mate van beslisvaardigheid beïnvloeden (zie boven). Uitgangspunt voor de beoordeling van wilsbekwaamheid blijft dus de beslisvaardigheid op een bepaald moment voor een bepaalde keus, en niet bijvoorbeeld de score op een MMSE.

Onderzoek heeft uitgewezen dat de mate van beslisvaardigheid kan worden beïnvloed door cognitieve stoornissen. Dit onderzoek wees echter ook uit dat een belangrijk deel van mensen met dementie over dezelfde mate van beslisvaardigheid bleef beschikken als mensen zonder cognitieve stoornissen. In een overzichtsartikel is beschreven dat de beslisvaardigheid van mensen met dementie in verpleeghuizen met 44-69% was verminderd. Deze getallen tonen aan dat een belangrijk deel van de mensen met dementie of cognitieve beperkingen nog wel degelijk wilsbekwaam is. De diagnose dementie kan niet gelijkgesteld worden met wilsonbekwaamheid.[8]

In een aantal onderzoeken is getracht om voorspellende neurocognitieve factoren voor de mate van beslisvaardigheid te onderscheiden. Er is een verband gevonden tussen neurocognitieve factoren en de verschillende beslisvaardigheden: het vermogen om te redeneren hangt samen met de executieve functies, het vermogen om informatie te begrijpen hangt samen met de resultaten op geheugentests. De mate van beslisvaardigheid wordt dus door verschillende domeinen van cognitief functioneren bepaald.[8]

Vraag 7 *Op welke wijze laat u het oordeel van de familie meewegen in de beslissing om al dan niet verder onderzoek te doen?*

Zolang de patiënt als wilsbekwaam wordt beschouwd, heeft de familie volgens de WGBO en de WRP geen bevoegdheid om mee te beslissen over de behandeling. Wordt de patiënt als wilsonbekwaam beschouwd, dan is de arts verplicht om de noodzakelijke toestemming van diens vertegenwoordiger te verkrijgen.

De WGBO onderscheidt drie vertegenwoordigingsregimes: wettelijke vertegenwoordiging, persoonlijke machtiging (door de patiënt zelf aangewezen) en onbenoemde vertegenwoordiging. In de praktijk zijn vaak de twee laatste aan de orde. Indien er geen door de rechter benoemde vertegenwoordiger is, dan treedt een onbenoemd vertegenwoordiger in de plaats: de echtgenoot of partner, dan wel een ouder, kind, broer of zus (zie ook het advies van de Gezondheidsraad[9]). Hierbij wordt de volgende volgorde gehanteerd: als vertegenwoordiger komt als eerste diegene in aanmerking die de betrokkene zelf graag wil, daarna de partner en daarna, in dezelfde graad van belang, ouders en/of kinderen.[10] De vertegenwoordiger dient te handelen vanuit het principe van 'goed vertegenwoordiger'. Dit betekent dat de vertegenwoordiger zo goed mogelijk eerder geuite wensen van patiënt naar voren brengt.

Als de patiënt wilsonbekwaam wordt geacht, schrijft de WRP voor dat men terugvalt op respectievelijk een voorafgaande wilsverklaring, een door de patiënt (op voorhand) benoemde vertegenwoordiger of een door de WRP bepaalde vertegenwoordiger van de patiënt. Deze laatste is in hiërarchische volgorde echtgenoot, wettelijke of samenwonende partner, meerderjarig kind, ouder en meerderjarige broer of zus van de patiënt. De door de patiënt benoemde vertegenwoordiger uit de WRP komt overeen met de persoonlijke machtiging uit de WGBO. De door de WRP bepaalde vertegenwoordiger is vergelijkbaar met de onbenoemde vertegenwoordiger uit de WGBO, al kent de Belgische wet een andere hiërarchische volgorde, met voorrang aan de meerderjarige kinderen op de ouders. Volgens de WRP heeft de vertegenwoordiger dus beslissingsrecht in het medisch beleid rond de wilsonbekwame patiënt die hij vertegenwoordigt, in tegenstelling tot de vertrouwenspersoon van de patiënt, die volgens de WRP de wilsbekwame patiënt mag bijstaan.[11]

WGBO en WRP schrijven voor dat men de wilsonbekwame patiënt zo veel mogelijk en in verhouding tot zijn begripsvermogen in het besluitvormingsproces dient te betrekken. Men houdt dus rekening met de restbekwaamheid van de patiënt, echter de uiteindelijke beslissing ligt niet bij de patiënt, maar bij de vertegenwoordiger van de patiënt. Deze vertegenwoordiger kan dan de geïnformeerde toestemming al dan niet verlenen en ook de andere patiëntenrechten uitoefenen in naam van de patiënt. De vertegenwoordiger wordt geacht de wil van de patiënt te vertolken. Als er geen (goede) vertegenwoordiger is, kan mentorschap worden aangevraagd.

Daarnaast wordt in de literatuur over wilsbekwaamheid gewezen op het belang van de familie vanwege hun kennis van eerder geuite wensen van de patiënt. Zij kunnen dienen als belangrijke informatiebron over de levensgeschiedenis van patiënt.

Schriftelijke wilsverklaring

> Er vond een coloscopie plaats. Helaas bleek er sprake te zijn van een coloncarcinoom in het caecum. Hierop vond een tweede familiegesprek plaats met de patiënte en haar kinderen. Tijdens dit gesprek werd de uitslag van de coloscopie besproken. Ook de mogelijkheid van een operatie werd besproken. Mevrouw S. en haar kinderen gaven aan hierover langer te willen nadenken. In een vervolggesprek gaf patiënte aan dat 'zij weet dat het fout zit in haar dikke darm'. Opnieuw gaf zij aan dat zij geopereerd zou willen worden. Zij realiseerde zich dat zij 'een zwak hart' heeft. Er werd besloten de operabiliteit van de patiënte te beoordelen.

Vraag 8 *Stel dat mevrouw S. zou lijden aan een ernstige dementie en door u als wilsonbekwaam zou worden beoordeeld om deze beslissing te nemen. Patiënte blijkt wel te beschikken over een wilsverklaring waarin zij gesteld heeft dat zij alle vormen van onderzoek en behandeling wil ondergaan zolang er een kans is op herstel (ook als dit een kleine kans is). Hoe zou uw handelen worden beïnvloed door zo'n schriftelijke wilsverklaring?*

Een wilsverklaring is een document, opgesteld door een wilsbekwaam persoon, met als doel invloed uit te oefenen op het medisch handelen in de toekomst voor het geval deze op dat moment niet meer in staat is zijn wil te bepalen. Het is van belang om een onderscheid te maken tussen negatieve verklaringen, die verlangens omtrent het nalaten van handelingen bevatten, en positieve verklaringen, die een opdracht tot handelen inhouden. Dit verschil is van belang aangezien patiënten wel het recht hebben om van een behandeling af te zien, maar niet het recht om een bepaalde behandeling af te dwingen.

De WGBO bepaalt dat een arts gehouden is een negatieve wilsverklaring te volgen, tenzij hij gegronde redenen heeft om hiervan af te wijken. Hierbij is het zo dat de wensen beschreven door de patiënt in een wilsverklaring gaan boven de wensen van de familie. Ook de WRP (artikel 8 paragraaf 4) bepaalt dat de arts een schriftelijke wilsverklaring om een tussenkomst te weigeren moet volgen als de patiënt wilsonbekwaam is, al stelt de WRP bijkomende voorwaarden. Zo moet de patiënt, evenals in de WGBO, uiteraard nog wilsbekwaam zijn bij het opstellen van de wilsverklaring en moet hij zich schriftelijk verzetten tegen een welomschreven tussenkomst in welbepaalde omstandigheden. Zolang de patiënt wilsbekwaam is, kan hij een dergelijke wilsverklaring wel herroepen of herformuleren. Met een schriftelijke wilsverklaring kan enkel rekening worden gehouden indien het gaat om een expliciete weigering en indien deze schriftelijk bevestigd werd op een blad voorzien van datum en handtekening. De schriftelijke wilsverklaring in het kader van de WRP kan enkel een weigering van welbepaalde medische handelingen in welbepaalde omstandigheden inhouden, maar is in principe wel bindend. Ze dient ook te worden onderscheiden van de wilsverklaring in het kader van artikel 4 van de Wet betreffende de euthanasie van 28 mei 2002. Laatstgenoemde wilsverklaring is een verzoek tot actief levensbeëindigend handelen en is als zodanig niet bindend voor de arts. Deze behoudt immers de vrijheid al dan niet zelf in te gaan op dit verzoek. De wilsverklaring in het kader van de euthanasiewet heeft bovendien een veel beperkter toepassingsgebied: ze geldt enkel als de patiënt op onomkeerbare wijze het bewustzijn heeft verloren en niet in andere situaties van mogelijke wilsonbekwaamheid, zoals dementie.

In de casus van mevrouw T. is er sprake van een positieve verklaring. Deze kan opgevat worden als een wens van de patiënt, waaraan de behandelend arts gehoor kan geven als deze binnen zijn professionele verantwoordelijkheden past.

Beschouwing

Voordat de beslissing over wel of niet opereren werd genomen, volgde nog aanvullend onderzoek. Vanwege de complexiteit van de situatie werd de geriater, die al betrokken was, gevraagd een oordeel te geven over de wilsbekwaamheid van patiënte. De cardioloog werd gevraagd een oordeel te geven over de cardiale risico's van een operatie. Ook werd een CT-abdomen verricht om te beoordelen of er sprake was van metastasering naar de lever, waarbij een operatie zinloos zou zijn. Een nieuwe X-thorax toonde nu echter pleuravocht rechts en een massa in het rechter onderveld. Nadere diagnostiek van het pleuravocht maakte duidelijk dat er sprake was van een tweede maligniteit of van metastasering van de maligniteit in het colon. Er vond een familiegesprek plaats met patiënte en haar kinderen, waarin uitgelegd werd dat van een operatie van het colon zou worden afgezien.

Vraag 9 *Hoe beoordeelt u het verloop van de casus?*

De casus laat zien hoe een patiënte, haar familie en de behandelend arts trachten om in een woud van onzekerheden tot 'goede' beslissingen te komen. Deze goede beslissingen betreffen het welzijn van patiënte. De casus laat zien dat besluitvorming over aanvullend onderzoek en/of behandeling een proces is, waarbij een beslissing vaak ook weer leidt tot nieuwe beslissingen. In de de klinische praktijk worden regelmatig impliciet inschattingen over wilsbekwaamheid gemaakt. Centraal in dit verhaal staat het feit dat patiënte en haar familie een verschillend standpunt hebben over wat goed voor haar is, waarbij in acht moet worden genomen dat patiënte, mogelijk op basis van haar cognitieve achteruitgang, de consequenties niet geheel kan overzien. De beoordeling van de wilsbekwaamheid kan betrouwbaarder worden gemaakt door het concept van beslisvaardigheid erin te betrekken. Na beoordeeling van de verschillende vermogens moet worden afgewogen in hoeverre deze vermogens adequaat zijn om een beslissing te nemen in een situatie met een bepaalde mate van ernst van consequenties. Deze afweging zal uiteindelijk altijd een normatief karakter dragen.

Opdracht
Schrijf een commentaar op de volgende stelling: 'Een oudere met dementie moet op rationelere wijze beslissingen nemen dan in de periode dat hij of zij nog geen last had van dementie.'
Bespreek in het commentaar de wijze waarop wilsbekwaamheid thans geoperationaliseerd wordt met behulp van beslisvaardigheden. Wat is uw eigen beargumenteerde visie op de mate van rationaliteit die wij vooronderstellen als we beoordelen of mensen nog 'goed' over zichzelf kunnen beslissen en daarmee als moreel verantwoordelijk kunnen worden beschouwd?

Achtergrondinformatie

Wilsbekwaamheid
Wilsbekwaamheid wordt vaak omschreven als een complex begrip, waarvan de betekenis kan verschillen naargelang de context. Het feit dat wilsbekwaamheid verschillende betekenissen heeft in de context van ethiek, recht, psychologie of geneeskunde maakt de discussies over wilsbekwaamheid complex. Een van de meest belangwekkende ken-

merken is dat wilsbekwaamheid binnen iedere context een performatief begrip is.[6] Dit betekent dat het gebruik van het begrip wilsbekwaamheid een actie inhoudt die gevolgen heeft voor de persoon in kwestie. Immers, als we oordelen dat iemand wilsbekwaam is, accepteren we dat diegene zelf beslissingen neemt over voorgestelde behandelingen. Oordelen we daarentegen dat iemand wilsonbekwaam is, dan ontnemen we diegene zijn zelfbeschikkingsrecht. Omdat beoordeling van de wilsbekwaamheid verstrekkende gevolgen kan hebben, is het van belang dat deze beoordeling zorgvuldig plaatsvindt.

We volgen Berghmans[12], die stelt dat een beslissing over wils(on)bekwaamheid een normatieve beoordeling is, die niet kan worden gereduceerd tot het toepassen van een screeningstest. We sluiten ons ook aan bij Welie en medewerkers[13], die oordelen dat een zorgvuldig uitgevoerd lichamelijk en geestelijk onderzoek te verkiezen is boven het exclusief en systematisch uitvoeren van een batterij tests. De meest representatieve 'test' is immers de evaluatie van het beslissingsproces met betrekking tot de te nemen beslissing zelf.

Een onderzoek van de wilsbekwaamheid vertaalt zich klinisch als volgt. We onderzoeken of de patiënt een keuze of beslissing kan uitdrukken en of hij de verstrekte informatie over zijn toestand en over de verschillende therapeutische mogelijkheden begrijpt en kan toepassen op zijn situatie. We onderzoeken ook of de patiënt inzicht heeft in de aard van de situatie en de gevolgen van zijn besluit en van andere mogelijke beslissingen. Ten slotte kijken we na of de patiënt op een weloverwogen wijze tot zijn besluit komt: heeft de patiënt de verschillende elementen, voor- en nadelen, en risico's afgewogen en kan hij redeneren met de gegeven informatie? Deze operationalisering van wilsbekwaamheid is bedoeld als leidraad bij het klinisch handelen, niet als conceptuele omschrijving. Bill Fulford en anderen[14,15] merken terecht op dat dit een zeer rationalistische visie is op het normale menselijke beslissingsproces, dat vaak veel intuïtiever is en gebaseerd op moeilijk te expliciteren waarden, overtuigingen en gevoelens.

In de loop van de tijd zijn er verschillende meetinstrumenten ontwikkeld om tot een meer gestandaardiseerde beoordeling van wilsbekwaamheid te komen. De meeste instrumenten maken gebruik van de reeds beschreven vermogens (het vermogen om een keus te maken, het vermogen om informatie te begrijpen, het vermogen om rationeel voor- en nadelen af te wegen en het vermogen om de situatie te waarderen). Een voordeel van deze instrumenten is dat de beoordelingen betrouwbaarder zijn dan oordelen van verschillende artsen die geen gebruik maken van instrumenten. Een van de meest gebruikte instrumenten is de MacArthur Competence Assessment Tool for Treatment (MacCAT-T)[16], een ander meetinstrument is de in Nederland ontwikkelde vignetmethode (box 27.1 geeft als voorbeeld de vragen uit deze methode).[17] De MacCAT-T is een gestructureerd interview, dat vijftien tot twintig minuten duurt en een vastgestelde volgorde van onderwerpen bevat. Om het interview voor te bereiden, stelt de clinicus een korte beschrijving op van de ziekte van de patiënt, de aanbevolen behandeling en de voor- en nadelen en mogelijke risico's van de behandeling. Tijdens het interview evalueert de interviewer begrip, inzicht, redeneervermogen in functie van de waarden en opvattingen van de patiënt, op vergelijkbare wijze als in de vignetmethode.

> **Box 27.1 De vignetmethode**
>
> De vignetmethode bestaat oorspronkelijk uit twee delen: een deel waarin op een standaardwijze de relevante informatie wordt gegeven (het vignet) en een deel waarin vragen worden gesteld over deze informatie. Gezien de ervaring met andere instrumenten is het van belang om relevante informatie te geven over de aard van de aandoening, de voor- en nadelen van behandeling en eventueel alternatieve behandelingen. Een gestandaardiseerde presentatie hiervan is voor de klinische praktijk van minder belang dan voor wetenschappelijk onderzoek.
>
> Score
> 0 Er wordt geen antwoord of een onjuist antwoord gegeven.
> 1 Er wordt een antwoord gegeven met juiste en onjuiste elementen.
> 2 Er wordt een juist antwoord gegeven.
>
> Informatie begrijpen (0-6)
> - Kunt u iets vertellen over de aandoening die u heeft? (0-2)
> - Kunt u iets vertellen over de voorgestelde behandeling? (0-2)
> - Kunt u een aantal voor- en nadelen noemen van de voorgestelde behandeling? (0-2)
>
> Een keus maken (0-2)
> - Kunt u vertellen of u de voorgestelde behandeling wilt? (0-2)
>
> Rationeel voor- en nadelen afwegen (0-8)
> Wat zijn de redenen dat u de behandeling wel of niet kiest?
> - Patiënt noemt enkele gevolgen van de behandeling (0-2)
> - Patiënt 7vergelijkt behandelalternatieven (0-2)
> - Patiënt noemt gevolgen buiten die welke de arts in de informatie heeft genoemd (0-2)
> - De keuze van de patiënt volgt logisch uit zijn of haar afweging van de voor-en nadelen (0-2)
>
> Waarderen (0-4)
> - Welke invloed heeft deze keus op uw gezondheid? (0-2)
> - Wat heeft deze situatie voor gevolgen voor u en uw familie? (0-2)

Er zijn echter ook kanttekeningen te plaatsen bij het gebruik van deze instrumenten. Ten eerste zijn de vermogens waarop meetinstrumenten zijn gebaseerd, ontleend aan standaarden van wilsbekwaamheid die in jurisprudentie zijn ontwikkeld. Het kenmerk van deze standaarden van wilsbekwaamheid is dat zij in verschillende rechtszaken als op een zichzelf staand argument werden gebruikt. Zo werd bijvoorbeeld in de ene rechtszaak iemand wilsbekwaam bevonden omdat hij de informatie ten aanzien van de behandeling had begrepen, terwijl iemand in een andere rechtszaak wilsonbekwaam werd geacht omdat hij niet tot een rationele afweging van voor- en nadelen was gekomen. De verschillende standaarden werden volgens een hiërarchie van ernst gebruikt. In situaties met minder ernstige gevolgen was de standaard, een keus maken, afdoende, in situaties met ernstigere gevolgen werden meer eisen gesteld aan de wilsbekwaamheid. In de ontwikkeling van de meetinstrumenten zijn deze verschillende standaarden getransformeerd in vaardigheden, waarvan een psychologische zeggingskracht uitgaat. Met het model van beslisvaardigheid dat is ontstaan, lijkt het dus alsof er een psychologisch verklaringsmodel bestaat van beslissingen nemen. Het is goed om te beseffen dat dit model niet ontwikkeld is vanuit psychologische concepten, maar ontstaan is vanuit juridische standaarden. Vanuit psychologisch perspectief zouden wellicht andere factoren van belang zijn om te beoordelen of iemand nog adequaat beslissingen kan nemen.

Ten tweede nemen de meetinstrumenten het probleem van het alles-of-nietsoordeel over wilsbekwaamheid niet weg. De meetinstrumenten geven een bepaalde mate van beslisvaardigheid aan. Deze mate van beslisvaardigheid wordt meestal uitgedrukt op een schaal, waarmee er dus een gradueel oordeel wordt gegeven. Een patiënt is meer of minder beslisvaardig. In de klinische context is echter vaak een alles of niets oordeel vereist. Immers: indien een arts oordeelt dat iemand wilsonbekwaam is, dan zullen er vertegenwoordigers van de patiënt ingeschakeld moeten worden. Het alles of niets oordeel blijft uiteindelijk een normatieve afweging van enerzijds de mate van beslisvaardigheid en anderzijds de ernst van de consequenties voor de patiënt.

Ten derde is er veel kritiek op de meetinstrumenten geweest, omdat zij een eenzijdige cognitieve benadering zouden geven van beslisvaardigheid. Volgens critici houden de instrumenten geen rekening met bijvoorbeeld emotionele aspecten van besluitvorming. Overigens is dit kritiekpunt ook wel weerlegd; immers om tot een juiste waardering van de situatie te komen, maak je per definitie gebruik van je emoties. Een ander kritiekpunt in het verlengde hiervan betreft het feit dat meetinstrumenten voorbijgaan aan de betekenis van het persoonlijke levensverhaal.

Ondanks deze kritiekpunten adviseren wij het gebruik van een meetinstrument. Het gebruik hiervan maakt namelijk voor alle betrokkenen duidelijk welke vaardigheden beoordeeld worden. Het maakt verder voor de beoordelaar ook duidelijk uit welke argumenten zijn oordeel is opgebouwd. Enerzijds is er een oordeel over de vermogens van een patiënt, anderzijds is er een oordeel over hoe deze vermogens zich verhouden tot de ernst van de situatie. Een meetinstrument geeft hiermee meer richting aan een beoordeling van de wilsbekwaamheid dan de omschrijving in de wet: namelijk of iemand tot een redelijke waardering van zijn belangen ter zake kan komen.

Schriftelijke wilsverklaringen

Er is binnen de zorg veel discussie over de werkbaarheid van schriftelijke wilsverklaringen. Het ethische dilemma waar artsen zich voor gesteld zien, heeft, noodzakelijkerwijs, te maken met het feit dat de schriftelijke wilsverklaring is opgesteld door een persoon die op een andere manier functioneerde dan in de huidige toestand. Dit veroorzaakt twee problemen: een betreffende de praktische uitvoering van de wilsverklaring en een betreffende een filosofisch dilemma.

Het filosofische dilemma betreft de vraag of de persoon lijdend aan dementie, die nu is opgenomen in het verpleeghuis en geniet van zijn kopje koffie, al dan niet dezelfde is als de persoon die twintig jaar geleden heeft vastgelegd dat hij wenst af te zien van medische behandelingen op het moment dat er sprake is van dementie.

De praktische uitvoering van een schriftelijke wilsverklaring is vaak ingewikkeld omdat er vaak een interpretatie nodig is over hoe de huidige situatie zich verhoudt tot hetgeen is vastgelegd in de wilsverklaring. Er rijzen ook verschillende problemen met betrekking tot de principes van de geïnformeerde, voorafgaandelijk en vrije toestemming. Op het moment dat een hulpverlener geconfronteerd wordt met een schriftelijke wilsverklaring, weet hij vaak niet of de patiënt wilsbekwaam en volledig geïnformeerd was op het ogenblik dat hij deze wilsverklaring opmaakte, en of hij al dan niet onder druk stond om deze wilsverklaring te tekenen. Men kan dus op dat moment moeilijk nagaan of het gaat om een geïnformeerde en vrije beslissing. Indien mensen instructies tot handelen geven voor eventueel latere condities, veranderen patiënten dikwijls hun mening als ze ouder worden of als de beschreven conditie zich voordoet. Een ander probleem is dat deze richtlijnen dikwijls niet van toepassing zijn op de specifieke klinische situatie die zich voordoet. Door ontwikkelingen in de geneeskunde kan de behandeling of prognose van een bepaalde aandoening veranderen, waardoor de patiënt ook van mening kan veranderen.

Om ten dele tegemoet te komen aan deze kritiek op de wilsverklaringen lijkt het ons aangewezen dat de patiënt zijn wilsverklaring opstelt samen met de huisarts of een andere hulpverlener. De huisarts kan dan nagaan of de patiënt wilsbekwaam is en of de patiënt voldoende geïnformeerd is. De wilsverklaring is vooral zinvol in combinatie met de benoemde vertegenwoordiger (België) of persoonlijk gemachtigde (Nederland), die een kopie krijgt van de wilsverklaring en van de verklaring waarin hij als vertegenwoordiger wordt aangeduid. Een kopie van deze verklaringen kan ook in het medisch dossier bij de huisarts worden opgenomen. Wanneer de patiënt dan zelf niet meer wilsbekwaam is, kan de aangeduide vertegenwoordiger optreden als gesprekspartner voor de hulpverlener en kan hij meebeslissen over de interpretatie en toepassing van de wilsverklaring in een specifieke klinische situatie. Deze situatie sluit veel nauwer aan bij het overlegmodel waar de wet impliciet voor kiest. Zie tabel 27.1.

Vertegenwoordiging van de wilsonbekwame patiënt
In de dagelijkse klinische praktijk beslist men over het medisch beleid in consensus en overleg met de patiënt, het team en eventueel de familie. Slechts als dit vastloopt, valt men terug op de wettelijk vastgelegde hiërarchische volgorde van vertegenwoordigers, zoals beschreven onder vraag 7.

De WGBO en de WRP voorzien verder dat de arts uitzonderlijk en in welbepaalde omstandigheden zelf kan beslissen over het medisch beleid. Hij treedt dan op als belangenbehartiger van de patiënt. De hulpverlener behartigt de belangen van de wilsonbekwame patiënt (WRP, artikel 14 paragraaf 2 en artikel 15 paragraaf 2) in de drie volgende omstandigheden: wanneer er geen voorafgaande wilsverklaring voorhanden is en geen vertegenwoordiger beschikbaar is (of deze niet bereid is); wanneer er een conflict (betreffende de te nemen beslissing) is tussen wettelijke vertegenwoordigers van dezelfde rang (bijvoorbeeld tussen verschillende meerderjarige kinderen bij afwezigheid van echtgenoot of partner); of wanneer een wettelijke vertegenwoordiger een beslissing neemt die een bedreiging van het leven of een ernstige aantasting van de gezondheid van de patiënt inhoudt. In deze omstandigheden treedt de hulpverlener als belangenbehartiger van de patiënt op, wat hem behandelrecht geeft voor zover hij handelt in het belang van de patiënt (het bestwil- of *best interest*-criterium): hij doet wat medisch aangewezen is en waarvan hij redelijkerwijs aanneemt dat de patiënt zijn toestemming zou geven indien hij wilsbekwaam was. Als de arts dit noodzakelijk acht en indien en zolang de wilsonbekwaamheid voortduurt én aan al de bovengenoemde voorwaarden is voldaan, kan hij deze patiënten zonder hun toestemming (of die van hun vertegenwoordigers) opnemen, onderzoeken laten ondergaan of medicatie toedienen. De wet schrijft niet voor dat de beroepsbeoefenaar die de wilsonbekwaamheid vaststelt en degene die dan als belangenbehartiger optreedt twee verschillende personen moeten zijn. Volgens de geest van de wet lijkt het echter raadzaam om dit proces multidisciplinair te doorlopen en de verschillende betrokken hulpverleners te vermelden in het dossier.

Tabel 27.1 Aanbevelingen voor het beoordelen van wilsbekwaamheid[13]

Situatiespecificiteit van een wilsbekwaamheidsbeoordeling	Uitgangspunt is de actuele situatie van de patiënte
	Wilsbekwaamheid is gerelateerd aan een specifieke beslissing
	Geef informatie over de aard van de ziekte, de behandeling, de voor- en nadelen van de behandeling en alternatieve behandelingen
	Educatie kan het vermogen informatie te begrijpen verbeteren
Beslisvaardigheid	De vaardigheid om een keuze te maken
	De vaardigheid om informatie te begrijpen
	De vaardigheid om op een rationele wijze voor- en nadelen af te wegen
	De vaardigheid om de situatie te waarderen
Wilsbekwaamheid	De mate van beslisvaardigheid
	De ernst van de consequenties van de beslissing voor deze specifieke patiënt
Aandachtspunten	Beslisvaardigheid geeft mogelijk teveel nadruk op cognitieve factoren
	Een wilsbekwaamheidsbeoordeling is een normatief oordeel
	Persoonlijke waarden en de levensgeschiedenis zijn van belang in besluitvorming
	Familie kan belangrijke informatie geven
	Schrik niet terug voor consultatie bij collegas

Aangezien deze werkwijze een – wettelijk geregelde – uitzondering vormt op het algemene principe van voorafgaandelijke toestemming, zal het beslissingsproces steeds uitvoerig in het patiëntendossier gedocumenteerd worden. Dit houdt de volgende elementen in: vaststelling van de wilsonbekwaamheid, optreden van en overleg met de vertegenwoordigers en eventueel optreden van de beroepsbeoefenaar als belangenbehartiger.

De ethische waarde autonomie
De concepten informed consent, wilsbekwaamheid en schriftelijke wilsverklaringen komen voort uit de ethische waarde autonomie. Autonomie kent echter veel betekenissen, en in de hierboven genoemde concepten handelt het met name over autonomie zoals

deze vormgegeven is binnen de visie van een liberaal-medische ethiek. De betekenis van autonomie binnen deze visie voert terug op opvattingen over autonomie zoals deze tijdens de Verlichting zijn ontstaan. Zij grijpen terug op de ideeën van de filosofen Kant en Mill.

Er is de afgelopen decennia kritiek geuit op het belang en de betekenis van de waarde autonomie in de hedendaagse geneeskunde. Een belangrijke alternatieve ethische benadering wordt gevormd door de *zorgethiek*. In deze stroming wordt niet autonomie, maar zorg als uitgangspunt genomen. De achterliggende gedachte is dat iedereen op enig moment weleens afhankelijk is van een ander, en dus in verschillende fasen gedurende het leven zorgverlener of zorgontvanger kan zijn. Binnen de zorgethiek wordt gesteld dat autonomie weliswaar een belangrijke waarde is, maar dat mensen alleen autonoom kunnen worden door de hulp en steun van anderen. Dit betekent voor de zorg van bijvoorbeeld mensen met dementie dat de belevingswereld van de patiënt als uitgangspunt geldt voor ethische discussies en niet de objectieve vragen omtrent zorg. Voor wilsbekwaamheid betekent dit dat het niet gaat over het vrij zijn van een persoon met dementie binnen de grenzen van wilsbekwaamheid, maar dat het gaat om het benaderen van deze persoon zodat hij of zij het gevoel heeft competent te zijn.[18]

Een tweede vorm van kritiek betreft de liberale visie, die onder autonomie veelal een negatieve vorm van vrijheid verstaat, dat wil zeggen 'vrij zijn van de invloed van anderen'. Aan autonomie kan echter ook in een positieve betekenis worden begrepen: de vrijheid om sturing aan het eigen leven te geven. Vanuit deze visie is het van belang om de betekenis van beslissingen te doorgronden tegen de achtergrond van iemands levensverhaal. De betekenis van een beslissing te doorgronden is dan belangrijker dan de vraag of iemand wilsbekwaam is. Deze benadering wordt ook wel de hermeneutische benadering genoemd. In het verlengde van deze stroming ligt de communicatieve ethiek: deze stelt dat besluitvorming een proces is, waarbij het verhelderen van de wensen en verlangens van de patiënt het uitgangspunt is.[19] De uiteindelijke beslissingsbevoegdheid wordt van minder belang geacht.

Deze visies geven kritiek op de waarde autonomie van waaruit het huidige concept wilsbekwaamheid is vormgegeven. Alhoewel zij belangrijke aspecten naar voren brengen die ook van belang zijn in de zorg van geriatrische patiënten, kunnen zij niet verhinderen dat er soms situaties ontstaan waarin een beoordeling van de wilsbekwaamheid noodzakelijk is. Indien deze situatie zich voordoet is het van belang dat er zo zorgvuldig mogelijk een afweging wordt gemaakt in het ingewikkelde spel van conflicterende ethische waarden.

Literatuur

1   Beauchamp TL, Childress JF. Principles of biomedical ethics. 4th ed. New York: Oxford University Press, 1994.
2   Wet betreffende de rechten van de patiënt, 22 augustus 2002. Belgisch Staatsblad 26 september 2002, gewijzigd door wet van 24 november 2004, Belgisch Staatsblad 17 oktober 2005. http://www.health.fgov.be, geraadpleegd juli 2008.
3   Folstein MF, Folstein SE, McHugh PR. Mini-mental state: A practical method for grading the cognitive state of patients for the clinician. J Psychiatr Res 1975;12:189-98.

4 Meulen EF, Schmand B, Campen JP van, Koning SJ de, Ponds RW, Scheltens P, et al. The seven minute screen: A neurocognitive screening test highly sensitive to various types of dementia. J Neurol Neurosurg Psychiatry 2004;75:700-5.
5 Solomon PR, Hirschoff A, Kelly B, Relin M, Brush M, DeVeaux RD, et al. A 7 minute neurocognitive screening battery highly sensitive to Alzheimers disease. Ach Neurol 1998;55:349-55.
6 Berghmans RLP. Bekwaam genoeg? Wils(on)bekwaamheid in de geneeskunde, gezondheidsrecht en gezondheidsethiek [pre-advies]. Utrecht: Nederlandse Vereniging voor Bio-ethiek, 2000.
7 Haekens A. Beslissingsbekwaamheid in de gerontopsychiatrische context. Leuven: Leuven University Press, 1998.
8 Kim SYH, Karlawish JHT, Caine ED. Current state of research on decision making competence of cognitively impaired elderly persons. Am J Geriatr Psychiatry 2002;10:151-65.
9 Dementie. Den Haag: Gezondheidsraad, 2002. Publicatie 2002/04.
10 Verbogt S. Hoofdstukken over gezondheidsrecht. 9e dr. Groningen/Houten: Martinus Nijhoff, 2003.
11 Gestels I, Nys H, Vandenberghe J. De wet betreffende de rechten van de patiënt: (R)evolutie in de geestelijke gezondheidszorg voor ouderen? Over inzagerecht, toestemming voor medisch handelen, beslissingsonbekwaamheid en vertegenwoordiging van de patiënt in tijden van zelfbeschikking en autonomie. Tijdschrift voor Geneeskunde 2008;64:191-9.
12 Berghmans RL. Capacity and consent. Curr Opin Psychiatry 2001;14:491-9.
13 Welie SP, Dute J, Nys H, Wijmen FC van. Patient incompetence and substitute decision-making: An analysis of the role of the health care professional in Dutch law. Health Policy 2005;73:21-40.
14 Fulford KW, House K. Ethics of research with psychiatric patients: Principles, problems and the primary responsibilities of researchers. J Med Ethics 1993;19:85-91.
15 Fulford B, Thornton T, Graham G. Its the law! Rationality and consent as a case study in mental health law. In: Fulford B, Thornton T, Graham G, editors. Oxford textbook of philosophy and psychiatry. Oxford: Oxford University Press, 2006.
16 Grisso T, Appelbaum PS, Hill-Fotouhi C. The MacCAT-T: A clinical tool to assess patients' capacities to make treatment decisions. Psychiatr Serv 1997;48:1415-9.
17 Vellinga A. To know or not to be. Development of an instrument to assess decision-making capacity of cognitively impaired elderly patients [dissertation]. Amsterdam: Vrije Universiteit, 2006.
18 Hertogh C, Verkerk M. Wilsbekwaamheid en verpleeghuiszorg: Een ongemakkelijke verhouding. Tijdschr Gerontol Geriatr 2002;33:212-8.
19 Widdershoven G, Berghmans R. Wilsbekwaamheid in de ouderenzorg. Tijdschr Gerontol Geriatr 2002;33:201-6.

Afkortingen

ABC	antecedents-behavior-consequences
AC	anterieur-cingulair
ACE	angiotensineconverterend enzym
ACOVE	assessing care of vulnerable elders
ACZ	anemie bij chronische ziekte
AD	Alzheimer disease
ADE	adverse drug event
ADH	antidiuretisch hormoon
ADL	algemene dagelijkse levensverrichtingen
ADR	adverse drug reaction
ADRDA	Alzheimer's Disease and Related Disorders Association
AES	Apathie Evaluatie Schaal
AIREN	Association Internationale pour la Recherche et l'Enseignement en Neurosciences
ALAT	alanineaminotransferase
APO	apolipoproteïne
ASAT	aspartaataminotransferase
ATII	angiotensinte-II
AWBZ	Algemene Wet Bijzondere Ziektekosten
BDL	bijzondere dagelijkse levensverrichtingen
BI	betrouwbaarheidsinterval
BMI	body mass index
BMR	basale stofwisselingssnelheid
BNP	brain natriuretic peptide
BOPZ	Wet bijzondere opnemingen in psychiatrische ziekenhuizen
BPPD	benigne paroxismale positieduizeligheid
BSE	bezinkingssnelheid erytrocyten
CAD	Consultatiebureau voor Alcohol en Drugs
CAM	Confusion Assessment Method
CAT	Competence Assessment Tool
CK	creatinekinase
COPD	chronische obstructieve longziekte
COX	cyclo-oxygenase
CPK	creatinefosfokinase
CRP	C-reactief proteïne
CSDD	Cornell Scale for Depression in Dementia
CT	computertomografie
CVA	cerebrovasculair accident
CVD	centraalveneuze druk
CYP_{450}	cytochroom-P_{450}
DEXA	dual-energy X-ray absorptiometry
DTF	drug treatment failure

DIAPERS	delier, infectie, atrofische urethritis of vaginitis, farmaca, psychiatrische aandoening, overmatige urine-uitscheiding, mobiliteitsbeperkingen, fecale impactie
DLPF	dorsolateraal-prefrontaal
DOS	Delirium Observatie Screening
DRP	drug related problem
DSM-IV-TR	Diagnostic and Statistical Manual, 4th edition, text revision
DTF	drug treatment failure
ECT	elektroconvulsietherapie
FAB	Frontal Assessment Battery
FES	Falls Efficacy Scale
FEV_1	forced expiratory volume in 1 second
FLAIR	fluid attenuated inversion recovery
FRIA	frailty in ageing
FTD	frontotemporale dementie
FVC	forced vital capacity
GABA	gamma-aminoboterzuur
GAF	Global Assessment of Functioning
gamma-GT	gammaglutamyltranspeptidase
GDS	Geriatric Depression Scale
GFR	glomerulaire filtratiesnelheid
HADS	Hospital Anxiety and Depression Scale
HARM	Hospital Admissions Related to Medication
IADL	instrumentele algemene dagelijkse levensverrichtingen
IBS	inbewaringstelling
ICD	intracardiale defibrillator
IDA	ijzerdeficiëntieanemie
IE	internationale eenheid
IF	intrinsic factor
IGF	insulineachtige groeifactor
IGZ	Inspectie voor de Gezondheidszorg
IKC	Integraal Kankercentrum
IL	interleukine
INR	international normalized ratio
LBD	lewy-body-dementie
LDH	lactaatdehydrogenase
LPZ	Landelijk Prevalentieonderzoek Zorgproblemen
M&M	Middel en Maatregel
MAASBED	Maastricht Study of Behaviour in Dementia
MADRS	Montgomery-Åsberg Depression Rating Scale
MAI	Medication Appropriateness Index
MAJR	MeSH major topic
MAO	monoamineoxidase
MCH	mean corpuscular hemoglobin
MCHC	mean corpuscular hemoglobin concentration
MCI	milde cognitieve stoornis

MCV	mean corpuscular volume
MDRD	modification of diet in renal disease
MDS	myelodysplastisch syndroom
ME	medicatiefout
MeSH	medical subject heading
MMA	methylmalonzuur
MMSE	Mini Mental State Examination
MNA	Mini Nutritional Assessment
MRI	magnetic resonance imaging
MSA	multisysteematrofie
MUST	Malnutrition Universal Screening Tool
NHG	Nederlands Huisartsen Genootschap
NINCDS	National Institute of Neurological and Communicative Disorders and Stroke
NMDA	N-methyl-D-asparaginezuur
NMR	nucleaire magnetische resonantie
NNH	number needed to harm
NNT	number needed to treat
NSAID	non-steroidal anti-inflammatory drug
NT-pro-BNP	N-terminal pro brain natriuretic peptide
OF	orbitofrontaal
OLD	Observatielijst vroege symptomen bij dementie
PACSLAC-D	Pain Assessment Checklist for Seniors with Limited Ability to Communicate, Nederlandse versie
PAINAD	Pain Assessment in Advanced Dementia
PAL	physical activity level
PET	positronemissietomografie
PPI	protonpompremmer
PSA	prostaatspecifiek antigeen
RARS	refractaire anemie met ringsideroblasten
RCT	randomised controlled trial
RE	retinolequivalent
RIMA	reversibele MAO-A-remmer
SD	standaarddeviatie
SI	saturatie-index
SIADH	syndrome of inappropriate antidiuretic hormone secretion
SNAQ	Short Nutritional Assessment Questionaire
SPECT	single-photon-emission computerized tomography
SPV	sociaal-psychiatrisch verpleegkundige
SSRI	selectieve serotonineheropnameremmer
START	Screening Tool to Alert doctors to the Right Treatment
sTfR	serumtransferrinereceptorconcentratie
STOPP	Screening Tool of Older Persons' Prescriptions
TCA	tricyclisch antidepressivum
TENS	transcutane elektrische neurostimulatie
TIA	transient ischemic attack

TNF	tumornecrosefactor
TSH	thyroïdstimulerend hormoon
TUGT	Timed-Up-and-Go Test
TURP	transurethrale prostaatresectie
UWI	urineweginfectie
VAS	visuele analoge schaal
WAALBED	WAAL behaviour in dementia
WBC	white blood count, leukocytentelling
WGBO	Wet op de geneeskundige behandelingsovereenkomst
WHO	World Health Organisation
WMO	Wet maatschappelijke ondersteuning
WRP	Wet betreffende de rechten van de patiënt

Medewerkers

Prof.dr. C. de Baat, hoogleraar Geriatrische tandheelkunde, UMC St Radboud, Nijmegen.
Prof.dr. I. Bautmans, hoogleraar Frailty in Ageing (FRIA) research group, Vrije Universiteit Brussel.
Prof.dr. J.P. Bayens, dienst Geriatrie, Oostende, UZ Gent.
Prof.dr. A.T.F. Beekman, psychiater, hoogleraar Psychiatrische epidemiologie, VUmc, Amsterdam.
C.E.M. Benraad, klinisch geriater, Pro Persona, Nijmegen.
Prof.dr. S. Boonen, klinisch geriater, UZ Leuven.
Dr. F. Bouckaert, ouderenpsychiater, UPC KU Leuven, campus Kortenberg.
Prof.dr. J.R.B.J. Brouwers, hoogleraar Farmacotherapie, Rijksuniversiteit Groningen.
Dr. T.J.M. van der Cammen, tot oktober 2011 klinisch geriater, Erasmus MC Rotterdam.
J. van Campen, klinisch geriater, Slotervaartziekenhuis, Amsterdam.
Prof.dr. E.W.A. Dejaeger, geriater, UZ Leuven.
E. Detroyer, verplegingswetenschapster, Centrum voor Ziekenhuis- en Verplegingswetenschap, Katholieke Universiteit Leuven.
T.J.W. van Driel, gezondheidszorgpsycholoog en cognitief gedragstherapeut, Pro Persona, Nijmegen.
Prof.dr. J. Flamaing, geriater, adjunkt-kliniekhoofd, dienst Geriatrie, UZ Leuven.
J.E.J. Fokke, specialist ouderengeneeskunde, afdeling Palliatieve zorg, UMC St Radboud Nijmegen.
G.A.M. Golüke-Willemse, klinisch geriater, Rijnstate, Arnhem.
Prof.dr.ir. C.P.G.M. de Groot, bijzonder hoogleraar Voeding en veroudering, Wageningen Universiteit.
Dr. C.M.P.M. Hertogh, ethicus, geriater, EMGO-instituut, VUmc, Amsterdam, verpleeghuisarts, Naarderheem, Naarden.
P.H. Hilderink, psychiater, Pro Persona Nijmegen.
Prof.dr. W.H.L. Hoefnagels, emeritus hoogleraar, UMC St Radboud Nijmegen.
Dr. C.S. van der Hooft, klinisch geriater, Medisch Centrum Leeuwarden.
Dr. M.B. van Iersel, klinisch geriater, UMC St Radboud, Nijmegen.
Dr. P.A.F. Jansen, klinisch geriater, klinisch farmacoloog, UMC Utrecht.
Prof.dr. E. Joosten, hoogleraar Geriatrie, UZ Leuven.
Prof.dr. R.P.C. Kessels, klinisch neuropsycholoog, afdeling Medische psychologie/Geriatrie, UMC St Radboud Nijmegen.
Prof.dr. R.T.C.M. Koopmans, specialist ouderengeneeskunde, afdeling eerstelijnsgeneeskunde, UMC St Radboud Nijmegen.
Prof.dr. H.A.A.M. Maas, klinisch geriater, TweeSteden ziekenhuis, Tilburg.
Dr. R.J. van Marum, klinisch geriater, klinisch farmacoloog, Jeroen Bosch ziekenhuis, 's-Hertogenbosch.
Prof.dr. T. Mets, diensthoofd Geriatrie, UZ Brussel; hoogleraar Gerontologie en geriatrie, Vrije Universiteit Brussel.
C.W. Middeljans-Tijssen, klinisch geriater, Slingeland ziekenhuis, Doetinchem.
Prof. K. Milisen, hoogleraar Verplegingswetenschap, Centrum voor Ziekenhuis- en Verplegingswetenschap, Katholieke Universiteit Leuven.

Dr. J.C.L. Neyens, geriatriefysiotherapeut, De Riethorst Stromenland, Geertruidenberg; onderzoeker Landelijke Prevalentiemeting Zorgproblemen, Universiteit Maastricht.

Prof.dr. M.G.M. Olde Rikkert, hoofd Kenniscentrum Geriatrie, UMC St Radboud Nijmegen.

Prof.dr. M. Petrovic, geriater en klinisch farmacoloog, afdeling Geriatrie, UZ Gent; Heymans Instituut voor Farmacologie, Universiteit Gent.

Dr. Y.A.L. Pijnenburg, neuroloog, afdeling Neurologie, VUmc, Amsterdam.

E. Pijpers, internist/klinisch geriater, Academisch Ziekenhuis Maastricht.

Drs. J.B. Sanders, klinisch geriater, Altrecht GGZ, Zeist.

Prof.dr. J.M.G.A. Schols, hoogleraar Verpleeghuisgeneeskunde, Universiteit Maastricht.

Y. Schoon, klinisch geriater, UMC St Radboud Nijmegen.

Dr. M. Smalbrugge, specialist ouderengeneeskunde-onderzoeker, afdeling Verpleeghuisgeneeskunde, VUmc, Amsterdam, Warande, Zeist.

Apr. A. Somers, ziekenhuisapotheker, Centrale apotheek, UZ Gent.

Dr.ir. J.T. van der Steen, epidemioloog, afdeling Openbare en sociale geneeskunde, EMGO-instituut, afdeling Verpleeghuisgeneeskunde, VUmc, Amsterdam.

L. Van de Ven, klinisch ouderenpsycholoog, UZ Leuven.

Prof.dr. N.J.A. Van Den Noortgate, geriater, UZ Gent.

J. Vandenberghe, psychiater, UPC KU Leuven, Leuven.

Dr. N. van der Velde, klinisch geriater, Erasmus MC Rotterdam.

A. Velghe, dienst Algemene inwendige ziekten, afdeling Geriatrie, UZ Gent.

Dr. A. Vellinga, psychiater, Arkin, Amsterdam.

Dr. C.A.H.H.V.M. Verhagen, medisch oncoloog, afdeling Oncologie en anesthesiologie, UMC St Radboud Nijmegen.

Prof. F.R.J. Verhey, zenuwarts, afdeling Psychiatrie, Academisch Ziekenhuis Maastricht.

Prof.dr. M.J.F.J. Vernooij-Dassen, medisch socioloog, Institute for Quality of Health Care, UMC St Radboud Nijmegen.

Prof.dr. C.P. Vissers, anesthesist, afdeling Anesthesiologie, UMC St Radboud Nijmegen.

Dr. M.E. de Vugt, gezondheidszorgpsycholoog, Academisch Ziekenhuis Maastricht.

M.C. van der Wel, huisarts-onderzoeker, afdeling Huisartsgeneeskunde, UMC St Radboud Nijmegen.

Drs. T.H. van Zonneveld, psychiater, cluster Ouderen en ziekenhuispsychiatrie, Delta Psychiatrisch Centrum, Poortugaal.

Dr. S.M.G. Zwakhalen, onderzoeker Verplegingswetenschap, Universiteit Maastricht.

Dankwoord

Graag bedanken wij de de coassistenten Hilko de Witte en Anne van Straten, de artsen in opleiding tot specialist in de klinische geriatrie Monique Landman, Linda Grossfelt, Lisette Alberts, Andrew Tan, Jorien Thannhauser, Kristine Luckham en Lieveke Kremers, de klinisch geriaters Annemie Diepstraten, Joep Lagro, Yvonne Schoon en physician assistant William van Aalst voor hun hulp bij het nakijken van de kopijproef.

Verder dankt de redactie mevrouw L. Fleerkamp-Smeets voor haar medewerking aan de video-opnamen. Dat zij op het moment van de opnamen bijna 100 jaar was, verdient bijzondere vermelding. Mevrouw Fleerkamp is inmiddels, tevreden, overleden op 103-jarige leeftijd. Het geeft impliciet ook zicht op de referentiewaarden voor deze klinimetrische instrumenten op hoge leeftijd. Wij zijn haar en de andere patiënten van wie materiaal is opgenomen zeer erkentelijk voor hun medewerking en voor hun toestemming dit materiaal te gebruiken voor dit boek, en dragen het daarom graag aan hen op.

Boxen, figuren en tabellen

Figuur 6.1	ADL-score, barthelindex	115
Tabel 6.1	ADL-beperkingen, hiërarchie van symptomen bij progressief ziektebeloop	122
Figuur 6.3	ADL-functieverlies met het stijgen van de leeftijd	121
Figuur 14.1	Alzheimer, amyloïdcascade en vasculaire hypothese	251
Tabel 14.4	Alzheimer, diagnostische criteria	245
Figuur 14.2	Alzheimer, pathofysiologie	251
Figuur 8.1	Anemie, algoritme evaluatie bij oudere patiënt	153
Tabel 8.1	Anemie, differentiaaldiagnose op basis van MCV en reticulocyten	146
Tabel 8.6	Anemie, laboratoriumtests bij vitamine-B_{12}- en foliumzuurtekort	151
Tabel 8.4	Anemie, laboratoriumtests bij chronische ziekten en ijzergebrek	149
Tabel 8.5	Anemie, onderscheid ijzergebrek versus chronische ziekten	150
Tabel 8.3	Anemie, oorzaken bij thuiswonende 65-plusser	148
Tabel 8.2	Anemie, oorzaken bij 178 gehospitaliseerde geriatrische patiënten	147
Tabel 18.2	Antidepressiva, inhibitie van cytochroom-P_{450} door SSRI's	312
Tabel 19.1	Angststoornissen, risicofactoren	328
Figuur 11.2	Benigne paroxismale positieduizeligheid en oorsteentjes	195
Figuur 26.1	Behandeldilemma, beslissingsschema bij intercurrente ziekten bij dementie	445
Figuur 1.1	Chronische ziekten, beloop	26
Box 1.3	Communicatie met de geriatrische patiënt, aandachtspunten	27
Figuur 25.1	Curatief versus palliatief traject	426
Tabel 1.2	Dehydratie, sensitiviteit en specificiteit van klinische tekenen	36
Tabel 2.1	Delier, criteria volgens de DSM-IV-TR	44
Tabel 2.2	Delier, diagnostisch proces	46
Tabel 2.4	Delier, medicamenteus beleid	55
Figuur 2.1	Delirium Observatie Schaal (DOS)	45
Figuur 2.2	Delier, predisponerende en preciperende factoren	49
Tabel 14.3	Dementie, diagnostische criteria	244
Tabel 14.2	Dementie, delier en depressie, onderscheid	238
Box 18.1	Depressie, DSM-IV-TR-criteria	303
Tabel 18.1	Depressie, klinimetrie	306
Tabel 18.3	Depressie, medicamenteuze behandeling	314
Box 18.2	Depressie, vasculair	305
Figuur 11.3	Duizeligheid, diagnostiek en behandeling in stroomschema	201
Tabel 11.3	Duizeligheid, differentiaaldiagnose	202
Box 11.1	Duizeligheid, de verschillende sensaties	189
Box 11.2	Duizeligheid, klachtverheldering	190
Tabel 11.2	Duizeligheid, medicamenteuze oorzaken	199
Tabel 11.1	Duizeligheid, mechanismen, verschijnselen en voorbeeldziekten	191
Tabel 16.2	Frontal Assessment Battery (FAB)	285
Figuur 16.4	Frontaal syndroom, stroomdiagram diagnostiek	284
Tabel 16.1	Frontale functiestoornissen, differentiaaldiagnose	283

Box 6.1	Functionele beperkingen	122
Tabel 20.1	Functionele syndromen	341
Tabel 21.4	Geneesmiddelbijwerkingen, causaliteitsschaal van Naranjo	356
Tabel 21.1	Geneesmiddelbijwerkingen, voorbeelden uit beerslijst	354
Tabel 21.3	Geneesmiddelen aanpassen, voorbeelden volgens ACOVE-indicatoren	355
Tabel 23.2	Geneesmiddelen, methoden voor vergroten inzicht patiënt in gebruik	389
Figuur 21.1	Geneesmiddelgerelateerde problemen, classificatie	361
Tabel 21.2	Geneesmiddelgerelateerde problemen opsporen met MAI-score	354
Box 1.1	Geriatrisch onderzoek, compleet	22
Box 1.2	Geriatrische patiënt, kenmerken	23
Box 11.3	Geriatrische patiënt, onderzoek op de afdeling Spoedeisende hulp	196
Tabel 1.1	Geriatrische syndromen, kenmerken	24
Tabel 5.1	Gewichtverlies ongewenst, mogelijke oorzaken	96
Tabel 13.2	Handknijpkracht, referentiewaarden (kPa)	225
Tabel 7.3	Hartfalen, differentiaaldiagnose	137
Tabel 7.2	Hartfalen, extracardiale luxerende factoren	133
Tabel 7.1	Hartfalen, waarde van symptomen en verschijnselen voor de diagnose	131
Figuur 6.2	IADL score volgens Lawton	116
Figuur 3.1	Loopcyclus	67
Figuur 10.3	Onderkaak, anatomie	178
Figuur 10.4	Onderkaak, anatomie binnenzijde	179
Figuur 20.1	Onverklaarde lichamelijke klachten, overlap begrippen	343
Tabel 26.1	Palliatief en symptomatisch beleid	445
Tabel 25.1	Palliatieve fase, factoren die overgang ernaar kunnen bepalen	425
Figuur 25.2	Palliatief versus curatief zorgconcept	427
Figuur 24.6	Pijn, behandeling symptomatisch	409
Figuur 24.3	Pijnchecklist bij dementie (PACSLAC-D)	397
Figuur 24.5	Pijn, stroomschema diagnostiek	408
Figuur 10.5	Pijn in mond bij tandelozen, stroomschema differentiaaldiagnose	182
Figuur 24.4	Pijnladder WHO	403
Figuren 24.1 en 24.2	Pijnmeting, methoden	396
Tabel 9.1	Plasproblemen, medicamenteuze oorzaken	165
Figuur 15.1	Probleemgedrag bij dementie	264
Box 17.1	Problematisch gedrag familie	296
Figuur 22.1	Richtlijn, afwijken van	369
Tabel 13.1	Sarcopenie, bijdragende factoren	223
Figuur 13.2	Sarcopenie, stroomschema preventie en behandeling	229
Tabel 5.2	Spijsverteringskanaal, leeftijdgebonden veranderingen	106
Figuur 19.1	Stress-kwetsbaarheidsmodel	330
Box 18.4	Suïcide, alarmsignalen	309
Box 18.3	Suicide, belangrijke risicofactoren	309
Figuur 10.1	Tand en kaakbot, anatomie	173
Figuur 10.2	Tand en kaakbot, proces botreductie	173

Figuur 23.1	Therapieontrouw, hulpmiddelen	385
Tabel 23.1	Therapieontrouw, signalen	384
Figuur 23.2	Therapietrouw, formule	388
Figuur 9.3	Urethrale hypermobiliteit	166
Figuur 9.2	Urinewegen man	159
Figuur 9.1	Urinewegen vrouw	159
Tabel 3.1	Valanamnese	63
Tabel 3.2	Valpolikliniek, aanvullend onderzoek	66
Tabel 14.1	Vergeetachtigheid, differentiaaldiagnose	235
Tabel 4.1	Verwaarlozing	87
Tabel 8.6	Vitamine-B_{12}- en foliumzuurtekort, diagnostische basistests	151
Tabel 5.3	Voeding, mogelijke problemen bij de oudere mens	108
Tabel 12.4	Wegrakingen, behandeling van specifieke oorzaken	217
Tabel 12.1	Wegrakingen, differentiaaldiagnose	213
Tabel 12.3	Wegrakingen, ecg-afwijkingen suggestief voor aritmie	216
Tabel 12.2	Wegrakingen, symptomen van specifieke oorzaken	215
Tabel 27.1	Wilsbekwaamheid, beoordeling	461
Box 27.1	Wilsbekwaamheid, beoordeling met de vignetmethode	458
Box 26.1	Wilsbekwaamheid, taakgerelateerd begrip	436
Figuur 4.1	Zelfverwaarlozing, acute en chronische aspecten	89

Algemeen register

absorptie 373
ACE-remmers 137, 375
acetylcholinesteraseremmers 246, 277
ACOVE-kwaliteitsindicatoren 355
acute buik 38
ADE 360
ADL-score 115
ADR 360
adverse drug event, *Zie* ADE
adverse drug reaction, *Zie* ADR
AES 281
ageism 320
agitatie 256, 262
agorafobie 329
agressie 256, 291
albumineconcentratie 102
alfuzosine 169
algemene dagelijkse levensverrichtingen, *Zie* ADL
Alzheimer
 – criteria voor 244
 – ziekte van 275
amyloïdcascadehypothese 246
anamnese 25
anemia of senescence 153
anemie 99, 142
 – aanvullend onderzoek 145
 – bij chronische nierinsufficientie 152
 – bij chronische ziekte 145, 147
 – bij foliumzuur- en vitamine-B_{12}-tekort 150
 – differentiaaldiagnostiek 146
 – lichamelijk onderzoek 143
 – pernicieuze 151
 – prevalentie 143
angst, fobische 320
angststoornis 318
 – gegeneraliseerde 328
anhedonie 303
anorexia of ageing 110
anticiperend beleid 440
anticonvulsiva 266
antidepressiva 311

antipsychotica 265
apathie 304
Apathie Evaluatie Schaal, *Zie* AES
apolipoproteïne-E 250
aspiratiepneumonie 441
asymptomatische bacteriurie 159, 162
atriumfibrilleren 133
attitude 27
autonome disfunctie 210
autonomie 449, 461
bacteriurie 162
barthelindex 115
basale stofwisselingssnelheid, *Zie* BMR
beerslijst 353
behandeldilemma's 430
 – afwegingen 434
bekkenbodemreëducatie 168
benauwdheid 418, 421
benigne paroxismale positieduizeligheid 193
beslisvaardigheid 452
bètablokkers 137
bewustzijn 32, 237
bewustzijnsverlies 206
bijvoeding 104
bijwerkingen 350, 372
 – causaliteit 356
biopsychosociaal model 259
bisfosfonaat 74
blaastraining 168
BMR 95
BNP 131
body mass index 99
botmeting 69
brain natriuretic peptide, *Zie* BNP
cachexie 103
CAM 54
cerebrale hypoperfusie 206
cerebrovasculair accident, *Zie* cva
cheilitis angularis 177
chemotherapie 418
cholinerge hypothese 246
cholinesteraseremmers 266
chronische ziekte, beloop 26

cijferherhaaltest 44
cockcroft-gaultformule 102, 375
cognitieve functies 237
cognitieve gedragstherapie 311, 330, 345
cognitieve screening 239
Cohen-Mansfield Agitation Inventory 258
colorectaal carcinoom 423
communicatie 27
comorbiditeit 126, 136
comprehensive geriatric assessment 22
concentratie 237
concordancemodel 384
conflicten 294
Confusion Assessment Method, Zie CAM
conversiestoornis 342
Cornell Scale for Depression in Dementia, Zie CSDD
coronarialijden 133
creatinineklaring 375
CSDD 281, 306
curatief traject 423
CVA 189
cytochroom-P_{450} 374
cytochroom-P450 357
decorumverlies 274
decubitus 83
dehydratie 36, 49, 83, 85, 97
delier 42, 44, 237, 275, 282, 422
– apathisch 47
– behandeling 54
– DELIER-ABC 53
– differentiaaldiagnose 50
– fenomenologie 47
– gemengd 47
– hyperactief 47
– medicatie 55
– pathofysiologie 49
– preventie 53
– verpleegplan 51
Delirium Observatie Screening, Zie DOS-chaal
dementie 50, 244
– beeldvormend onderzoek 242
– differentiaaldiagnose 242
– frontotemporale 243
– lewy-body- 243
– medicamenteuze behandelmogelijkheden 246
– probleemgedrag bij 247
– vasculaire 243
– ziekte van Alzheimer 242
– zorgplan 248
depressie 50, 302, 339
– minor depression 302
– vasculaire 305
DIAPERS 164
dichotoom denken 337
diogenessyndroom 78
diuretica 137
dix-hallpiketest 193-194
DOS-schaal 44-45
doseermomenten 376
DRP 359
drug related problem, Zie DRP
drukulcus 175
DSM-IV-TR 260, 323
dubbeltaken 66
duizeligheid 188
dyspneu 130
echocardiografie 132
edentaat 182
eerstepassageafbraak 357
elektrocardiografie 132, 216
elektroconvulsietherapie 314
epleymanoeuvre 194
ethische principes 448
extrapiramidale bijwerkingen 265
FAB 274, 285
farmacokinetiek en -dynamiek 350, 372-373, 380
fecale impactie 417
flabby ridge 177
fractuurrisico 69
frailty 23, 222
frontaal syndroom 270
frontaalkwabben 282
Frontal Assessment Battery, Zie FAB
frontosubcorticale circuits 282
frontotemporale dementie, Zie FTD
FTD 243, 275
functiebeperking 222
functionele achteruitgang 122

functionele status 120
functionele syndromen 341
GDS 281, 306, 322
gebit 37
gebitsprothese 37, 172, 175
gedrag 33
gegeneraliseerde angststoornis 328
geheugen 33, 237
geheugenfuncties 235
geheugenklachten 235
gehoor 37
geneesmiddelengebruik 350
geneesmiddelgerelateerde problemen 359-360
geriatrisch onderzoek 22
geriatrisch syndroom 24
Geriatrische Depressie Schaal, Zie GDS
geriatrische patiënt 23
gewichtverlies 62
gewichtverlies, ongewenst 94
gezonde levensverwachting 121
goedaardige geheugenbeperkingen 236
HADS 322
handknijpkracht 225
hartfalen 126
 – diastolisch 137
 – systolisch 137
head turning sign 241
heartsink 335
hemoglobinegrenswaarden 142
hersenstamreflexen 39
heteroanamnese 27
heupfractuur 60-61
Hospital Anxiety and Depression Scale, Zie HADS
huisbezoek 80
hulpmiddelen tegen therapieontrouw 385
IADL-score 116
ijzergebreksanemie 117, 148
impacties in het kaakbot 177
impulsregulatie 274
incontinentie 160
 – stress- 162
 – urge- 167
incontinentie, functionele 167
informed consent 449

instrumentele algemene dagelijkse levensverrichtingen, Zie IADL
interacties 373, 375
interdependentie 24
intergenerationele transmissie 298
interpersoonlijke therapie 311
irritatiefibroom 175
ischemische subcorticale depressie' 305
Jamar® meter 226
kaakclaudicatio 184
karakterverandering 274
katatonie 279
katheterisatie 169
kleplijden 133
krachttraining 227
kwetsbaarheid 23, 107
kyfoscoliose 37
lawtonschaal 116
LBD 243, 275
letselpreventie 73
levensverwachting 414
levermetabolisme 374
lewy-body-dementie, Zie LBD
lichaamsgewicht 62
life tables 369
Loeser, pijnmodel van 400
loop- en balansstoornissen 64
loopanalyse 65
loopstoornis 65
MacArthur Competence Assessment Tool for Treatment, Zie MacCAT-
MACCAT-T 457
MADRS 281, 306
mantelzorger 47, 71, 138, 248, 415
mantelzorgoverbelasting 248
Martin Vigori® meter 226
MDRD 102, 375
medicatiefouten 360
medicatiereview 381
mild cognitive impairment 239
Mini Mental State Examination, Zie MMSE
Mini Nutritional Assessment, Zie MNA
mishandeling 291
MMSE 239, 273, 322
MNA 95, 109

modification of diet in renal disease, *Zie* MDRD
moeheid 126, 128
mondbranden 179
mondproblemen 172
Montgomery-Åsberg Depression Rating Scale, *Zie* MADRS
multidisciplinair 70
multimorbiditeit 23, 126
multisensorisch disequilibrium 189
MUST 109
mutisme, akinetisch 279
myelodysplastische syndromen 152
myocardischemie 184
N-terminal pro brain natriuretic peptide, *Zie* NT-ro-NP
netwerk 35
neuropathische pijn 406
NeuroPsychiatric Inventory 258
non-steroidal anti-inflammatory drug, *Zie* NSAID
NSAID 375, 403
NT-pro-BNP 131
number needed to harm 369
number needed to treat 369
obsessieve-compulsieve stoornis 329
oefenprogramma 70, 228
onderbehandeling 381
ondervoeding 94
ontstekingsmediatoren 222
onverklaarde lichamelijke klachten 337, 340
oorsteentjes, *Zie* otoconia
opioïden 399, 404
opioïdrotatie 405-406
opname in een verpleeghuis 432
oriëntatie 33
orthostatische hypotensie 70, 209, 312
osteoporose 69
otoconia 195
ouderenmishandeling 288, 295, 297
overbehandeling 381
overloopincontinentie 167
PACSLAC 396-397
Pain Assessment Checklist for Seniors with Severe Dementia, *Zie* PACSLAC
PAL-waarde 95

palliatieve zorg 412, 439
– beslisalgoritme 424
paniek 320
paniekstoornis 329
paratonie 39
perseveraties 275
physical activity level, *Zie* PAL
pijn 394, 421
– pijnbeoordelingsschalen 395
– pijndrempel 401
– pijnmodel van Loeser 400
– pijnperceptie 401
– pijntolerantie 401
pneumonie 440
polyfarmacie 64, 70, 366, 380
posttraumatische stressstoornis 329
presyncopaal symptoom 189, 210
proactief plannen van zorg 415
probleemgedrag, ABC-schema 263
problematische families 288
processus alveolaris 173
psychisch functioneren 32
psycho-educatie 325
psychodynamische groepstherapie 311
psychofarmaca 325
psychomotoriek 47
psychomotorische vertraging 304
psychosociale interventies 262
psychotherapeutische ondersteunende interventies 325
rabdomyolyse 85
rectaal toucher 38
retentieblaas 167
rouw
– anticiperende 298
– bemoeilijkte 288
– rouwproces 305
sarcopenie 107, 222
schizofrenie 278
schriftelijke wilsverklaring 459
selectieve serotonineheropnameremmer, *Zie* SSRI
shared care 427
sinuscaroticusovergevoeligheid 209
slapeloosheid 322
slechtnieuwsgesprek 290

SNAQ 109
sociaal functioneren 34
sociaal isolement 71, 297
sociale fobie 329
somatiseren 334, 340
somatoforme stoornissen 342
specifieke fobie 329
spierkrachtverlies 222
spiermassa 224
spiervermoeibaarheid 227
SSRI 311
stabiliteit 202
steunkousen 211
stomatitis prothetica 175
stress-kwetsbaarheidsmodel 324, 330
stressincontinentie 166
subduraal hematoom 207
suïcide 302, 309
symptoomarmoede 29
symptoomattributie 340
syncope 64, 73, 188-189
 – presyncopaal symptoom 189, 210
tandeloosheid 172
TCA 311
terminaal ziek 415
terugvalpreventie 314
theory of mind 270
therapeutisch-toxische index 351
therapeutische bandbreedte van farmaca 351
therapieontrouw 371, 380, 388
 – hulpmiddelen 385
therapietrouw 138
TIA 189, 208
time until benefit 371
Timed-Up-and-Go Test 66
Tinetti, balans- en looptest 65
toiletregime 168
transient ischemic attack, *Zie* TIA
transporteiwitten 357
tricyclisch antidepressivum 467
 – Zie ook TCA
urine-incontinentie 158

urineretentie 163
urinewegen 158
vallen 60, 206
 – analyse 62
 – polikliniek 66
 – preventie 73
 – risicofactoren 73
 – valanamnese 63
 – valangst 71
 – valincident 60
vasovagale collaps 209
veeleisend gedrag 288
vertegenwoordiging 454, 460
vertigo 188-189, 191
vignetmethode 457
visus 36, 70
vitale functies 35
vitamine-D-deficiëntie 73
voedingstoestand 95
volumeoverbelasting 134
voorgeschiedenis 28
wanen 280, 304
wegraking 206
welbevinden 34
wereldspeltest 44
Wet betreffende de rechten van de patiënt, *Zie* WRP
Wet op de geneeskundige behandelingsovereenkomst, *Zie* WGBO
WGBO 449
WHO-pijnladder 403
wilsbekwaamheid 433, 436, 452, 456
wilsverklaring 438, 455
 – schriftelijke 459
WRP 449
X-thorax 132
zelfstandigheid 60
zelfverwaarlozing 78, 83
ziekte-inzicht 62, 272
zorgmijder 80

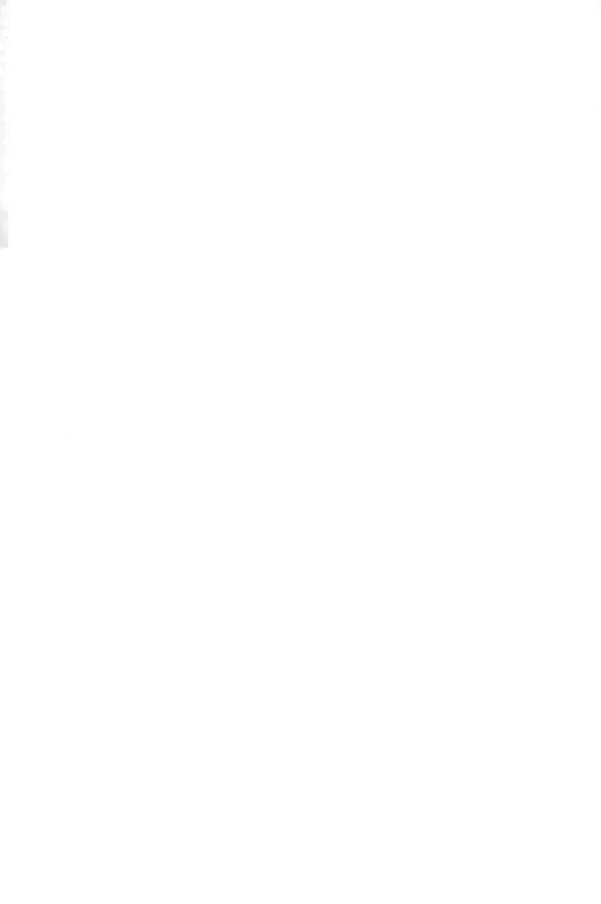